JIZHEN ICU SHOUCE

急诊ICU手册

兰 超 李 莉 主编

河南科学技术出版社
·郑州·

图书在版编目（CIP）数据

急诊ICU手册/兰超，李莉主编．—郑州：河南科学技术出版社，2019.11（2023.3重印）

ISBN 978-7-5349-9684-9

Ⅰ.①急… Ⅱ.①兰… ②李… Ⅲ.①险症—监护（医学）—手册 Ⅳ.①R459.7—62

中国版本图书馆CIP数据核字（2019）第192694号

出版发行：河南科学技术出版社

地址：郑州市郑东新区27号 邮编：450016

电话：（0371）65788613 65788629

网址：www.hnstp.cn

策划编辑：李喜婷 邓 为

责任编辑：邓 为

责任校对：董静云

封面设计：张 伟

责任印制：朱 飞

印 刷：三河市同力彩印有限公司

经 销：全国新华书店

幅面尺寸：787 mm×1 092 mm 1/16 彩插：4 印张：26 字数：550千字

版 次：2023年3月第2次印刷

定 价：298.00元

作者简介

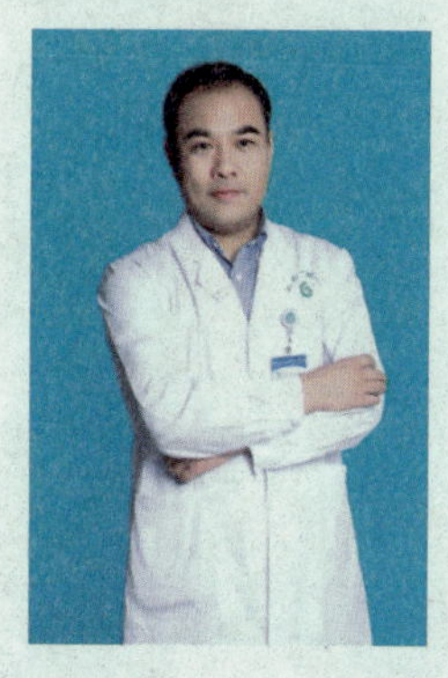

兰超，郑州大学第一附属医院郑东院区急救中心主任兼 EICU 主任，主任医师，硕士研究生导师，美国心脏协会（AHA）心血管急救培训基础生命支持 BLS/高级生命支持 ACLS 主任导师。

现任中国医师协会急救复苏和灾难医学分会全国常委兼中毒学组副组长，中华医学会灾难医学分会全国委员，教育部学位中心研究生论文评议专家，中国医师协会急诊分会中毒专业委员会全国委员，中国医院协会急救中心管理分会全国委员，河南省医师协会急诊分会副会长，河南省医学会灾难分会副主任委员，河南省急诊质控专家委员会副主任委员。曾在美国田纳西州立大学健康科学中心作为访问学者开展急危重症脓毒症相关研究。担任《中华急诊医学杂志》《创伤与急危重病医学》《中华危重症医学杂志》等杂志编委。主要研究方向：急危重症及中毒。

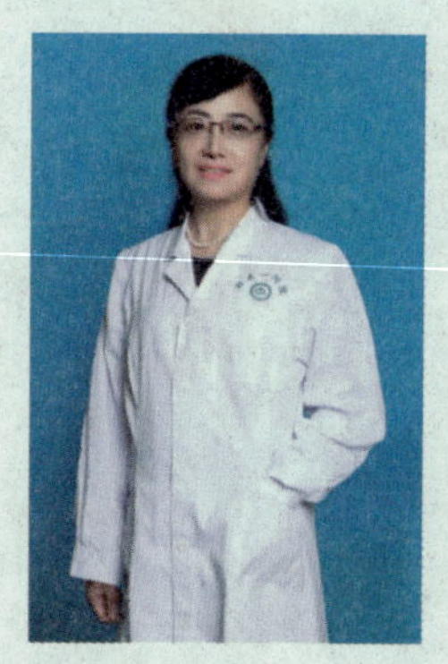

李莉，女，主任医师、教授、博士生导师。河南省急诊学科带头人、郑州大学第一附属医院心血管急症知名专家、全科医学专家。中国医师协会急诊分会全国常委，中国急诊女医师协会副会长，世界中联急症专业委员会副会长，中国初级创伤救治委员会常委，中国医师协会住院医师规培急诊专委会委员，中国医师协会全科分会委员，中国急诊质控联盟河南省分会会长，中国河南心肺复苏培训专家指导委员会名誉主任委员，第六届河南省医学会急诊专科分会主任委员，第二届、三届河南省医师协会急诊分会会长，河南省医学会全科医学专业委员会名誉主任委员。担任《中华急诊杂志》《中国实用医刊》《中华卫生应急》《临床急诊杂志》《创伤与急危重病》等杂志编委。全国“急诊引领者”特殊贡献奖获得者，河南省最具行业竞争力十大女杰，河南省三八红旗手，郑州市十大科技女杰，郑州市医师标兵。

本书编写人员名单

主　编　兰　超　李　莉

副主编　秦秉玉　孙荣青　秦历杰　孙同文
刘小军　毛峥嵘　朱志强　裴　辉
高艳霞

编　委　（按姓氏笔画排序）
马伯恩　王月芹　王秀玲　王明太
王宝玉　王越圣　石金河　史晓朋
冯亚民　成怡冰　刘　青　刘　毅
刘卫国　刘启龙　刘德智　孙立东
吴景录　余建中　张传耀　张志强
张振平　张晓娟　陈　灵　陈香涛
陈培莉　赵龙现　蒋旭九　樊福东

目　录

第一章　EICU 的建制与管理

第一节　EICU 基本建设要求及分级标准

一、建设设计规范

1. 结构　急诊重症监护室（Emergency Intensive Care Unit，EICU）承担着急诊危重症诊断、治疗、监护和观察等任务，因此 EICU 的选址、监护设施和功能配备都要适合急诊危重症救治要求。EICU 应该靠近急诊的红色区域，与急诊抢救区能相连接，且要相对安静和独立。EICU 内部环境的设计和布局应该兼顾患者和工作人员的需要，常常划分为监护区、治疗室、护士站和医生工作室，留置一定空间安置备用的抢救监护设备。床位间应用透气移动隔帘，并留有足够间距，以便于床位移动和抢救操作，一般采用可以升降和四轮制动的病床，便于医护人员推送和抢救。

2. 设施　EICU 的主要设备分为监测设备和治疗设备两类。常用的监测设备有心电图仪、便携超声检查仪、快速血气和生化分析仪以及心脏血流动力学监测设备等。常用治疗设备有输液泵、注射泵、呼吸机（无创和有创）、除颤仪、抢救药品及各种护理用具等。

3. 人员　EICU 的工作人员包括医生、护士、护工以及其他辅助人员。由于 EICU 属于封闭式病房，家属每日定时探视，所以护理工作任务繁重，这是与其他急诊区域区别之处。EICU 医生与其他急诊一样，应该建立三级查房制度，实施病房管理制度。EICU 患者病情变化快，随时有生命危险，而护士常常是病情变化的最早接触者，所以 EICU 应有一批技术全面、应变能力强的优秀护士。同时应保证 24 h 有数名值班护工，可随时对患者进行生活护理、转送、取药、送标本等，以提高抢救工作效率。

4. 管理　EICU 的医护人员应注重学习各种危重症的救治，并应尽可能形成以国内外指南为基础的、与循证医疗实践和本单位的实际情况紧密结合的救治方案和流程，以提高医护人员对危重症和病情骤变患者的应急处理能力，增加患者在救治过程中的安全性，确保 EICU 治疗水平的标准化和规范化，从技术层面规避医疗风险。当然，这些方案和流程并不是一成不变，需要不断修正和完善。

二、EICU 的分级标准

1. 三级综合性医院 EICU 标准

（1）符合 EICU 基本质控要求。

（2）辅助用房：医疗用房 >1∶1，每个 EICU 管理单元有 2 个以上单间，最好有负压隔离病房。

（3）仪器设备：血流动力学监测仪 >0.3 台/床；呼吸机/床≥1∶1.5；配有体内心脏临时起搏器、连续性肾脏替代治疗机。

（4）医护人员：EICU 床单元数 >8；每床单元专职医生 >0.8 名，专职护士≥2 名，经过省、市专科护士培训的护士占护士总数的 40% 以上。

（5）具有多脏器功能支持与保护的能力。

（6）具有下述监护诊疗技术：①气管切开术；②胸腹腔引流术；③有创血流动力学监测；④肠外营养术；⑤床旁血液净化技术；⑥呼吸力学、呼气末 CO_2 监测；⑦支气管肺泡灌洗术；⑧体内心内膜临时起搏术；⑨床旁 X 线摄片及超声检查的能力。

（7）能招收本专业硕士研究生或培养急危重病专业中、高级人才。

（8）具有承担省、市级以上科研课题继续医学教育项目的能力。

2. 二级综合性医院 EICU 标准

（1）具备 EICU 基本建设标准。

（2）具备部分危重病病种救治的能力。

（3）具有三级综合性医院 EICU 开展 3 项以上的诊疗技术。

（4）具有一定的教学能力，能开展一定的学术活动。

（5）具有开展科研课题的能力。

第二节　人员、技能与医疗设备要求

一、人员配备与专业技能

1. EICU 的人员配备

（1）EICU 医生的固定编制人数与床位数之比为（0.8～1）∶1 以上。EICU 日常工作中可有部分轮科、进修医生。EICU 医生组成应包括初级、中级和高级医生，每个管理单元必须至少配备 1 名具有高级职称的医生负责全面的医疗工作。

（2）EICU 护士的固定编制人数与床位数之比为（2.5～3）∶1 以上。

（3）EICU 可以根据具体需要配备适当数量的医疗辅助人员，有条件的医院可配备相关的技术与维修人员。

2. EICU 医护人员专业要求

（1）EICU 医生应经过严格的专业理论及技术培训，以胜任对重症患者进行各项监测与治疗的要求。

（2）EICU 医生应经过规范化的相关学科轮转培训。

（3）EICU 医生必须具备重症医学相关理论知识，掌握 EICU 相关的生理学、病理学、药理学和伦理学知识。

（4）EICU 医生应掌握以下监测和支持的理论与技能：①复苏；②休克；③呼吸功

能衰竭；④心功能不全、严重心律失常；⑤急性肾损伤；⑥严重肝功能障碍；⑦中枢神经系统功能障碍；⑧胃肠功能障碍与消化道大出血；⑨急性凝血功能障碍；⑩严重内分泌与代谢紊乱；⑪水电解质与酸碱平衡紊乱；⑫免疫功能紊乱；⑬镇静与镇痛；⑭严重感染；⑮多器官功能障碍综合征；⑯肠内外营养支持。

（5）EICU 医生除具备一般临床监护和治疗技术外，应能独立完成以下监测与支持技术的能力：①心肺复苏术；②人工气道建立与管理；③机械通气技术；④纤维支气管镜技术；⑤血流动力学监测技术；⑥深静脉及动脉置管技术；⑦胸穿、心包穿刺术及胸腔闭式引流术；⑧电复律与心脏除颤术；⑨床旁临时心脏起搏技术；⑩持续血液净化技术；⑪疾病危重程度评估方法。

（6）EICU 医生每年至少参加 1 次省级或省级以上重症医学相关继续医学教育培训项目的学习。

（7）EICU 护士必须经过严格的专业培训，熟练掌握急危重症护理基本理论和技能，经过专科考核合格后，才能独立上岗。

二、EICU 监测技术规范和医疗设备的配备

1. 循环系统功能监测

（1）心电监测系统和心电图监测仪：EICU 内常配备心电图监测系统，由一台中心监测仪通过导线、电话线或遥控连接多台床旁心电图（ECG）监测仪。

（2）动态心电图监测仪：可分为两部分，第一部分为随身携带的小型 ECG 磁带记录仪，通过胸部皮肤电极慢速并长时间（一般 24 h）记录 ECG 波形，可收录心脏不同负荷状态时的 ECG；第二部分为分析仪，可用微处理机进行识别，也可人工观察。

（3）无创性血压监测法：常用袖套测压和自动化无创动脉压监测。前者用手法控制袖套充气，压迫周围动脉（如肱动脉）间断测压，后者用特别的气泵自动控制袖套充气，可定时间段测压。

（4）动脉穿刺插管直接测压法：是一种有创伤性的测量血压的方法。它可以反映每一心动周期内的收缩压、舒张压和平均动脉压。通过动脉压的波形能够初步判断心脏功能。

2. 呼吸系统功能的监测

（1）呼吸功能测定：根据呼吸生理功能的性质分为肺容量、通气功能、换气功能、呼吸动力功能、小气道功能、血气分析及特殊项目的测定。

（2）血氧饱和度（SpO_2）测定：SpO_2 测定是利用氧饱和度仪（pulse oximeter，PO）测得患者的血氧饱和程度，从而间接判断患者的氧供情况，无创持续经皮监测血氧饱和度，临床上 SpO_2 与动脉血氧饱和度（SaO_2）有显著的相关性（相关系数为 0.90 ~0.98）被广泛应用于多种复合伤及麻醉过程中。

（3）呼气末二氧化碳测定（expiratory CO_2 monitoring）：目前临床使用的一系列的 CO_2 监测仪主要根据红外线原理、质谱原理、拉曼散射原理和图－声分光原理而设计，主要测定呼气末 CO_2（$ETCO_2$）。

3. 肾功能监测

（1）肾小球功能测定：肾小球的主要功能是滤过，反映其滤过的主要指标是肾小

球滤过率（glomerular filtration rate，GFR）。肾小球功能检测包括内生肌酐清除率、钠的清除率、血清尿素氮、血清肌酐等。

（2）肾小管功能测定：肾小管的主要功能是重吸收原尿中的水、电解质及营养物质（如葡萄糖、氨基酸等），其次是分泌（H^+、K^+及有机物）、排泄废物（尿素及有机酸等），此外，尿的浓缩和稀释也是肾小管的重要生理功能。肾小管功能测定包括尿比重、血尿渗透压、尿血渗透压比值、自由水清除率等。

4. 中枢神经系统功能监测

（1）意识：意识的变化是病情观察的重要内容。意识表示大脑皮层的功能状态，是疾病严重与否的标志之一。肝昏迷、脑出血、脑炎、脑肿瘤等都可以引起不同程度的意识障碍。意识清醒的患者，思维条理，语言表达准确，对时间、地点、人物判断记忆清楚。意识障碍可根据其程度的不同分为以下几种：

1）意识模糊：主要为轻度意识障碍，表现为表情淡漠，对周围漠不关心，反应迟钝，对时间、地点、人物的定向力部分或完全障碍。

2）谵妄：意识模糊，知觉障碍，表现为语无伦次，幻视，幻听，躁动不安，对刺激反应增强，但多不正确，多见于感染性高热或昏迷之前。

3）嗜睡：整日处于睡眠状态，但可以唤醒，醒后可以回答问题，但又很快入睡。

4）昏迷：主要为高度的意识障碍，按其程度可分为浅昏迷和深昏迷。浅昏迷是意识丧失，对周围事物无反应，压迫眶上神经可出现痛苦表情，各种反射均存在。深昏迷对外界任何刺激均无反应，各种反射均消失，全身肌肉松弛，血压下降，呼吸不规则，大小便失禁。

（2）瞳孔：瞳孔是虹膜中央的小孔，正常直径为 2.5 ~5 mm。瞳孔变化是许多疾病的指征，尤其是颅内疾病、药物中毒。认真观察瞳孔的变化，对某些疾病的诊断、治疗及危重患者的抢救都有着极其重要的意义。观察瞳孔主要是观察其对光反射与瞳孔异常。

（3）生命体征：一般应 0.5 ~1 h 测体温、呼吸、血压、脉搏 1 次，并详细记录，以便动态观察。颅内血肿的典型生命体征变化是脉搏缓慢而洪大，呼吸慢而深，血压升高（简称为“两慢一高”）。颅后窝血肿呼吸障碍明显，呼吸可突然停止。闭合性颅脑损伤早期一般不出现休克表现，若出现血压下降，心率加快，要尽快查明有无合并损伤，尤其应排除胸腹腔内脏出血。伤后很快出现高热，多因下丘脑损伤或脑干损伤所致，为中枢性体温调节障碍。而伤后数日体温逐渐增高，多提示有感染性并发症，最常见的是肺炎。

（4）呕吐：多发生于颅脑损伤后 1 ~2 h，由于迷走神经刺激而出现呕吐，多为一过性反应，如呕吐频繁，持续时间长，并伴有头痛者，应考虑蛛网膜下腔出血、颅内血肿或颅内压增高。

（5）局部症状：脑挫裂伤后常出现肢体乏力、单瘫、偏瘫或运动性失语等大脑半球局部功能障碍。共济失调，去大脑强直等症状，提示损伤位于中脑或小脑；下丘脑损伤多表现为尿崩症、中枢性高热和血压的改变；视力、视野、听力障碍表示神经的局部损伤。

5. EICU 的必配设备

（1）每床应配备完善的功能设备带或功能架，提供电、氧气、压缩空气和负压吸引等功能支持。每张监护病床装配电源插座 12 个以上，氧气接口 2 个以上，压缩空气接口 2 个和负压吸引接口 2 个以上。医疗用电和生活照明用电线路应分开。每个 ICU 床位的电源应该是独立的反馈电路供应。EICU 最好有备用的不间断电力系统（UPS）和漏电保护装置，最好每个电路插座都在主面板上有独立的电路短路器。

（2）每床应配备床旁监护系统，进行心电图、血压、心率、血氧饱和度、有创压力等基本生命体征监护。为便于安全转运患者，每个 EICU 单元至少配备便携式监护仪 1 台。

（3）应配备适合 EICU 使用的病床，配备防压疮床垫。

（4）三级医院的 EICU 应该每床配备 1 台呼吸机，二级医院的 EICU 可根据实际需要配备适当数量的呼吸机。每床配备简易呼吸器（复苏呼吸气囊）。为便于安全转运患者，每个 EICU 单元至少应有便携式呼吸机 1 台。

（5）输液泵和微量注射泵每床均应配备，其中微量注射泵每床 2 套以上。另外配备一定数量的肠内营养输注泵。

（6）医院或 EICU 必须有足够的设备，随时为 EICU 提供床旁 B 超、X 线、生化和细菌学等检查。

（7）其他设备：心电图机，血气分析仪，血液净化仪，除颤仪，连续性血流动力学与氧代谢监测设备，心肺复苏抢救装备车（车上备有喉镜、气管导管、各种接头、急救药品以及其他抢救用具等），体外起搏器，纤维支气管镜，电子升降温设备等。

6. EICU 的选配设备　除上述必配设备外，有条件者，根据需要可选配以下设备：①生化仪和乳酸分析仪；②呼气末 CO_2 代谢监测设备；③脑电双频指数监护仪（BIS）；④床边脑电图和颅内压监测设备；⑤胃黏膜 CO_2 张力与 pH 测定仪；⑥闭路电视探视系统，每床一个成像探头；⑦体外膜肺（ECMO）；⑧输液加温设备；⑨主动脉内球囊反搏（IABP）和左心辅助循环装置；⑩防止下肢 DVT 发生的反搏处理仪器；⑪胸部振荡排痰装置。

第三节　EICU 收入、转出标准

一、EICU 的收入原则

（1）急性可逆性已经危及生命的器官功能不全，经过 EICU 的严密监护和加强治疗短期内可能得到康复。

（2）因存在各种高危因素而具有潜在生命危险，经过 EICU 的严密监护和及时有效治疗可以减少死亡风险。

（3）在慢性器官功能不全的基础上，出现急性加重且危及生命，经过 EICU 的加强监测与治疗，可恢复到原来稳定的状态。

（4）慢性消耗性疾病的终末状态、不可逆性疾病和不能从 EICU 的强化治疗中获益的，不是 EICU 的收治范围。

二、常见危重症的收入、转出指征

1. 心搏、呼吸骤停及复苏后生命功能支持

【收入指征】不明原因或急性因素导致心搏、呼吸骤停经心肺复苏抢救成功后，均应收入 EICU 继续进行监护与治疗。

【转出指征】生命体征基本恢复平稳，不再需要对呼吸、循环等各项参数进行严密监测，也不需要进行机械通气治疗。

2. 各类休克

【收入指征】①具有休克的基本临床表现；②各类休克（如低血容量性休克、心源性休克、感染性休克、过敏性休克等）生命体征仍不平稳者。

【转出指征】休克纠正，无继发性损伤存在，病情基本得到控制。

3. 各种危重症

【收入指征】符合重症胰腺炎、肺栓塞、肺水肿、重症哮喘、癫痫持续状态等危重疾病的诊断标准。

【转出指征】生命体征平稳，器官功能基本恢复正常。

4. 急性肺损伤/急性呼吸窘迫综合征（ALI/ARDS）

【收入指征】符合急性肺损伤/急性呼吸窘迫综合征的诊断标准。

【转出指征】呼吸困难、发绀及血气均有明显改善，器官功能基本恢复正常，不再需要机械通气治疗。

5. 急性冠脉综合征

【收入指征】符合急性冠脉综合征诊断标准（包括不稳定型心绞痛和急性心肌梗死）。

【转出指征】①不稳定型心绞痛症状缓解，心电图、心肌酶正常；②急性心肌梗死症状明显改善，无心功能不全及恶性心律失常等并发症，不需要心脏及血流动力学监测。

6. 严重器官功能衰竭

【收入指征】符合相关器官（如心、肺、脑、肝、肾、胃肠）功能衰竭的诊断标准。

【转出指征】生命体征平稳，相关器官功能基本恢复正常。

7. 严重心律失常

【收入指征】有临床症状或有严重血流动力学改变的各类心律失常。

【转出指征】临床症状改善，血流动力学稳定。

8. 高血压危象

【收入指征】收缩压 > 180 mmHg 或（和）舒张压 > 110 mmHg，剧烈头痛并伴恶心、呕吐。

【转出指征】高血压危象得到控制，症状消失。

9. 各种原因引起的急性呼吸道梗阻

【收入指征】①急性上呼吸道梗阻或急性下呼吸道梗阻；②气管切开或气管插管患者合并呼吸道感染。

【转出指征】呼吸道功能基本恢复正常，肺部感染得到控制。

10. 重症感染

【收入指征】①感染灶累及某一器官；②血容量不足或出现休克；③血培养出致病微生物阳性；④发生器官功能障碍。

【转出指征】感染控制，全身中毒征象消失；器官功能恢复，生命体征基本稳定。

11. 弥散性血管内凝血（DIC）

【收入指征】符合 DIC 的诊断标准。

【转出指征】引起 DIC 的病因去除，生命体征平稳，DIC 实验室指标基本正常，继发器官功能障碍恢复。

12. 严重创伤、多发伤

【收入指征】严重创伤、多发伤，出现下列情况之一者：①严重创伤合并创伤性休克；②出现气道窒息，呼吸异常，须开放气道或机械通气治疗者；③格拉斯哥昏迷评分（GCS）<8 分，瞳孔散大或有意识障碍者；④多发伤，伤情危重者。

【转出指征】生命体征基本稳定，经观察 24 ~ 72 h，无严重并发症。

13. 严重营养和代谢障碍疾病

【转入指征】临床各科疾病出现严重的营养不良及严重代谢障碍（如糖尿病酮症酸中毒、高渗性非酮症昏迷、低血糖昏迷等）。

【转出指征】代谢障碍纠正，营养不良基本改善。

14. 严重水、电解质、酸碱平衡紊乱

临床各科危重病出现严重水、电解质及酸碱平衡紊乱，符合高钾、低钾、高钠、低钠等，并伴有相应临床表现者。

【收入指征】符合实验室及临床诊断。

【转出指征】电解质基本恢复正常，酸碱失衡纠正，器官功能障碍基本恢复正常。

15. 急性中毒、溺水、中暑、电击伤等严重意外伤害

（1）急性中毒：

【收入指征】有毒物接触史，出现以下系统损害：①神经系统：昏迷、谵妄、惊厥、瘫痪；②呼吸系统：急性肺水肿或呼吸衰竭，呼吸肌麻痹可用机械通气；③循环系统：各种严重心律失常、心搏骤停、休克、心肌损伤；④泌尿系统：急性肾功能衰竭（少尿甚至无尿）；⑤血液系统：严重溶血性贫血、急性粒细胞缺乏、严重出血；⑥肝衰竭。

【转出指征】症状体征明显好转，生命体征基本稳定，重要脏器功能基本恢复。

（2）溺水：

【收入指征】具有下列情况之一者：①出现意识障碍，心搏、呼吸骤停；②需开放气道机械通气；③循环衰竭、严重心律失常；④因脑缺氧、脑水肿出现抽搐。

【转出指征】意识恢复，机械通气撤除，血压稳定，严重心律失常消失后观察 24 ~

48 h。

（3）中暑：

【收入指征】重度中暑，伴意识障碍、抽搐、休克、少尿、DIC、心衰任何一项者。

【转出指征】体温降至 38 ℃以下，临床症状基本得到控制。

（4）电击伤（含雷击伤）：

【收入指征】具有下列情况之一者：①电击后出现心搏、呼吸骤停；②电击伤后出现严重心律失常；③需在 EICU 内观察防治各种并发症。

【转出指征】意识恢复，严重心律失常消失，观察 24～48 h。

16. 多器官功能障碍综合征/多器官功能衰竭（MODS/MOF）

【收入指征】具有下列情况之一者：①存在引起症状的急性病理因素，生命体征不稳定。②病理因素打击 24 h 后出现 2 个及以上脏器急性功能不全或衰竭。③疾病终末期患者或慢性、不可逆性脏器功能衰竭者不收入 EICU。

【转出指征】病理因素得到控制，器官功能基本恢复，生命体征稳定 48 h。

17. 其他　急性因素引起的生命体征不稳定，需连续监测的患者。

（兰超）

第二章　EICU 监测手段

第一节　EICU 基本监测手段

一、脉搏血氧饱和度监测

【概述】

脉搏血氧饱和度是血液中被氧结合的氧合血红蛋白（HbO_2）占全部可结合的血红蛋白（Hb）容量的百分比，即血液中血氧的浓度，它是呼吸循环的重要生理参数。脉搏血氧饱和度（SpO_2）监测是利用血氧饱和度监测仪（pulse oximeter，PO）来监测患者的血氧饱和度，通过监测评估动脉血氧饱和状态和机体的循环功能，反映患者组织的灌注情况。

【适应证】

具体适应证包括：①具有氧合功能障碍或潜在氧合功能障碍的患者；②手术麻醉或诊疗过程中（如支气管镜检查、吸痰）需连续监测血氧变化的患者。

【测定原理】

血氧饱和度监测仪是对每次随心搏动进入手指及其他血管丰富组织内血液里的血红蛋白进行光学和容积测定，根据氧合血红蛋白在波长 940 nm 的红外光处吸收较多，而还原型血红蛋白在波长 660 nm 的红光处吸收较多的原理，在血氧饱和度监测仪的传感器上装有两个波长的发光二极管，其微处理器分析两个发光二极管发出的红光和红外光的吸收比率，再换算成 SpO_2；动脉搏动可通过体积描记法来识别，这样便可在显示仪上读出 SpO_2 的数值并显示出其波形，这种方法又称双光光谱法。

【操作步骤】

具体步骤如下：①评估患者病情，向患者解释监测的目的和注意事项；②清洁监测部位（手指或脚趾）的皮肤；③应用指套或指夹方法将传感器固定在毛细血管搏动部位；④打开监测仪，设置 SpO_2 和脉搏的警报上、下限；⑤患者保持安静，正确识别脉搏波形，读出 SpO_2 数值。

【注意事项】

（1）读取 SpO_2 数据前应先确定脉搏信号是否正常，正常脉搏信号是有一尖型波，其下降支有一明显的切迹，此时所记录的数值才能反映动脉血氧合变化。低温（T<35 ℃）、休克、低血压、四肢远端灌注不足或血管收缩剂应用等会影响监测部位的血流情况，可造成 SpO_2 信号减弱，使其读不出或错误低值。

（2）脉搏血氧饱和度测定可减少动脉血气分析的次数，但并不能完全取代动脉血气分析。血气分析中的动脉血氧饱和度与脉搏血氧饱和度的意义相近，前者测定的是动脉血，后者则是外周毛细血管血。当患者血气监测的动脉血氧饱和度（SaO_2）>70%时，SpO_2 与 SaO_2 的相关性良好。受氧解离曲线的影响，在高血氧饱和度水平即 SaO_2 >90%时，SpO_2 对动脉血氧分压的变化相对不敏感。

（3）若血液中存在异常血红蛋白，如碳氧血红蛋白，由于COHb在660 nm的红光处有与 HbO_2 相同的光吸收，所以CO中毒患者会出现假性高值。同样高铁血红蛋白（如使用硝酸盐类药物、利多卡因、甲氧氯普胺等），亦可造成失真。皮肤色素的沉着（如黑色素沉着）可造成 SpO_2 假性增高。染甲或灰指甲如黑色或蓝色有明显的阻光效应，造成 SpO_2 假性降低。

（4）注意肢体的保暖，保持室温24～28 ℃，必要时加盖棉被等，避免血氧饱和度监测仪用在与血压袖带的同一肢体上。每隔2 h应更换监测部位，注意观察监测部位皮肤有无红肿等受损情况。

（5）经常检查传感器保持正确位置及各连接导线接触良好，确保监护仪正常工作。避免外周光源的干扰，特别是闪烁频率与二极管上闪烁频率接近时，将影响所测数值。

【临床意义】

脉搏血氧饱和度监测仪在EICU中应用广泛，尤其是机械通气脱机过程中。当患者有轻、中度缺氧（SpO_2>75%）时，其结果准确性较满意，但是在重度缺氧及严重低血压时其误差较大。临床上遇到碳氧血红蛋白血症和高铁血红蛋白血症患者，应慎重考虑其监测结果。①SpO_2 降低见于各种缺氧血症（如肺气肿、贫血、心功能不全等）。SpO_2≤90%认定有低氧血症（此时 PaO_2≈60 mmHg），SpO_2≤85%认定有严重低氧血症（此时 PaO_2≈50 mmHg）。②SpO_2 增高见于氧中毒、高压氧治疗、原发性或继发性红细胞增多症以及血液浓缩。

二、心电监护

【概述】

心电监护是急诊重症监护室常规监测项目，是监测患者心脏电活动的一种无创监测方法，它可以提供可靠的有价值的心电活动指标，临床医生可以通过心电监护仪的显示屏连续观察患者的心电活动情况，实时观察患者病情变化，尽早判断和处理急危重患者可能发生的恶性事件，亦可通过其检出患者心电变化趋势，为医生的治疗提供依据。

【适应证】

具体适应证包括：①急诊重症监护室常规监测；②凡病情危重需要持续不间断的监测心率、心律等患者。

【操作步骤】

（1）使用前准备：①物品准备：监护仪、心电监测电缆线、电极片、生理盐水、棉球、护理记录单。②患者准备：患者平卧或半卧位，检查患者胸部皮肤情况，充分暴露胸部，去掉患者身上可能产生电磁干扰的物品，并向清醒患者说明监测的目的、操作内容、其可能产生的影响及注意事项。

（2）具体步骤如下：①接通电源，打开开关，检查心电监护仪工作状态是否正常。②选择放置标准导联位置：电极片安放位置可根据监护系统上的具体提示选择，以三导联心电监测连接为例，右上导联（RA）位于右锁骨中线第一肋间，靠近右肩，左上导联（LA）位于左锁骨中线第一肋间，靠近左肩，右下导联（RL）位于右锁骨中线剑突水平处。③用生理盐水棉球擦拭患者贴电极处皮肤，并贴好电极片。④选择导联：根据病情特点选择要显示的导联。观察心律失常选Ⅰ、Ⅱ、aVF、V_1 导联，观察心肌缺血常选 V_5 导联。⑤选择滤波、调节增益和设置报警。

（3）记录或观察指标：①持续监测心率和心律。②观察心电图波形、分析心律失常和 ST 段的改变。③及时处理报警并明确报警原因。

【注意事项】

具体注意事项如下：①在放置电极贴片前，应当使皮肤清洁、干燥，因为清除皮肤油脂和坏死细胞后可以降低皮肤表面的电阻，使信号增强。②要定时检查连接电缆线有无断裂或绝缘层磨损。电缆线互相螺旋缠绕可以减少干扰信号，并防止成为天线而接受周围仪器（如静脉泵等）发出的电磁信号。③电极片如果老化、干燥、接触不良可以影响心电监测，对于患者，应使用同一类型、同一厂商制造的电极片，以免由于不同的电极凝胶之间氧化还原电位不同而产生“半电池”电位。④导联电极的位置会对判断 ST 段移位产生明显影响，需要准确放置，尤其是胸前导联的位置。⑤患者移动或电干扰、起搏心律等可以影响心律监测的准确性。⑥分析心律失常要结合患者临床表现及心电图等进行综合分析。

【临床意义】

（1）通过持续的监测患者的心脏的频率和节律，可以发现心律失常、评估心脏起搏器的功能；

（2）心律的监测有助于评估患者的全身循环情况，对有出血倾向的或进行液体复苏的患者，需要持续心电监测；

（3）对有冠心病病史的患者，通过监测 ST 段的变化，可以发现患者的心肌缺血状况；

（4）心电监测对于诊断某些电解质的紊乱（如低钾血症）有帮助。

三、无创血压监测

【概述】

血压是指血管内血液对于单位面积血管壁的侧压力，循环系统内足够的血液充盈和心脏射血是形成血压的基本因素。血压监测是最基本的急诊重症监测项目，是衡量患者循环功能的重要指标之一。血压监测主要有无创监测和有创监测两类，本节主要介绍无创血压监测。无创血压监测因其测量方便、无痛苦，在临床被广泛采用。

【适应证】

具体适应证包括：①需要严密监测血压变化的高危患者；②需要诊断和分级、判断预后、选择用药、调整剂量和次数及测定药物疗效的患者。

【监测方法】

（1）听诊法：利用袖带充气时压迫动脉血管，通过辨别动脉血管血流从闭合到全开过程中的过流声音及相应压力点的原理来确定收缩压和舒张压。临床操作通常测右上肢血压，右臂保持与心脏同一水平，袖套缚患者臂部，边充气边听诊，待肱动脉搏动声消失后，再升高 20 mmHg 后放气，首次听到动脉搏动音的压力即为收缩压，至动脉搏动音变音（音调变低或消失）时压力为舒张压。常用测压装置有水银血压计和弹簧血压表。但此法无法直接测出平均动脉压，易受操作的临床医生和周围环境的影响。

（2）示波法：利用袖带充气后，在慢速放气过程中袖带阻断动脉血流，使得血管壁搏动产生振荡波，通过检测该振荡波的振荡信号，利用该振荡波与动脉血压间固有关系的原理来测量血压。当第一次动脉搏动的振荡信号传到仪器内的传感器，经放大和微机处理，即可测得舒张压，振荡幅度达到峰值时为平均动脉压，袖套内压突然降低时为舒张压。该法不受外界声音干扰，并可准确测量出平均动脉压，是目前心电监护仪中公认的无创血压自动测量方法。监护仪可按需自动定时或手动测压，有脉率和血压（收缩压、舒张压和平均动脉压）显示或打印，并可设定上下限警报。

（3）动脉张力测量法：根据通过对体表动脉（多为桡动脉）施加外压，使其呈扁平状态，此时作用在该表面的压力与动脉中的压力近似成比例，通过在桡动脉上压力换能器来测量该表面的压力，从而得到每拍的动脉压波形，并且检出动脉搏动的最大和最小信号来获得血压值。

（4）容积描记法：利用光电容积传感器获得心动周期内微动脉、毛细血管和微静脉内血液容积的脉动性变化，根据此变化和血压的关系来获得收缩压和舒张压。

（5）超声多普勒法：通过多普勒晶体超声换能器传递动脉搏动，信号到达微处理机后发送反射频率，间接测量血压，第一次听到多普勒响声为收缩压，舒张压测定较困难，适用于新生儿和婴儿血压的测定。

（6）其他测量方法：如恒定容积法、脉搏延时法等。

随着人们对人体生理信号特征认识的深入以及生物医学工程领域的发展，无创血压测量技术必将有新的发展。

【操作步骤】

重症患者多采用电子自动测压法，具体方法如下：

（1）仪器及物品准备：主要有心电监测仪、血压插件连接导线、监护仪袖带及袖带连接导线。

（2）连接电源，开机，监护仪自检。

（3）正确连接血压袖带。将监护仪袖带绑在距肘窝上方 3 ~ 6 cm 处，使监护仪袖带上动脉标志对准肱动脉搏动最明显处，臂捆绑袖带的位置与患者心脏在同一水平。

（4）设置血压报警上、下限，选择测量时间。测量时分为自动监测和手动监测。自动监测时可自行设置监测时间，监护仪也可自动设定监测时间。机器在需要监测的时间点不断充气、放气，直至测出结果。手动监测是根据需要随时点击“启动/停止”键。

（5）观察、记录测量参数。

【注意事项】

（1）选择合适的袖带：测量前应根据患者上肢的粗细程度选择袖带，一般袖套偏窄偏小，可使血压偏高，袖套过大过宽，可使血压偏低。袖套宽度一般包裹 80% 的臂。大多数选用宽 13～15 cm、长 30～35 cm 的袖带，肥胖患者用标准宽度的袖套，血压读数偏高，这与部分压迫脂肪组织，而未完全作用于动脉有关。

（2）袖带下缘应在肘窝上约 3 cm 处，袖套位置太低，压迫了肘部的尺神经，可使尺神经损伤，所以应定时检查袖套高度防止位置过低。

（3）一般测量臂部血压，尽量不在输液和进行脉搏氧饱和度监测的一侧手臂进行测量，这是由于袖带充气使输液受阻、脉搏血氧饱和度监测中断。

（4）袖套包裹松紧合适，太松则血压偏高，太紧则血压偏低。

（5）每次测量时应将袖带内残余气体排尽，以免影响测量结果。

（6）定时更换手臂测量。对于连续监测无创血压的患者，病情允许时，建议每 6～8 h 更换一次监测部位。

（7）以下情况会导致测量值与真实值有所不同：患者在躁动、肢体痉挛时血压可能测不出。频繁测量时测量值会与真实值误差较大。严重休克、患者心率小于 40 次/min 或大于 200 次/min 时，所测结果需与血压仪监测的结果比较。怀疑有主动脉夹层时，双侧肢体血压不同，需要结合临床观察。

（8）如果袖带捆绑的肢体与心脏不在同一水平，需要对显示的数值进行一下调整：肢体每高出心脏平面 1 cm，需在测量值上加上 0. 75 mmHg 左右，同样，肢体每低于心脏平面 1 cm，需在测量值上减去 0. 75 mmHg 左右。

【临床意义】

（1）低血压：首先考虑血压值是否准确，用合适的袖带手测血压，注意除动脉狭窄（如大动脉炎）引起的假性低血压，可更换对侧上肢或下肢测量；其次应询问患者现在的血压与既往血压有何不同，如患者平时血压就在 80/40 mmHg 左右，就没必要处理。最后再寻找休克的表现（如心动过速、呼吸加快、少尿、神志改变等），若出现休克，应迅速处理。

（2）高血压：首先考虑血压数值是否准确，再测一次，注意袖带的尺寸要合适；其次应询问患者的既往血压情况，排除疼痛、焦虑等因素。高血压急症，应用静脉药物降压，非高血压急症应详细病史采集和查体，注意排除一些可引起高血压的基础病，针对不同的病因采取不同的处理措施。如血压急剧升高导致的左心衰和顽固性高血压患者，首选硝普钠；主动脉夹层首选艾司洛尔；血压顽固者可加用硝普钠，对于妊娠高血压，选肼屈嗪和拉贝洛尔等。

（吴景录）

四、单位时间尿量监测

【概述】

单位时间尿量监测是指连续记录患者单位时间内（通常为每小时）尿量的毫升数，通过持续尿量监测，了解重症患者的肾功能，器官灌注、代谢情况，指导临床治疗。

【适应证】

具体适应证包括：①各种危重患者的血容量监测；②肾脏的滤过与排泄功能监测；③循环功能与器官灌注状态的监测。

【操作步骤】

具体步骤如下：①患者留置导尿管，连接闭式引流袋，保持尿管引流通畅；②准确收集和测量每小时尿量并记录。

【临床意义】

正常人单位时间尿量为 40 ~ 100 mL/h，若尿量大于 250 mL/h 为多尿，若尿量小于 17 mL/h为少尿，若尿量小于 10 mL/h 为无尿。肾移植患者尿量小于 40 mL/h 时应判断为少尿。

【注意事项】

（1）采用普通导尿管可能会有侧漏，从而影响尿量计算，最好使用 foley 导尿管。

（2）导尿过程严格无菌操作，最好使用抗反流尿袋，预防泌尿系统感染。

（3）重症患者尿量变化波动较大，影响因素包括饮食、血流动力学、肾功能、体内代谢等，故应结合患者的全身情况、血压、血肌酐、电解质等综合评价。

五、体温监测

【概述】

体温指机体内部的温度，是维持生命的基本症候，它受下丘脑体温调节中枢调节，通过产热与散热维持机体体温的动态平衡。体温监测是动态观察患者体温变化，对于诊断、治疗疾病有重要意义。

【适应证】

具体适应证包括：①各种原因引起发热；②全身麻醉期、围手术期的低体温。

【测量方法】

（1）玻璃内汞温度计（水银温度计）：是临床上最常用的一种体温计，在一根玻璃管的贮囊内灌满水银，插入口腔或肛门后，利用其受热膨胀原理，得出温度变化，由于管理不便不宜应用于麻醉。一些发达国家，水银温度计已经淘汰，这是因为这种温度计破碎后容易污染环境。

（2）电子温度计：分为热敏电阻温度计和温差电偶温度计。前者利用温度计中的电阻随温度改变而改变，后者利用两种金属构成的电流与温差不同。电子温度计不仅可以制成类似水银温度计的断续测量的温度计，还可做成连续测量的温度计（每秒测量一次），实现体温的连续性监测。

（3）红外线体温计：主要用于鼓膜温度的测定，由于其反应速度快，与中心温度有较好的相关性，在临床上逐渐被重视，不足之处是探头为一次性使用，位置安放不当会影响测定结果，并且只能间断测定。

【测量部位】

体温分为内部体温和体表体温，内部体温称中心体温，血液循环丰富，环境影响小，测温准确可靠，为真实体温，体表部位温差大，取平均值有临床意义。

（1）口腔温度：将温度计置于舌下，适用于一般患者。张口呼吸、饮食可引起误差。禁用于麻醉、昏迷及不合作者。

（2）腋窝温度：臂紧贴胸壁，探头置于腋窝，所测得的温度接近中心体温。腋温比口温低 0.3 ~ 0.5 ℃，比直肠温低 0. 55 ℃。腋窝测温方便、无不适，较稳定，是体温监测常用部位。

（3）直肠温度：即肛温，将温度计置于肛门深部（小儿 2 ~ 3 cm，成人 6 ~ 10 cm）测得。

（4）鼻咽和深部鼻腔温度：将温度计置于鼻咽或鼻腔顶，此处反映脑温。此处温度随血液温度而变化，是体内温度测量的常用部位。不足之处是受呼吸影响，操作要轻，以免损伤鼻黏膜血管导致出血。出血倾向及严重肝病患者不宜使用。

（5）食管温度：食管上段温度受呼吸道影响；食管下 1/3 近心房处温度与血液温度接近，是测中心体温的好方法。对体表和中心温差大或停 CPB 后续降判断有意义。

（6）鼓膜温度：血供丰富，离下丘脑近。与脑温相关好，测中心体温最准确。置鼓膜和堵外耳道以消除大气影响。需要注意的是要选择柔韧性好的探头，以免外耳道和鼓膜损伤。

【临床意义】

体温作为重要生命体征，是大脑皮质和下丘脑调节中枢，产热和散热，维持其恒定。许多危重病症除其他临床表现外，还会出现体温调节紊乱。

（1）体温升高：正常体温 37 ℃ ±0. 4 ℃。大于正常体温即为体温升高。

（2）发热分级：具体分为①低热 37. 5 ~ 38 ℃；②中等度热 38. 1 ~ 39 ℃；③高热 39. 1 ~ 41 ℃；④超高热 41 ℃以上。

（3）体温升高的原因：多为病原体（细菌、病毒等）感染导致。

【注意事项】

由于机体内部温度不易测量，在临床检查和实验研究中，为了方便，通常测定腋窝、口腔和直肠的温度来代表体温。一般说来，直肠温度最高，接近机体内部温度，约为 37. 5 ℃，测量时间 2 ~ 5 min，但不方便测量。口腔温度比直肠低 0. 5 ℃左右，约为 37. 0 ℃，测量时间 3 ~ 5 min。腋窝温度约比口腔低 0. 4 ℃，测量时间 5 ~ 10 min。报告体温时需注明测定的部位。

六、血糖监测

【概述】

血糖监测也就是对于血糖值的动态观察，实施血糖监测可以更好地掌控糖尿病患者的血糖变化，对指导患者饮食及合理用药具有重要意义，危重患者监测血糖还可以了解机体代谢状态，利于随时发现问题，及时对症处理。

【适应证】

具体适应证包括：①合并糖尿病的危重患者；②危重症（如外伤、肿瘤、大手术后、休克状态、急性心肌梗死、颅脑外伤等），早期应激性高血糖患者；③胃肠外营养患者。

【操作步骤】

具体步骤如下：①消毒：用酒精消毒手指尖侧面；②手指穿刺，形成血滴：使用专用采血针行手指穿刺，由掌心往采血部位挤压手指，促进血滴形成；③滴血：检查血样是否完全覆盖试纸的测试孔，若采血量不够影响测试结果，应更换试纸重新测试；④测试结果并记录。

【临床意义】

（1）危重患者伴血糖异常时可引起多种并发症，并增加死亡风险，适当控制血糖可减少并发症，降低死亡率。

（2）血糖监测是严格控制血糖的重要环节，是优化血糖管理和改善预后的关键。国内推荐血糖控制范围为6.1～8.3 mmol/L，国际推荐血糖控制范围为3.9～6.1 mmol/L。

【注意事项】

（1）为确保血糖仪处于正常状态，需对血糖仪定期清洁和校验。

（2）确保试纸代码与血糖仪代码一致。

（3）试纸现取现用，确保在有效期内使用。

（4）危重患者血糖监测频率取决于用药方案及营养状态。

（兰超、史晓朋）

第二节　EICU的高级监测手段

一、有创动脉血压监测

【概述】

有创动脉血压监测是指经体表插入各种导管或监测探头到心腔或血管腔内直接测定血压的方法。与无创血压监测相比，有创血压可提供连续、可靠、准确的监测数据。穿刺常用的动脉有桡动脉、股动脉、腋动脉、肱动脉、足背动脉，其中首选桡动脉，其次为股动脉。

【适应证】

（1）严重低血压、休克、血流动力学不稳定和无创动脉血压难以监测者。

（2）各类危重患者、循环功能不全、体外循环下心内直视手术，大血管外科、脏器移植等可能术中大出血的手术。

（3）严重高血压、创伤、心肌梗死、心力衰竭、多器官功能不全患者。

（4）手术中需要控制性降压、低温麻醉、血液稀释；嗜铬细胞瘤手术；热稀释法测定心排血量时。

（5）需反复动脉采血实验室检查（如血气分析、动脉血乳酸浓度测定等）。

【禁忌证】

有创动脉血压监测禁用于以下情况：①有出血倾向患者。②穿刺部位或周围存在感染患者。③患有血管性疾病（如脉管炎）。④手术操作涉及同一部位。⑤桡动脉穿刺应进行 Allen 试验，阳性者不应做穿刺（Allen 试验：患者清醒嘱其握拳，观察两手指尖，同时压迫桡、尺动脉，然后放松压迫尺动脉，同时让患者松拳，观察手指的颜色。若 5 秒内手掌由苍白变红，表明桡动脉侧支循环良好，Allen 试验阴性；5 ~ 15 s 为可疑，超过 15 s 为穿刺置管禁忌）。

【操作步骤】

以桡动脉穿刺为例，具体如下：

（1）穿刺路径：桡侧腕屈肌腱外侧，桡骨茎突内下方，可触及搏动（触摸脉搏部位）。患者腕部伸直掌心向上，穿刺点位于手掌横纹上 1 ~ 2 cm 的动脉搏动处。

（2）穿刺步骤：①固定：固定患者手和前臂。②定位：确定穿刺点桡骨茎突的位置，先向尺侧移动 1 cm 后，接着向近心端移动 0.5 cm，触及搏动最强的部位后，再向近心端移动 0.5 cm 即为穿刺点。③穿刺：局部消毒，浅入法为见血后压低角度再进 1 ~ 2 mm。④置管：抽出针芯，捻转同时推进外套管。观察推进过程中，套管尾端有血流畅出。⑤连接：拔出针芯前压迫血管远端，松开后见血流射出，迅速连接装置。⑥固定：局部再次消毒后用无菌敷料贴敷，胶布固定。

【波形分析】

（1）正常波形：心室收缩期左室快速射血，血压迅速升高，形成动脉波形的上升支、峰值和下降支的前部。重搏切迹后面的下降部分，直到最低点是心室舒张期的动脉压力波形（图 2－2－1）。重搏切迹反映了主动脉瓣关闭。在主动脉内的血液向外周动脉移动的过程中，产生第二波峰，它因测压部位不同而变化，在桡动脉压力波形中常可看到位于第一波峰后的第二波峰，而股动脉波形通常只显一个压力波形。外周动脉压力传导速度比血流快，身体不同部位的动脉波形也有差别，远端的动脉压力脉冲到达较迟且上升支较陡，收缩压较高，舒张压较低，重搏切迹多不明显（图 2－2－1）。

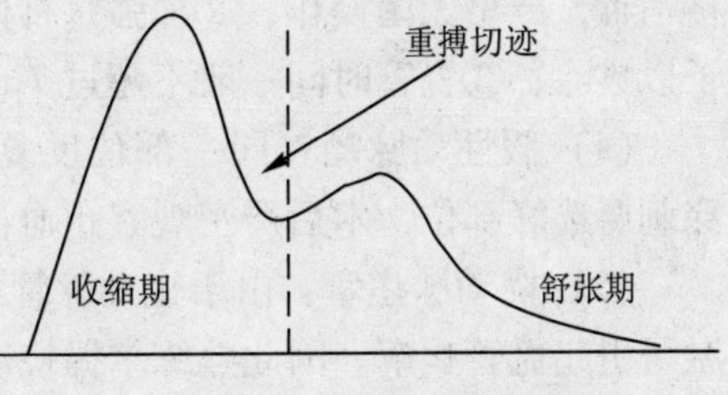

图 2－2－1　正常动脉压力波形

（2）异常波形：

1）圆钝波：波幅中等降低，上升支和下降支缓慢，顶峰圆钝，重搏切迹不明显。可见于心肌收缩力减弱和血容量不足。

2）低平波：波幅低平，上升支和下降支缓慢，可见于低血容量性休克和心排血量降低。

3）不规则波：波幅大小不等，见于心律失常患者。

4）高尖波：波幅高耸，上升支陡，重搏切迹不明显，舒张压低，可见于高血压病和主动脉瓣关闭不全（图 2－2－2）。

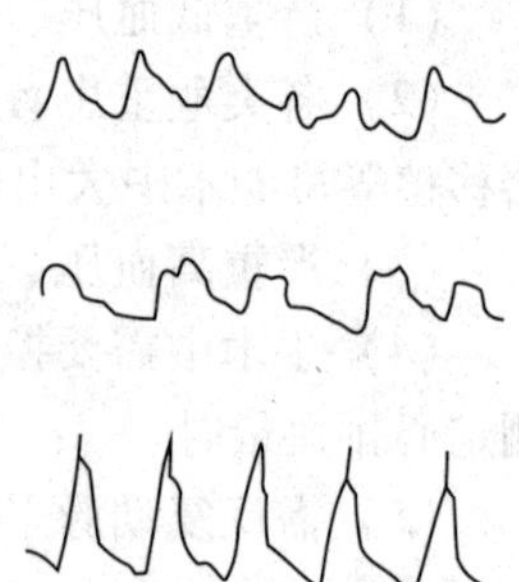

图 2－2－2　异常动脉压力波形

（3）影响波形的准确性的因素：

1）管路：管路需要传导来自插管尖端的液体搏动，管路长短和软硬都会影响读数的准确性。

2）传感器的位置：测压时，传感器应与右心房在同一水平，高于右心房水平时血压显著下降，低于右心房水平时血压显著升高，传感器的位置每改变 5 cm，血压值就会改变3～4 mmHg。

3）体位：研究表明股动脉为置管监测动脉血压，右侧卧位和仰卧位，血压无明显变化；左侧卧位时，血压低于正常值，收缩压平均低 12 mmHg，舒张压平均低 10 mmHg。

【并发症】

（1）远端肢体缺血：主要是由于血管痉挛或置管留置时间过长导致血栓形成，另外与血管壁损伤、导管硬粗有关。预防措施如下：①穿刺前需做 Allen 试验，判断尺动脉是否有足够的血流供应；②避免反复穿刺造成血管壁损伤；③选择适当穿刺针；④密切观察远端肢体的颜色与温度，发现有缺血征象（如肤色苍白、发凉、疼痛等）异常变化，应及时拔管。

（2）局部血肿：穿刺失败及拔管后要有效地压迫止血，对于凝血异常的患者，压迫止血至少 5 min，并用宽胶布加压覆盖。必要时给予局部加压包扎，30 min 后及时解除。

（3）感染：感染常出现在长期置管的重症患者，预防措施如下：①置管物品应严格消毒，严格无菌操作；②加强每日体温监测，发现穿刺部位红肿或脓性渗出，应及时予以拔除；③置管时间一般不超过 7 d，一旦发现感染迹象应立即拔除导管。

（4）假性动脉瘤：同一部位反复穿刺后压迫止血不当可引起假性动脉瘤。因此，穿刺要选好部位，术后严密观察止血情况。

（5）桡动脉痉挛：由于桡动脉管腔较细，同一部位反复穿刺，导丝及导管操作刺激可引起血管痉挛。因此熟练掌握桡动脉穿刺技巧，提高穿刺成功率是关键。

二、中心静脉压监测

【概述】

中心静脉压（CVP）指血液流经右心房及上、下腔静脉胸腔段的压力。中心静脉穿刺置管是测量静脉压，监测右心房负荷、长期静脉输液及静脉内高营养的重要手段。在危重患者抢救治疗过程中由于病情复杂，血管条件各异，根据病情的需要，建立安全可靠、经久耐用的静脉通路显得十分必要。

【适应证】

（1）植入中心静脉导管或气囊漂浮导管行血流动力学监测。

（2）通过监测掌握液体入量和速度。

（3）长期输液，尤其是输入高浓度或刺激性药物（如静脉内高营养）。

（4）紧急抢救时，需加压输液、输血等。

（5）心脏手术、体外循环手术等需要知道液体出入量的。

（6）外周穿刺困难（如周围浅静脉萎陷、大面积烧伤、广泛皮肤病、肥胖等）时。

（7）心肺复苏给药，用于取代心内注射途径。

（8）经导管安置心脏临时起搏器。

（9）用于急诊血透或换血疗法。

【禁忌证】

禁用于以下情况：①锁骨外伤；②穿刺部位有感染；③患者兴奋、躁动、不合作。

【操作步骤】

置管包括：颈内静脉、锁骨下静脉和股静脉。

（1）颈内静脉：①前路：将左手示指和中指放于胸锁乳突肌中点、颈总动脉外侧，右手持针，针尖指向同侧乳头，针轴与冠状面呈成 30°～40°，于胸锁乳突肌的中点前缘入颈内静脉。②中路：胸锁乳突肌的胸骨头、锁骨头与锁骨上缘构成颈动脉三角，在此三角形顶点穿刺。针轴与皮肤成 30°，针尖指向同侧乳头，一般刺入 2～3 cm 即入颈内静脉。③后路：在胸锁乳突肌外侧缘的中下 1/3 交点，锁骨上 5 cm 处进针，针轴一般保持水平位，针尖于胸锁乳突肌锁骨头的深部指向胸骨上切迹。

（2）锁骨下静脉：①锁骨上入径：在锁骨上 1 cm 距胸锁乳突肌外缘 1 cm 的锁骨上窝进行局部麻醉，并用注射麻醉剂的细穿刺针以与矢状面成 45°、冠状切面 30°，经锁骨后内下方进针，进行试探性穿刺。一般进针 3 cm 左右即入锁骨下静脉或锁骨下静脉和颈内静脉交界处。控制穿刺方向后，拔出细针，再用套针或密闭系统装置按同一方向穿刺置管。进入静脉时有明显的落空感，并立即有血液反流入穿刺用的针筒。②锁骨下入径：在锁骨中点的下缘或锁骨中内 1/3 交界处进行麻醉，继而沿锁骨后经第一肋的前方，向内或稍向上进针 4～6 cm。其余操作与锁骨上入径置管相同。

（3）股静脉：患者取仰卧位，穿刺下肢伸直稍外展，寻找股动脉波动明显处，也可在髂前上棘和耻骨结节间画一连线，股动脉与该线的中点相交，股静脉在股动脉内侧 0.5 cm 处。

【并发症】

（1）气胸：患者保持清醒嘱其操作中不要用力呼吸、咳嗽。使用呼吸机者将潮气量调小，防止肺过度充气。穿刺置管后，需患者拍摄胸部 X 线片，以便了解导管的位置和双肺情况。

（2）血胸：穿刺中如果将静脉或锁骨下动脉壁穿透，同时又将胸膜刺破，血液可经破口流入胸腔，形成血胸。患者可表现为呼吸困难、胸痛和发绀。胸片有助于诊断。

（3）血肿：穿刺中误伤动脉所致，应立即拔出穿刺针，及时压迫局部。

（4）创伤性动静脉瘘：反复多次穿刺后，动静脉可能有瘘口，局部血肿因动脉压力较大，将血液挤压至静脉内。预防措施是穿刺推针时按压进针点，防止出血，并尽可能避免重复穿刺。

（5）神经损伤：臂丛神经损伤时，患者出现同侧手臂的触电样感或麻刺感，应立即退针。

（6）胸导管损伤：行左侧锁骨下静脉或颈内静脉穿刺置管损伤到胸导管时，可见穿刺点渗出清亮的淋巴液。

（7）空气栓塞：中心静脉在吸气时形成负压，穿刺中更换输液器、导管和接头时接头脱开，尤其是头高半卧位或是血容量不足的患者。穿刺时应取头低位，避免大幅度呼吸。

（8）血栓形成或栓塞：主要见于长期置管或全静脉营养，通过液体持续滴注或定期用肝素盐水冲洗或减少发生。

（9）感染：预防导管感染，严格无菌操作，执行洗手制度，连续输液者每天更换输液器，三通接头及 CVP 监测管也要每天更换。

【临床意义】

（1）中心静脉压包括：右心室充盈压、静脉内壁压（即静脉内容量产生的压力）、静脉外壁压（即静脉收缩压和张力）和静脉毛细血管压。因此 CVP 的大小与血容量、静脉压力和右心功能有关。

（2）中心静脉压并不直接反映机体的血容量，它所反映的是心脏对回心血量的泵出能力，并提示静脉回心血量是否充足。正常值为 5～10 cmH_2O，<5 cmH_2O 表示血容量不足（如失血、缺水），血管扩张，血管收缩功能失常（如败血症）。15～20 cmH_2O 提示输液过多过快、右心功能不全、血管收缩、心包填塞、急慢性肺动脉高压、机械通气和高呼气末正压。

【CVP 影响因素】

（1）病理因素：CVP 升高见于心力衰竭、房颤、肺梗死、支气管痉挛、补液过量、纵隔压迫、张力性气胸、血胸、慢性肺部疾患、心脏压塞、缩窄性心包炎、腹内压增高的各种疾病。CVP 降低见于失血或脱水，周围血管扩张等。

（2）神经体液因素：交感神经兴奋，儿茶酚胺、抗利尿激素、肾素和醛固酮等分泌增加，血管张力增加可使 CVP 升高。相反，某些扩血管物质使血管张力减小，血容量相对不足，CVP 降低。

（3）药物因素：快速输液、应用去甲肾上腺素等血管收缩药，可使 CVP 明显升高。用扩血管药或强心药（如洋地黄等），可使 CVP 下降。

（4）其他因素：缺氧、肺血管收缩、气管插管、气管切开、情绪躁动、胸膜腔内压增加、腹腔手术和压迫均使 CVP 升高，麻醉过深或椎管内麻醉时血管扩张可使 CVP 降低。

三、肺动脉漂浮导管

【概述】

肺动脉漂浮导管（Swan－Ganz catheter）是加利福尼亚大学 Harold JC Swan 教授根

据风帆引导船只行驶的原理制成的 5 根原型导管。导管的顶端安装气囊，气囊充气后引导柔软的细导管由右心房穿过三尖瓣，经过右心室进入肺动脉，固定在毛细血管楔位置。在这种状态下通过导管顶端开口获得的压力更接近于肺静脉乃至左心房的压力，这个压力被称为肺毛细血管楔压。应用肺动脉导管可以获得左、右心室压力，体循环、肺循环的动、静脉压力，实时的心排血量和肺动脉的混合静脉血标本。

【适应证】

肺动脉导管适用于：①对血流动力学指标、肺脏和机体组织氧合的监测。②引起的血流动力学不稳定及氧合功能改变的原因。③可能引起血流动力学及氧合功能改变的危险因素。

肺动脉导管应用取决于临床医生对血流动力学相关理论的理解，对病情变化的把握和对治疗的反应能力。

【禁忌证】

肺动脉导管禁用于经过的通道上有解剖畸形（如右室流出道梗阻、肺动脉瓣和三尖瓣狭窄等）。

慎用于以下情况：①急性感染性疾病。②细菌性心内膜炎和动脉内膜炎。③心脏束支传导阻滞，尤其是完全性左束支传导阻滞。④频发心律失常，尤其是室性心律失常。⑤心脏及大血管内有附壁血栓形成。⑥严重肺动脉高压。⑦活动性风湿病。⑧有明显的出血倾向患者。⑨疑有室壁瘤患者。

【操作步骤】

（1）置管前准备：

1）操作者应熟练掌握中心静脉置管技能。

2）熟悉心脏、大血管走行及肺动脉导管的结构特点。

3）识别插管过程中导管经过不同部位时压力波形的不同特点。

4）掌握插管时所需用具的使用方法。

5）清醒患者，适当予以镇静镇痛。

6）心电监测及急救药品。

7）器械齐全：肺动脉导管、外套管、导丝和穿刺针、压力传感器等。

（2）插管途径：

1）颈内静脉：路径近，直接走向心脏，迂曲少，利于导管通过，此为首选。但颈根部重要结构较多，穿刺可引起严重的并发症。

2）锁骨下静脉：插管后易于固定，但极易伤及锁骨下静脉。有时不易通过锁骨及第一肋骨之间狭窄的间隙，导管位置不易调整。

3）颈外静脉：穿刺并发症较少，但导管插入后易于打折、阻塞，有时会因患者变换体位而影响血流动力学。

4）贵要静脉：可用静脉切开的方法进行插管。但插管的路径较远，不利于导管通过和调整。

5）股静脉：局部容易诱发感染和血栓形成，路径较远不利于导管的调整。

（3）导管插入：根据压力波形插入肺动脉导管室最常见的方法。

1）应用 Seldinger 方法将外套管插入静脉内，然后把肺动脉导管经外套管小心送至中心静脉内。

2）确认监护仪上显示导管远端开口处的压力变化波形的准确性，根据压力波形的变化判断导管顶端的位置。

3）导管进入右心房：呈现典型的心房压力波形，包括 a、c、v 波，波幅为 0 ~ 8 mmHg，此时可将气囊充气 1 mL，继续向前送入导管。

4）通过三尖瓣进入右心室：压力波形突然出现明显改变，收缩压明显升高，可达 25 mmHg，舒张压不变或略有下降，可达 0 ~ 5 mmHg，脉压差明显增大，压力曲线的上升支带有钝挫。

5）进入肺动脉：压力波形的收缩压基本保持不变，舒张压明显升高，平均动脉压升高，压力曲线的下降支出现钝挫。压力波动范围大约在 12 ~ 25 mmHg。

6）肺毛细血管楔压波形：继续向前缓慢送入导管，出现收缩压下降，舒张压下降，脉压差明显缩小。压力波动范围 6 ~ 8 mmHg，肺毛细血管楔平均压力低于肺动脉平均压。可分辨出 a、c、v 波形。

7）确认出现上述波形：停止移动导管，立即放开气囊，波形马上变为肺动脉压波形。再次将气囊充气 1mL，排空气囊，压力波形重复出现，有肺毛细血管楔压波形到肺动脉压波形的转换，提示导管位置良好。

8）位置不当：放开气囊后肺毛细血管楔压波形不能转变为肺动脉压波形或气囊充气不到 0.6 mL 即出现肺毛细血管楔压波形，提示导管位置过深；如充气 1.2 mL 以上才出现肺毛细血管楔压波形提示位置过浅。

【并发症】

（1）心律失常：导管位置改变或刺激可诱发心律失常。插管时导管顶端刺激右室壁，多为偶发性或阵发性室性心律失常；部分患者可出现持续右束支传导阻滞，原有左束支传导阻滞的可能出现完全性传导阻滞。

预防措施：插管操作轻柔，导管顶端进入右室后立即充气囊，减少导管对心室刺激，原有左束支传导阻滞可安装临时起搏器或有起搏功能的改良型肺动脉导管。

（2）导管打结：如果在调整导管位置时遇到阻力考虑导管打结。X 线检查是诊断的最好方法。导管可自身打结，与心内结构结在一起或者进入腔静脉或肾静脉等分支。

预防措施：避免一次将导管插入过多，导管深度要与压力波形一致，如果超过预计深度 10 cm 以上仍未出现相应波形，导管应退回重新插入。

（3）肺动脉破裂：临床表现为突发性咯血甚至血胸，原因多为导管插入过深进入肺动脉分支，气囊充气或快速注入液体导致肺动脉破裂，留置时间过长，持续压迫动脉壁，肺动脉高压时导管容易被推向远端，且多伴动脉壁硬化和变性，易出现破裂。出现大量咯血时应用双腔气管插管，除保证气道通畅外，不需用鱼精蛋白对抗肝素。

（4）肺栓塞：心室内原有附壁血栓脱落、导管对肺动脉的直接损伤和导管长时间在肺毛细血管楔均会导致栓塞发生。

预防措施：气囊充气时间超过 30 s，应持续监测肺动脉压波形，及时调整导管位置。导管体外部分充分固定，减少导管在血管内活动，持续用肝素盐水冲洗。

（5）感染：严格无菌操作，每天常规穿刺皮肤消毒及更换敷料，尽可能减少肺动脉导管注入液体的次数和保留时间（一般不超过 72 h）。

【参数意义】

肺动脉导管获得的血流动力学参数主要包括压力参数（如右房压、肺毛细血管楔压、平均肺动脉压）、流量参数（如心排血量）和氧代谢方面参数（如混合静脉血标本等）（表2－2－1）。

（1）右房压（RAP）：将肺动脉导管置于正确的位置后，导管近侧开口位于右心房内，在此开口测得的压力。

（2）平均肺动脉压（MPAP）：肺动脉导管在肺动脉内（气囊未充气时）经远端开口处测得的压力。肺动脉压包括收缩压、舒张压和平均压。

（3）肺毛细血管楔压（PAWP）：将气囊充气后，肺动脉导管的远端毛细血管楔在肺动脉分支时测量的气囊远端压力。

（4）心排血量（CO）：短时间内多次持续重复监测 CO 是肺动脉导管优点之一。利用热稀释法原理具体如下：5% 葡萄糖冰水自肺动脉导管近端孔注入右心房，冰水与血液混合后经右心室泵入肺动脉，血液的温度随之升高。导管远端的温度感受器将温度变化信息输送给心排血量计算仪。

表2－2－1　常用血流动力学参数

参数	缩写	单位	计算方法	参考正常值
平均动脉压	MAP	mmHg	直接测量	82～102
中心静脉压	CVP	cmH_2O	直接测量	6～12
肺毛细血管楔压	PAWP	mmHg	直接测量	6～12
平均肺动脉压	MPAP	mmHg	直接测量	11～16
心率	HR	BPM	直接测量	60～100
血红蛋白含量	Hb	g/dL	直接测量	12～16
心排血量	CO	L/min	直接测量	5～6
每搏输出量	SV	mL/beat	CO/HR	60～90
心脏指数	CI	$L/(min \cdot m^2)$	CO/BSA	2.8～3.6
每搏输出量指数	SVI	$mL/(beat \cdot m^2)$	SV/BSA	30～50
体循环阻力指数	SVRI	$dyne \cdot sec/cm^5 \cdot m^2$	79.92（MAP－CVP）/CI	1 760～2 600
肺循环阻力指数	PVRI	$dyne \cdot sec/cm^5 \cdot m^2$	79.92（MPAP－PAWP）/CI	
右心室做功指数	RVSWI	$dyne \cdot sec/cm^5 \cdot m^2$	SVI（MPAP－CVP）·0.014 3	45～225
左心室做功指数	LVSWI		SVI（MA－PAWP）·0.014 3	4～8
氧输送	DO_2	$g \cdot m/m^2$	$CI \cdot CaO_2 \cdot 10$	44～68
氧耗量	VO_2	$g \cdot m/m^2$	$(CaO_2 - CvO_2)/CaO_2$	520～720
氧摄取	O_2ext	$mL/min \cdot m^2$		100～180
氧摄取率		%		22～30

（刘小军）

四、呼气末二氧化碳分压监测

【概述】

呼气末二氧化碳分压（$PETCO_2$）监测不仅可以监测通气状况，还能反映循环功能和血流情况。由于无创性和临床监测价值显著，致使其在重症医学领域得到广泛应用。

【原理】

组织细胞代谢产生的 CO_2，经毛细血管和静脉运输到肺，在呼气时排出体外，体内二氧化碳产量（VCO_2）和肺通气量（VA）决定肺泡内二氧化碳分压（$PETCO_2$），即 $PETCO_2 = VCO_2 \times 0.863/VA$，0.863 是气体容量转换成压力的常数。$CO_2$ 弥散能力较强，极易从肺毛细血管进入肺泡内。肺泡和动脉 CO_2 完全平衡，最后呼出的气体应为肺泡气，正常人 $PETCO_2 \approx PaCO_2$，但在病理状态下，肺泡通气/肺血流（V/Q）及交流（Qs/Qt）的变化，$PETCO_2$ 就不能代表 $PaCO_2$。

$PETCO_2$ 的测定有红外线法、质谱仪法、拉曼散射法、图声分光法和比色法等，临床红外线法较为常用，其采用红外线技术使 CO_2 在窄波长范围内吸收红外光，呼气的红外线吸收是通过气流采样器采集气体样本来测定，根据气体采样的方式分为旁流型和主流型两类，主流型传感器插入呼吸回路中间，有特殊插入器使红外线经此而至气道，没有采样管，比起旁流型更精确。

【波形分析】

（1）正常的 $PETCO_2$ 波形：一般可分为四相：

1）Ⅰ相：AB 段，吸气基线，处于零位，呼气的开始部分，为呼吸道内无效腔气，基本上不含 CO_2。

2）Ⅱ相：BC 段，呼气上升支，较陡直，为肺泡和无效腔的混合气。

3）Ⅲ相：CD 段，为混合肺泡气，CO_2 曲线水平或微向上倾斜，又称呼气平台，平台终点为呼气末气流（$PETCO_2$ 值）。

4）Ⅵ相：DE 段，吸气下降支，CO_2 曲线迅速而陡直下降至基线，新鲜气体进入气道。

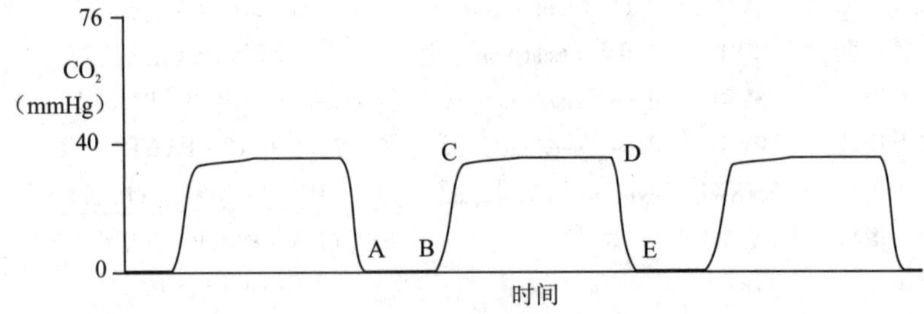

图 2－2－3　$PETCO_2$ 波形

（2）呼气末 CO_2 的波形：应观察以下 5 个方面：

1）基线：吸入气的 CO_2 浓度，一般等于零。

2）高度：代表 $PETCO_2$ 浓度。

3）形态：正常 CO_2 的波形与异常波形。

4）频率：呼吸频率即 CO_2 波形出现的频率。

5）节律：反映呼吸中枢或呼吸肌的功能。

（3）正常 CO_2 波形的指标：

1）呼气中出现 CO_2：表示代谢产生的二氧化碳经循环后从肺排出。

2）吸气中无 CO_2：表示通气环路功能正常，无重吸入。

3）呼气时 CO_2 上升和平台波：快速上升的 CO_2 波形反映呼气初期气量足，而接近水平的平台波反映正常的呼气气流和不同部位的肺泡几乎同步排空。

4）$PETCO_2$ 为定量指标，正常情况下应稍低于 $PaTCO_2$。

【临床意义】

研究证实，$PETCO_2$ 监测对判断疾病的发展有主要的意义。

（1）通过 $PETCO_2$ 监测可达到无创连续监测肺通气和换气的目的。

（2）对于非气管插管的患者，特别是小儿，连续监测危重患者的 $PETCO_2$，可减少多次抽取动脉血的痛苦。

（3）可以反映循环、代谢功能的改变；简单易学，不需要特殊的技术。

然而，以下因素可影响 $PETCO_2$ 的测定：

（1）心肺严重疾病 V/Q 比例失调，$PETCO_2$ 差值增大，经鼻氧管采样测定的 $PETCO_2$ 不能作为通气功能的判断指标，需同时测定 $PaCO_2$ 作为参考。

（2）采样管分泌物堵塞或扭曲：分泌物堵塞或采样管扭曲时影响 $PETCO_2$ 的监测结果。

（3）呼吸频率：如频率太快，呼出气体不能在呼气期完全排出，同时 CO_2 监测仪来不及反应，均可产生 $PETCO_2$ 的监测误差。

（4）其他因素：旁流式 CO_2 监测仪可因气体弥散、采样管的材质和气体样品在管中暴露的长度（与气体流速和采样管长度有关）等引起误差。

（毛峥嵘）

五、机械通气波形监测

【概述】

随着计算机技术的发展，现代呼吸机不仅能持续监测各种参数，还可以实时监测不同参数所形成的各种变化曲线（如压力 – 时间曲线、流速 – 时间曲线、容积 – 时间曲线等）及呼吸环（如压力 – 容积环、流速 – 容积环等），以此来指导调节呼吸机的通气参数，发现各种机械通气期间的不良事件（如人机对抗、气道阻塞、环路漏气等）。充分利用好上述曲线及环路波形特征，可有效提高临床医生的机械通气水平及对患者的监护水平。本文将对常见的曲线及呼吸环进行介绍。

【曲线类型】

（1）压力 – 时间曲线（P – T curve）：反映气道压力（paw）随时间的逐步变化。纵轴表示气道压力，单位是 cmH_2O，横轴表示时间，单位为秒（s），基线压力（PEEP）为 0 cmH_2O 或 0 cmH_2O 以上。横轴上为正压，横轴下为负压。由于容量控制与压力控制模式通气方式的不同，因此二者的压力时间曲线亦不相同。

1）容量控制通气模式（VCV）的压力－时间曲线（图2－2－4）：

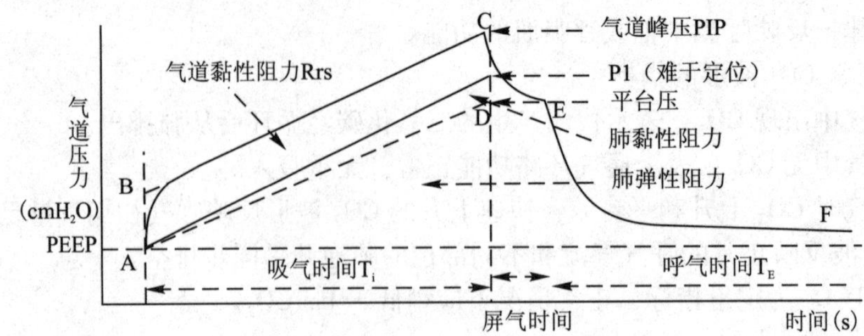

图2－2－4　VCV压力－时间曲线

2）压力控制通气模式（PCV）的压力－时间曲线（图2－2－5）：

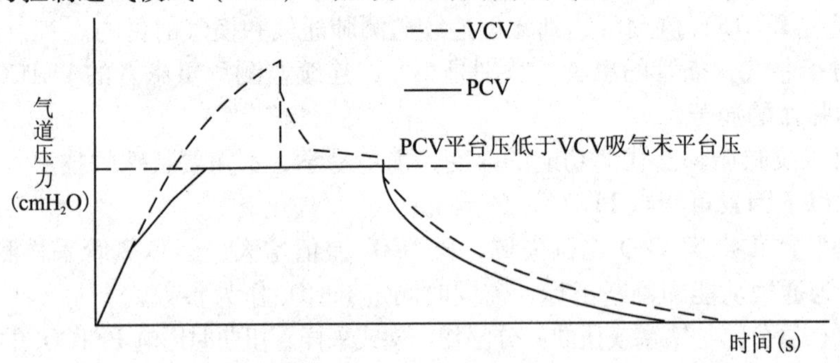

图2－2－5　PCV压力－时间曲线

（2）流速－时间曲线（F－T curve）：流速时间曲线反映呼吸机送气气流的流速随时间变化的曲线，纵轴为流速，单位为L/min，横轴为时间，单位为s。横轴上部代表吸气，下部位代表呼气。根据吸气相曲线形态，常用波形所示（图2－2－6）。目前主要常见方波、递减波和正弦波。

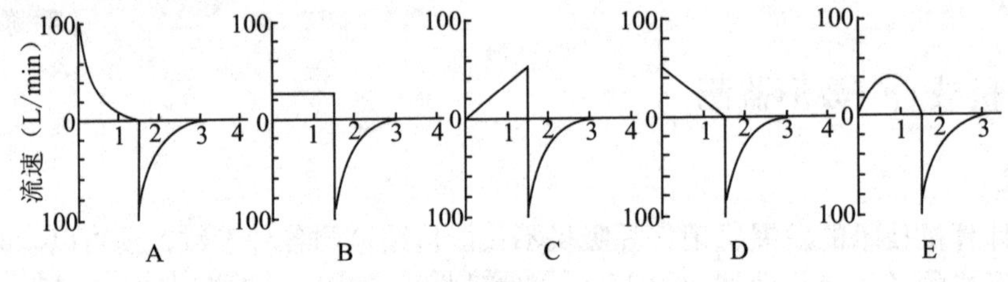

图2－2－6　流速－时间曲线

A. 指数递减波；B. 方波；C. 线性递增波；D. 线性递减波；E. 正弦波

1）吸气流速曲线的临床意义：用于鉴别通气类型、判断有无自主呼吸、评估吸气时间、监测呼吸机回路中有无泄漏等。

2）呼气流速曲线的临床意义：用于判断支气管情况和主动或被动呼气、判断有无肺泡内压（PEEPi）、评估支气管扩张剂的疗效。

（3）容积－时间曲线（V－T curve）：容积－时间曲线表示送气量随时间变化的曲线，纵轴表示送气量，单位是mL，横轴表示时间，单位是s。上升支为吸入潮气量，下降支为呼出潮气量（图2－2－7）。VCV时需预设潮气量，故容积－时间曲线所显示的潮气量应与设置值相同；PCV时潮气量大小决定于吸入气峰压、气道阻力、胸肺顺应性和吸气时间等因素（图2－2－7）。

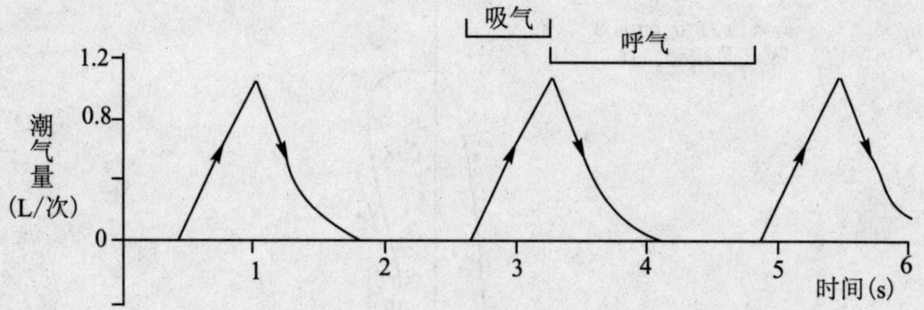

图2－2－7 容积－时间曲线

1）容积－时间曲线临床意义：用于监测呼吸回路有无泄漏或气体陷闭。

2）呼气末曲线不能恢复到基线0：常见于呼吸回路存在泄漏或气体陷闭等情况（图2－2－8）。

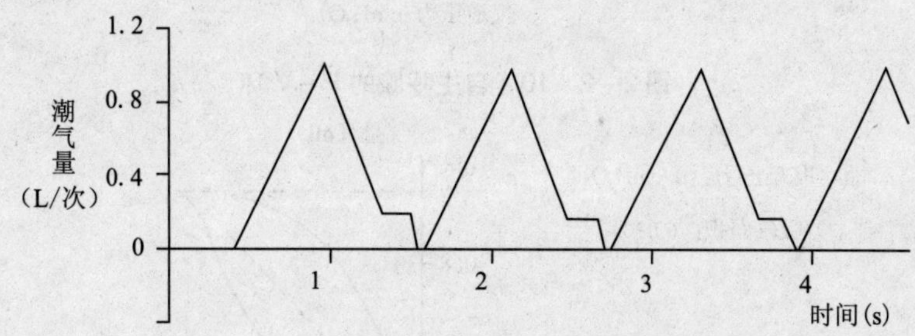

图2－2－8 气体阻滞或泄漏的容积－时间曲线

【呼吸环】

（1）压力－容积环（P－V loop）：压力－容积环是反映同一呼吸周期内，压力与容积相互变化的曲线。横轴表示压力，单位为 cmH_2O，纵轴表示容积，单位为mL。当存在气流时所描记的环即为动态P－V环，此时压力与容积的变化除受顺应性影响外，还与气道阻力、流速等因素有关，呼吸机常用监测的P－V环即动态P－V环。排除气流因素所描记的为静态P－V环，二者的变化只受胸肺顺应性的影响，与气道阻力无关。以下为三种常见的P－V环（图2－2－9～图2－2－11）。

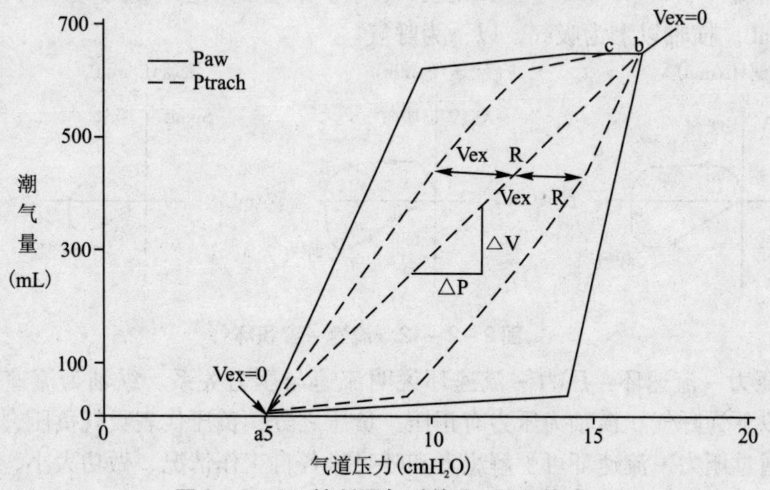

图2－2－9 控制通气时的P－V环构成

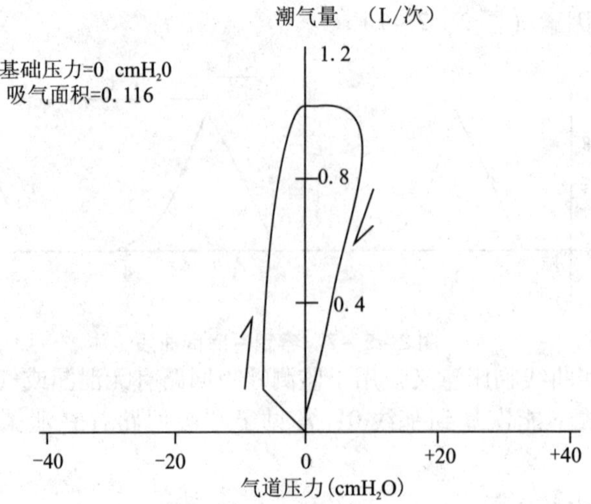

图2－2－10 自主呼吸的P－V环

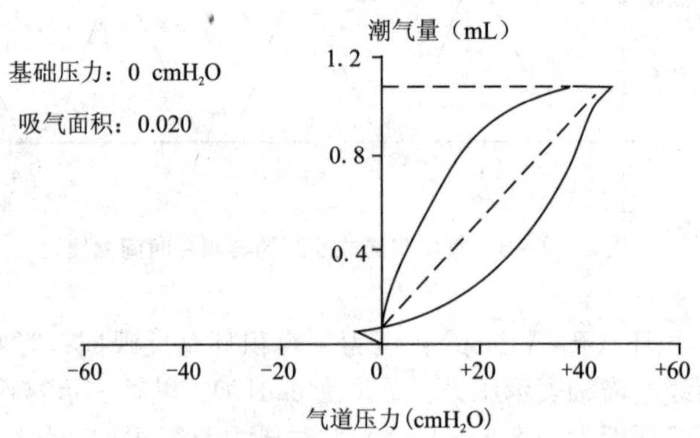

图2－2－11 辅助通气的P－V环

（2）流速－容积环（F－V curve）：流速－容积环是同一呼吸周期内流速与容积相互变化的曲线（图2－2－12）。纵轴表示吸气与呼气时流速，单位L/min，横轴表示容积，单位mL。横轴以上为吸气，以下为呼气。

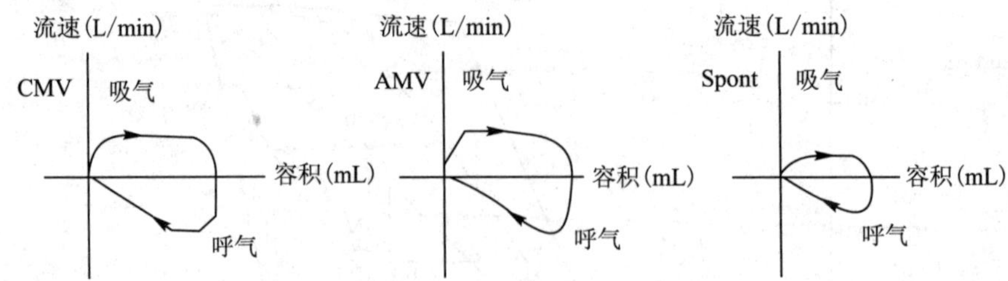

图2－2－12 流速－容积环

（3）压力－流速环：压力－流速环说明流速与压力关系。纵轴为流速，横轴之上为吸气，以下为呼气。横轴为压力有正压、负压之分，负压代表吸气负压，正压代表正压通气。通过压力－流速环可了解患者和呼吸机各自工作情况、做功大小、人机协调情况（图2－2－13）。

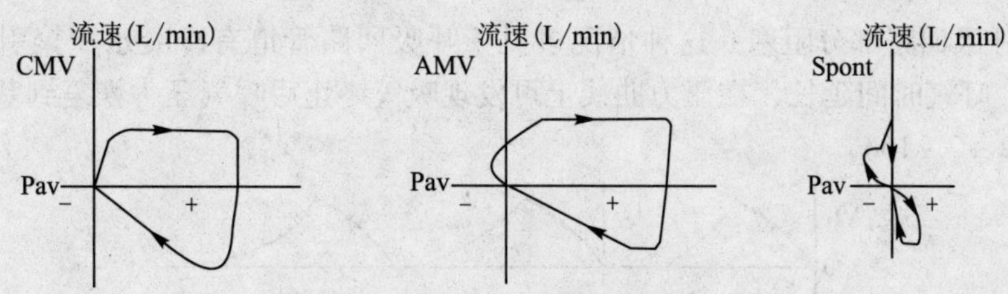

图 2－2－13　压力－流速环

控制通气（CMV）；辅助通气（AMV）；自主呼吸（Spont）

【波形分析】

（1）呼吸回路泄漏的波形：以下容积曲线可见呼出潮气量明显少于吸入潮气量，流速曲线呼出气峰流速亦明显降低，压力曲线峰稍降低（图 2－2－14）。在监测参数方面有低吸气峰压、低气道平均压、低呼出潮气量和低分钟通气量的报警。

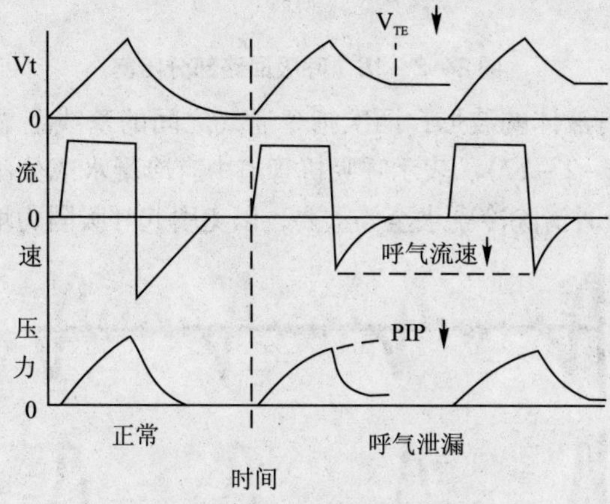

图 2－2－14　呼吸回路泄漏的波形

（2）小泄漏致误触发及泄漏补偿（图 2－2－15）：

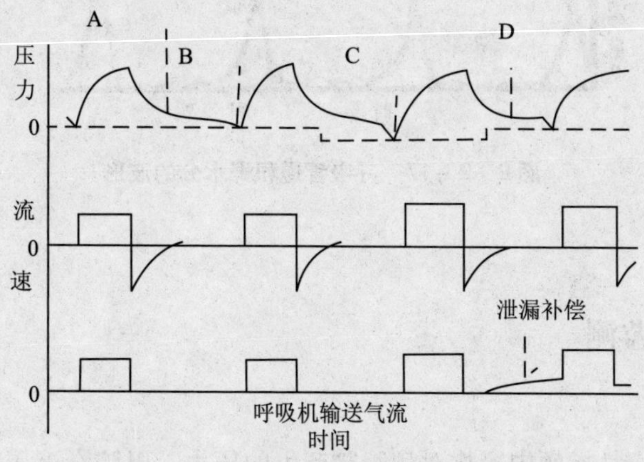

图 2－2－15　小泄漏致误触发及泄漏补偿波形

A 为呼吸后发生小泄漏；B 为呼吸机发生误触发；C 为提高触发值，降低了触发灵敏度而避免了误触发；D 为呼吸机给予泄漏补偿，使触发灵敏度恢复到正常水平

（3）呼吸回路部分阻塞：这种情况多见于呼吸回路管道有冷凝水积聚引起呼气峰流速降低、呼气时间延长、在压力曲线上可发现吸气终止后呼气压力恢复到基线的时间延长（图 2－2－16）。

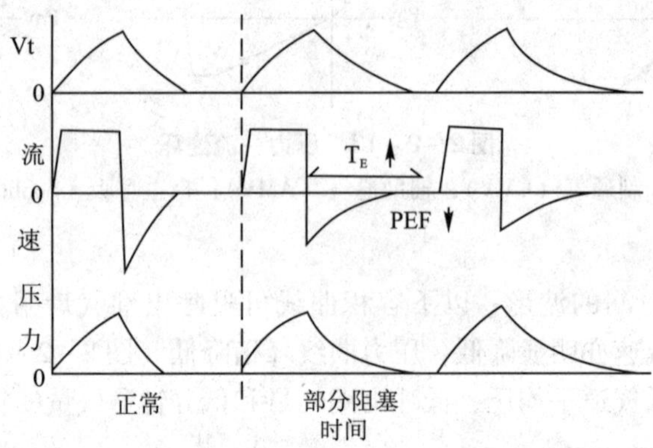

图 2－2－16　呼吸回路部分阻塞

（4）呼吸管道内有液体的波形：两次指令通气之间的基线上显示锯齿状小波，在流速曲线上更明显（图 2－2－17）。表示呼吸机管道中有冷凝水或分泌物积聚，这时将积水杯垂直处于最低位并及时清除冷凝水至关重要，以免引起呼吸阻力增加或发生误触发。

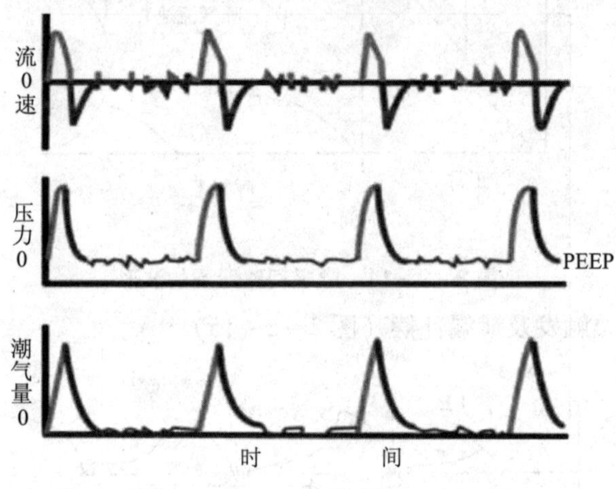

图 2－2－17　呼吸管道积聚水分的波形

（毛峥嵘）

六、颅内压监测

【概述】

颅内压（ICP）是指颅内容物对颅腔壁产生的压力，以脑脊液压力表示。颅内压增高是神经系统多种疾病共有的一种综合征，主要由颅内容物的体积增加或颅内占位性病变等因素引起，主要表现为头痛、呕吐及视神经盘水肿等，严重者导致脑疝而危及生命。颅内压监测是利用多种检测手段或颅内压测量仪对颅内压连续监测并记录的方法，是神经危重症的主要监测方法之一。人们通过对颅内压的持续动态观测，能及时有效地获得患者颅内压的变化，有助于判断病情，指导临床诊断治疗及评估预后。

【临床意义及影响因素】

（1）临床意义：一般人们是以人侧脑室液体的压力为代表，在椎管蛛网膜下隙通畅情况下，取侧卧位时做腰椎穿刺取得的压力。其正常值范围 0.75～1.766 kPa（80～180 mmH_2O），女性稍低，儿童为 0.4～1.0 kPa（40～100 mmH_2O）。高于 1.961 kPa（200 mmH_2O）为颅内压增高；低于 0.75 kPa（80 mmH_2O）为低颅压。

（2）影响因素：对于 ICP 的认识与分析有不同的理论，其中 Monroe 和 Kellie 的学说是基本原则，该学说认为脑实质、脑血容量、脑脊液三者的总体积保持稳定，如果其中一种体积增加，需要其他两种内容物体积的缩减来代偿，否则将导致 ICP 的改变。

【监测方法】

（1）创伤性颅内压监测：有创颅内压监测需借助于探头与传感器等仪器，才能够准确地反映颅内压的变化情况。

1）腰椎穿刺测脑脊液压力：该方法简便易行，是目前内科普遍采用的方法。但可引起神经损伤、出血、感染等并发症。ICP 过高或病情较严重时进行操作有形成脑疝的危险，因此为禁忌证；颅内炎症导致蛛网膜粘连或椎管狭窄导致脑脊液循环梗塞时，腰椎穿刺所测得的压力往往不准确。

2）脑室内监测：是目前 ICP 监测的金标准，也是神经外科颅脑损伤采用较多的方法。监测时将含有光导纤维探头的导管放置于侧脑室。监测的优点是客观直接，测压准确，便于检测零点漂移，同时可以引流脑脊液。缺点是当颅内压增高，脑肿胀导致脑室受压变窄、移位甚至消失时，脑室穿刺及置管较困难，且置管超过 5 d 感染率大大增加。

3）脑实质颅内压监测仪监测：脑室质内监测是一种较好的替代脑室内置管的方法，感染率较低，缺点是可出现零点基线的微笑漂移、光缆扭曲或者传感器脱落移位等，且只能反映局部 ICP。

4）蛛网膜下隙监测：颅骨钻孔后透过硬脑膜将中空的颅骨螺栓置于蛛网膜下隙。蛛网膜下隙脑脊液压力可以通过螺栓传递并进行测压。优点是操作简便，对脑组织无明显影响，但是感染率增加，螺栓容易松动，管道堵塞而影响测量结果。

5）硬脑膜下或硬脑膜外监测：硬膜外监测采用微型扣式换能器，将探头放于硬膜外。该方法不用穿透硬膜，但监测结果上由于 ICP 和硬膜外空间压力的关系不明确因此可靠性差。与脑室内监测比较，硬膜下或硬膜外监测有感染率低、诱发癫痫和出血可能性低、放置时间长等优点。

6）神经内镜监测：主要用于神经内镜手术。通过放置微型传感器，用于神经内镜手术中、术后监测 ICP 的变化。当 ICP 变化明显时（如冲洗、吸引和脑脊液流失等）可影响测量数值。

7）有创脑电阻抗监测（CEI）：其原理是利用脑组织不同成分受电信号刺激后所产生不同的 CEI。CEI 能定性反映水分总量及变化，但不能定量测量 ICP 值。

（2）无创性颅内压监测：

1）根据临床表现和影像学检查判断：通过临床表现来判断患者有无 ICP 增高表现，如头痛加剧、恶心呕吐、收缩压增高、意识障碍的变化等，但仅是主观、定性的诊断，尚无法定量诊断。ICP 增高时头部影像学（CT 或 MRI）表现为脑水肿、脑沟变浅消失、脑室移位受压、中线移位和脑积水等。影像学监测具有客观、准确，能定位定性等优点，但不能进行床旁和连续监测。

2）视神经鞘直径监测：通过超声检查脑水肿患者眼后3 mm处视神经鞘直径（ONSD）来确定 ICP。

3）视网膜静脉压或动脉压（RVP or RAP）：正常情况下，RVP 大于 ICP，ICP 增高时视网膜静脉回流障碍引起视神经盘水肿，视网膜增宽，搏动消失。但该法只能瞬间测定，不能长期连续性监测，当视神经盘水肿明显或眼内压高于静脉压时不适合用。

4）经颅多普勒（TCD）监测：通过超声测定颅底血流速度来估计 ICP。ICP 增高时，脑血管自动调节功能出现减退，脑循环变慢，脑血流减少，收缩期、舒张期及平均血流速度均降低，而动脉压搏动指数明显增高，但 TCD 仅能反映脑血流动态变化，不能定量分析压力改变。

5）闪光视觉诱发电位：闪光视觉诱发电位（FVEP）可以反映整个视觉通路的完整性。当 ICP 升高时，电信号在脑内传导速度减慢，FVEP 波峰潜伏期延长，延长时间与 ICP 值成正比。

6）鼓膜移位法：ICP 变化引起外淋巴液压力变化可使镫骨肌和前庭窗的位置改变，继而影响听骨链和鼓膜的运动，导致鼓膜移位。此时放置在外耳道的声阻抗仪可以发射声音，并监测经鼓膜传回的声音来间接测定 ICP。准确率可达 80%，特异性为 100%，因而被认为非常有发展前途。

7）前囟测压：前囟测压（AFP）主要用于新生儿和婴儿监测。将前囟压平然后连接传感器测量。因为要压平前囟，所以只有突出骨缘的前囟才适用。压平前囟在一定程度上缩小了颅腔容积，会导致实际所测 ICP 值偏高。运用平置式传感器测定前囟压，能够较好地排除前囟软组织对结果的影响。

8）无创脑电阻抗监测：无创脑电阻抗监测（NCEI）亦可作为脑水肿的灵敏监测指标。但该方法在操作上影响因素较多，尚需进一步研究改善。

9）近红外光谱技术：近红外光谱技术（NIRS）利用650～1 100 mm 范围的近红外线能穿透头皮、颅骨及脑皮质达 2～2.5 cm 后能够返回到头皮的原理，在头皮上放置光源感受器，测量相关信息变化。被认为敏感性较高，有良好的运用前景，但仍然处于研究阶段。

【波形分析】

（1）正常波形：正常颅内压的波形是由心率波和受呼吸运动影响的颅内静脉回流波组成。两种波的曲线重叠成一较粗大线条，上缘代表收缩期颅内压，下缘代表舒张期颅内压。正常的颅内压曲线波幅为 3.3 mmHg，有时达 6～8 mmHg，并随颅内压增减而起伏波动。

正常的曲线表现为一平直而相对稳定的基线，正常值为 15 mmHg。大多数以 1～15 mmHg为正常，20～40 mmHg 为轻度或中度升高，由于 40 mmHg 以上严重影响颅内血流量的调节，因此 40 mmHg 以上为重度增高。当咳嗽、躁动时因颅内压的瞬间增高可达到 100 mmHg，并且迅速恢复到基线位置。

（2）异常的波形（图 2 – 2 – 18）：

1）A 波（高原波）：颅内压增高 15 ~ 25 mmHg 的过程中由于颅内压迅速增高，其高峰常常呈平顶的高原状。当达到 50 ~ 100 mmHg，A 波维持数分钟后恢复到基线，数分钟至数小时后再次升高，常见于颅内肿瘤，可以伴有神经系统症状，如头痛、恶心、呕吐、面部发红、抽搐、意识障碍等。A 波代表了颅内压的升高与颅内容积代偿及脑血流调节尚可，如果不能及时进行干预，随之而来的将是颅内压的继续升高，颅内容积代偿失调，脑血流量调节失衡。

2）B 波：颅内压在 20 ~ 30 mmHg，振幅大于 5 mmHg，表现为较为恒定的波称为 B 波，该波形上升缓慢，下降陡直。$PaCO_2$ 的变化与 B 波的发生有较大的关系，上升支多在呼吸缓慢并且 $PaCO_2$ 逐渐加快时，下降支多在呼吸加快而 $PaCO_2$ 下降时，$PaCO_2$ 的下降可使脑血管收缩，颅内压下降。

3）C 波：振幅小，频率为 4 ~ 8 次/min 的波为 C 波，常提示持续性颅内压增高，表明脑血管阻力低下，全身动脉压的波动容易影响到脑血管。

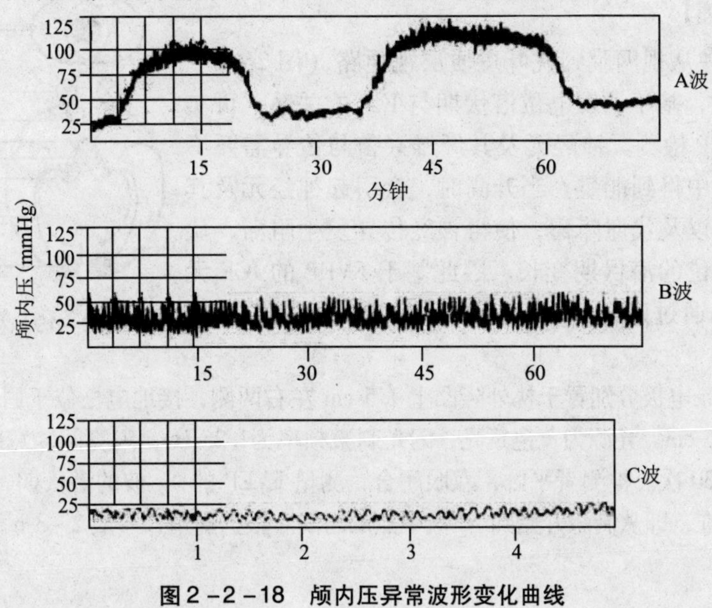

图 2 – 2 – 18　颅内压异常波形变化曲线

七、无创视觉诱发电位监测

【概述】

视觉诱发电位（VEP）是大脑皮质枕叶区对视觉刺激发生的电反应。它代表视网膜接受刺激，经视路传导至枕叶皮质而引起的电位变化，反映了整个视觉传导通路的功能。颅内高压、颅内肿瘤、脑卒中、颅脑损伤等疾病中会造成视觉传导功能的损害，利用 VEP 检测视觉通路的生物电变化，目前临床多采用闪光视觉诱发电位（FVEP）方法进行颅内压监测研究。

【监测方法】

（1）非图形弥散闪光刺激（白色或红色）：它可引出闪光视觉诱发电位（FVEP），与第二视觉通路有关，即视网膜周围部分（y 细胞）－外侧膝状体－中脑上丘－丘脑－顶叶皮质，主要测定 N_2 波。

（2）棋盘格（栅状）图形翻转刺激：它可引出起于视网膜中央视野 60～120 视野范围的视觉冲动，经间脑外侧膝状体投射到大脑枕叶皮质而产生电位活动，在枕后部记录到的主要是皮质部分电位。主要反映黄斑区视网膜功能、视网膜神经节细胞至大脑枕叶视皮质区的神经传导功能状态，引出的波形简单、恒定、易于测量。主要测量 P100 波峰潜时、波幅和波形。

（3）闪光视觉诱发电位颅内压检测：是一种较准确的无创颅内压检测技术，它能够反映出视网膜到枕皮层通路的完整性，对不同程度的视觉传导通路均不敏感。在视力损伤严重，棋盘格等不能诱发情况下仍能够记录到视觉诱发电位。它克服了有创颅内压监测的部分缺点，可动态分析颅内压波形的变化，有助于了解颅内压动力变化和颅内顺应性改变，已成为一种重要的无创颅内压（监测）。

【检测原理】

FVEP 反映从视网膜到枕叶皮质层视通路（图 2－2－19）的完整性，基于诱发电位潜伏期与 ICP 的关系，可实现 ICP 的 FVEP 检测。神经元及其纤维兴奋与传导需要不断从血液循环中得到能量。当升高时，会引起神经元及其纤维缺血缺氧以及代谢障碍，使得神经传导发生阻滞，从而使得诱发电位的潜伏期变长。因此基于 FVEP 的 ICP 无创检测通常是通过建立 N_2 波潜伏期与 ICP 的相关关系来实现的。

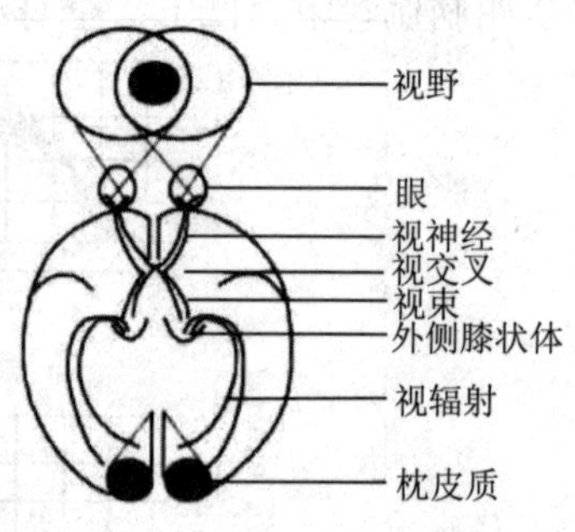

图 2－2－19　视觉通路传导

监测时记录电极分别置于枕外隆凸上 1.5 cm 左右两侧，接地电极位于眉间，参考电极位于眉间上 1.5 cm。光源为黄色氖光，闪光刺激频率为1.25 Hz，闪亮脉冲宽度为 4 ms，刺激闪烁次数为 30 次。被测者平卧，双眼闭合，测量 FVEP 的 N_2 波的潜伏期，选择 N_2 波中点潜伏期为标准，即从刺激开始到 N_2 波中点的时间。根据病情，一般 2～3 h 测 1 次即可。

（余建中）

八、腹腔压力监测

【概述】

腹内压（intra－abdominal pressure，IAP）是临床诊断和治疗疾病重要的生理学参数之一，主要由腹腔内脏器的静水压产生。正常情况下和大气压相近，任何引起腹腔内容积增加的情况均可导致腹腔内压力增高。各种因素引起腹内压持续增高均可导致腹腔高压症（intra－abdominal hypertension，IAH），继而进展为腹腔间室综合征（abdominal compartment syndrome，ACS），危及患者生命。监测腹内压是临床诊断和治疗的可靠依据，在ICU中常规进行腹内压监测，可准确预测IAH患者病情变化，及早防治ACS的发生，降低危重患者的死亡率。

【测量方法】

临床上多用间接测量法，经留置导尿管测量膀胱内压可间接反映腹内压，故采用膀胱内压测量的间接测量法代替腹内压。具体方法为三腔导尿管留置导尿，平卧位排空膀胱后连接注射器，注入36～37 ℃无菌生理盐水50 mL，然后导尿管与测量装置相连，以耻骨联合为零点，垂直标尺旁水柱与零点的距离即为膀胱内压力，压力单位为cmH_2O。新方法为仰卧位且腹肌松弛，无菌生理盐水注入量最多25 mL，腋中线水平为零点位置，压力单位为mmHg。

【腹内压分级】

正常人腹腔内压力在0 kPa左右（1 kPa＝7.5 mmHg，1 mmHg＝1.33 cmH_2O）。腹内压可分为四级：

Ⅰ级：10～14 mmHg；

Ⅱ级：15～24 mmHg；

Ⅲ级：25～35 mmHg；

Ⅳ级：＞35 mmHg。

【临床意义】

（1）用于判断病情危重程度：各种腹腔脏器器质性病变及全身性因素均可使腹内压增高，持续的腹内压增高可导致腹胀、切口张力增加甚至呼吸功能受限。

（2）腹内压监测除应用于腹部疾病外，还用于一些非腹部疾病，如严重烧伤、创伤和全身感染，可及时发现IAP。预防ACS为医生诊断治疗提供确凿依据。

1）IAP＞2.45 kPa（25 mmHg）并伴有器官功能不全可诊断为ACS，应立即减压。

2）当IAP＞1.96 kPa（20 mmHg）时，出现呼吸困难、尿量减少等明显的病理生理改变，如果对症治疗无效，应行剖腹减压。

3）腹内压变化能早期反映术后肠功能恢复的状况，是一项客观的评定指标。

九、血栓弹力图监测

【概述】

血栓弹力图（Thromboela－stography，TEG）是对凝血因子、纤维蛋白原、血小板聚集功能以及纤维蛋白溶解等方面进行凝血全貌的检测和评估（图2－2－21），结果不受肝素类物质的影响。

【临床意义】

（1）TEG在重症监护室的用途：①对患者发生血栓的风险准确评估。②对术后血性引流的性质进行诊断，鉴别渗血和出血。③指导成分输血，合理地减少血制品使用。④判断肝素、低分子肝素的效果。⑤判断凝血相关药物的效果。⑥准确诊断继发和原发纤溶亢进。

（2）TEG在创伤和急症医学的用途：①对于创伤出血患者快速判断凝血情况，准确进行输血抢救，为手术治疗做好准备。②对于急症患者快速了解患者凝血情况，以免造成手术治疗中不必要的损失。③对于急性血栓溶栓治疗的患者，随时检测凝血的变化。④准确判断抢救中的DIC、高凝和纤溶亢进。⑤患者使用抗血小板药物对凝血的影响。

【图形分析】具体图形分析（表2－2－2）如下：

（1）R时间：

1）R时间是血样放在TEG分析仪内到第一块纤维蛋白凝块形成之间的一段潜伏期，正常6～8 min（图2－2－20，表2－2－2）。

2）R时间因使用抗凝剂或凝血因子缺乏而延长，因血液呈高凝状态而缩短。

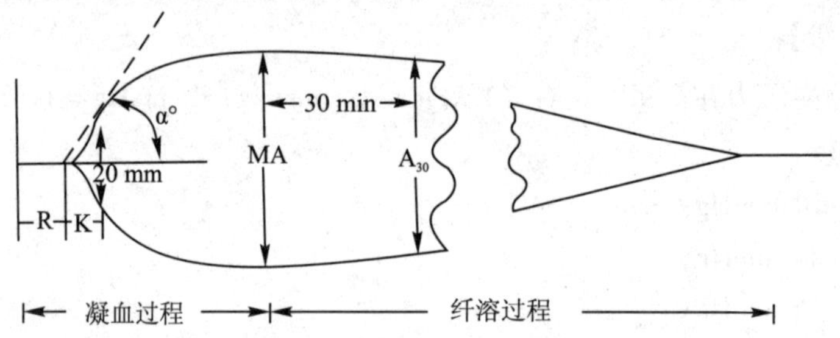

图2－2－20　血栓弹力图（TEG）及其参数

（2）K时间：

1）从R时间终点至描记图幅度达20 mm所需的时间，R＋K正常为10～12 min。

2）评估血凝块强度达到某一水平的速率。

3）血小板减少或功能低下及抗凝剂能延长K时间。

（3）α角度：

1）从血凝块形成点至描记图最大曲线弧度做切线与水平线的夹角，正常为50°～60°。

2）α角度与K时间密切相关，影响因素均为纤维蛋白原和血小板。

3）α角度不受极其低凝状态的影响，较K时间更全面。

（4）CI（凝血综合指数）：＜－3为低凝，正常在－3和＋3之间，＞＋3为高凝。

表2－2－2　血栓弹力图常用参数参考值及意义

参数	意义	参考值
R	凝血反应时间	6～8 min
K	血细胞凝集块形成时间	约4 min
α	血细胞凝集块形成速率	50°～60°
MA	最大振幅	50～60 mm
A_{60}	最大振幅后60 min的振幅	MA～5 mm
LY_{30}	MA后30 min振幅减小百分率	<7.5%
CL_{30}	MA后30 min血凝块溶解剩余百分率	>85%

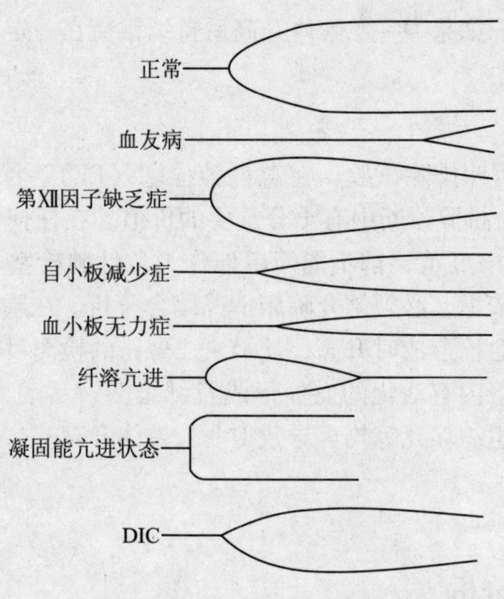

图 2-2-21　几种异常的血栓弹力图

十、D-二聚体监测

【概述】

D-二聚体主要反映纤维蛋白溶解功能，增高或阳性见于继发性纤维蛋白溶解功能亢进（如高凝状态、弥散性血管内凝血、肾脏疾病、器官移植排斥反应、溶栓治疗等）。D-二聚体水平的上升，代表血块在血管循环系统中形成，是急性血栓形成的一个敏感的标记物，但不具特异性。目前，D-二聚体的临床检测主要应用在排除静脉血栓栓塞、深静脉血栓和肺栓塞。快速 D-二聚体测定已作为深静脉血栓诊断的首选项目、早期诊断弥散性血管内凝血（DIC）较敏感的指标。

与其他诊断 DIC 的指标相比较，D-二聚体是唯一直接反映凝血酶和纤溶酶生成的理想指标，诊断 DIC 的特异性也早于其他指标。

【临床意义】

（1）深静脉血栓（DVT）的筛查：血浆 D-二聚体阴性可排除 DVT 的可能性。D-二聚体可反映血栓大小的变化。含量再升高，预示血栓再发生。治疗期间持续较高，提示血栓大小无变化，说明治疗无效。陈旧性血栓 D-二聚体不增高。

（2）肺栓塞（PE）的筛查：D-二聚体测定是 PE 必备的筛查方法，<0.5mg/L 可排除 PE。

恶性肿瘤伴有 D-二聚体增高，提示血栓形成或栓塞，对于病情判断及治疗有重要意义。

（3）肝脏疾病：D-二聚体含量明显增高并与肝病的严重程度呈正相关。

（4）血管疾病：不稳定型心绞痛 D-二聚体比急性心绞痛高，急性心肌梗死（AMI）、脑梗死溶栓治疗时，D-二聚体增高对指导溶栓治疗很有意义。

（5）溶血栓治疗的监测：应用溶栓药物后 D-二聚体明显升高。若达到疗效，该指标在升高后很快下降；如果 D－二聚体升高后持续维持在一定程度高水平则提示溶栓药物剂量不足。

【注意事项】

D－二聚体是一项阴性排除试验，在急性肺栓塞（PE）、深静脉栓塞（DVT）、血管内弥散性凝血（DIC）排除诊断中有十分重要的价值。在任何情况下 D－二聚体测定值大于试剂盒推荐的 Cut Off 值，都不能简单地作为急性肺栓塞、深静脉栓塞、弥散性血管内凝血的唯一确诊依据，必须结合临床情况综合分析。在脑梗死、肺栓塞、弥散性血管内凝血、急性静脉血栓形成时升高，从 D－二聚体的检测目标而言，这些归属阳性升高。但是只要机体血管内有活化的血栓形成及纤维溶解活动，D－二聚体就会升高，如手术、肿瘤、感染及组织坏死等均可导致 D－二聚体升高。

（朱志强）

十一、动脉血气分析

动脉血气分析可提供机体氧合、通气功能和酸碱平衡等信息。

【概述】

（1）氧合：PaO_2 反映机体的氧合水平，这个值通常需要吸入氧浓度（FiO_2）校正。它的表示方法为 PaO_2/FiO_2 或 P∶F。当 PaO_2 的单位是 kPa 时，P∶F 的正常范围是 60 左右。P∶F 比值 <25 提示重度呼吸衰竭（当 PaO_2 的单位是 mmHg，P∶F <200）。如果一个患者呼吸室内空气，测血气时不必也不可能撤去供氧设备。

用肺泡气体公式可以区别通气不足或弥散异常引起的低氧血症。前者肺泡和动脉内存在正常的氧分压差。后者氧分压差会增加。假定在海平面正常大气压和呼吸商，肺泡气体公式可简化为：

$$PaO_2 = FiO_2 \times 94.5 - PaCO_2 \times 1.25 \ [\text{kPa}]$$

$$PaO_2 = FiO_2 \times 713 - PaCO_2 \times 1.25 \ [\text{mmHg}]$$

（2）通气功能：因为通气功能是酸碱平衡状态的一部分，所以两者必须一起评估。$PaCO_2$ 升高提示通气不足，当 $PaCO_2$ 降低提示过度通气。

（3）酸碱失衡：代谢性酸中毒会引起代偿性过度通气，代谢性碱中毒则引起代偿性通气不足。相反低通气引起呼吸性酸中毒，它可导致代偿性肾脏潴留碳酸氢盐增加；而呼吸性碱中毒则引起肾脏丢失碳酸氢盐增加。如果是混合型酸碱失衡，变化超出代偿范围（详细内容见第五章第六节有关内容）。

【临床意义】

1. pH 值或［H^+］

（1）正常参考值：7.35～7.45（35～45 mmol/L）。

（2）异常结果分析：pH >7.45 为失代偿碱中毒；pH <7.35 为失代偿酸中毒。

2. 二氧化碳分压（$PaCO_2$）　$PaCO_2$ 是血液中物理溶解的 CO_2 分子所产生的压力。反映肺通气的指标，正常平均为 5.33 kPa（40 mmHg）。

（1）正常参考值：4.65～6.0 kPa（35～45 mmHg）。

（2）异常结果分析：$PaCO_2$ 轻度升高可刺激呼吸中枢，当达到 7.31 kPa（55 mmHg）时则抑制呼吸中枢，有形成呼吸衰竭的危险。$PaCO_2$ 增高表示肺通气不足，为呼吸性酸中毒或代谢性碱中毒；降低表示换气过度，为呼吸性碱中毒或代谢性酸中毒。

3. 标准碳酸氢盐（SB）和实际碳酸氢盐（AB）　SB 指体温 37 ℃时，$PaCO_2$ 为 5.33 kPa（40 mmHg），$SaO_2$100%条件下，所测得血浆碳酸氢盐的含量，正常为 22～27 mmol/L，平均 24 mmol/L。由于 SB 是血标本在体外经过标化，$PaCO_2$ 正常时测得的，因此一般不受呼吸影响，它相当于二氧化碳结合力（CO_2CP），受肾脏调节血液碱储备，能准确反映代谢性酸碱平衡。AB 是指隔绝空气的血标本在实际条件下测得的碳酸氢盐含量。正常人 SB 和 AB 两者无差异，但 AB 受呼吸和代谢性双重因素的影响。

AB 与 SB 的差值反映呼吸因素对血浆碳酸氢盐（HCO_3^-）影响的程度，呼吸性酸中毒时，受肾脏代偿的影响，HCO_3^- 增加，AB > SB；呼吸性碱中毒时，AB < SB。相反，代谢性酸中毒时，HCO_3^- 减少，AB 等于 SB 但低于正常参考值；代谢性碱中毒时 HCO_3^- 增加，AB 等于 SB 但高于正常参考值。

（1）正常参考值：22～27 mmol/L（SB 或 AB）。

（2）异常结果分析：AB 升高既可见于代谢性碱中毒，也可见于呼吸性酸中毒时肾脏的代偿调节。慢性呼吸性酸中毒时，AB 最大可代偿可达 45 mmol/L；AB 降低既可见于代谢性酸中毒，也可见于呼吸性碱中毒的代偿。

4. 剩余碱与碱不足（BE）　BE 是指血液在 37 ℃ $PaCO_2$ 5.33 kPa（40 mmHg），$SaO_2$100%条件下滴定至 pH 为 7.4 所需的酸或碱的量，反映缓冲碱的增加或减少，需加酸者为正值，说明缓冲碱增加，固定酸减少；需加碱者为负值，说明缓冲碱减少，固定酸增加。正常参考值：－2.3～2.3 mmol/L，由于在测定时排除了呼吸因素的影响，因而 BE 是反映代谢性酸碱平衡失调的指标之一。

5. 动脉血氧分压 PaO_2　PaO_2 是指动脉血液中溶解的氧分子所产生的压力，随年龄增长而降低。氧分压与细胞对氧的利用有密切联系。

（1）正常参考值：9.97～13.3 kPa（75～100 mmHg）。

（2）异常结果分析：缺氧时 PaO_2 降低，不同缺氧程度为：①<10.6 kPa（80 mmHg）为轻度缺氧；②<7.9 kPa（60 mmHg）为中度缺氧；③<5.3 kPa（40 mmHg）为重度缺氧；④<2.67 kPa（20 mmHg）以下，脑细胞不能从血中摄氧，有氧代谢停止，生命不能维持。

6. 动脉血氧饱和度（SaO_2）及 P_{50}　SaO_2 是指血液在一定的动脉氧分压下氧合血红蛋白（HbO_2）占全部血红蛋白的百分比，即 $SaO_2 = HbO_2/(HbO_2 + Hb) \times 100\%$，其大小取决于 PaO_2。正常人 SaO_2 为 93%～98%。

SaO_2 和 PaO_2 可绘制氧解离曲线，呈“S”形曲线，当 SaO_2 在 50%时的 PaO_2 称为 P_{50}，正常参考值约为 3.60 kPa（27 mmHg）。血液 SaO_2（一般用 P_{50}表示）受 Hb 对 O_2 的亲和力的影响，许多因素可使氧解离曲线的位置移位。

（1）正常参考值：3.19～3.72 kPa。

（2）异常结果分析：

曲线右移，$P_{50}>3.99$ kPa（29 mmHg）时，Hb 与 O_2 的亲和力降低，O_2 容易释放，有利于组织摄取氧；曲线左移，$P_{50}<2.66$ kPa（20 mmHg），表示 Hb 与 O_2 有高度的亲和力，即 O_2 的摄取力加强，不利于组织摄氧。

【六步法解读血气】

1. 第一步 根据 Henderseon - Hasselbach 公式评估 pH 值与［H^+］的一致性。［H^+］$=24\times$（$PaCO_2$）/［HCO_3^-］，如果 pH 值和［H^+］数值不一致，则该血气分析的结果可能是错误的（表 2-2-3）。

表 2-2-3 pH 值与［H^+］一致性对照表

pH 值	估测［H^+］（mmol/L）
7.00	100
7.05	89
7.10	79
7.15	71
7.20	63
7.25	56
7.30	50
7.35	45
7.40	40
7.45	35
7.50	32
7.55	28
7.60	25
7.65	22

2. 第二步 是否存在碱血症或酸血症。

（1）当 pH 值<7.35 时为酸血症。

（2）当 pH 值>7.45 时为碱血症。

通常就是原发异常，即使 pH 值在正常范围（7.35～7.45），也可能存在酸中毒或碱中毒，你需要核对 $PaCO_2$、HCO_3^- 和阴离子间隙。

3. 第三步 是否存在呼吸或代谢紊乱，pH 值与 $PaCO_2$ 改变的方向是否一致，在原发呼吸障碍时，pH 值和 $PaCO_2$ 改变方向相反；在原发代谢障碍时，pH 值和 $PaCO_2$ 改变方向相同（表 2-2-4）。

表 2-2-4 判断代谢失衡类型

酸碱失衡	类型	pH 值	$PaCO_2$
酸中毒	呼吸性	↓	↑
酸中毒	代谢性	↓	↓
碱中毒	呼吸性	↑	↓
碱中毒	代谢性	↑	↑

注：↓表示降低，↑表示升高

4. 第四步原发异常是否产生代偿 通常情况下，代偿反应不能使 pH 值恢复正常（7.35～7.45），如果观察到的代偿程度与预期代偿反应不符，很可能存在一种以上的酸碱异常（表2－2－5）。

表2－2－5 酸碱失衡的代偿计算公式

异常	预期代偿反应	校正因子
代谢性酸中毒	$PaCO_2$ =（1.5×［HCO_3^-］）+8	±2
急性呼吸性酸中毒	［HCO_3^-］升高 =24 +［（$PaCO_2$ －40）/10］	
慢性呼吸性酸中毒（>3～5 d）	［HCO_3^-］升高 =24 +［（$PaCO_2$ －40）/3］	
代谢性碱中毒	$PaCO_2$ 升高 =21 +0.7×（HCO_3^-）	±1.5
急性呼吸性碱中毒	［HCO_3^-］下降 =24 －（$\Delta PaCO_2$/5）	
慢性呼吸性碱中毒	［HCO_3^-］下降 =24 －（$\Delta PaCO_2$/2）	

5. 第五步 计算阴离子间隙 AG（如果存在代谢性酸中毒）计算方法如下：AG =［Na^+］－（［Cl^-］+［HCO_3^-］）。

正常的阴离子间隙约为12 mEq/L。对于低白蛋白血症患者，阴离子间隙正常值低于12 mEq/L。低白蛋白血症患者血浆白蛋白浓度每下降1.0 mg/dL，阴离子间隙“正常值”下降约2.5 mEq/L（如血浆白蛋白2.0 mg/dL，患者的阴离子间隙约为7 mEq/L）。如果阴离子间隙增加，在以下情况下应计算渗透压间隙。AG 升高不能用明显的原因（糖尿病酮症酸中毒，乳酸酸中毒，肾衰竭）解释应怀疑中毒。

6. 第六步 如果 AG 升高，评价其与［HCO_3^-］降低的关系计算方法如下：ΔAG = 测得的 AG－正常的 AG。

［HCO_3^-］预计值 =ΔAG +［HCO_3^-］实测值

［HCO_3^-］预计值 <22，说明存在酸中毒；［HCO_3^-］预计值 >26，说明存在代谢性碱中毒；［HCO_3^-］预计值在22～26，说明存在单纯性的酸碱平衡紊乱。

（裴辉）

十二、急诊床旁彩超监测

随着急诊医疗领域的扩大和超声技术的快速进步，超声已广泛应用在医疗水平先进国家的各种规模的社区医院和教学医院，并在急危重症患者救治方面日益发挥着重要作用。急诊床旁超声技术不同于传统的超声科医生进行的检查，该项技术是指由急诊科医生在床旁为患者施行的实时超声检查，被誉为“急诊医生的可视听诊器”。通过对某些部位有针对性地筛查，能快速明确诊断、引导有创操作、指导用药并评估疗效。该技术可避免搬运患者，缩短等待时间，并能根据病情变化反复多次检查，在危重患者的诊疗中有重要作用。在某些方面优于传统的影像学检查（如胸片、CT 等）。

1. 创伤重点超声评估法和扩大创伤重点超声评估法 创伤重点超声评估法（Focused assessment with sonography for trauma，FAST）和扩大创伤重点超声评估法（Extended focused assessment with sonography for trauma，E－FAST）是用于快速评估创伤患者体内出血情况的床旁超声检查方法。作为一个专用术语，FAST 最早由 Rozychi 等提出，并在 1996 年的一次国际会议中得到广泛认可。FAST 检查包括 1 个心脏声窗（剑突下）和 3 个腹部声窗（右上腹、左上腹、盆腔）。通过观察肝肾间隙、脾肾间隙、直肠膀胱陷凹、肋膈角、心包腔内是否有游离液体，判断腹腔、胸腔、心包腔及盆腔内有无出血。E－FAST 则是在 FAST 的基础上增加了对气胸的检查。肺部超声出现“肺点征”可确诊气胸。其他征象还包括“胸膜滑动征”消失，M 型超声中沙滩征消失，代之以“条码征”等。通过膈上声窗还可对胸腔积液、血胸等进行筛查（图 2－2－22）。

研究证实，FAST 检出腹外伤内出血的特异性为 94%～98%，敏感性为 73%～99%，准确性为 90%～98%。FAST 和 E－FAST 还能快速判断术中非手术部位隐性失血和术后出血。但对腹膜后损伤（如骨盆骨折、肾脏损伤等）的 FAST 检出率较低，使用时应根据其特点和其他检查进行综合判断（图 2－2－23）。

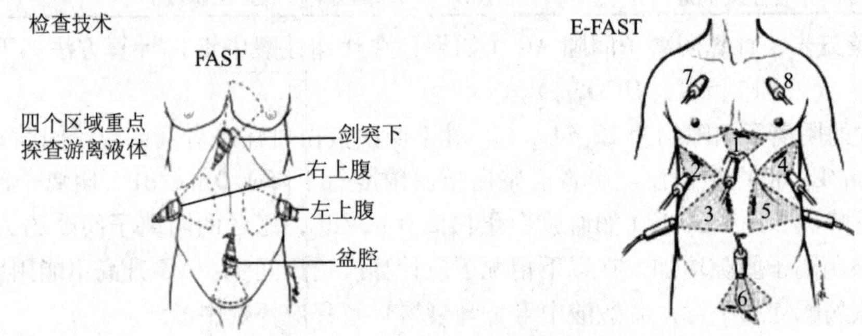

图 2－2－22　超声 FAST 和 EFAST 检查

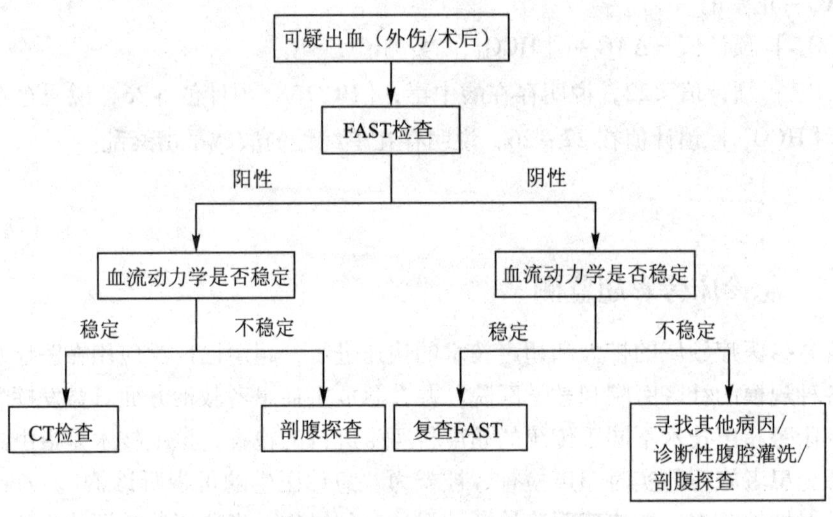

图 2－2－23　FAST 临床决策流程

2. 经胸超声心动图的急诊重点心脏评估　在所有的血流动力学监测手段中，急诊心脏超声是唯一的可以从形态与功能两个方面提供循环系统有关信息的工具。急诊重点心脏评估主要指标包括：心包积液情况、相对心室腔大小、整体心脏功能、患者血容量状态。评估血管内血容量状态时，可根据左心室大小、心室功能以及下腔静脉直径与呼吸的变化关系来综合评定。

在心肺复苏及肺栓塞诊断中的应用经胸超声心动图（Transthoracic Echocardiography，TTE）不仅能观察心脏结构，还可评估心脏功能为诊断治疗提供信息。TTE 不但能快速判断心搏是否停止，还能诊断心搏骤停的原因，如低血容量、心包填塞、张力性气胸、大面积心肌梗死等均可通过 TTE 发现。在心肺复苏过程中，通过 TTE 判断心肌是否恢复机械运动，自主循环是否恢复，从而帮助评估复苏效果。

TTE 能快速诊断肺栓塞导致的循环衰竭。肺栓塞发生后，TTE 表现为右室膨胀，右室活动度下降，右室游离壁协调不能，右室游离壁中段活动异常，室间隔扑动及异常运动，三尖瓣反流（反流速度可达 2.8 ~3.8 m/s），右肺动脉增宽，下腔静脉吸气相塌陷消失，肺动脉高压等。

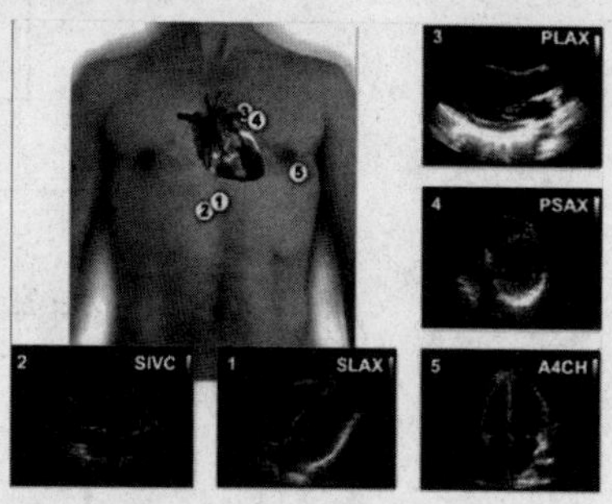

图 2－2－24 位点标准切面

1. 剑突下长轴（SLAX）；2. 剑突下下腔静脉（SIVC）；3. 胸骨旁长轴（PLAX）；4. 胸骨旁短轴（PSAX）；5. 心尖四腔心（A4CH）

此外，急诊重点心脏评估也用于引导急诊侵入式手术（如心包穿刺术）或评价起搏器的置放位置。急诊重点心脏评估检查发现疑似的其他病理学诊断（如心脏占位性病变、左心室血栓、瓣膜功能障碍、节段性室壁运动异常、心内膜炎赘生物及主动脉夹层等），建议转诊为综合超声心动图或心脏病学咨询。若要对心内压、心瓣膜病及心脏舒张功能做进一步的评估，则需要额外培训其他综合超声心动图技术。

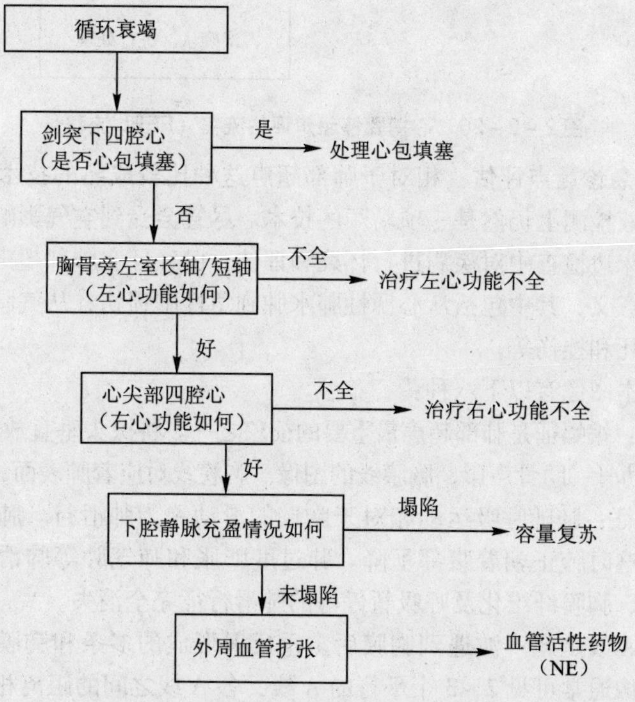

图 2－2－25 循环衰竭心脏超声评估流程

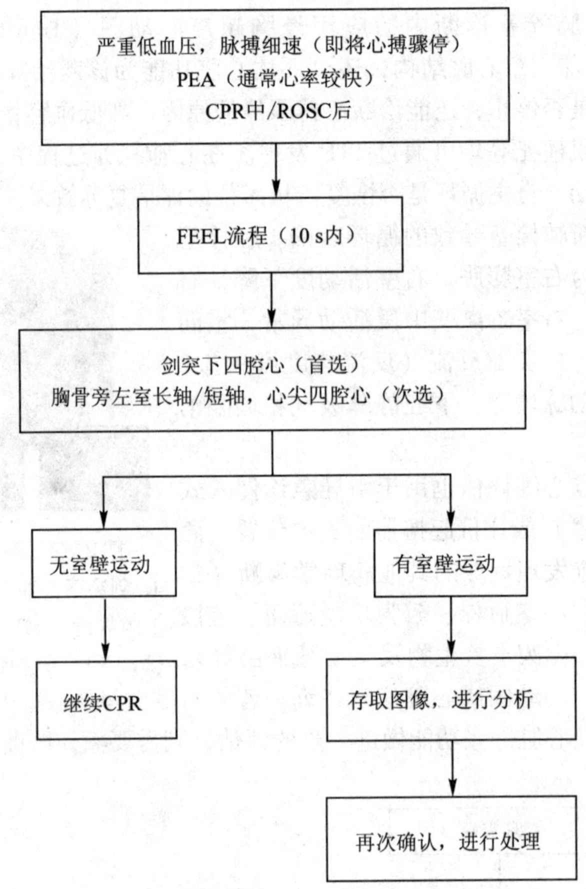

图 2-2-26　心搏骤停超声评估流程（FEEL 流程）

3. 肺部超声急诊重点评估　相对于肺部超声这种比较成熟的技术，肺实质的超声评估在对胸腔积液检测上仍然是一项新颖的技术。尽管会受到空气影响，但肺部超声非常适合临床上、床边检查中对疾病进行怀疑和评估，已经证实肺部超声对多种急慢性疾病的评估有重大意义，其中包括从心源性肺水肿到急性肺损伤，从气胸到肺炎，从间质性肺疾病到肺梗死和挫伤等。

肺部超声基本图像有以下八种：

（1）蝙蝠征：蝙蝠征是肺部超声最重要的征象之一。将探头垂直放置于肋间空隙处，得到了上下相邻肋骨、肋骨声影、胸膜线的图像。胸膜线对应着肺表面，即蝙蝠征象。

（2）肺滑行征：肺随呼吸运动相对于胸壁的滑动称为肺滑行。肺滑行征在肺野下部区域最明显，这时肺正朝着腹部下降。肺过度膨胀和肺气肿等肺滑行征不明显。气胸、完全肺不张、胸膜纤维化及呼吸暂停等的肺滑行征完全消失。

（3）A 线：A 线是超声波遇到胸膜后多重反射形成的多条和胸膜平行的亮线。在正常的肺超声图像通常可见 2～3 个平行的 A 线，各 A 线之间的距离相等。对于气胸来说，诊断 A 线征的敏感度为 100%，特异度为 60%，它对应的 B 线及肺滑行征完全消失。

（4）B 线：B 线是超声波遇到肺内气体后形成的放射状彗尾伪像，并随胸膜滑行而移动。少量的 B 线是正常肺超声的表现，大量布满整个肺野的粗大 B 线，往往提示肺血管外肺水的增多或肺实质的病变。

（5）海岸征（或沙滩征）：在 M 超模式的图像上平行线对应着固定胸壁，而胸膜线下方产生的沙砾状图像对应着肺实质；平行线相当于大海，沙砾状图像相当于海岸，其边界对应着胸膜线，所以称为海岸征，海岸征为正常肺超声 M 超模式的显影表现。

（6）条码征：肺滑行征消失，在 M 超模式的图像上表现为从近场到远场都表现为平行线，称为条码征。“条码征”对气胸诊断的敏感度和特异度分别为 100% 和 78%。

（7）肺点征：在正常肺组织与气胸的肺组织间的肺点征在 M 型超声中表现为随呼吸运动海岸征和条码征交替出现。

（8）含气支气管征：在肺不张及肺泡实变的患者中，肺超声可见到含气支气管征位于实变内，且由平直或多种形状边缘模糊的高回声构成。

肺部超声检查通常采取 12 区扫描法，即扫描每一侧的 6 个胸部区域（图 2－2－28）：区域 1 和 2 分别表示上前胸和下前胸，区域 3 和 4 分别表示上侧胸和基底侧胸部，区域 5 和 6 分别表示背部上胸部和背部下胸部。急诊床旁肺超声流程（BLUE 流程）用于急性呼吸衰竭原因的快速诊断；根据肺超声液体治疗的流程（FALLS 流程）指导急性循环衰竭的处理。

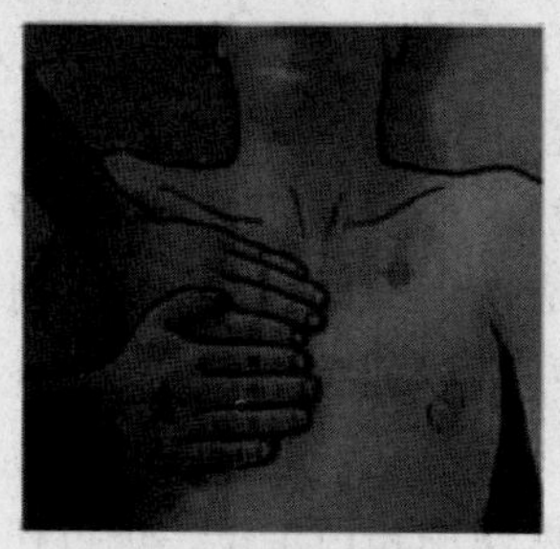

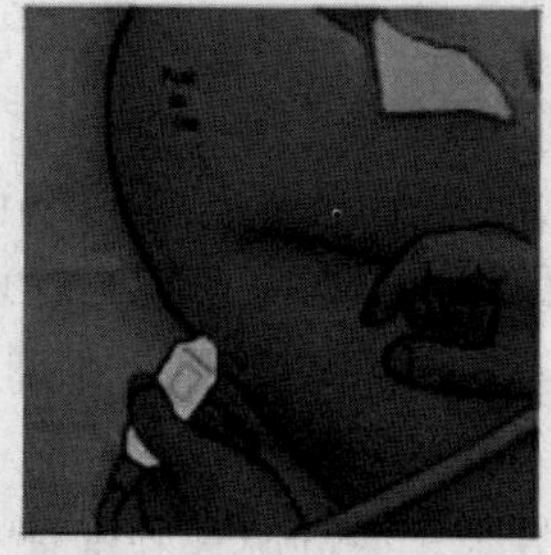

图 2－2－27　肺部超声探测 BLUE 点定位

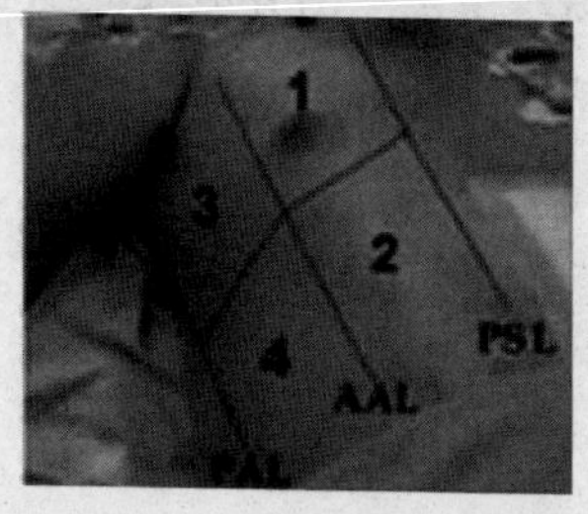

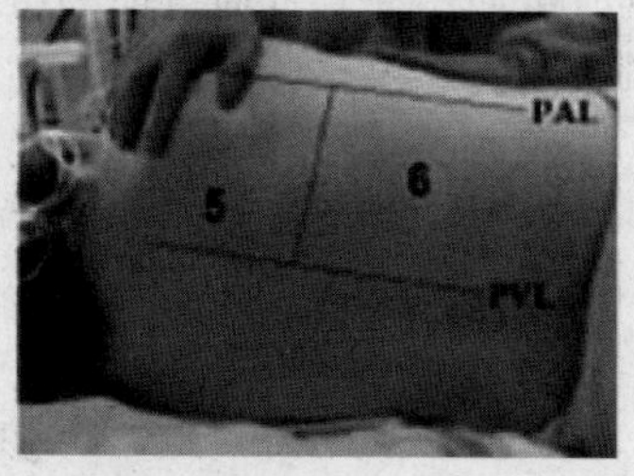

图 2－2－28　肺部超声 12 区扫描分区法

4. 腹部超声对腹主动脉瘤的诊断及容量评估

腹主动脉瘤（abdominal aortic aneurysms，AAA）是隐匿但危险性极高的疾病之一。早期的 AAA 通常无症状，随着瘤体的扩张，可出现腹痛或背痛等症状，且破裂的概率也大大增加。及早发现并予以外科治疗是挽救患者生命的重要措施。超声是诊断 AAA 的理想工具。腹部大血管超声测量腹主动脉短轴直径，直径 >3 cm，可诊断 AAA。同

CT、磁共振成像等相比，超声诊断 AAA 特异性和敏感性可达到 94% 和 100%，且急诊医生在 5 min 内即可做出判断，但超声对判断 AAA 是否破裂的诊断价值有限，主要是因为 AAA 破裂出血进入腹膜，普通超声检查（如 FAST）较难发现。

在危重患者治疗过程中需要经常进行容量评估。传统方法为通过中心静脉压或肺动脉楔压评估容量，指导补液，但研究证实它们与左室舒张末容积无明确相关性，并不能预测补液效果。肺动脉楔压的测量需要放置肺动脉导管，这种高风险的有创操作并不适用于所有患者。通过 TTE 的剑突下声窗测量下腔静脉（inferior vena cava，IVC）直径，观察其呼吸的改变，是一种可靠性高的判断容量的方法。自主呼吸时，若 IVC 直径 < 15 mm，吸气时塌陷大于 50%，则 CVP < 5 mmHg（1 mmHg = 0.133 kPa）；若 IVC 直径 > 20 mm，吸气时无塌陷，则 CVP > 20 mmHg。机械通气时，IVC 在吸气时扩张，呼气时塌陷。如吸气时扩张大于 12%，提示补液可明显改善患者心排血量。通过 TTE 观察左心室舒张末期容积也可直观反映有效循环容量的情况。

5. 床旁超声对深静脉血栓（deep venous thrombosis，DVT）的快速诊断 DVT 也是急诊常见的疾病之一，床旁超声可通过简单的加压实验进行诊断。分别在腹股沟区对股静脉和腘窝处的腘静脉以超声探头对血管加压，当伴行的动脉出现轻度变形时，静脉若能被完全压闭，则可排除下肢 DVT，此为临床常用的改良两点加压实验。临床应用中还可加用彩色多普勒进行辅助 DVT 的诊断。一项研究表明，与诊断 DVT 的金标准静脉造影比较，单纯的超声加压实验诊断 DVT 的敏感性为 87%，特异性为 100%。

6. 床旁超声引导下有创操作 有创操作是疾病诊疗过程中的一个重要环节。很多有创操作都是针对深部组织、器官进行，传统方法多为依靠解剖定位的盲探操作，超声可视化技术则使操作部位清晰可见，可大大提高成功率，减少并发症。目前常用的方法有：超声引导下中心及外周静脉穿刺、胸膜腔穿刺、腹腔穿刺、关节腔穿刺、脓肿引流、组织活检、神经阻滞等操作。

以超声引导下中心静脉穿刺置管术为例，既可使用超声定位，也可在超声引导下实时穿刺。实时穿刺时，超声可清晰显示目标血管（颈内、锁骨下、股静脉等）及其周围结构，同时可显示穿刺针通过周围组织进入血管的全过程，因其安全性和有效性较解剖定位穿刺法均大大提高，目前已在临床上得以广泛应用。

（裴辉）

参考文献

[1] 刘大为. 实用重症医学. 北京：人民卫生出版社，2010.
[2] 李剑，吴东. 协和内科住院医生手册. 北京：中国协和医科大学出版社，2008.
[3] 刘大为，邱海波，严静. 中国重症医学专科资质培训教材. 北京：人民卫生出版社，2011.
[4] 黄绍光，周新. 呼吸危重病学. 2 版. 北京：人民卫生出版社，2011.

[5] 曹相原．重症医学教程．北京：人民卫生出版社，2014.
[6] 俞森洋．现代机械通气的监护和临床应用．北京：中国协和医科大学出版社，2000.
[7] 王辰．呼吸治疗教程．北京：人民卫生出版社，2010.
[8] 王春亭．现代重症抢救技术．北京：人民卫生出版社，2007.
[9] 毕格特罗．麻省总医院危重病医学手册．杜斌，译．北京：人民卫生出版社，2012.
[10] 中华医学会．临床诊疗指南急诊医学分册．北京：人民卫生出版社，2009.
[11] 尤荣开．神经科危重症监测治疗学．北京：人民军医出版社，2004.

第三章 常用急诊重症技术操作规范

一、心肺复苏术

【概述】

心肺复苏（cardiopulmonary resuscitation，CPR）是针对呼吸、心搏骤停的患者所采取的一种抢救措施，即用胸外心脏按压形成暂时的人工循环，恢复自主搏动，用人工呼吸代替自主呼吸，用快速电除颤转复心室颤动，用血管活性药物重新恢复自主循环，达到挽救生命的目的。因为，CPR 的最终目标是恢复脑功能，所以又被称为心肺脑复苏（cardiopulmonary cerebral resuscitation，CPCR）。

【适应证】

任何原因引起的心搏、呼吸骤停。

【基本程序】

1. 基础生命支持 基础生命支持（basic life support，BLS）包括开放气道、人工呼吸、胸外按压和电除颤等基本抢救技术方法。其目的是使患者自主循环恢复。具体步骤如下：

（1）判断意识（assessment）：拍患者双肩，大声呼唤“喂，你怎么啦?”，若无反应，说明患者意识丧失。

（2）判断呼吸：解开患者衣服，暴露胸部，观察胸廓起伏。若无呼吸或者呼吸异常（即只有喘息），立刻启动急诊医疗服务体系（emergency medical service system，EMSS）。

（3）启动 EMSS：呼叫急诊重症监护室（emergency intensive care unit，EICU）内其他医生、护士，并要求拿来除颤仪等抢救设备。

（4）检查心率：以一手示指和中指触摸患者同侧颈动脉（搏动触点在甲状软骨旁胸锁乳突肌沟内）5～10 s，判断有无搏动。

（5）实施 CPR：如患者以上全无，摆放患者为仰卧位，置硬床板上或在其胸背后垫一心肺复苏板，立即开始实施 CPR。顺序为 CABD，即：C（circulation）——胸外按压、A（airway）——开放气道；B（breathing）——人工呼吸；D（defibrillation）——电除颤。按压与通气比例为 30∶2。心搏骤停前已建立高级气道的患者应立即断开呼吸机，接球囊面罩，每 6 s 一次（10 次/min）人工通气。每次吹气时间应持续 1s 以上，见胸廓起伏，每次 500～600 mL（6～7 mL/kg）（表 3－1）。

表3-1　CPR基本生命支持要领

内容	建议		
	成人	儿童	婴儿
识别	无反应（所有年龄）		
	没有呼吸或不能正常呼吸（即仅仅是喘息）	不呼吸或仅仅是喘息	
	对于所有年龄，在10 s内未扪及脉搏（仅限医务人员）		
心脏复苏程序	C-A-B		
按压速度	每分钟100~120次		
按压幅度	5~6 cm	至少1/3前后径大约5 cm	至少1/3前后径大约4 cm
胸廓回弹	保证每次按压后胸廓回弹 医务人员每2 min交换一次按压职责		
按压中断	尽可能减少胸外按压的中断 尽可能将中断控制在10 s以内		
气道	仰头提颌法（医务人员怀疑有外伤：推举下颌法）		
按压-通气比率置入高级气道之前	30：21 或2名施救者	30：2 单人施救法 15：2 2名医务人员施救法	
通气：在施救者未经培训或经过培训但不熟练情况下	单纯胸外按压		
使用高级气道通气（医务人员）	每6 s一次呼吸（每分钟10次呼吸）与胸外按压不同步大约每次呼吸1 s时间明显的胸廓隆起		
除颤	尽快连接并使用AED。尽可能缩短电击前后的胸外按压中断；每次电击后即从按压开始心肺复苏		

心肺复苏指南突出强调胸外心脏按压的重要性，建议旁观者没有经过心肺复苏术培训时，可提供只有胸外按压的CPR，即用力按，快速按，在胸部中心按压，直至受害者被专业抢救者接管。对于训练有素的救援人员，应该至少为被救者提供胸外按压。高质量的胸外心脏按压要保证胸外按压的频率和深度、最大限度地减少中断、避免过度通气及保证胸廓完全回弹。

2. 高级心血管生命支持　高级心血管生命支持（advanced cardiovascular life support，ACLS），又称进一步生命支持（advanced life support，ALS）或二期复苏，是指通过辅助设备、特殊技术和药物等——为患者提供更有效的呼吸、循环支持，以恢复自主循环和呼吸功能。可归纳为高级A、B、C、D，即A（airway）——人工气道（气管插管）、B（breathing）——呼吸支持（机械通气）、C（circulation）——继续CPR（建立液体通道，应用血管加压药物及抗心律失常药）、D（differential diagnosis）——鉴别诊断：寻找心搏骤停原因。ALS应尽可能早开始。具体步骤如下：

（1）患者已进行胸外按压和球囊辅助呼吸（氧气流量为15 L/min），确保心电监护和静脉通路已建立。

（2）停止胸外按压，查看心电监护，如为心室颤动或无脉室性心动过速（看到室速并触摸颈动脉搏动 5～10 s 发现无脉搏），则继续胸外按压并给予双相波 200 J 或单相波360 J电除颤，除颤后立即胸外按压、观察并记录即刻心电图、应用球囊面罩辅助呼吸；如为心脏停搏或无脉电活动，则立即胸外按压、球囊面罩辅助呼吸（按压与通气比为30：2），可给予肾上腺素 1 mg 静脉注射。

（3）2 min 后停止胸外按压，交换按压人员（时间 <5 s），观察监护仪，如为心室颤动或无脉室性心动过速，给予上述相应处理。静脉注射肾上腺素每次 1 mg，必要时每 3～5 min重复 1 次。

（4）如已除颤 3 次，肾上腺素应用 1 次，可考虑为难治性室速／无脉室速，可给予胺碘酮 300 mg 快速静脉推注。

（5）复苏同时应考虑心搏骤停可能的病因并及时处理（见图 3－1）。

求助/启动急救系统
开始心肺复苏
·给氧
·连接监护仪/除颤器
2 min
检查心律
恢复自主循环（ROSC）
心搏骤停后治疗
如果发生室颤室速，开始除颤
药物治疗
静脉/骨内通路
每3～5 min给予肾上腺素
为难以纠正的心室颤动/室性心动过速给予胺碘酮
考虑使用高级气道
二氧化碳波形定量分析
治疗可逆性病因
持续心肺复苏
持续心肺复苏
监测心肺复苏质量
心肺复苏质量
·用力（5～6 cm）快速（100～120次/min）按压并等待胸壁回弹
·尽可能减少按压的中断
·避免过度通气
·每2 min变换一次按压人员
·如果没有高级气道，应采用30：2的按压-通气比率
·二氧化碳波形定量分析
-如果PaCO₂<10 mmHg，尝试提高心肺复苏质量
·有创动脉压力
-如果舒张阶段（舒张）压力<20 mmHg，尝试提高心肺复苏质量
恢复自主循环（ROSC）
·脉搏和血压
·PaCO₂突然持续增加（通常≥40 mmHg）
·自主动脉压随监测的有创动脉波动
电击能量
·双向波：制造商建议值（12~200 J）：如果该值未知，使用可选的最大值，第二次及后续的剂量应相当，而且可考虑提高。
·单相波：360 J
药物治疗
·肾上腺素静脉/骨内注射剂量：每3~5 min 1 mg
·胺碘酮静脉/骨内剂量：首剂量：300 mg推注。第二次剂量：150 mg。
高级气道
·声门高级气道或气管插管
·用于确认和监测气管插管位置的二氧化碳波形图
·每分钟人工呼吸10次，伴以持续的胸外按压
可逆性病因
-低血容量
-缺氧
-氢离子（酸中毒）
-低钾血症/高钾血症
-低体温症
-张力性气胸
-心包填塞
-毒素
-肺动脉血栓
-冠状动脉血栓

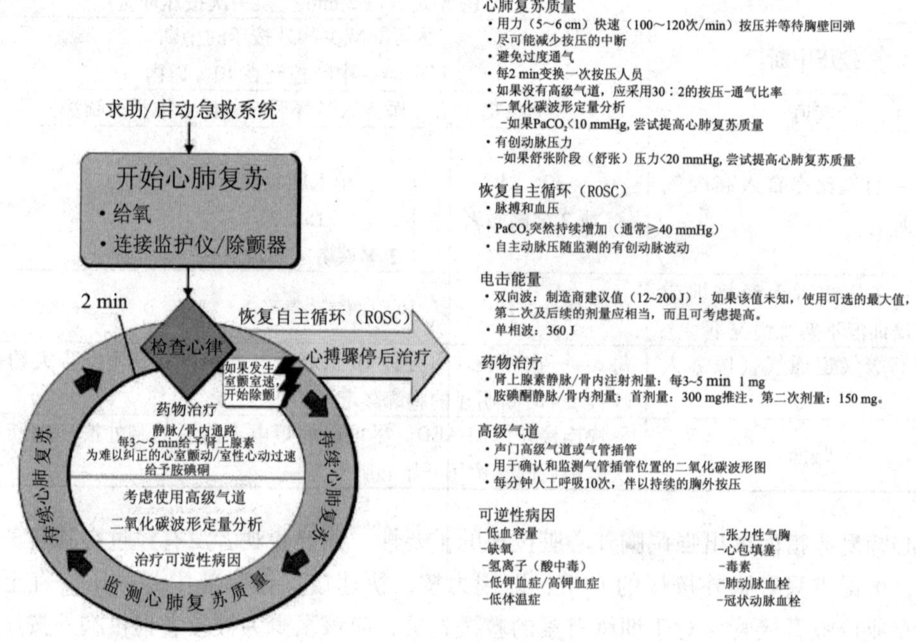

图 3－1　环形成人高级生命支持流程

（6）自主循环恢复（return of spontaneous circulation，ROSC）：如患者自主心率血压恢复、有创动脉压力波形监测出现自主动脉压或有呼气末 $PETCO_2$ 突然增加至 40 mmHg 或以上，考虑自主循环恢复。

3. 心搏骤停复苏后治疗　ROSC 后的治疗对减少早期由于血流动力学不稳定导致的死亡，以及晚期多脏器衰竭及脑损伤的发病率及死亡率有显著的意义。具体治疗措施可归纳为进一步“ABCD”：

（1）A（assist，多器官功能支持）：维持心、肺、脑等重要脏器的灌注，防治多脏器功能障碍。要积极处理低血压，将血压维持在一定的偏高状态，有利于脑复苏，舒张压 <120 mmHg时一般不用处理。通气与氧合要避免过度通气和氧过多。开始给予 10～12 次/min通气，并逐步调整呼吸末 CO_2 浓度（$PETCO_2$）达到 35～40 mmHg 目标值。

若有可能时，维持 $SPO_2 \geq 94\%$ 同时降低吸入氧浓度（FiO_2）至最小值。血糖值应被控制在10 mmol/L左右。

（2）B（brain，脑复苏）：如意识未恢复，建议亚低温及高压氧治疗。可给予醒脑静、纳洛酮等改善脑功能药物，以促进脑神经功能恢复。

（3）C（ICU，监护）：一般监护，如动脉导管、连续心电监护、中心静脉压、中心静脉血氧饱和度（$ScvO_2$）、体温、尿量、动脉血气、血清乳酸、电解质、血常规、X线胸片。高级血流动力学监测，如超声心动图、心排血量（无创或有创性监测）。大脑监护，如脑电图、CT、MRI。

（4）D（Diagnosis，确诊并祛除病因治疗）：如有急性冠脉综合征或其他可逆病因，应积极实施急诊冠脉介入治疗等相应治疗措施。

【注意事项】

（1）当发现患者突然意识丧失时，在胸外按压之前应首先判断和检查患者意识、呼吸和心跳，在 10 s 内快速完成。

（2）心搏骤停最初心电图多表现为心室颤动，电击除颤前进行胸外心脏按压，可改善心肌供血，提高电击除颤的成功率，对心室颤动时间 >4 min 的患者，电击前的胸外按压尤为重要。

（3）在电除颤终止心室颤动后的最初阶段，尽管心脏恢复了有节律的心电活动，但心脏常处于无灌注或低灌注状态，电击后立即胸外按压有助于心律恢复。因此，不应在电击除颤后立即检查心率和心搏，而应是重新恢复 CPR。5 组 CPR（2 min）再检查心率和心律，必要时再进行另一次电击除颤。

（4）每次给药后立即静脉注射 0.9% 氯化钠注射液 20 mL，抬高注射肢体 20°~30° 数秒钟，以加快药物到达中心循环，并不间断胸外心脏按压。

（5）肾上腺素、阿托品等药物可以气管内给药，剂量加倍，用 10 mL 0.9% 氯化钠注射液稀释后注入气管，然后立即用力挤压气囊 3~5 次。

（6）除颤过程中与除颤成功后，均需严密监测并记录心律/心率、呼吸、血压、神志等病情变化。

【复苏有效和终止指征】

（1）心肺复苏有效指征：①心音及大动脉（颈动脉或股动脉）搏动恢复；②收缩压≥60 mmHg；③肤色由发绀转为红润；④瞳孔缩小，光反应恢复；⑤神志：复苏有效时，意识逐渐恢复，昏迷变浅，可见患者有眼球活动，甚至手脚开始活动，或出现反射或挣扎；⑥自主呼吸恢复。

（2）终止抢救的指征：①脑死亡；②深度昏迷，对疼痛刺激无任何反应；③自主呼吸持续停止；④瞳孔散大固定；⑤脑干反射全部或大部消失包括头眼反射、瞳孔对光反射、角膜反射、吞咽反射、睫反射；⑥无心跳和心率。

凡符合以上条件，且进行了 30 min 以上的心肺复苏，才可终止心肺复苏。

（赵龙现）

二、非同步电复律电除颤术

【概述】

非同步电复律，又称电除颤（defibrillation），是应用除颤仪释放高能量电脉冲通过心肌，使心肌同时除极，终止异位心律，重建窦性心律的方法。

【适应证】

（1）主要适用于心室颤动或心室扑动时，心室肌收缩快而微弱无心动周期，且无法辨认 QRS 波，必须立即采用非同步电除颤治疗。

（2）心搏骤停：一旦发生心搏骤停危急情况，不论何种原因引起，只要现场有除颤仪，应立即电除颤，后再确定其原因。

（3）预激综合征合并心房颤动：此时有宽大的 QRS 和 T 波，除颤仪在同步工作方式下无法识别 QRS 波，可用低能量非同步电除颤治疗。

（4）部分室性心动过速（VT）：如无脉性 VT，一时无法做出准确的判断，也可采取非同步方法电击治疗。

（5）多形性室性心动过速（不规则室性心动过速）：由于 QRS 波形混乱，同步电复律常无法实施，应给予高能量非同步直流电除颤。因为使用低能量的电击很有可能诱发心室颤动。

【禁忌证】

禁用于以下情况：①心腔内血栓形成者；②低血钾或洋地黄中毒引起的室颤，因电除颤可导致心搏骤停。

【临床意义】

（1）多数非创伤性心搏骤停的原因是室颤所致。

（2）在心肺复苏早期尽早行 CPR 及电击除颤是恢复自主循环，改善预后的最重要措施。心搏骤停 1 min 内给予 CPR 或电击除颤，复苏成功率前者为 40% ~60%，后者可达 90%。

（3）电除颤时间的早晚是决定患者能否存活的关键。对有心电监护的患者，从发生心搏骤停到给予电除颤的时间不应超过 3 min。对于未行心电监护的患者发生心搏骤停，应立即给予电除颤，不需先行心电图检查明确心电改变。因为除颤每延迟 1 min，成功率将下降 7% ~10%。1 min 内除颤生存率能达到 90%，5 min 时为 50%，7 min 的生存率为 30%，9 ~11 min 为 10%，12 min 后仅 2% ~5%。

【术前准备】

术前应做以下准备：①施术者着工作服，戴工作帽、口罩；②除颤仪、电极板、导电糊或生理盐水垫；③急救药品、氧气、吸引器、气管插管、心电图机等；④检查除颤仪功能正常。

【操作步骤】

（1）首先通过心电监测确认患者是否存在室颤、无脉性室速或多形性室速等。

（2）将患者置于病床上，解开胸前衣物并移走其他物品，特别是金属类物品（如项链、衣扣等）。

（3）打开除颤仪电源开关，将选择按钮应置于“非同步”位置。

（4）电极板涂上导电糊或包上数层浸过盐水的纱布。

（5）电极摆放在心脏的长轴上，以便放电时对心脏产生最大的作用。心底部电极放在右胸上部胸骨右缘第二肋间，即右锁骨内侧端的正下方；心尖部电极放在左胸外下部第五肋间左锁骨中线与腋前线之间。两个电极的距离至少要在 10 cm 以上。如患者装有起搏器时，除颤电极不能放置在起搏器上。12 kg 的电极板压力为最佳胸壁接触方式。

（6）室颤时单向波能量选择 360 J，双向波能量选择 200 J；室速时除颤能量可低一些，在 100 ~ 200 J。部分体型肥胖者可选择更大能量。为保证除颤的成功，应直接选择较大能量，不宜采用逐次增加除颤能量的方法。

（7）按下心尖部电极板的充电按钮（charge），仪器即开始充电。充电 10 s 内完成，仪器发出持续性嗡鸣声。

（8）监视屏显示充电达到所需除颤能量值时，将电极板紧贴患者皮肤并加压 12 kg 重的压力，嘱所有人员离开床旁，双手同时按下两个电极板上的放电按钮（discharge），完成除颤过程。当观察到除颤器放电再放开按钮。

（9）除颤完成后将电极板固定于原位，以观察患者心电图变化。

（10）除颤放电后立即观察心电，行心肺复苏，观察患者神志，测血压、呼吸，做好特护记录。

（11）如一次复律未成功，可重复操作 1 ~ 2 次。除颤完毕，关闭除颤仪电源，将电极板擦干净，收好备用。

【特殊情况选择】

（1）装有起搏器时：植入起搏器后遇到恶性心律失常，常来不及药物治疗或药物治疗无效，需行电除颤。由于现在所用的起搏器在其线路内均有除颤保护装置，脉冲发生器受到保护，限制电流传入起搏器电路，因此不会破坏电路功能。植入起搏器后电除颤时只要方法正确，可以应用。其方法是电极位置远离起搏器，除颤能量小，尽量避免反复电击。

（2）小儿非同步电除颤：小儿发生室颤时也须立即采用非同步电除颤。除颤时应选用小儿除颤电极，初始能量为 2 ~ 3 J/kg，如无效可增加能量，最大为 5 J/kg。双向波除颤无论是除颤效果还是安全性均优于单向波除颤仪。

【注意事项】

（1）将除颤仪置于固定位置；保持充电状态并定期检查各个部件，确保无故障，充电能量达到 360 J。

（2）除颤仪所有部件必须按规定摆放，导线不能折曲和缠绕。

（3）导电糊或生理盐水应与除颤器同放一处，两者不得分开放置。

（4）平时将同步开关置于关闭状态。

（5）除颤前先判断病情、示波图形及患者的意识等情况。

（6）电极板放置部位要准确，并紧贴患者皮肤，避免有空隙，以免放电时皮肤被灼伤。

(7) 除颤仪的把手要干燥，操作者的手注意不要接触到生理盐水纱布垫。

(8) 操作者及有关人员注意不要与患者及病床接触，以免遭电击。

(9) 在颤动波粗大期内进行电除颤。

(10) 除颤后应尽早采取心肺复苏措施。

【并发症】

(1) 皮肤灼伤：可见局部红斑，尤其是操作时按压不紧、导电糊不足时尤易发生。通常无须特殊处理。

(2) 心律失常：多数除颤后即刻出现心律失常，主要有各种期前收缩（早搏）和逸搏，主要为电刺激使窦房结暂时受抑制所引起，通常无须特殊处理。但如出现频发室早呈二联律或短阵室性心动过速，可静注利多卡因治疗。

(3) 心肌损害：临床表现为局部性 ST 段暂时抬高，血清 GOT、LDH、CK 轻度升高，血沉上升，低热，血压暂时性轻度下降等。心肌损害的程度与除颤能量、电极面积及电极安置的距离有关。因此，应选用合适的电极，避免使用高能量及两极距离过近。

(4) 呼吸抑制：通常持续 1～2 min，予以人工呼吸可见迅速恢复。

(5) 急性肺水肿：常在电击后 1～3 h 发生。可能是经电击后虽恢复了窦性心律，但左心功能不全所致，可按急性左心衰竭处理。

(6) 低血压：可能与高能量电除颤造成的心肌损害有关。应注意监测血压、心电图的变化，若血压轻度下降，说明患者一般情况良好，可不必处理。血压持续下降，可静脉滴注多巴胺，可使血压恢复正常。

三、球囊面罩加压通气术

【概述】

简易呼吸气囊又称简易人工呼吸器或加压给氧气囊（AMBU），它是临床进行人工通气最常用的简易工具。与口对口呼吸比较，具有供氧浓度高、操作简便等优点，尤其是病情危重，来不及气管插管时，可利用加压面罩直接给氧，使患者及时得到充足氧气供应，改善组织缺氧状态。

简易呼吸气囊主要由面罩、吸气阀（鸭嘴阀）、呼气阀、压力安全阀、呼吸球囊、进气阀、储气阀、储氧袋、衔接管等组成。

【适应证】

主要适用于以下情况：①心肺复苏；②各种中毒所致的呼吸抑制；③神经、肌肉疾病所致的呼吸肌麻痹；④各种电解质紊乱所致的呼吸抑制；⑤各种大型的手术；⑥配合氧疗做溶栓治疗；⑦运送病员：适用于机械通气患者做特殊检查，转院等情况；⑧临时替代呼吸机：遇到呼吸机因障碍、停电等特殊情况时，可临时应用简易呼吸器替代。

【禁忌证】

禁用于以下情况：①中等以上活动性咯血；②活动性肺结核；③大量胸腔积液；④严重误吸引起的窒息性呼吸衰竭；⑤肺大疱；⑥张力性气胸。

【操作步骤】

（1）评估有无使用简易呼吸器的禁忌证。

（2）连接面罩、呼吸囊及氧气，调节氧气流量至 5～10 L/min（供氧浓度 40%～60%），使储气袋充盈。

（3）使患者平卧，去枕，头后仰。

（4）清除口腔与喉中痰液、假牙等可见的异物。

（5）插入口咽通气道，防止舌咬伤和舌后坠。

（6）抢救者应位于患者头部的后方，将头部向后仰，托牢下颌且使其朝上，保持气道通畅。

（7）将面罩扣住口鼻，单手操作时采取“EC”手法固定面罩：用拇指和示指构成“C”字形紧紧按住面罩，中指、环指和小拇指构成“E”字紧按住下颌，按紧不漏气。气管插管或气管切开时使用简易呼吸器，应先将吸净痰液，气囊充气后再应用。

（8）用另外一只手挤压球体，均匀用力挤压呼吸囊，将气体送入肺中待呼吸囊重新膨起后开始下一次挤压，应尽量在患者吸气时挤压呼吸囊，规律性地挤压球体提供足够的吸气/呼气时间。

（9）使用时注意潮气量、呼吸频率、呼吸比等指标的变化。

（10）使用简易呼吸气囊过程中，应密切观察患者对呼吸气囊的适应性及其是否处于正常的换气状态。

【注意事项】

（1）使用简易呼吸器时容易出现活瓣漏气，患者得不到有效通气，因此要定时检查、测试、维修和保养。

（2）选择合适的面罩，以达到最佳使用效果。如果外接氧气，应调节氧流量（氧流量8～10 L/min）至氧气储气袋充满。

（3）做好如下项目观察：①患者有无发绀的情况；②患者呼吸频率是否适当；③呼吸气囊鸭嘴阀是否正常工作；④接氧气时，注意氧气管是否接实。

（4）挤压呼吸气囊时，压力不可过大，挤压呼吸囊以 1/3～2/3 为宜，亦不可时快时慢，以免损伤肺组织，造成呼吸中枢紊乱，影响呼吸功能恢复。

（5）发现患者有自主呼吸时，应按患者的呼吸动作为主加以辅助呼吸，以免影响患者的自主呼吸。

（6）对清醒患者做好心理护理，解释应用呼吸器的目的和意义，缓解紧张情绪，使其主动配合，边指导患者呼吸边挤压呼吸囊。

（7）如果操作中单向阀受到呕吐物、血液等污染时，自患者处移开并取下单向阀加以清洗。

（8）使用完毕应清洁、消毒及测试简易呼吸器，以保持最佳的备用状态。

（9）弹性呼吸囊不宜挤压变形后放置，以免影响弹性。

（10）当婴儿及小孩使用简易呼吸器时，应具备安全阀装置，自动提供调整压力，以保障患者安全。如果需要较高的压力，请将压力阀下压，使安全阀暂时失效。

（赵龙现）

四、气管插管术

【概述】

气管插管术是一种将气管导管通过口腔或鼻孔经喉、声门置入气管内的技术。为保持气道通畅、长期机械通气及麻醉等而建立的稳定可靠的人工气道，主要有经口、经鼻和纤维支气管镜引导下气管插管术是急危重症患者抢救治疗的重要措施之一。

【适应证】

（1）心搏、呼吸骤停，需要持续进行人工复苏的患者。

（2）上呼吸道梗阻，如口鼻咽喉及颈部急性损伤、炎症、肿物、异物压迫气管等。

（3）防止胃内容物反流及下呼吸道内分泌物潴留，支气管和肺部感染、损伤等引起的通气和换气功能障碍。

（4）呼吸功能衰竭、呼吸功及氧耗降低，需要行机械通气治疗者。

（5）使用肌松剂及手术麻醉之需要。

【禁忌证】

（1）急救时，无绝对禁忌证（如心肺复苏术）。

（2）颈椎及下颌骨折或活动受限。

（3）严重喉头水肿者（包括头面部、口咽及气道烧伤和化学灼伤），不宜行经喉人工气道术。对于喉头急性炎症，由于插管可以使炎症扩散，故应谨慎。

（4）出血性素质或有出血倾向者，宜待凝血功能纠正后。

（5）巨大动脉瘤，尤其位于主动脉弓部位的主动脉瘤，插管有可能使动脉瘤破裂，宜慎重；如有需要，也应动作轻柔、熟练，并尽量避免咳嗽和躁动。

（6）颅底骨折、鼻咽腔梗阻和病变（鼻中隔畸形、鼻息肉、鼻咽部血管瘤）、凝血功能障碍及危急情况下等，均不宜行经鼻气管插管。

【操作前准备】

（1）进行如下相关检查：判定患者是否存在插管困难，需何种预案保证有效通气。①外貌、体形；②下颌、口鼻、牙齿有无畸形、狭窄、阻塞；③颈部屈伸度、甲颏距离（图3－2）、张口度（图3－3）及舌咽解剖——Mallampati气道分级（表3－2）。

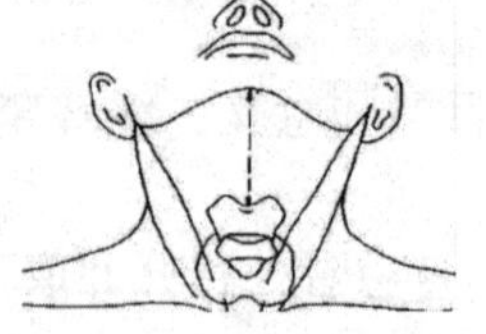

图3－2　甲颏距离

甲颏距离≥6.5 cm插管无困难

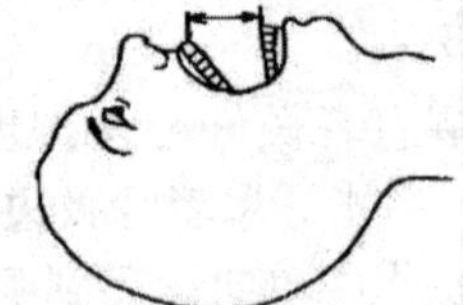

图3－3　张口度

正常值≥3.5 cm（二指），<3 cm有插管困难可能

表3－2　Mallampati气道分级

Ⅰ级	Ⅱ级	Ⅲ级	Ⅳ级
可见软腭	可见软腭	仅见软腭	不见软腭
咽门弓	咽门弓	不见咽门弓	不见咽门弓
腭垂	不见悬雍垂	不见腭垂	不见腭垂

（2）依据病情及上述检查，决定选用何种插管途径（经口或经鼻）和麻醉方法（全麻或清醒状态的表面麻醉）；判断紧急或择期气管插管。

（3）插管前患者准备：①帮助清醒患者心理准备，并取下义齿；②采用面罩或简易呼吸囊、呼吸机或麻醉机，加压给氧；③监测心电图、血压、脉搏、氧饱和度、呼气末 CO_2 等；④紧急情况时，插管操作应与监测同时进行。

（4）操作者尽可能的防护：口罩、帽子、手套、防护镜、面罩等。

（5）气管插管前器具的准备：①喉镜和多种镜片；②各种型号气管内导管及气管插管导丝（或弹性探条），备齐用具，检查导管是否漏气；③准备麻醉面罩和通气装置；④备齐相关用具：听诊器、注射器、胶带、开口器、舌钳、牙垫、插管钳、吸痰管、负压吸引装置等；⑤多功能心电监测仪；⑥麻醉药、喷壶、润滑剂、抢救车及急救药品等。

（6）麻醉诱导：①选择的镇静镇痛方法：静脉快速诱导或表面麻醉（利多卡因）及清醒插管；②选择的药物：芬太尼、咪达唑仑、丙泊酚等快速短效药物，对于循环不稳者，也可选用氯胺酮、依托咪酯，并准备好麻黄碱、肌松剂等。

【操作优缺点及步骤】

1. 经口气管插管法

（1）优点：导管管径较粗，操作简单，便于掌控。

（2）缺点：口腔护理困难，患者耐受性差，导管易移位和脱落，分泌物多及颈髓损伤者操作受限。

（3）操作步骤：

1）患者去枕仰卧位，清除口腔内假牙、血块及分泌物等异物后，头后仰，使口、咽、喉三点呈一直线。选择合适气管导管，一般成人男性用导管内径为7.5～8.0 mm，女性为7.0～7.5 mm。

2）左手持喉镜，右手将患者上、下齿分开，将喉镜叶片沿口腔右颊侧置入，将舌体推向左侧，即可见到悬雍垂（图3－4），再继续进入即可见到会厌，把喉镜向上提，镜片顶端伸至会厌，将其挑起暴露声门（图3－5）。

3）右手将带有管芯的气管导管对准声门插入3～5 cm。当斜面开口已进入声门时，随即拔出管芯，放入牙垫，退出喉钳，确定导管是否已插入气管，调节导管深度，以胶带将导管及牙垫一起固定于患者的面颊旁。

4）向气管导管套囊中注入适量空气5～7 mL，使导管与气管壁密闭，连接上呼吸器。

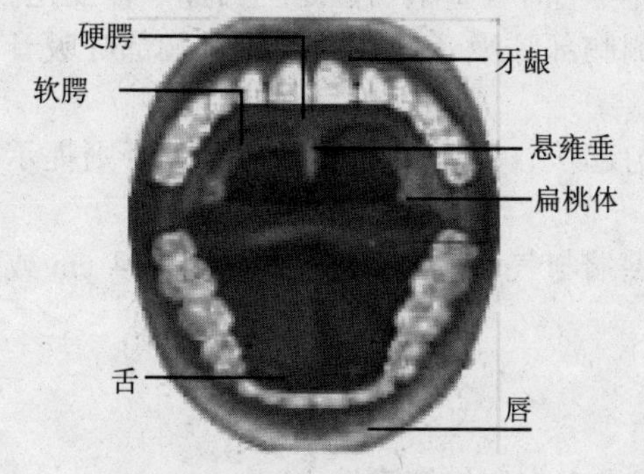

图3－4　悬雍垂

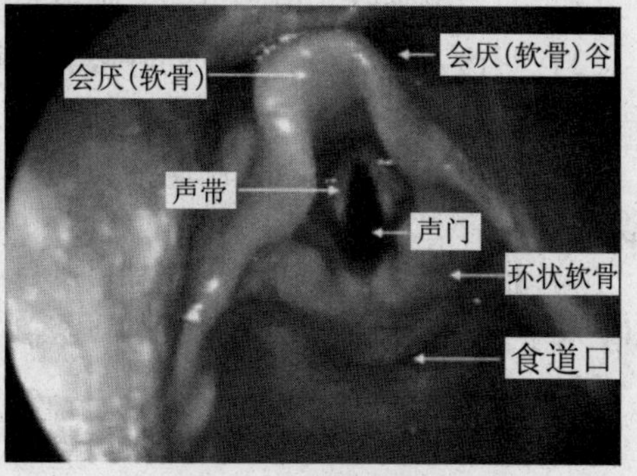

图3－5　会厌及声门

2. 经鼻气管插管法

（1）优点：对于清醒患者，较经口气管插管耐受好；便于固定和口腔护理；保留时间长；适用于口腔手术、下颌关节强直、牙关紧张及颈部制动不宜经口插管时。

（2）缺点：导管管径较细，易堵塞，不利于吸痰；易损伤鼻腔导致出血；操作难度大，对操作者技术要求高，病情急重时不适用。

（3）操作步骤：

1）插管时必须保留自主呼吸，可根据呼出气流的强弱来判断导管前进的方向。

2）以1%丁卡因做鼻腔内表面麻醉，并滴入3%麻黄素使鼻腔黏膜的血管收缩，以增加鼻腔容积，并可减少出血。

3）选用合适管径的气管导管，以右手持管插入鼻腔。在插管过程中边前进边侧耳听呼出气流的强弱，同时左手调整患者头部位置，以寻找呼出气流最强的位置。

4）在吸气末，声门张开时将导管迅速推进。导管进入声门感到推进阻力减小，呼出气流明显，有时患者有咳嗽反射，接麻醉机可见呼吸囊随患者呼吸而伸缩，表明导管插入气管内。

3. 经纤维支气管镜气管插管法

若遇困难气道时，可以利用纤维支气管镜引导气管插管。按前述经鼻气管插管所用方法，先将气管导管经鼻插至口咽腔，再将纤维支气管镜从导管内插入声门，然后在内镜引导下，将气管导管缓慢送入气管并依次退出纤维支气管镜（图3－6）。

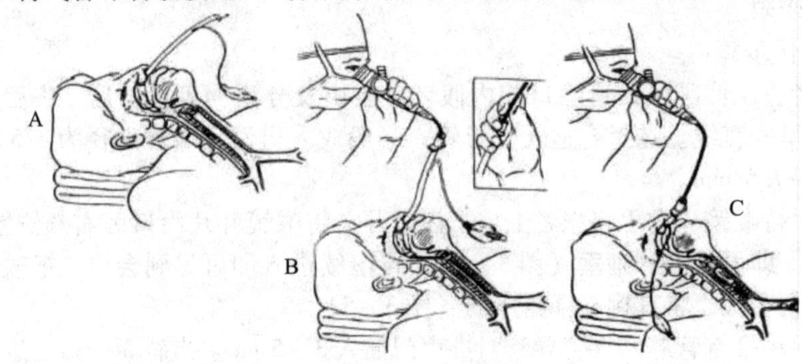

图3－6　经纤维支气管镜气管插管

【确定导管位置】

（1）自主呼吸时，导管口端有呼出气流，呼气时管壁呈明显的“白雾”样变化。

（2）听诊上胸部和剑突下的呼吸音，两侧胸部呼吸音应清晰对称且胸部呼吸音较剑突下强。

（3）挤压呼吸气囊时，两侧胸廓同时均匀起伏，无上腹部膨隆现象，否则提示导管误入食管。

（4）拍胸片确认和调整导管位置，导管尖端与气管隆嵴距离应当为2～4 cm或位于C_4水平。

（5）心率氧饱和度良好。

（6）呼气末CO_2波形检测良好。

（7）喉镜明视或纤维气管镜下，可见导管在声带和气管隆嵴之间。

【注意事项】

（1）插管前先面罩吸纯氧数分钟，即“预充氧”，使血氧饱和度保持在95%以上，保证操作中体内具有一定氧含量，以延长缺氧耐受时间。

（2）每次插管操作时间不应超过40 s。如40 s内插管未成功，应立即给予100%纯氧，使血氧饱和度保持在90%以上随后再试。重复操作2～3次若仍不成功，应采用其他通气方式。

（3）避免将牙齿作为支点而挑起会厌。插管时动作迅速、轻柔，以免损伤组织导致出血等并发症。

（4）导管插入不应过深（导管尖端至切牙的距离，成人男21～23 cm、女19～21 cm；经鼻插管+2 cm），以免引起单肺通气，致缺氧和肺不张。而导管过浅时，易导致意外脱管发生。插管后及改变体位时应注意评估导管插入深度，并常规听诊两肺的呼吸音。

（5）吸入气体应湿化，以防分泌物黏稠，吸痰时每次不应超过15 s。

（6）插管时间不宜过长，超过3～5 d病情无改善时，应考虑气管切开。

（张振平）

五、快速经皮气管切开术

【概述】

快速经皮气管切开术为一种新型的气管造口技术，采用Seldinger血管穿刺操作原理，相对于传统气管切开术具有快捷、成功率高、简便易学、相对安全和创伤小等优点。

【适应证】

适应证基本等同于传统气管切开术，包括：①各种原因的喉梗阻及下呼吸道分泌物阻塞；②颌面、口腔、咽、喉、颈部等部位手术，便于麻醉及围手术期气道管理；③ICU中危重病救治，尤其机械通气治疗。

【禁忌证】

颈前组织病变（感染、肿物、瘢痕）、环状软骨不易触及、甲状腺肿大、小儿、凝血异常及颈椎严重损伤的患者不宜选用此种方法。

【操作步骤】

术前准备、麻醉及术中监护与传统气管切开术相同。

（1）患者仰平卧，颈肩部下方垫物使头后仰成过伸位，以利充分暴露颈部（图3－7）。

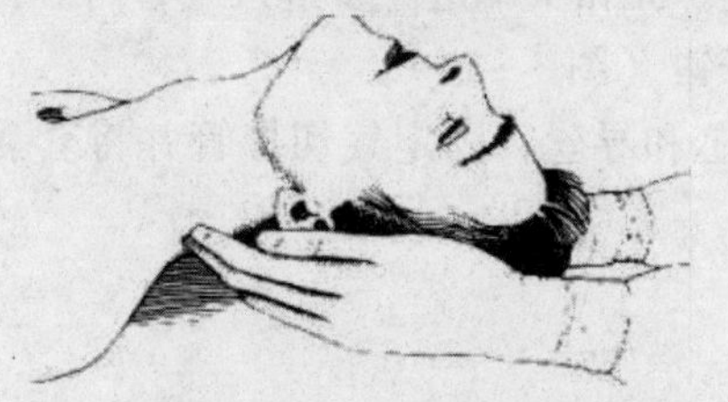

图3－7　头后仰过伸位

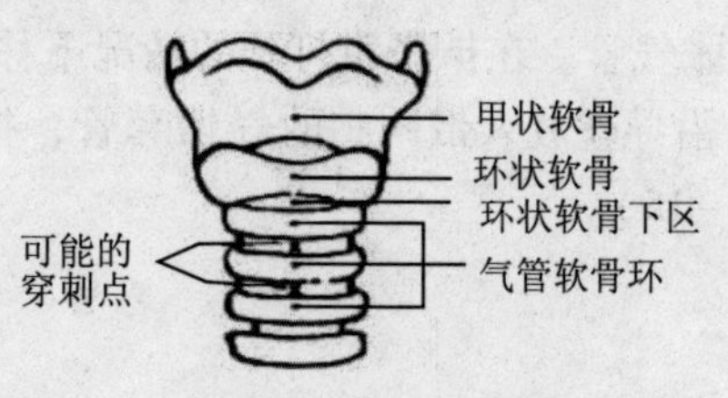

图3－8　软骨环穿刺点

（2）确认解剖标志和穿刺点，带有气管插管者便于操作及避免损伤气管后壁，将气囊放到声带上方位置，以避免损伤气管插管。多选用1～2或2～3软骨环之间（颈部中线上）为穿刺点并局麻（图3－8）。

（3）沿穿刺点做1.5～2.0 cm的横向切口（图3－9）。

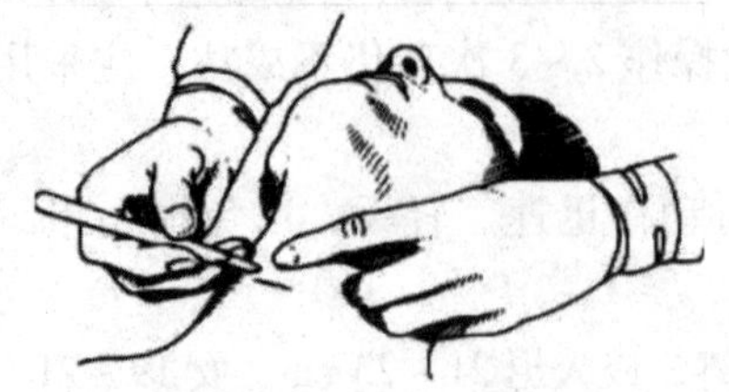

图3－9　横向切口示意

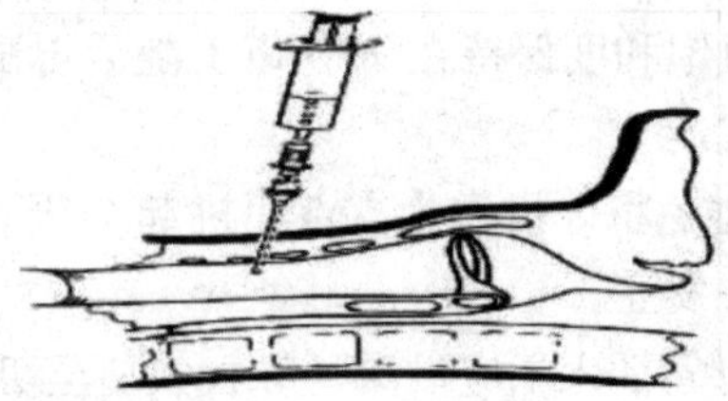

图3－10　套管针穿入气道

（4）将含有生理盐水的套管针穿入气道，回抽有大量气泡（图3－10）。

（5）拔出穿刺针，经套管送入导丝（图3－11）。

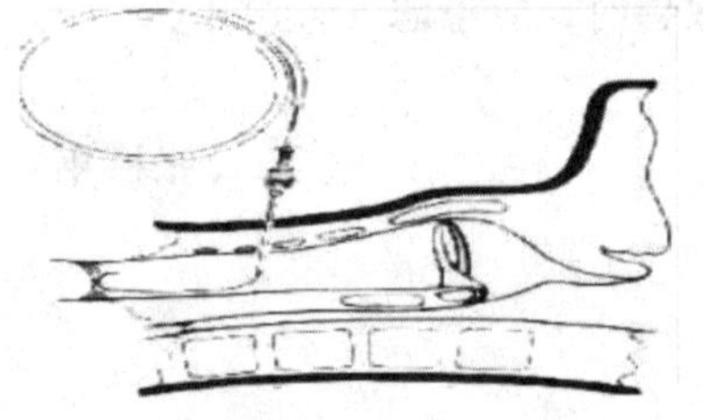

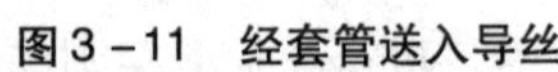

图3－11　经套管送入导丝

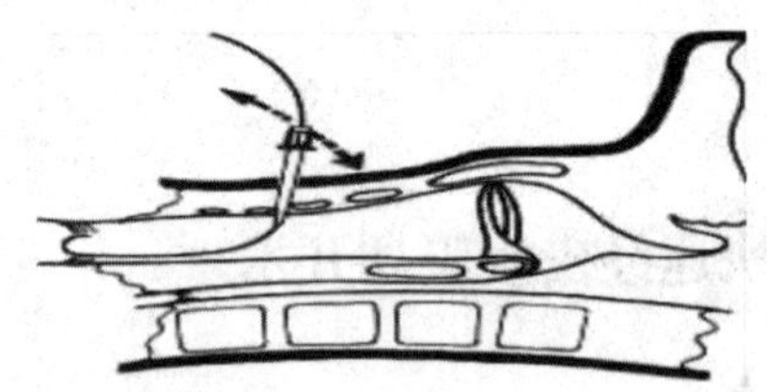

图3－12　扩张器扩开组织

（6）沿导丝做轻旋转运动，送入扩张器扩开组织和气管壁，此时应有气体溢出（图3－12）。

（7）将内侧开槽的专利扩张钳夹在导丝上，沿导丝将扩张钳滑入气管前壁，张开钳子使气管前壁前方的软组织扩张，在扩张钳打开的状态下移去扩张钳（图3－13）。

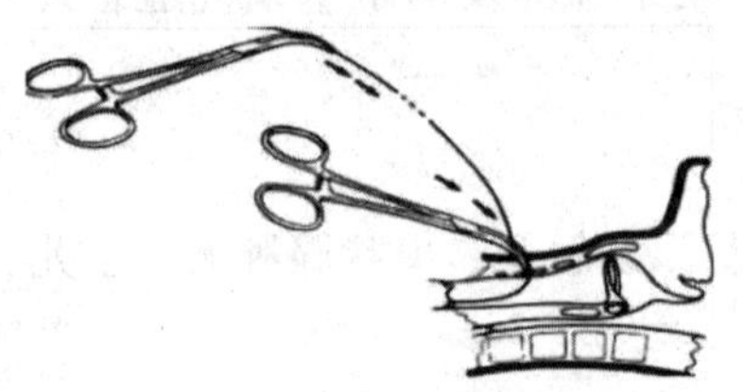

图3－13　扩张钳扩张软组织

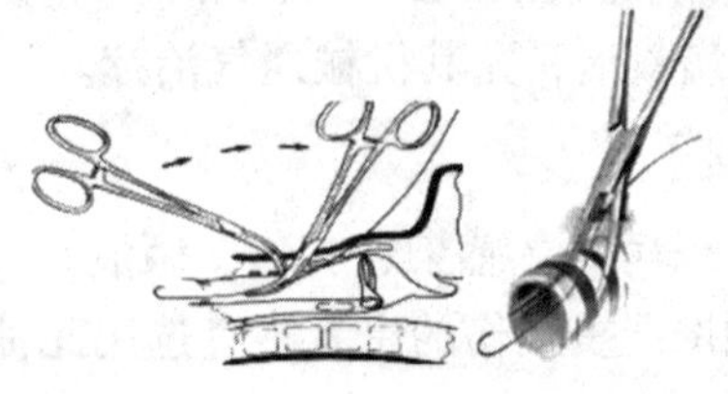

图3－14　扩张钳扩张支气管

（8）按上一步的方法重新放入扩张钳，并穿透气管前壁。将扩张钳手柄向患者头部推移，保持扩张钳纵轴与患者身体纵轴平行，使扩张钳尖端进一步进入气管内。打开扩张钳扩张气管。在扩张钳打开的情况下移去扩张钳（图3－14）。

（9）沿导丝放入带内芯的气切套管，拔出内芯和导丝，固定气切导管并将套囊充气（图3－15）。

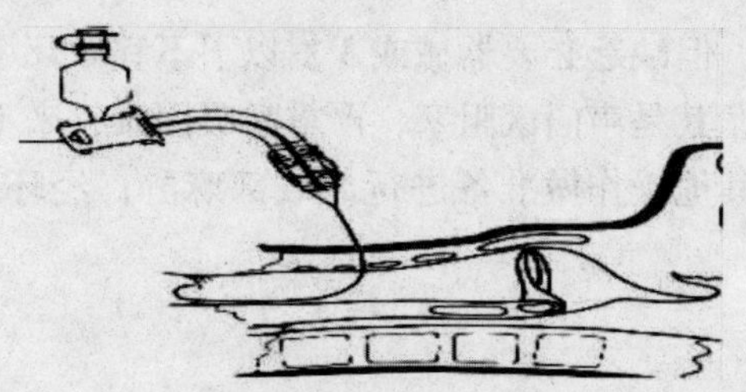

图3－15　放入并固定气切导管

【并发症】

（1）与手术相关的致命性并发症罕见。

（2）早期诸如出血、手术损伤、气胸、纵隔气肿、皮下气肿及切口感染等并发症均较传统气管切开术低。

（3）迟发性并发症比较传统气管切开术，并未有显著差异，但有学者认为本方法气管食管瘘及气管狭窄发生率高于后者。慎重选择手术适应证，熟练掌握操作技巧，尤其在超声及内镜引导下实施操作，可明显降低手术成功率。

【注意事项】

（1）扩张钳沿导丝进入气管时，导丝可回退2～4 cm，和扩张钳做反向运动，利于扩张钳沿导丝顺利进入气管内。扩张成功后，沿导丝置入气管套管时，导丝同样回退2～4 cm，和气管套管做反向运动，以保证气管套管顺利进入气管内，避免导丝打折引起扩张和置管失败。

（2）对于一些颈前血管横向走行者，需仔细观察并在局麻时，用小针试穿可避开。

（3）手术切口应足够大，并垂直切开皮肤及皮下组织，避免形成梯形切口，而使扩张及置管困难。

（4）操作中，应反复采用抽气泡试验以确定穿刺器械及气切导管在气管腔内。

（5）涂有润滑剂的扩张器、导丝及气切导管，有助于手术操作。

（张振平）

六、环甲膜穿刺和环甲膜切开术

（一）环甲膜穿刺

【概述】

环甲膜穿刺术在医院急诊抢救应用较少，主要是在院外急救或因各种原因引起喉阻塞，而致突发性窒息等意外情况时的临时性抢救措施。是简便、快速建立人工气道的一种有效手段。

【适应证】

（1）缓解各种原因引起的上呼吸道完全或不完全阻塞。

（2）牙关紧闭经鼻插管失败。

(3) 需行气管切开，但缺乏必要器械或 3 岁以下不宜做环甲膜切开的患儿。

(4) 急性喉阻塞，尤其是声门区阻塞，严重呼吸困难，来不及行普通气管切开。

(5) 为喉、气管内其他操作做准备进行的喉部麻醉；经环甲膜注射治疗药物；湿化痰液。

【禁忌证】

(1) 无绝对禁忌证。

(2) 已明确呼吸道阻塞发生在环甲膜水平以下时，不宜行环甲膜穿刺术。

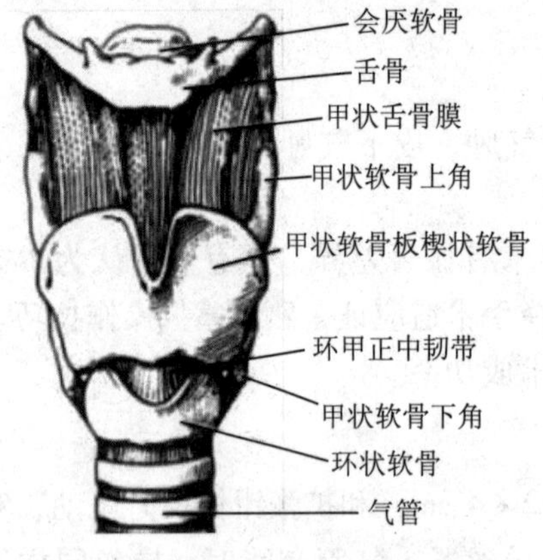

图 3－16　环甲膜的解剖学位置

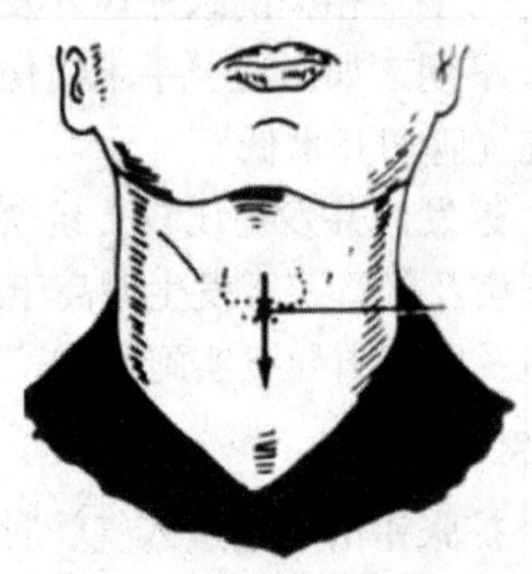

图 3－17　环甲膜的体表位置

【操作方法】

(1) 患者头部保持正中，尽可能使颈部后仰，不需局麻，用左手示指摸清甲状软骨与环状软骨间正中线上的柔软处为环甲正中韧带即环甲膜（图 3－16、图 3－17）。

(2) 用右手将 16 号粗针头在环甲膜上垂直下刺，依次透过皮肤、筋膜及环甲膜。

(3) 穿刺过程中有落空感，当用空针很易抽出气体时扭下穿刺针，适当固定穿刺套管。

(4) 连接呼吸囊或呼吸机，观察胸廓起伏。

【注意事项】

(1) 该手术仅是在心肺复苏中的一种急救措施，应果断迅速完成。作为一种应急措施，穿刺针留置时间不宜长（一般不超过 24 h），而不应作为确定性处理。因此在初期复苏成功后应改作正规气管切开或立即消除病因。

(2) 控制穿刺时进针深度，避免损伤喉后壁黏膜。

(3) 遇血凝块或分泌物阻塞穿刺针头，可用注射器注入空气或用少许生理盐水冲洗，以保证其通畅。

(二) 环甲膜切开

【概述】

适用于病情危急患者，如气管插管困难或声门上梗阻时，应作为紧急建立人工气道之首选。与气管切开相比，环甲膜切开手术具有快捷、安全、有效、相对简易等特点，待呼吸困难缓解后，再做常规气管切开术。

【适应证】

（1）因异物、颌面和喉外伤、会厌软骨炎、喉痉挛或肿瘤等引起不完全梗阻时。

（2）昏迷或脑外伤后咳嗽反射消失而导致呼吸道分泌物堵塞。

（3）牙关紧闭经鼻插管反复失败。

（4）疑有颈椎骨折脱位或老年性颈椎退行性变需做气管切开者。

（5）心脏直视手术做胸骨正中切开，为避免因正规气管切开引起交叉感染者。

【禁忌证】

应急时无禁忌证。除严重喉颈肿瘤外，凝血障碍者应慎之；婴幼儿等组织器官发育不成熟者，尽量选用正规气管切开术。

【注意事项】

（1）患者体位、皮肤准备、局麻及手术常规等同气管切开术。但急救时，应从简。

（2）在甲状软骨和环状软骨间皮肤，做横行 2 ~ 4 cm 的切口，快速分离其皮下组织。在接近环状软骨处切开环甲膜，用血管钳撑开切口，插入气切套管并固定之。

（3）操作用力适中，以避免损伤环状软骨和气管后壁结构。

（4）作为应急手术，环甲膜切开术可能会引起喉及声带损伤、水肿。后期造成拔管困难及声门狭窄等严重并发症，因此应在 48 h 内解除梗阻原因或改行常规气管切开术。

（张振平）

七、吸痰术及纤维支气管镜床旁检查

（一）吸痰术

【概述】

吸痰术（sputumsuctioning）是利用负压的作用，经导管将气管内的痰液及误吸的呕吐物吸出，以保持呼吸道通畅，解除患者因气管阻塞而造成的呼吸困难、肺不张及肺部感染等。多用于危重、年老、昏迷、全身麻醉后未醒等因咳嗽无力或咳嗽反射迟钝、会厌功能不全，不能将痰液咳出及将呕吐物误吸入气管的患者。

【术前评估】

（1）患者的病情：危重、年老、昏迷、咳嗽无力或咳嗽反射迟钝、会厌功能不全、误吸呕吐物等。

（2）局部情况：口鼻腔有无异常，痰液性状、颜色、黏稠度、量等。

（3）患者的呼吸及痰液阻塞情况，确定是否需要吸痰。

【术前准备】

治疗盘、治疗巾、治疗碗 2 个（根据需要）、一次性吸痰管（根据病情选择）、生理盐水 1 瓶、中心负压装置及负压瓶一套（内盛有 100 ~ 200 mL 消毒液）、空瓶一个系上绳子或网套、小红桶（装吸痰管用）、开口器（根据需要）、压舌板、舌钳（根据需要）、气管内滴入溶液（按医嘱备）1 瓶、无菌注射器（5 mL 和 10 mL）。

在治疗室铺好无菌护理盘，标明时间，把无菌生理盐水倒入治疗碗内（吸口鼻腔碗放于靠近患者处），每日更换一次。

【操作步骤】

（1）评估患者的呼吸及痰液阻塞情况，确定是否需要吸痰。

（2）向患者或其家属解释吸痰目的和方法。

（3）给患者翻身拍背祛痰。

（4）备齐用物：①将瓶子系在床旁；②将压力表与中心负压系统连接→装上负压瓶→连接一次性吸引管；③打开开关，检查吸引器的性能是否良好，将吸引管头放进空瓶里。

（5）打开无菌盘，检查吸痰管，撕开包装与吸引器连接，连接吸痰管，打开负压，试吸少量生理盐水。

（6）将患者头转向操作者一侧并使其张口，一手将导管末端折叠；用无菌持物钳（镊）夹持吸痰导管头端插入口腔咽部，打开负压，先将口腔咽喉部分泌物吸净，然后更换吸痰管，在患者吸气时顺势将吸痰管经咽喉插入气管达一定深度（约15 cm），将吸痰管自深部向上提拉，左右旋转，吸净痰液，每次吸引不超过15 s，连续吸引的总时间不得超过3 min。

（7）吸痰管退出后应用生理盐水抽吸冲洗。

（8）上呼吸机的患者吸痰前后予加大吸氧浓度，一般给3 min纯氧，吸痰前、中、后应观察生命体征，如有不适应，立即停止操作。吸痰过程中，随时擦净喷出的分泌物，观察吸痰前后呼吸频率的改变，同时注意吸出物的性状、量及颜色等，做好记录。

（9）吸痰毕，关上吸引器开关，将吸痰管放入小红桶内消毒处理，并将吸引管插入空瓶里。

（10）观察患者呼吸是否改善，协助患者取舒适卧位，整理物品。

【注意事项】

（1）发现喉头有痰鸣音、肺部有湿啰音、呼吸音低、呼吸频率加快、呼吸困难或排痰不畅时，应及时给予吸痰。

（2）消除紧张情绪，以取得良好合作。

（3）根据患者情况及痰液黏稠情况调节负压（压力为40.0～53.3 kPa）。

（4）检查导管是否通畅并湿润导管前端。

（5）可用压舌板、开口器等帮助昏迷患者张口。

（6）插管时不可有负压，固定在一处或吸引力过大，吸痰时防止负压吸附黏膜引起损伤。

（7）吸痰时动作应轻柔，每次吸痰时间不超过15 s，以免缺氧。

（8）每根吸痰管只用1次，不可反复上下提插。

（9）将口腔咽喉部分泌物吸净，再吸深部痰液。

（10）鼻腔、口腔、气管切开需同时吸痰时，先吸气管切开处，再吸口腔，最后吸鼻腔。

（11）如痰液黏稠，可经雾化吸入后再吸痰。

(12) 若需反复吸引，应每次更换吸痰管以防痰液阻塞吸痰管。

(13) 如自口腔吸痰有困难，可由鼻腔吸引（插入长度约为25 cm）；小儿吸痰时，吸痰管宜软，吸力宜小（压力应小于40.0 kPa）；有人工气道者可直接从人工气道内吸引也可从人工气道内滴入α糜蛋白酶，以稀释痰液，便于吸出。

(14) 严格无菌操作，吸痰盘内物品应每日更换消毒，勤做口腔护理，贮液瓶内的痰液应及时倾倒，以免损坏机器。

(二) 纤维支气管镜检查

【适应证】

1. 诊断方面

(1) 不明原因的咯血、慢性咳嗽、局限性哮鸣音、声音嘶哑的诊断。

(2) 痰中发现癌细胞或可疑癌细胞。

(3) X线胸片或CT检查异常者，提示肺不张、肺部块状影、阻塞性肺炎、肺炎不吸收、肺部弥漫性病变、肺门和（或）纵隔淋巴结肿大、气管支气管狭窄以及原因未明的胸腔积液等。

(4) 胸部外伤、气管支气管裂伤或断裂，纤维支气管镜检查常可明确诊断。

2. 治疗方面主要包括 ①取出支气管异物；②清除气道内异常分泌物，如痰液、脓栓、血块等；③在支气管镜检查中，明确了咯血患者出血部位后可试行局部止血，如灌洗冰盐水、注入凝血酶溶液或稀释的肾上腺素溶液等；④经纤维支气管镜对肺癌患者做局部放疗或局部注射化疗药物；⑤引导气管插管，对插管困难者可通过支气管镜引导进行气管插管；⑥经纤维支气管镜对气道良性肿瘤或恶性肿瘤进行激光、微波、冷冻、高频电刀治疗。

【禁忌证】

(1) 活动性大咯血。

(2) 患有严重心、肺功能障碍，严重心律失常，全身情况极度衰竭。

(3) 不能纠正的出血倾向，如严重凝血功能障碍。

(4) 严重的上腔静脉阻塞综合征，纤维支气管镜检查可加重喉头水肿和出血。

(5) 新近发生心肌梗死或不稳定型心绞痛。

(6) 疑有主动脉瘤。

(7) 部分气管狭窄时纤维支气管镜不易通过，且可导致严重的通气受阻。

(8) 尿毒症、严重的肺动脉高压活检时发生严重的出血。

【操作步骤】

(1) 纤维支气管镜消毒：用2%的戊二醛装入足够长度的容器内，将纤维支气管镜放入容器内浸泡15 min后用无菌蒸馏水彻底冲洗干净。

(2) 术前检查：①详细询问患者病史，测量血压及进行心、肺体检；②拍摄X线胸片，正和（或）侧位片，必要时拍常规断层片或CT片，以确定病变部位；③对拟行活检检查者，做凝血时间和血小板计数等检查；④对疑有肺功能不全者可行肺功能检查；⑤肝功能及乙型肝炎表面抗原和核心抗原的检查；⑥对高血压或体检有心律失常者应做心电图检查。

（3）患者准备：①向患者详细说明检查的目的、意义、大致过程、常规并发症和配合检查的方法等，同时应了解患者的药物过敏史和获得患者及其家属的同意；②术前禁食 6 h；③根据需要术前 30 min 可用少许镇静剂和胆碱能受体阻滞剂，如地西泮和阿托品肌内注射；咳嗽较剧烈者可用哌替啶肌内注射；④有些患者（如老年、轻度缺氧）可在鼻导管给氧下进行检查。

（4）麻醉：利多卡因麻醉较丁卡因安全，用 2% 利多卡因咽喉部麻醉后，纤维支气管镜引导下用利多卡因在气管内麻醉，总量一般不超过 15 mL。

（5）体位：多选用仰卧位，病情需要者亦可选用半卧位或坐位。

（6）插入途径：一般经鼻或口插入。

（7）直视观察：应有序全面观察鼻、咽、气管、气管隆嵴和支气管，再重点对可疑部位进行观察。应特别重视对亚段支气管的检查，以免遗漏小的病变。

（8）活检：在病变部位钳夹组织，注意尽量避开血管，夹取组织要有代表性。

（9）刷检：刷检可疑部位并送细胞学检查，同时行抗酸染色寻找抗酸杆菌，也可用保护性标本刷（PSB）获取标本做细菌培养。

（10）冲洗留培养标本：可注生理盐水 20 mL 后经负压吸出送细菌培养、结核杆菌培养和真菌培养。

（11）对感染严重、分泌物黏稠者可反复冲洗以达到清除脓性分泌物的目的，并可局部注入抗生素，配合全身给药治疗。

（12）术后患者应安静休息，一般应在 2 h 之后才可进食饮水，以免因咽喉仍处于麻醉状态而导致误吸。应注意观察有无咯血、呼吸困难、发热等症状。对疑有结核或肿瘤者术后可连续几日进行痰细胞学检查或痰抗酸杆菌检查，其阳性率较一般送检标本高。

八、无创机械通气

【概述】

无创机械通气（non-invasive positive pressure ventilation，NIPPV）：不建立有创的人工气道是 NIPPV 与有创机械通气的主要区别。其优点与缺点均与此相关。优点是无须插管易被患方接受，呼吸机相关肺炎、与机械通气相关的严重并发症发生率低。缺点是由于无创通气时呼吸机与患者之间没有密闭的人工气道相连接，NIPPV 无法对危重症患者进行气道管理，难以提供高度和精确的通气支持。因此，当患者需要正压通气，但对有创人工气道的保护和支持作用依赖程度不高时，可应用 NIPPV。NIPPV 应用指征的把握是提高其成功率的关键。只有深入理解 NIPPV 本身的技术特点，才能在实际的工作中灵活地把握其适应证。

【禁忌证】

（1）心搏、呼吸骤停，自主呼吸微弱，昏迷患者。

（2）不能有效地清除口咽及上呼吸道分泌物、呼吸道保护功能差。

（3）合并其他器官功能衰竭［血流动力学不稳定，心律失常，消化道大出血、穿孔，严重脑病等，严重低氧血症（$PaO_2 < 45$ mmHg），严重酸中毒（pH 值 < 7.20），未引流的气胸，上呼吸道梗阻］。

（4）严重肥胖患者。

（5）极度紧张或明显不合作者。

（6）面、颈部及口腔创伤、烧伤、畸形者。

（7）近期行食管、胃部手术者。

【适应证】

（1）慢性阻塞性肺疾病及呼吸衰竭患者。

（2）合并心源性水肿患者。

（3）胸部创伤（如多发性肋骨骨折、肺挫伤）。防治术后出现呼吸衰竭（不建议应用上呼吸道、消化道手术后）。

（4）免疫功能低下合并呼吸衰竭。

（5）拒绝气管插管的呼吸衰竭患者。

（6）支气管哮喘急性发作、急性呼吸窘迫综合征及 NIPPV 应用的争议较大的患者。

【撤离指征】

患者应用 NIPPV 后出现如下情况时一般需要及时转为有创机械通气：①行 NIPPV 2～4 h 后呼吸困难症状无缓解甚至加重；②呼吸频率、心率、血气分析等指标无改善或恶化；③出现严重呕吐、上消化道出血；④气道分泌物增多，排痰困难；⑤出现低血压、严重心律失常等循环系统异常表现。

NIPPV 疗效较好，呼吸衰竭得到控制，撤离 NIPPV。与有创通气的撤离形成鲜明对比的是 NIPPV 的撤离几乎不成为临床工作的重点和难点。原因是长期行 NIPPV 少有明显的副作用。另外，几乎没有患者能 24 h 连续行 NIPPV，即使重症患者也会短时间脱机来排痰、饮水、进食等。随着病情缓解，患者脱机时间自然会逐渐延长，直至完全撤离 NIPPV。

【操作步骤】

NIPPV 的操作与有创机械通气有明显的不同，更强调操作的规范性，并与患者进行充分的沟通，使其尽快适应无创通气。操作是否规范直接关系到 NIPPV 的成功与否。

（1）区分不同类型的患者：通过对应用范围和指征的把握，在对患者行 NIPPV 前，通常对通气效果做出初步预测，有助于确保治疗的安全和成功。区分适合行 NIPPV、可以尝试 NIPPV 及不宜行 NIPPV 的三类患者，治疗时采取不同的通气策略。

（2）与患者交流：只要病情允许，在行 NIPPV 之前要与患者进行充分的交流，减轻患者心理上的不安，增加其对治疗的信心，这对于确保治疗的成功十分重要。交流的主要内容包括：①使用 NIPPV 的必要性；②行 NIPPV 后可能出现的问题及相应措施，如口、鼻面罩可能使面部有不适感，使用面罩时尽量不用口吸气以减少腹胀，使用鼻罩时要闭口呼吸等；③强调在治疗的开始阶段要尽可能长时间连续行 NIPPV，但不能因佩戴面罩以免影响排痰；④教会患者及其家属如何在紧急状况下（如呕吐）迅速摘下面罩。

（3）适应性连接：适应性连接是指患者初次行 NIPPV 时的操作，除了要达到预期的通气效果外，更重要的是帮助患者适应 NIPPV。具体包括：①患者取半卧位，头抬高30°以上，注意上气道的通畅；②选择适合患者脸型的鼻、面罩固定，避免头带张力过高，要求头带下可插入 1~2 个手指；③开动呼吸机并将面罩与呼吸机管路相连；④调整呼吸机参数。原则是由低到高、逐步调节。以 BiPAP 模式为例，初始参数为呼气压（EPAP）4 cmH_2O，吸气压（IPAP）8~10 cmH_2O，或 CPAP 4 cmH_2O，在 5~20 min 内逐步增加至合适的水平。

（4）通气效果判断：适应性连接后，随着参数的上调，要注意观察是否达到预期的通气效果：①观察患者辅助呼吸肌是否动用，因内源性 PEEP 在吸气时会产生更大的胸腔内负压，行 NIPPV 后因 EPAP 的作用会减少患者吸气做功，当辅助呼吸肌动用减少或消失时一般认为 EPAP 达到了合适的水平；②观察患者呼吸困难是否缓解，呼吸频率是否减慢；③观察有无明显的胸廓起伏、是否可闻及清晰的双肺呼吸音；④观察患者血气指标是否改善。根据以上指标综合判断通气效果，确定参数水平。

（5）床旁检测：完成适应性连接，呼吸机参数相对稳定后，医务人员仍需在床旁继续观察 20~40 min。主要观察：①鼻/面罩与患者面部接触部位的漏气情况，注意及时调整面罩和固定带。若漏气量过大，就会出现人机对抗，这是导致 NIPPV 治疗失败的一个重要原因。②人－机协调性，即胸廓运动是否与呼吸机送气相协调，以及患者呼吸动作是否与呼气装置的呼气－吸气相漏气声音在时间上一致。③通气效果。④情绪的变化，注意与患者交流，予以指导和鼓励。

九、人工气道有创机械通气

【目的】

1. 畅通气道 对于舌后坠、气道狭窄、气道梗阻的患者能使气道通畅改善通气；对于气道内有异物、分泌物、胃内容物和血液能及时清除。

2. 辅助通气 对于自主呼吸消失或自主呼吸功能不全的患者只有通过人工气道才能保证有效的通气，并能进行较长时间的机械通气。

3. 增加供氧 增加组织器官供氧，纠正低氧血症。

4. 防止肺部感染 及时将呼吸道的分泌物清除，有利于防止病菌在肺内繁殖；充分地湿化气道有利于分泌物排除；可通过人工气道直接气道内用药。

5. 防止窒息发生 对于昏迷、饱胃、口腔颌面部外伤等有呕吐、误吸和窒息的危险时，及早建立确定性人工气道可以防止危险的发生。

【适应证】

临床上需要建立紧急人工气道的常见危重症包括：

（1）心肺脑复苏：各种原因导致呼吸、心搏骤停的患者建立人工气道是抢救的重要环节，现场抢救以建立非确定性的人工气道为主，进一步高级生命支持阶段及长期生命支持阶段以建立确定性人工气道为主。

（2）气道完整性受到破坏或气道受阻。

（3）呼吸衰竭需要呼吸机辅助呼吸。

（4）紧急保护气道以防止可预见的影响气道通畅性的因素。

（5）应用肌肉松弛药、镇静药或其导致的自主呼吸减弱或消失。

（6）临床上使用吸入全身麻醉药、肌肉松弛药需要保持呼吸道通畅。

【禁忌证】

一般而言，建立人工气道无绝对禁忌证，只有相对禁忌证。特别是随着各种导管、设备及技术的出现，任何情况下都可建立人工气道，关键在于根据具备条件和技术来选择合适的方法。

【通气模式】

机械通气分为四种基本类型：指令（控制）型、辅助型、支持型和自主呼吸型。根据为患者提供呼吸功多少可分为完全性通气支持或部分通气支持，后者又可分为可调性和不可调性部分通气支持。如患者呼吸中枢严重抑制、呼吸肌麻痹或极度疲劳，则应给予完全通气支持，如容积控制通气（VCV）或压力控制通气（PCV）。随着患者呼吸中枢和呼吸肌功能的恢复，可改用不可调性或可调性部分通气支持，以加强呼吸肌锻炼，避免呼吸肌疲劳或失用性萎缩也利于人机协调。

【通气参数】

1. 通气参数之间的关系　应注意设置参数与实际输出参数可能不一致，甚至有较大差异，同时应考虑以下参数之间的关系：

（1）VT 与 RR 的乘积为每分通气量（VE），因此只要设置其中两个参数即为设置了全部三个参数。

（2）平均吸气流量与送气时间的乘积为 VT。

（3）60 除以呼吸周期时间为（Ttot），为 RR。

（4）吸气时间（Ti）与呼气时间（Te）之和为 Ttot。

（5）Ti∶Te＝I∶E。

（6）Te 和平均呼气流量的乘积为呼气 VT。

在定容模式，VT 可直接设置，也可通过设定流量和 Ti（时间转换）或通过每分钟吸气通气量（Vi）和 RR 间接设置。而定压模式下则通过设置吸气压力水平间接设置 VT 水平。RR 在控制模式由呼吸机设定，而在辅助呼吸或自主通气模式则由自丰呼吸调节。

2. 每分通气量、潮气量和呼吸频率的设置　一般情况下，VT 和 RR 设置在 6～8 mL/kg 和 12～20 次/min，不同种类疾病的设置要求不同：

（1）肺外疾病患者最常采用较大的潮气量（常高于上述范围）的设置方式，RR 值常设置上述范围的下限。

（2）慢性气流阻塞疾病理论上采用较大的 VT 和较慢的 RR。

（3）急性气道阻塞性疾病常采用定容模式，每分通气量＜10 L/min，潮气量 6～10 mL/kg，呼吸频率 10～14 次/min，吸气流速 60～80 L/min，呼气时间 4～5 s。

3. 吸呼气时间比

（1）设置原则：正常成人自主呼吸时，I∶E 一般为 1∶2；阻塞性通气功能障碍时 FRC 增大，RR 减慢，I∶E 为（1∶3）～（1∶2.5）甚至更长；而限制性通气功能障碍，肺容积显著缩小，RR 增快，I∶E 一般设置为 1∶1.5 或更短。

（2）吸气末屏气：是 Ti 的一部分。在定容型通气需专门设置，时间占总呼吸周期的 5% ~10%，一般不超过 15% 或直接设置为 0.1 ~0.3 s，若需加强改善换气功能的作用，可适当延长屏气时间。

（3）设置方法：控制性通气可直接设定或根据 RR 和 Ti 间接设置；辅助性通气模式根据实际 RR 与预设 Ti 间接换算，而不是根据预设 RR 间接设置，在自主性通气模式，由自主呼吸能力决定。

4. 吸气流量

（1）设置原则：正常人自主呼吸时，近似正弦波形，呼吸加快时，流量增大，且近似递减波，故不同呼吸状态、流量的设置应不同。流量的设置也需要考虑流量波形和病理生理状态，如使用递减波时，峰流量设置在 60 ~90 L/min，其中肺外疾病或气道阻塞性疾病一般较低，肺实质疾病一般较高；若应用镇静剂抑制自主呼吸，吸气流量应降低。若流量波形为方波时，预设流量应明显降低，一般用 40 ~60 L/min。因为 VT 等于平均流量与送气时间的乘积，故流量的设置也应注意同时保障适当的 VT、屏气时间和 I∶E。

（2）设置方法：在不同的模式设置方法不同，在定容模式可直接设置或通过 V_t 和送气时间间接设置，波形为方波或递减波，不宜用正弦波、递增波。在定压模式则通过调节压力间接设置，其基本波形为递减波，吸气压力坡度主要影响峰流量的大小和送气时间。

5. 呼气流量 呼气流量是潜在的通气参数，不能直接设置，在指令性或间歇指令性通气，Ti 一般是恒定的，Te 则随实际 RR（而不是预设 RR）的变化而变化，平均呼气流量随之改变，呼气流量也受气道阻力影响显著。在 RR 和 Ti 设定的情况下，呼气峰流量和平均流量显著下降，Te 延长，说明气流阻塞和肺过度充气的存在。

6. 吸入氧浓度 原则上在 SaO_2 >90% 的情况下，应尽量降低吸入氧浓度（FiO_2）。在慢性高碳酸血症性呼吸衰竭和肺外疾病患者，应采用较低的 FiO_2，使 SaO_2 处于 90% ~95% 之间；反之则使用中等浓度 FiO_2，但应尽量避免过长时间高水平 FiO_2。在心肺复苏和严重缺氧患者抢救初期，可短时间内（一般 15 ~30 min）给予 100% 的 FiO_2。吸痰前特别是严重低氧血症患者，应给予数分钟较高的 FiO_2。

7. 呼气末正压 呼气末正压（PEEP）的应用以能恰好扩张陷闭细胞、对抗气道陷闭、明显改善肺水肿为原则，其他情况下皆可用 3 ~5 cmH_2O 的 PEEP。血容量不足、颅内高压、严重肺过度充气、气胸等患者则应注意控制 PEEP 的大小。

【参数调整】

通气参数的调整应依据以下原则：①通气作用和目的，包括机械通气的治疗作用；②通气功能障碍的类型；③机械通气的负效应；④基础肺功能；⑤机械通气阶段：初始、维持、撤机；⑥人机关系。

参数调整的目的是保持适合的人机关系、适当的动脉血气水平和自主呼吸能力、较好的机械通气治疗作用与尽可能少的机械通气负效应。机械通气的初期，为了避免呼吸肌疲劳，自主呼吸可适当出现或被抑制。通气过程中应有一定的呼吸肌活动，撤机前应尽量发挥自主呼吸的功能。患者接受呼吸机稳定通气 30 ~60 min 后，应复查动脉血气 1 次，随后可数小时复查，病情逐渐稳定后可 12 h 左右复查，病情显著波动时应随时复查。

【呼吸机撤离】

撤机前，根据患者生理、心理状态评估决定是否开始撤机。目前，新型呼吸机的使用，难以确切规定开始撤机的时间。

1. 基本条件的评估

（1）神经系统：中枢和外周神经系统控制和调节呼吸。神经系统原因导致呼吸异常包括神经系统本身的改变（如脑干卒中、中枢性低通气），通常为不可逆的；其他造成神经系统功能异常而影响呼吸的原因有代谢性碱中毒、麻醉药物，通常为可逆的。

（2）呼吸系统：使呼吸负荷与自主呼吸能力之间达到平衡是撤机成功的关键，呼吸系统的改变与此密切相关。气道阻力和（或）肺、胸廓弹性阻力增加均可导致呼吸负荷增加，在撤机的过程中尽可能降低异常增高的阻力，如应用支气管扩张剂、减少肺内水含量等。呼吸肌疲劳导致呼吸动力不足，是撤机困难的原因之一。改善呼吸肌功能的方法有纠正异常的呼吸力学改变，给予合理充分的营养，避免应用大剂量的镇静、麻醉、肌肉松弛药物。

（3）通气需求：寒战、发热、烦躁均会增加氧消耗和 CO_2 的产量，使通气需求增加，呼吸负荷增高，在撤机过程中应给予纠正。

（4）心血管系统：心血管系统和呼吸系统在循环路径上紧密相连，产生复杂的心肺交互作用。机械通气可改善心功能，良好的心功能有助于撤机，涉及的机制有：机械通气使肺内水含量产生减少而降低呼吸功耗。

（5）代谢因素：营养、电解质、酸碱水平、激素水平等均是影响因素。营养不足造成呼吸肌无力，营养过度会导致 CO_2 产量增加，使呼吸负荷增加。血钾、磷、镁离子浓度的降低会抑制呼吸肌的功能。代谢性碱中毒会明显抑制呼吸，在慢性Ⅱ型呼吸衰竭中有重要意义。甲状腺功能和肾上腺皮质功能在重症患者中对呼吸功能产生不利影响较为常见。

（6）心理因素：烦躁、恐惧、悲观等均对撤机产生不利影响。有效交流可以帮助患者消除不良情绪，医护人员和患者亲人应主动经常地与上机患者进行交流。同时，也应保持患者所处环境舒适、安静。

2. 识别可以脱离机械通气的患者　导致呼吸衰竭的原发病开始好转，影响撤机的主要病理生理变化得到纠正，满足以下条件的患者可以撤机：①氧合状态基本稳定（PaO_2/FiO_2 为 150～200），所需的 PEEP≤5 cmH_2O，$FiO_2<0.4$；②pH≥7.25；③血流动力学稳定（HR＜140 次/min），无心脏缺血表现，无须或仅需小量升压药；④T＜38.0 ℃；⑤Hb≥80 g/L；⑥患者神志基本清醒，有自主呼吸及咳嗽。

3. 对患者撤机具有预测价值的指标

（1）每分通气量（VE）：维持在 10～15 L/min。

（2）最大吸气压力（PI_{max}）：也称为用力吸气负压（NIF），反映呼吸肌的力量，达到 15～30 cmH_2O。

（3）气道闭合压/最大吸气压（$P_{0.1}/PI_{max}$）：$P_{0.1}$是在吸气开始后 0.1 s 在气管插管口测得压力的下降值，主要反映呼吸中枢强度。$P_{0.1}$越高，吸气驱动越强，通气需求越大，脱机失败的可能性越大。$P_{0.1}/PI_{max}$将通气需求和肌肉的通气储备联系在一起，应维持于0.3。

（4）CROP评分：是综合评估指标，包括顺应性（C）、呼吸频率（R）、氧合（O）和压力（P），应维持于13。

（5）自主呼吸实验（SBT）：判断机械通气患者可以撤机，最直接的方法就是脱开呼吸机，短时间观察患者能否继续保持病情平稳，这就是自主呼吸实验。SBT是指应用T管或低水平自主呼吸模式作用于接受有创机械通气的患者，通过短时间（0.5～2 h）的动态观察，以评价患者完全耐受自主呼吸的能力，借此达到预测撤机可能性的目的。

（秦历杰）

十、深静脉穿刺术

【概述】

深静脉穿刺置管，即中心静脉置管，是将与血管相容性较好的一种柔软导管经皮穿刺留置在中心静脉内，其开口端漂浮在上、下腔静脉内的深静脉穿刺术，危重患者常需要进行有创血流动力学检测及大量输液、输血治疗，因此，深静脉穿刺置管术是急救患者常用的一门技术。

【适应证】

具体适应证如下：①需长期输液、化疗、频繁留取血标本者；②周围循环衰竭的重危患者；③各种休克患者；④心肺功能不全需监测中心静脉压者；⑤静脉内高营养治疗需快速输血、输液，输注刺激性溶液者；⑥置入肺动脉导管和心脏起搏器的患者。

【禁忌证】

具体禁忌证如下：①严重的凝血机制障碍；②局部感染；③上腔静脉综合征。

【操作步骤】

1. 颈内静脉穿刺置管术 颈内静脉位置固定，在休克的情况下不易塌陷。右侧颈内静脉与右心房几乎成一直线。其具体步骤如下：

（1）平卧，头低20°～30°或肩颈下垫一薄枕以暴露颈部。头转向穿刺对侧（一般多取右侧穿刺）。

（2）确定穿刺点，进针方法有两种：

1）低位进针法：进针点在胸锁乳突肌的两脚之间或其后脚的前缘，即胸锁乳突肌的锁骨头、胸骨头和锁骨三者所组成三角区的顶点为穿刺点，方向指向剑突（胸锁关节）。

2）高位进针法：进针点在胸锁乳突肌（外侧缘）之中点或稍上方，方向指向同侧乳头。

（3）消毒皮肤，戴手套，铺无菌方巾。

（4）检查中心静脉导管是否完好。

（5）用利多卡因进行局麻。

（6）先探针，右手持穿刺针与皮肤成30°～45°角，向下向后及稍向外进针，边进针边抽吸，见有明显的静脉回血表明进入颈内静脉。

（7）根据探针方向和角度，再用中心静脉套管针，以相同的方法静脉抽出回血后，一手固定穿刺金属针，另一手轻轻地将外套管沿金属针头向前推进，取下注射器，左手拇指堵住针柄，以防空气进入静脉，右手插入导引钢丝，退出穿刺针，使用扩张器扩张皮肤，在导引钢丝引导下插入中心静脉导管，取出导引钢丝，抽回血并连接液体，用透明薄膜固定，对固定困难者可进行缝合固定。

2. 锁骨下静脉穿刺置管术

（1）经锁骨上穿刺法：

1）采用头低肩高位（或床脚抬高 15°~25°），一般选右侧进针，因左侧易损伤胸导管，使静脉充盈，提高静脉内压力，不易发生空气栓塞。头转向对侧，显露胸锁乳突肌外形，用1%甲紫画出胸锁乳突肌锁骨端外侧缘与锁骨上缘所形成的夹角，该角平分线之顶端或其后 0.5 cm 左右处为穿刺点。

2）常规消毒皮肤，铺消毒洞巾。

3）检查中心静脉导管是否完好，用生理盐水冲洗，排出空气。

4）用2 mL 注射器抽吸利多卡因，对穿刺点部位进行局部浸润麻醉。

5）术者右手持穿刺针进行穿刺，针尖指向胸锁关节，进针角度 30°~45°。边进针边回抽血，一般进针 2. 5~4 cm 即达锁骨下静脉。

6）静脉回血后，用左手固定穿刺针，右手插入导引钢丝，退出穿刺针，使用扩张管扩张，在导引钢丝引导下插入中心静脉导管，取出导引钢丝，抽回血并连接液体，用透明薄膜固定，对固定困难者可进行缝合固定。

（2）经锁骨下穿刺法：

1）两肩胛间及穿刺侧垫一薄枕，其余准备同上。

2）锁骨下静脉的定位：标志取锁骨中点内侧 1~2 cm 处（或锁骨中点与内 1/3 之间），锁骨下缘下方 1~2 cm；锁骨中 1/3 段范围的下方也可为穿刺点，一般多选用右侧，如选左侧穿刺点应稍偏内侧，沿锁骨下缘进行。

3）局部用利多卡因浸润麻醉，在选定穿刺点处进针，做试探性穿刺，针尖指向锁骨内侧头上缘，穿刺针与胸壁成约 30°角，不超过 45°角，以免刺伤胸膜。进针时使注射器内保持轻度负压，一般进针 4 cm 左右可见回血，记下进针的深度与方向，置管方法同上。

3. 股静脉穿刺置管术

（1）股静脉的解剖位置：在腹股沟韧带的下方，紧贴腹股沟韧带，髂前上棘和耻骨联合连线的中点是股动脉，其内侧是股静脉。

（2）患者取仰卧位，将大腿外展与身体长轴成 45°。

（3）定位方法：①腹股沟韧带中点下方股动脉搏动最明显处的内侧；②髂前上棘和耻骨结节连线中点即是股动脉，其内侧为股静脉。

（4）局部常规消毒，待干，戴手套，铺无菌方巾。

（5）检查中心静脉导管及套管针是否完好。

（6）术者立于穿刺侧，以左手示指在腹股沟韧带下方中部扪清动脉搏动最明显部位。

（7）右手持穿刺针在腹股沟韧带中点下 2~3 cm、股动脉内侧，与皮肤成 30°~45°

角刺入，抽得静脉大量回血，其余操作同颈内静脉置管。

【注意事项】

（1）局部必须严格消毒，不要选择有感染的部位做穿刺。气胸患者避免行颈内静脉及锁骨下静脉穿刺，腹内出血患者避免行股静脉穿刺。同时，置管时还应注意以下几点：

1）如技术操作不当，可导致气胸、血肿、血胸、气栓、感染等并发症，故不应视作普通静脉穿刺，应从严掌握适应证；

2）躁动不安而无法约束者、不能取肩高头低位的呼吸急促患者、胸膜顶上升的肺气肿患者，均不宜施行此术；

3）避免反复多次穿刺，以免形成血肿，如抽出鲜红血液即示穿入动脉，应拔出，紧压穿刺处数分钟至无出血为止。

（2）每周更换肝素帽一次，3～5 d 更换透明敷料一次，注意严格无菌操作。

（3）由于置管入上腔静脉，故常为负压，输液时注意输液瓶绝对不应输空，更换接头时应先夹住导管，以防空气进入，发生气栓。

（4）10～100 U/mL 稀释肝素液正压封管，每次 2～5 mL，每 12 h 一次，防止血液在导管内凝固。

（5）疑有导管源性感染，须做导管头培养。

（6）如为颈内静脉穿刺，嘱能合作的患者屏气，轻缓地将导管拔出，注意按压，拔管后 24 h 内用无菌敷料覆盖。

【并发症】

（1）血气胸：由于操作者对解剖部位不熟、操作不仔细、患者躁动、进针过长所引起，可按肺压缩情况处理，抽气或胸腔闭式引流，必要时拍胸片。

（2）局部血肿：误伤动脉或刺穿静脉按压不够，应迅速拔针，局部压迫 5～10 min。

（3）气栓：由于气体进入静脉可引起。为了避免发生，应做到以下几点：①置管时应嘱患者屏气，脱开注射器时拇指加纱布压住针尾；②输液时及时更换液体，保持管道密封；③拔管时迅速用无菌敷料压迫穿刺处，同时嘱患者屏气；④更换肝素帽、加用三通时，应夹住导管。

（4）血栓：以长期置管、高营养疗法、高凝状态常见，尤以股动脉为甚。为避免发生应做到以下几点：①穿刺时不要将针筒里已凝固的血注入静脉；②封管时应推 2～5 mL 肝素稀释液；③输液不畅时不可用力推注。

（5）感染：常由于无菌操作不严格而引起。为避免发生应做到以下几点：①严格无菌操作；②24 h 更换输液器；③3～5 d 更换透气薄膜，注意消毒；④如疑有导管源性感染，应做导管前端培养和血培养。

（6）导管阻塞：由于导管扭曲、受压和血栓形成引起，为了避免发生应做到以下几点：①尽量选用内径较粗的导管，应防止导管扭曲、受压；②输血前后用生理盐水充分冲洗，用稀释肝素液封管。

（7）导管脱出：用缝针固定，经常观察。及时更换已失去黏性的薄膜。

（8）动静脉瘘，乳糜胸：误伤神经、动脉、胸导管可出现动静脉瘘、乳糜胸。为了避免发生应做到以下几点：①应熟悉解剖部位，注意操作手法；②一旦发生，应停止输液，置瓶于心脏平面下。

（9）导管断裂：用力过猛所致。为了避免发生应做到：①穿刺遇到阻力时，应及时找原因并退出重新置管；②置管时用扩张器松解皮肤；③如用手术刀应谨慎。

（10）心脏穿孔：少见但极为严重，穿刺时对解剖位置穿刺材料了解不够所致，为了避免发生应做到以下几点：①穿刺时为了预防心脏穿孔，置管不宜过深，一般在上腔静脉与右心房入口处最合适；②导管应妥善固定，尽量不使其移位；选用的导管质量应优良。

（裴辉）

十一、中心静脉压监测术

【概述】

中心静脉压（central venous pressure，CVP）是指腔静脉与右房交界处的压力，是反映右心前负荷的指标。CVP 与血容量、静脉张力、右心功能等有关。正常值为 5 ~ 10 cmH_2O。

【适应证】

具体适应证包括：①严重创伤、各种休克及急性循环功能衰竭等危重患者；②各类大、中手术，如心血管、脑和腹部手术的患者；③需快速、大量输血、补液的患者。

【禁忌证】

禁忌证同中心静脉置管，但并非绝对禁忌证。

【操作方法】

1. 穿刺置管方法　见中心静脉置管技术部分。

2. 测压方法

（1）换能器测压：应用换能器测压可连续记录静脉压和描记静脉压力波形。

（2）水压力计测压：结构简单、使用方便且经济。临床上常用的测压装置是由 T 形管或三通开关连接的中心静脉导管、静脉输液系统和测压计的玻璃（或塑料）测压管。该压力计的零点在第 4 肋间腋中线部位。

【注意事项】

（1）穿刺置管：同中心静脉置管部分相关注意事项。

（2）确定导管位置正确：导管尖端位于右心房或近右心房的上、下腔静脉内。导管位置不准则使测压不准。

（3）正确调零：零点偏差显著影响测定值。一般以右心房中部水平线作为标准零点。仰卧位，相当于第 4 肋间腋中线的水平线，侧卧位时相当于胸骨右缘第 4 肋间水平。零点后注意固定。若体位改变，应随即调整零点。

（4）注意胸膜腔内压的变化：影响中心静脉压的因素除了心功能、血容量和血管张力外，还有胸膜腔内压。患者咳嗽、屏气、伤口疼痛、呼吸受限以及麻醉和手术等因素均可通过影响胸膜腔内压改变 CVP。机械通气使胸膜腔内压升高，因此如患者情况允许，应暂停机械通气。

（5）保持管道畅通、无空气：较长时间测压，由于血液反流、血凝块形成等造成通堵不畅，影响测压值的准确性，当需要较长时间监测 CVP，输液速度又不快时，可以加入肝素（3 ~ 5 mg/500 mL），保持测压系统的通畅。

十二、有创动脉压监测术

【适应证】

具体适应证包括：①患者血流动力学不稳定或有潜在危险；②危重患者、复杂大手术的术中和术后监护；③需低温或控制性降压时；④需反复取动脉血样的患者；⑤需用血管活性药进行调控的患者；⑥呼吸、心跳停止后复苏的患者。

【禁忌证】

禁忌证包括严重凝血功能障碍以及穿刺部位血管病变，但并非绝对禁忌证。

【操作方法】

以经皮桡动脉穿刺为例。具体操作包括：

1. 患者准备

患者准备工作包括：①使患者了解操作过程和目的，争取配合；②检查尺动脉侧支循环，Allen 试验阴性，可行置管；③前臂与手部备皮。

2. 穿刺与置管

（1）平卧位，前臂伸直，掌心向上固定，腕部垫小枕，手背屈曲 60°。

（2）摸清搏动，消毒铺巾，必要时可浸润局麻。

（3）在腕褶痕上方 1 cm 处摸桡动脉搏动，针与皮肤成 30°角，与桡动脉走行相平行进针，穿刺有突破坚韧组织的落空感，有血液呈搏动状涌出，证明成功，此时针与皮肤成 10°角，向前推进 2 mm，用手固定针芯，将外套管送入后拔出针芯。

（4）连接测压装置，注意无菌操作。

（5）固定穿刺针。

3. 动脉内压力图形的识别与分析　正常动脉压力波分为升支、降支和重搏波。升支示心室快速射血进入主动脉，至顶峰为收缩压；降支表示血液经大动脉流向外周，之后心室内压力低于主动脉，主动脉瓣关闭与大动脉弹性回缩同时形成重搏波。至动脉内压力下降至最低点，为舒张压。

【注意事项】

1. 预防和及时发现远端肢体缺血　血栓形成、血管痉挛等会引起远端肢体缺血。应加强预防措施，早发现，具体措施如下：

（1）置管前做 Allen 试验，判断有无足够的血液供应。

（2）穿刺时动作轻、稳、准，避免反复穿刺，必要时可直视下置管。

（3）选择穿刺针，忌太粗、反复使用。

（4）密切观察穿刺远端手指的颜色与温度，当发现有缺血征象应及时拔管。

（5）固定置管肢体时，不要行环形包扎或者包扎太紧。

2. 预防局部出血和血肿　穿刺失败及拔管后需压迫止血，患者如应用抗凝药，压迫止血需在5 min以上，以宽胶布加压覆盖。必要时加压包扎30 min后观察无出血，才可放松。

3. 保证管路通畅

（1）持续性加压冲洗装置的应用。

（2）每次取血后，应立即用含肝素的生理盐水对管路进行冲洗。

（3）如发现管道内有血块堵塞，立即抽出，勿将血块推入，以防栓塞发生。

（4）动脉置管时间增长与血栓风险正相关，在患者病情稳定后，需及早撤管。

4. 严格无菌操作

5. 防止气栓发生

6. 其他　妥善固定套管、延长管及肢体，防止针管受压、扭曲或脱落。

十三、脉搏指示持续心排血量监测术

【概述】

脉搏指示持续心排血量（PICCO）监测主要用于监测和计算血流动力学参数。采用的方法是动脉脉搏轮廓分析法连续测量或经肺热稀释技术间断测量。监测内容包括心率、动脉收缩压、舒张压和平均血压，分析热稀释曲线的平均传输时间（MTt）、下降时间（DSt）、胸腔内血容量（ITBV）、血管外肺水含量（EVLW），每搏输出量变异度（SVV）。

【适应证】

具体适应证包括：

（1）引起的血流动力学不稳定各种原因或有可能引起血流动力学改变的危险因子。

（2）任何引起肺水肿或存在引起其改变的危险因素。

【禁忌证】

具体禁忌证包括：①肝素过敏；②穿刺局部疑似感染或已有感染；③严重出血性疾病，或应用抗凝治疗药物；④接受主动脉内球囊反搏治疗（IABP）者。

【操作步骤】

（1）应用Seldinger法插入上腔静脉导管丛。

（2）应用Seldinger法于大动脉插入PICCO动脉导管。

（3）连接地线和电源线。

（4）温度探头与中心静脉导管连接。

（5）准备好PULSION压力传感器套装，并将其与PICCO机器连接。

（6）连接动脉压力电线。

（7）打开机器电源开关。

（8）输入患者参数。

（9）换能器压力“调零”，参考点置于腋中线第4肋间与心房水平。

（10）准备好合适注射溶液，注射应快速、均匀，平均5 s，测量3次，取平均值。

（11）切换到心率轮廓测量法的显示页。

【注意事项】

（1）PICCO 导管有 5F、4F、3F 等 3 种型号可供选择，3F 导管用于儿科患者，置管位置多选择股动脉。

（2）导管尖端不能进入主动脉。

（3）操作过程要求严格无菌。

（4）管路通畅维持。

（5）一般每 6～8 h 进行一次换能器压力“调零”。

（6）动脉压修正后，须通过热稀释测量法重新校正。

（7）选择合适的注射液容积和温度，注射液体容量须与预设液体容积一致。

（8）如有主动脉瘤存在，ITBVI/GEDVI 数值不准确。

（9）PICCO 动脉导管留置一般不超过 10 d，如出现导管相关性感染征象，应将导管拔出并留血培养。

（10）长时间留管，须警惕肢体局部缺血和栓塞。

（11）装有 IABP 的患者，不能准确监测。

【参数测量】

表 3－3　PICCO 监测参数的测量

参数	正常范围	单位
热稀释测量		
心脏指数（CI）	3.5～5.0	L/（min·m^2）
胸腔内血容积指数（ITBVI）	850～1 000	mL/m^2
全心舒张末期容积指数（GEDVI）	680～800	mL/m^2
全心射血分数（GEF）	25～35	%
肺血管通透性指数（PVPI）	1.0～3.0	–
血管外肺水指数（EVLWI）	3.0～7.0	mL/kg
心率轮廓显示		
心率指示心脏指数（PCCI）	3.5～5.0	L/（min·m^2）
心率（HR）	60～90	L/min
每搏输出量指数	40～60	mL/m^2
每搏输出量变异率（SVV）	≤10%	–
脉压变异率（PPV）	≤10%	–
动脉收缩压（APsys）	90～130	mmHg
动脉舒张压（APdia）	60～90	mmHg
平均动脉压（MAP）	70～90	mmHg
最大压力增加速度（dP_{max}）	1 200～2 000	mmHg/s
全身血管阻力指数（SVRI）	1 200～2 000	（dyn·s）/（cm^3·m^2）

十四、肺动脉漂浮导管监测术

【适应证】

任何原因引起的血流动力学不稳定及氧合功能改变或有可能引起这些改变的危险因

素存在时，均可应用 Swan - Ganz 导管。

【禁忌证】

具体禁忌证包括：

（1）相对禁忌证：①急性感染性疾病；②细菌性心内膜炎或动脉内膜炎；③心脏束支传导阻滞；④近期频发心律失常；⑤严重的肺动脉高压；⑥活动性风湿病；⑦严重的器官缺氧；⑧严重出血倾向；⑨心脏及大血管内有附壁血栓；⑩疑有室壁瘤，但不具备手术条件。

（2）绝对禁忌证：导管经过部位有严重的解剖畸形，如右心室流出道梗阻、肺动脉瓣或三尖瓣狭窄、肺动脉严重畸形等。

【操作方法】

1. 置管前准备

（1）使患者或家属理解操作过程及意义。

（2）适当镇痛镇静。

（3）备急救设备及药品，如除颤器、多巴胺、肾上腺素等。

（4）检查器械。

（5）5 mg/dL 的肝素生理盐水冲洗导管，排除导管内空气，封闭导管接口。

（6）如果插管在压力波形引导下进行，将压力传感器与导管的远端接口相接，检查压力监测仪曲线是否正常。

2. 置管途径 通过考虑导管位置调整、操作者熟练程度、患者耐受、体表固定位置以及局部受污染的可能性，可选择的部位有颈内静脉、锁骨下静脉、颈外静脉、贵要静脉、股静脉。

3. 置管步骤

（1）Swan - Ganz 导管床旁插入：

1）应用 Seldinger 方法将外套管插入静脉，把 Swan - Ganz 导管送入中心静脉内。

2）确认监测仪上压力变化波形，根据压力波形的变化判断导管位置。

3）送入导管，当导管顶端进入右心房，出现典型的心房压力波形，表现为 a、c、v 波，压力波动的幅度为 0 ~ 8 mmHg。

4）气囊充气 1 mL，并继续向前送入导管。当通过困难，可在其通过三尖瓣后马上将气囊充气。

5）压力波形突然发生明显改变：如收缩压明显升高，达 25 mmHg 左右，舒张压不变或略有下降，达 0 ~ 5 mmHg，脉压增大，压力曲线顿挫上升。提示导管的顶端进入右心室。

6）在确保气囊充气的条件下，迅速、轻轻地送入导管，让导管到达肺动脉。

7）进入肺动脉后，舒张压升高，平均血压升高，压力曲线的下降支有顿挫感。压力波动在 25/12 mmHg 左右。

8）继续推送，收缩压下降，舒张压下降，脉压减小。压力波动范围为 6 ~ 8 mmHg，平均压力低于肺动脉平均压。如无干扰波形，并可分辨出 a、c、v 波形，则被视为典型的肺毛细血管楔压力波形。

9）导管移动停止，放开气囊。波形变为肺动脉压力波形。再将气囊充气 1 mL 之后排空，压力波形重复出现由肺毛细血管楔压力波形到肺动脉压力波形的转换，提示导管位置好，反之提示位置过深或过浅。

10）固定导管，进行胸部 X 线检查。

（2）对于一些插管困难的患者或条件允许，可选择在 X 线透视引导下置入 Swan - Ganz 导管。

（裴辉）

十五、导尿术

【目的】

（1）解除急性尿潴留。

（2）直接从膀胱导出不受污染的尿标本，做细菌培养，测量膀胱容量、压力及检查残余尿量，以辅助诊断。

（3）为盆腔内脏手术患者排空膀胱内尿液，防止术中误伤膀胱。

（4）抢救休克或危重患者时，便于准确测量尿量、尿比重，观察肾功能。

（5）昏迷、尿失禁、压疮或会阴部有损伤时，保留导尿管以保持局部干燥，清洁。

（6）泌尿系统疾病手术后，为促使膀胱功能的恢复及切口的愈合，常需做留置导尿术。

【适应证】

具体适应证包括：

（1）各种下尿路梗阻所致尿潴留。

（2）危重患者抢救。

（3）膀胱病变诊断不明时，注入造影剂、膀胱冲洗、探测尿道有无狭窄。

（4）留取尿液做细菌培养，包括普通培养和膀胱灭菌尿培养。

（5）产科手术前的常规导尿。

（6）膀胱内药物灌注或膀胱冲洗。

（7）不明原因的少尿、无尿并可疑尿路梗阻者。

（8）泌尿系统手术后记录尿量。

【操作方法】

1．**物品准备**　一次性导尿包、弯盘、一次性尿垫、浴巾、处置记录单、黄色医疗垃圾桶等。

2．**操作步骤**　以男性患者导尿为例：

（1）携用物至患者床旁，查对床号、姓名、核对患者的信息，向患者解释操作目的，评估患者意识及合作程度，了解男性患者有无前列腺疾患等引起的尿路梗阻情况。

（2）关闭门窗、拉帘遮挡、折叠被尾于患者腹部。

（3）协助患者取仰卧屈膝外展位，脱近侧裤腿盖在对侧腿上，露出外阴部；臀下垫尿垫，近侧用浴巾保护。

（4）弯盘置于床尾存污物用。

（5）检查导尿包的有效期，有无破损潮湿等不能使用的现象，打开包装。打开外阴消毒包，取导尿包的初消毒包放在患者两腿之间。

（6）打开治疗巾，左手戴无菌手套，右手取碘伏包，双手撕开，将碘伏棉球倒入弯盘内。

（7）操作者左手戴手套，右手持镊子夹取棉球由外向内、自上而下进行消毒，顺序为阴阜→阴茎→对侧阴茎→近侧阴茎→左手垫无菌纱布提起阴茎，后推包皮，暴露冠状沟消毒尿道口→龟头→螺旋向上至冠状沟（3 次）→提起阴茎消毒阴茎至阴囊（左、中、右）→对侧阴囊→近侧阴囊。

（8）消毒后脱手套、撤下初次消毒用物放于治疗车下层医用垃圾桶内，将已空的消毒弯盘拖至床尾，洗手。

（9）置管前：

1）将导尿包置于两腿中间，打开治疗巾，双手戴手套。

2）铺洞巾，孔巾对准尿道口再放下，避免污染无菌区。

3）检查导尿管气囊，连接尿袋，将别针固定于尿袋上。

4）碘伏棉球、润滑剂棉球分别倒入弯盘内。

5）润滑导尿管前端。

6）左手垫无菌纱布提起阴茎，后推包皮，暴露冠状沟。

7）消毒顺序：尿道口→龟头→螺旋向上至冠状沟（3 次）→尿道口。

（10）置管：

1）左手固定不动，右手更换新无菌持物镊。

2）将导尿管插入尿道，同时将阴茎向上提，与腹壁成 60°，插入 20 cm 左右，见尿后再插入 2 cm，注入 10 mL 注射用水于气囊内，使之充盈，轻拔尿管至有阻力为止。

3）关闭导尿管。

4）必要时留取标本。

（11）置管后整理：

1）撤去洞巾，脱去手套，收拾用物，放于黄色垃圾桶内。

2）将尿袋固定于床旁，开放导尿管，在管道标识上写日期、时间、导尿管外露长度，贴于导尿管气囊处，在引流袋上写日期。

3）撤去尿垫和浴巾，协助患者整理衣裤、床单位，取舒适位。

4）再次查对床号、姓名。

5）处置单打钩、签名、洗手。

【注意事项】

（1）注意患者心理反应，保护患者自尊。

（2）严格遵守无菌技术操作原则，不可污染、跨越无菌区，消毒顺序、范围、方法正确，预防泌尿系统感染。

（3）操作必须轻柔，以防损伤尿道黏膜，置管过程中严密观察患者反应。

（4）女性患者导尿时如导尿管误入阴道，必须立即拔出，更换导尿管重新插入，男性患者导尿消毒时要注意包皮和冠状沟的消毒。

（5）根据不同患者选择不同型号粗细适宜的导尿管，对小儿或疑有尿道狭窄者，导尿管宜细。

（6）一次排尿量不超过1 000 mL，以防出现虚脱和血尿。

（7）男尿道长而弯曲，必须根据解剖特点进行导尿，以免造成尿道的损伤和导尿失败。

（8）放尿过程中如需倒尿液，导尿管应低于耻骨联合，以免造成尿液逆流，发生感染。

（9）留置导尿时，应保持尿液引流通畅，防止管道受压、扭曲、堵塞，鼓励患者多饮水，并进行适当活动，发现尿液浑浊沉淀有结晶时，应遵医嘱做膀胱冲洗和进行尿液微生物检测。

（10）留置导尿管有效期28 d，留置尿管大于7 d要进行尿液微生物检测，在尿管留置期间不更换贮尿器。

（11）每日评估拔管指征，如诊断为尿路感染或出现感染指征或堵塞情况下尿管与储尿器同时更换。

（12）应用0.02%氯己定（洗必泰）进行膀胱冲洗治疗尿路感染，预防尿路感染禁止使用抗生素或呋喃西林进行常规膀胱冲洗。

（孙立东）

十六、经皮穿刺膀胱造瘘术

【概述】

膀胱造瘘术是一种常见的暂时性或永久性尿流改道方式，广泛用于膀胱、前列腺、尿道等手术。常用术式有开放性耻骨上膀胱穿刺造瘘术和耻骨上膀胱穿刺造瘘术。开放性耻骨上膀胱穿刺造瘘术因创伤大、出血多、恢复慢、切口易感染等缺点不易被患者接受。耻骨上膀胱穿刺造瘘术因创伤小、并发症少、操作简便，可局麻下在诊室或病房内进行，患者恢复快。

【适应证】

具体适应证包括：

（1）暂时性膀胱造瘘：膀胱梗阻性病变导致尿潴留，经尿道不能或不允许插入导尿者，如前列腺增生症、尿道狭窄、尿道结石、阴茎和尿道损伤、化脓性前列腺炎、尿道炎、尿道周围脓肿等；泌尿道手术后，如尿道整形手术和膀胱手术后；经尿道前列腺电切除时，用以冲洗和减压。

（2）永久性膀胱造瘘：神经源性膀胱其排尿功能不能恢复，因前列腺增生不能耐受手术；尿道肿瘤切除术后的永久性改道。

【禁忌证】

具体禁忌证包括：

①膀胱未充盈者；②有下腹部手术史，腹膜反折与耻骨粘连固定者。

【术前准备】

（1）术前了解心、肺、肾功能，血、尿常规，凝血功能。

（2）向患者说明术式目的及术后带管注意事项。

（3）如膀胱充盈不佳，可经尿道注入生理盐水利于术中暴露和操作。

（4）对于合并感染者应予抗感染治疗并留置导尿管引流，必要时行膀胱冲洗。

（5）行耻骨上膀胱穿刺造瘘术者最好穿刺前 B 超定位，确定最佳穿刺点，减少损伤腹膜和肠管的机会。

（6）多采用局部浸润麻醉。

（7）仰卧体位，头稍低。

【手术步骤】

（1）穿刺点选择：术前 B 超定位选择最高位或膀胱膨胀最明显处，相当于耻骨联合上约 3 cm 的中线部位作为穿刺点。局麻后以细长针自该点垂直向下穿刺，抽出尿液后，记录穿刺角度和深度，拔除穿刺针（图 3－18）。

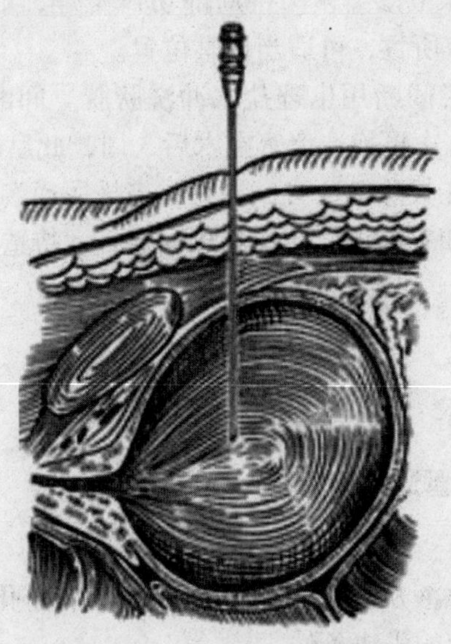

图 3－18 膀胱穿刺术

（2）切口：于穿刺部位做 0.5～1.0 cm 长纵行或横行皮肤切口，切开腹直肌前鞘。

（3）膀胱造瘘管的放置：自切口沿穿刺方向用套管针同法穿刺膀胱，到达预定深度后拔出针芯，可见有尿液流出，用相应管径的气囊导尿管从套管针腔插入，退出套管针，导尿管进入膀胱后，气囊注水 10 mL，调整位置，用丝线缝合皮肤并固定导尿管。

【并发症】

（1）腹腔脏器损伤：膀胱充盈不够或穿刺点过高可损伤腹膜或肠管。膀胱空虚状态或穿刺用力过大、过深也可损伤直肠。一旦有上述情况，应积极手术探查修补。

（2）膀胱造瘘管脱出：采用上述造瘘管多可避免。一般术后 2 周造瘘管脱出，尽快来院更换造瘘管多可沿原造瘘口插入，必要时可更换稍细的造瘘管。

（3）膀胱刺激症状：一般是由于造瘘位置过低、造瘘管放置过深或合并感染造成。术中选择位置相对高的穿刺点。造瘘管最好采用气囊尿管，便于调整最佳位置，必要时可将气囊导管尖端剪去少许。

【注意事项】

对于无尿潴留者应术前插导尿管，注入生理盐水使膀胱充盈，这样易于辨别，降低误伤腹腔脏器的可能性。

（1）术前 B 超定位，选择位置相对较高，又能避开腹膜和肠管的穿刺点。

（2）切口应遵循组织损伤小，又安全的原则。

（3）对于曾经做过膀胱手术的患者，尤其是术后时间较短者，行膀胱造瘘时，辨认和游离膀胱比较困难，可以从原瘢痕下端的耻骨联合处向下分离，但应注意不要损伤耻骨后静脉丛，也可经尿道插入金属探子协助膀胱的辨认。

（4）置管后注意保持膀胱造瘘管的通畅，将其与无菌尿袋做闭式引流，防止逆行感染。经常观察尿量及尿色变化，鼓励患者多饮水，以利于冲洗尿路。

（5）观察瘘口处有无尿液渗漏，保持局部切口干燥，如冲洗通畅，而无尿液引出时，可能为造瘘管深度不宜所致，可适当调整位置。

（6）永久性膀胱造瘘者间断用生理盐水冲洗膀胱。间断闭管以保持膀胱容量。定期更换膀胱造瘘管，一般首次更换造瘘管在术后 3 周，此后酌情 1 ~3 个月更换 1 次。

（7）暂时性膀胱造瘘在拔除前，必试夹管，当排尿通畅和无残留尿时方可拔管。

（8）拔除造瘘管后，如有漏尿，应留置导尿数日，待造瘘口愈合后，再行拔管。

（孙立东）

十七、血液净化技术

（一）血液净化临时血管通路的建立

【概述】

所谓血管通路是指把血液从体内引出来，进行血液净化治疗后再回输到体内的途径。它是进行血液净化治疗的先决条件。

临时血管通路是指在短时间内能够建立起来并能立即使用的血管通路，一般能维持数小时乃至数月以满足患者实施血液净化的需要。常采用经股静脉、锁骨下静脉和颈内静脉途径穿刺置管至中心静脉，建立血管通路。

【适应证】

具体适应证包括：

①急、慢性肾衰竭；②全身炎症反应综合征；③液体负荷过重；④严重的电解质及酸碱平衡紊乱；④重症急性胰腺炎；⑤挤压综合征和横纹肌溶解；⑥药物过量和中毒；

⑦肝功能不全。

【禁忌证】

具体禁忌证包括：

①凝血功能障碍或全身肝素化的患者不宜行中心静脉插管；②胸部畸形、解剖标志不清、严重肺气肿、肺尖部位过高易发生气胸以及躁动不安无法约束者不能取肩高头低位的呼吸急促患者应尽量避免行锁骨下静脉穿刺；③做过颈部手术、解剖点发生明显改变者以及局部有感染灶者应避免行颈内静脉穿刺。

【操作方法】

1. 颈内静脉穿刺置管术

（1）患者平卧，头转向对侧（一般多取右侧穿刺）。

（2）找出胸锁乳突肌的锁骨头、胸骨头和锁骨形成的三角区，该区顶端为穿刺点，或平甲状软骨水平胸锁乳突肌内侧或外侧为穿刺点。

（3）常规皮肤消毒，铺无菌巾，利多卡因局部浸润麻醉并试穿，再改为用穿刺针，始终保持负压回抽，通常进针 1.5～2.5 cm，穿刺方向与矢状面平行，与冠状面成30°。若一侧颈内静脉穿刺失败，禁止再在对侧穿刺。

2. 锁骨下静脉穿刺置管术

（1）患者取头低肩高位，肩下垫枕头转向对侧（一般多取右侧穿刺）。

（2）取锁骨中外 1/3 处下方 2 cm 作为穿刺点，常规皮肤消毒，铺无菌巾，用利多卡因局部浸润麻醉并试穿，针尖指向头部方向，与胸骨纵轴约成 45°，与胸壁平面成 15°，以恰能穿过锁骨与第 1 肋骨的间隙为准。一般成人进针 3～5 cm 即见有回血，进行留置导管。妥善固定导管并用肝素生理盐水封管。

3. 股静脉穿刺置管术

（1）患者取仰卧位，臀部稍垫高，大腿外展、外旋，膝关节稍屈曲。

（2）在腹股沟韧带下方找到股动脉搏动最强处为穿刺点。

（3）常规皮肤消毒，铺无菌巾，利多卡因局部浸润麻醉并试穿，针尖与皮肤成 30°～40°角，穿刺方向与血管走行方向平行，边进针边抽吸即可见暗红色回血。留置导管。妥善固定导管并用肝素生理盐水封管。

【注意事项】

（1）操作应严格按照操作规程，严格无菌技术，防止感染。在连接管路时注意防止进气发生气栓。固定好导管防止脱落。

（2）一旦误穿动脉，应立即拔出，并准确可靠压迫动脉，如无血肿，可继续在该部位穿刺。

（3）送入导丝和导管时，动作应轻柔，勿用暴力，以免引起血管内膜损伤，甚至上腔静脉和右心房穿孔。

（4）对留置静脉导管进行操作时应严格按无菌技术进行。

（5）保持管腔通畅，定期以肝素生理盐水冲洗。

（6）不应在导管中进行输血、抽血。

（7）导管的各连接点必须妥善固定，防止漏气或脱落。

（8）导管穿刺点需每天用碘酊、酒精消毒1次，并更换敷料。

（二）血液净化的抗凝技术

【适应证】

适用于肾脏的替代治疗。

【禁忌证】

具体禁忌证包括：

（1）存在凝血功能障碍，各项凝血功能指标明显延长时慎用抗凝治疗。

（2）存在明显的出血倾向时慎用抗凝治疗。

（3）存在肝功能不全、低氧血症、外周循环较差的情况时慎用枸橼酸钠抗凝治疗。

【抗凝选择】

1. 普通肝素 普通肝素首次负荷剂量2 000～5 000 IU静脉注射，维持剂量500～2 000 IU/h；或负荷剂量25～30 IU/kg静脉注射，然后以5～10 IU/（kg·h）的速度持续静脉输注。需4～6 h监测APTT，据此调整普通肝素用量，一般将APTT维持在正常值的1～1.4倍。

2. 低分子量肝素 一般首剂静推20 U/kg，维持7.5～10 U/（kg·h）。控制抗FXa活性在0.3～0.6 U/mL可达到理想的抗凝效果且无出血风险。而抗FXa活性超过0.45～0.8 U/mL可能出现出血并发症。

3. 非肝素抗凝 一般采用枸橼酸钠，其结合血中的钙离子，以达到抗凝的效果，同时在滤器后或外周血补充氯化钙或葡萄糖酸钙溶液以补充血液中的离子钙，根据滤器后血液的钙离子浓度监测决定钙溶液用量，要求将滤器后血液的钙离子浓度保持在0.25～0.4 mmol/L。缺点是代谢性碱中毒的发生率较高，有肝功能损害的可使其加重。

4. 无抗凝剂法 无抗凝剂容易发生管路凝血，可以采用下述措施减少管路内凝血：①预冲液加入5 000～20 000 U的肝素；②治疗过程中，以生理盐水冲管路，每1 h一次，每次100 mL，但应注意无菌操作，防止外源性感染；③减少血泵停止时间和次数；④尽可能避免管路中进入空气；⑤保证充足的血流量，尽量避免抽吸现象的发生；⑥提高血流速度（200～300 mL/min）；⑦尽可能选用生物相容性好的滤膜。

【注意事项】

具体注意事项包括：①抗凝应个体化；②针对不同的抗凝方法采用不同的监测手段；③密切监测各种可能发生的并发症；④定期更换滤器管路。

（三）血液滤过

【概述】

血液滤过是指采用中心静脉留置单针双腔导管，由血泵驱动体外血液循环，利用高通量滤过膜两侧的压力差和超滤的方式滤出水分，同时以对流的方式清除大、中、小分子溶质的一种血液净化的治疗方式。

【适应证】

碱中毒具体适应证包括：①高血容量性心功能不全和急性肺水肿；②严重酸碱及电

解质平衡紊乱：代谢性酸中毒、碱中毒、高钠血症、低钠血症、高钾血症、高钙血症；③药物中毒；④急、慢性肾衰竭；⑤尿毒症性心包炎、皮肤瘙痒、周围神经病变及可采用血液滤过清除的中分子毒素；⑥肝性脑病和肝肾综合征；⑦感染性休克；⑧急性呼吸窘迫综合征；⑨多器官功能障碍综合征。

【操作程序】

需备有血泵、管道连接、滤器、空气捕获器、容量控制系统及监控系统。

（1）开启机器，待通过自检后进行管路连接。

（2）配置预冲液进行管路预冲。

（3）根据患者病理生理指标制定适宜的置换液配方。

（4）选择适宜的治疗模式及参数。

（5）将治疗管路与患者的血管通路相连接，按预设的治疗模式及参数开始治疗。

【注意事项】

（1）对于不同病理生理状态的危重患者应根据具体情况选用不同治疗模式，随时调整治疗参数，避免出现水、电解质、酸碱平衡紊乱。

（2）根据患者凝血功能的变化采用适宜的抗凝方式，避免出血的发生。

（3）保持体外循环管路密闭、通畅，避免受压、扭曲、管路内凝血；确保穿刺部位清洁、干燥，定期换药，减少感染机会；妥善固定体外循环管路，避免管路松动、脱落。

（4）监测穿刺肢体周径的变化，避免血栓形成。

（5）根据患者具体情况调整置换液配方，液体配置时注意无菌操作，严格识别各种液体。

（6）监测体外循环管路的各压力变化，一旦发现管路或滤器凝血，要及时更换。

（7）操作规范，避免空气进入循环管路。

（8）治疗过程中严密监测患者生命体征的变化。

（9）加强对患者的心理护理。

（四）血液透析

【概述】

血液透析（hemodialysis，HD）是在动静脉压力差或血泵的驱动下，血液和透析液间的物质的交换在滤过膜的两侧完成，弥散作用是溶质转运的主要机制。按照驱动血液循环的动力区分，HD 包括连续动静脉血液透析（CAVHD）和连续静静脉血液透析（CVVHD）。HD 模式的特点是对小分子物质（包括尿素氮、肌酐、钾、钠等）清除效率高，但对炎症介质等中分子物质清除能力较差。

【适应证】

血液透析主要针对急性肾衰患者，特别是以下情况：

（1）无尿 2 d 或少尿 3 d。

（2）每日体重增加 2.0 kg 以上。

（3）水肿、肺水肿和胸水。

（4）出血倾向。

（5）有神经、精神症状者。

（6）恶心、呕吐者。

（7）实验室指标达到以下指标：①肌酐 >707 μmol/L；②血清尿素氮 >707 mmol/L；③血清钾 >6 mmol/L；④血清 HCO_3^- <15 mmol/L；⑤血清尿素氮每日上升 >10.71 mmol/L，血清钾每日上升 >1.0 mmol/L。

【禁忌证】

具体禁忌证如下：①出血倾向；②休克或低血压；③脑血管意外；④未控制的严重糖尿病；⑤心功能不全或严重心律失常不能耐受体外循环；⑥精神失常，不合作患者；⑦恶性肿瘤晚期。

（五）血液灌流

【概述】

血液灌流（HP）是通过将患者的血液从体内引出经过体外循环，利用体外循环灌流器中吸附剂的吸附作用清除外源性和内源性毒物、药物以及代谢产物，从而达到净化血液的目的。

最常用的吸附材料有活性炭和吸附树脂，目前临床应用的方法还有免疫吸附。

【适应证】

具体适应证包括：

（1）急性药物和毒物中毒。

（2）尿毒症。

（3）暴发肝衰竭早期。

（4）自身免疫性疾病（如系统性红斑狼疮等）。

（5）其他疾病（如甲状腺危象、脓毒症、精神分裂症、牛皮癣等）效果暂不肯定。

【禁忌证】

具体禁忌证包括：严重出、凝血功能障碍，低血压，明显出血倾向，重度心力衰竭。

【操作方法】

（1）把灌流器垂直固定在支架上，高低相当于患者心脏水平，动脉端向下，接通动、静脉管道。

（2）准备 2 000 mL 肝素生理盐水，每 500 mL 内加 10 U 肝素。

（3）把动脉管道与肝素生理盐水连通，开动血泵，约每分钟 500 mL 流量，当肝素生理盐水慢慢充满灌流器并从静脉管道流出时，血泵可调大至每分钟 200 ~ 300 mL 的流量。当剩下最后 200 mL 肝素生理盐水时，把静脉管道也与这同一瓶盐水连通，用每分钟50 mL流量自我循环 10 min。在这整个冲洗过程中，均应轻轻敲打灌流器，帮助空气完全排出。在冲洗过程中，如有肉眼可见的炭粒冲出，说明灌流器的滤网破裂，应立即更换。

（4）动静脉穿刺成功后，立即推注首剂肝素，按每千克体重 8～10 U 计算。

（5）把动脉管道连接到动脉穿刺针，开动血泵，血流量调到 50～100 mL/min，血流接近静脉管道末端时，把静脉管道与静脉穿刺针连接，这时整个体外循环的连接便完成了。如患者有低血压或低血容量情况，可同时将动、静脉管道与动静穿刺针连接，把预充的生理盐水全部驱回患者体内。

（6）若患者血压、心率、心律稳定，可缓慢调大血流量至 150～200 mL/min，持续 2～3 h结束。

（7）灌流开始后，开动肝素泵，每小时输入肝素 10～15 U/kg。

（8）灌流结束时把灌流器倒过来，动脉端在上，静脉端在下，用空气回血不能用生理盐水，避免被吸附的物质重新释放进入体内。其具体的操作同血液透析。

【并发症】

常见并发症包括血小板下降，白细胞降低，对氨基酸、葡萄糖以及药物的吸附，血压下降，发热，出血等。

【注意事项】

（1）患者在灌流 0.5～1 h 后出现寒战、发热、胸闷、呼吸困难等症状，提示吸附剂生物相容性差，可静脉注射地塞米松或苯海拉明，给予吸氧，一般不需中断灌流。

（2）有条件者应在灌流前后定时采血做毒物定量分析，如出现反跳，应继续多次灌流。若无条件做毒物分析，亦应严密观察临床症状，直到病情稳定。

（3）血液灌流只能清除毒物本身，不能纠正毒物已经引起的病理生理改变。因此有特异性解毒药物，一定要使用。

（4）应根据病情采取相应的治疗措施，如洗胃、导泻、吸氧、兴奋呼吸中枢、强心、升压、纠正酸中毒、抗感染、补充血容量等。

（孙立东）

参考文献

［1］北京协和医院．重症医学科诊疗常规．北京：人民卫生出版社，2012.

［2］中华医学会．临床技术操作规范·重症医学分册．北京：人民军医出版社，2009.

［3］中华医学会．临床诊疗指南－急诊医学分册．北京：人民卫生出版社，2009.

［4］杜斌主译．美国麻省总医院危重病医学手册．4 版．北京：人民卫生出版社，2009.

［5］刘大伟．使用重症医学．北京：人民卫生出版社，2010.

［6］中华医学会．重症医学专科资质培训教材．3 版．2011.

第四章　急诊危重病的评价系统

第一节　急性潜在重症评分方法及临床

1. **危重症严重程度评价的临床价值**　根据疾病的重要症状、体征、生理参数，量化评价疾病严重程度。

2. **急诊危重病情判断和评分的临床价值**　准确反映疾病严重程度及变化，早期识别潜在危重症，评价危重患者面临的危险，治疗措施，远期生活质量，科研设计、分组对比统一的尺度。

3. **如何选择评分系统**　根据场所进行选择评分系统：

（1）急诊流水、观察室、抢救室——潜在危重病评分系统。

（2）急诊病房——针对性的评分系统。

（3）EICU——综合的评分系统。

4. **潜在危重病评分系统/RAPS 与 REMS**

（1）RAPS（rapid acute physiology score）：即快速急性生理评分——评价院前或住院患者转运风险。

（2）REMS（rapid emergency medicine score）：即快速急诊内科评分方法——预测急诊患者的病死危险性。

【评分方法】

见表 4－1－1。

表 4－1－1　RAPS 和 REMS 评分表

变量	分值						
	0	1	2	3	4	5	6
心率	70～109		55～69	40～54	<40		
			110～139	140～179	>179		
收缩压（mmHg）	90～129		70～89				
			130～149	150～179	>179		
呼吸频率	12～24	10～11	6～9				
		25～34		35～49	>49		
GCS 评分	>13	11～13	8～10	5～7	<5		
年龄	<45		45～54	55～64		65～74	>74
SpO_2	>89	86～89		75～85	<75		

【评分意义】

RAPS 是 1987 年 Rhee 等在急性生理和慢性健康状况评分Ⅱ（APACHEⅡ）基础上精简而来的。它很早就被用于评价直升机运输抢救危重院前患者的病情评价，而且证明简单有效。随后 RAPS 进一步被用于急性非创伤患者的病情评价，因其简单、参数易得而且评分快速逐渐得以推广。二者相比 REMS 优于 RAPS，它可以预测急诊患者近期和远期病死率。

RAPS 和 REMS 评分注意事项：①参数取同一时间点；②动态评分 24 h 最差值是指总分的最差值；③血压最好由同一人反复测量，测量部位固定；④测量外周血氧饱和的部位应固定。

5. 非特异性病情评价严重程度的方法：病死概率模型（mortality probability models，MPM）

【评分方法】

见 4-1-2。

表 4-1-2　MPM_0 变量及其估计的系数（β）、标准误（$S_{\bar{x}}$）、调整比值比（AOR）及其 95% 可信性区间（95% CⅡ）

变量		β（$S_{\bar{x}}$）	AOR（95% CⅡ）
常数		-5.468 36	-
生理学变量	昏迷或深度木僵	1.485 92（0.079）	4.4（3.6~5.2）
	HR≥150 次/min	0.456 03（0.145）	1.6（1.2~2.1）
	SBP≤12.0 kPa	1.061 27（0.079）	2.9（2.5~3.4）
慢性疾病	慢性肾功能不全	0.919 06（0.105）	2.5（2.0~3.1）
	肝硬化	1.136 81（0.126）	3.1（2.4~4.0）
	转移瘤	1.199 79（0.098）	3.3（2.7~4.0）
急性疾病	急性肾衰	1.482 10（0.089）	4.4（3.7~5.2）
	心律失常	0.280 95（0.068）	1.3（1.2~1.5）
	脑血管疾病	0.213 38（0.069）	1.2（1.0~1.5）
	胃肠道出血	0.396 53（0.094）	1.5（1.2~1.8）
	颅内占位病变	0.865 33（0.068）	2.4（2.0~2.8）
其他	年龄（10 岁比值比）	0.030 57（0.002）	1.4（1.3~1.4）
	入 ICU 之前行心肺脑复苏（CPR）	0.569 95（0.112）	1.6（1.4~2.2）
	机械通气	0.791 05（0.056）	2.2（2.0~2.5）
	因内科疾病或急诊手术住 ICU	1.190 98（0.074）	3.3（2.8~3.8）

表 4－1－3 MPM_0 的生理学变量及慢性疾病定义

生理学变量

●非药物过量所致的昏迷或深度木僵：对使用肌松剂、麻醉或深度镇静后苏醒的患者，应于镇静前对意识程度做出最佳判断。

●昏迷：对任何刺激无反应，对疼痛或命令无颤搐，无四肢活动，无反应，GCS 一般分为 3 分。

●深度木僵：为去皮质或去大脑强直体位，呈自发状或因刺激或强烈疼痛所致，但对命令无反应，GCS 一般为 4 或 5 分。

●HR：记录入住 ICU 前或后 1 h 内 HR 是否大于等于 150 次/min。

●SBP：记录入住 ICU 前或后 1 h 内 SBP 是否大于等于 12.0 kPa。

慢性疾病

●慢性肾功能损害：血肌酐 > 176.8 μmol/L，并有慢性肾病史；如果患者为慢性肾衰急性恶化，则应记为急性肾衰。

●肝硬化：有大量饮酒史，并有门静脉高压及静脉曲张或有其他导致肝门静脉高压及静脉曲张的原因，尸解证实为肝硬化。

●转移性恶性肿瘤：为Ⅳ期癌（不包括局灶性结节）。指有明显临床转移瘤症状或有病理报告证实者；如无明显症状且入住 ICU 时无病理报告者则诊断不能成立；急性恶性血液肿瘤可归入此类；慢性白血病只有出现以下临床症状：全身感染脓毒症、贫血、白细胞凝集急性发作肿瘤溶解综合征（化疗所致的尿酸增加）、肺水肿（包括 ARDS 所致的淋巴管扩张）或接受积极的抗白血病治疗时才能归入此类诊断。

急性疾病

●急性肾衰：急性肾小管坏死或慢性肾衰急性发作（不包括肾前性肾衰）。

●心律失常：阵发性心动过速，快速心室颤动，Ⅰ度、Ⅱ度房室传导阻滞。慢性或稳定性心律失常不在此列。

●脑血管疾病：脑栓塞、脑梗死、脑卒中、脑干梗死、脑血管动静脉畸形（急性卒中或脑血管出血，不包括慢性动静脉畸形）。

●胃肠道出血：呕血，黑粪。穿孔性溃疡并不一定表明有胃肠道出血（胃肠道出血时胃管内可见明显的咖啡色胃液），血红蛋白降低本身不足以证明有急性胃肠道出血。

●颅内占位病变：指患者入住 ICU 后 1 h 内诊断为颅内占位者，CT 非必做检查项目，它仅适用于严重神经损伤的患者，颅内占位（硬膜下脓肿、肿瘤、出血）可以 CT 或下列任何一项扫描结果证实：①中线移位；②脑室消失或变形；③脑室或蛛网膜下隙大量出血；④大于 4 cm 的可视性占位；⑤任何使密度增加的占位。

其他

●年龄（岁）：指患者最近一次生日时的年龄。

●入 ICU 之前 24 h 内行 CPR：CPR 包括胸部按压、除颤或心脏按压，不论 CPR 在何处进行。

●机械通气：患者住 ICU 时正行机械通气或入住 ICU 后立即行机械通气。

●内科疾病或急诊手术：除了下述两种情况外均为此类患者：①择期手术（至少提前 24 h 安排的手术）患者；②择期手术患者于术前置入 Swan－Ganz 导管。

【评分意义】

MPM Ⅰ是用 logistic 回归分析，从大量备选参数项中选出与病死率密切相关的变量并赋予一定权重而形成，主要用于推测患者死亡的概率。虽然 MPM Ⅰ与 APACHE Ⅱ、SAPS Ⅰ同为第二代评价系统，但它采用的 logistic 回归分析方法却是领先的，这种方法也是第三代评价系统 APACHE Ⅲ、SAPS Ⅲ、MPM Ⅲ产生的来源。MPM 系统主要是通过计算 PHM（probability hospital mortality，病死危险度）来评价和预测患者的病情和预后，这在第二代评价系统中是独创的，是目前所有病情评价系统中唯一可以在患者进入 ICU 时开展的，而非 24 h 后。

（王越圣）

第二节　ICU 非特异性病情严重程度评价方法

一、急性生理和慢性健康状况评价系统（APACHE Ⅱ评分）

【评分方法】

1. 急性生理学评价系统

（1）急性生理学评分标准（表 4-2-1）：

表 4-2-1　急性生理学评分表

	+4	+3	+2	+1	0	+1	+2	+3	+4
肛温（℃）	>41	39.0~40.9		38.5~38.9	36.0~38.4	34.0~35.9	32.0~33.9	30.0~31.9	<29.9
MAP（mmHg）	>160	130~159	110~129		70.0~109		50~69		<49
心率（次/min）	>180	140~179	110~139		70.0~109		55~69	40~54	<39
呼吸（次/min）	>50	35~49		25~34	12~24	10~11	6~9		<5
$A-aDO_2$	>500	350~499	200~349		<200				
PaO_2（mmHg）					>70	60~70		55~60	<55
pH 值	>7.7	7.60~7.69		7.5~7.59	7.33~7.49		5.25~7.32	7.15~7.24	<7.15
Na^+（mmol/L）	>180	160~179	155~159	150~154	130~149		120~129	111~119	<110
K^+（mmol/L）	>7	6.0~6.9		5.5~5.9	3.5~5.4	3~3.4	2.5~2.9		<25
Cr（mg/dL）	>3.5	2.0~3.4	1.5~1.9		0.6~1.4		<0.6		
Hct（%）	>60		50.0~59.9	46.0~49.9	30.0~45.9		20.0~29.9		<20
WBC（10^3/dL）	>40		20.0~39.9	15.0~19.9	3.0~14.9		1.0~2.9	<1	
GCS 评分					15-实际测得的 GCS				

注：急性肾衰时，Cr 分值应当乘以 2

（2）Glasgow 昏迷评分（GCS 评分）：见表4－2－2。

表4－2－2　Glasgow 昏迷评分

	最佳运动反应	言语反应	睁眼动作
6	遵嘱动作		
5	刺痛能定位	回答准确	
4	刺痛能躲避	回答错误	自主睁眼
3	刺痛时肢体屈曲	能说出单个词	呼唤睁眼
2	刺痛时肢体过伸	只能发音	刺痛睁眼
1	无运动	无言语	无睁眼

2. 急性生理学评分（APS）（A）

项目	肛温	MAP	心率	呼吸	A－aDO_2 或 PaO_2	pH 值	Na^+	K^+	Cr	Hct	WBC	GCS	评分
数值													
分值													

A =

3. 年龄评分（B）

表4－2－3　年龄评分标准

<44	45～54	55～64	65～74	>75
0	2	3	5	6

年龄：________岁　　　分值：　　　B =

4. 慢性健康评分（C）　存在下列严重疾病或免疫抑制状态的，再进行评分，若不存在，则本项目计分为零。

表4－2－4　慢性健康评分标准

肝	活检证实肝硬化，明确的肝门静脉高压，既往由肝门静脉高压造成上消化道出血，既往发生过肝功能衰竭、肝性脑病或肝昏迷
心血管	按照纽约心脏联盟评分，心功能Ⅳ级
呼吸	慢性限制性、阻塞性或血管性疾病，导致严重的运动受限（如不能上楼或进行家务劳动）；明确的慢性缺氧、高碳酸血症、继发性红细胞增多症、严重的肺动脉高压（>40 mmHg）或呼吸机依赖
肾	接受长期透析治疗
免疫功能抑制	免疫抑制治疗、化疗、放疗、长期或最近大剂量使用类固醇治疗或患有免疫抑制性疾病（如白血病、淋巴瘤、AIDS）
非手术或急诊手术后患者	5分
择期手术后患者	2分

慢性健康状态评分（C）C = APACHEⅡ = A + B + C =

【评分意义】

用评分客观评估疾病严重程度和预后临床工作中死亡的可能性，受医源性和患者主观因素的影响，对患者病情的改善常依赖临床表现和某些随意性检查结果，缺乏全面病理生理状况的综合评估。用危重病评分系统对病情严重程度及病死率进行预测，危重病评分分值与病情亚种程度密切相关，分值越高，病情越重，死亡危险性越大。研究证实，APACHEⅡ <10 分，医院死亡的可能性小；10 ~20 分病死率约为 50%； >20 分病死率为 66.8% ~100%。动态地进行病情评价则预测效果更准确。

APACHEⅡ评分还可以用于质量控制。病死率是衡量医疗水平的最有用指标，用病死率做横向比较，可以反映出一个医院当前医疗水平处于何等水平；用病死率做纵向比较，可以反映出一个医院医疗水平的发展趋势。死亡概率反复用实际病死率校正，可以认为所得死亡概率代表某一时期医疗水准。如果预测死亡数量显著大于实际死亡数或者预测死亡数显著小于实际死亡数，则会给质控提供信息，促进领导或相关单位总结成功经验、寻找失败原因、修正工作计划或决策、更新医疗设备和人才培养计划等。每日或动态地进行危重疾病评价除了可判断病情变化、医疗和护理措施效果外，还可以考查每个班次医生或护士的工作质量。

二、简化急性生理学评分（SAPS）

【评分方法】

在 1985 年提出的急性生理学评分（SAPSⅠ）的基础上，通过对欧洲和北美洲 12 个国家 137 个成人 ICU 连续收治的 13 152 例患者的临床研究，LeGall 等提出 SAPSⅡ评分系统。SAPSⅡ评分系统中生理指标的选择与定量不仅仅是根据临床经验的判断，还要依据统计分析，由于在患者死亡危险性的计算没有加入其他数值的矫正，准确性更高。另外，SAPSⅡ较 APACHEⅢ简单，无须动脉和特殊的静脉血标本。每例患者只需 5 min就可完成，此系统包括 12 个生理参数、年龄、Glasgow 评分、入 ICU 的原因以及是否合并艾滋病、转移癌、血液系统恶性肿瘤等。患者死亡危险性（P）依据以下公式计算：P = eLogit/1 + eLogit。其中 Logit = −71 7631 +010 737（SAPSⅡ得分） +019 971 ×In（SAPⅡ得分 +1）。SAPS 评分系统中只包括明确的生理指标，一些不易明确的指标没有被列入。

表 4－2－5　SAPS Ⅱ 评分表

变量	分值																		
	0	1	2	3	4	5	6	7	8	9	10	11	12	13	15	16	17	18	26
年龄(岁)	<40							40～59					60～69		70～74	75～79		≥80	
心率(次/min)	70～119		40～69		120～159			≥160				<40							
收缩压(mmHg)	100～199		≥200			70～99								<70					
T(℃)	<39			≥39															
PaO_2/FiO_2 (mmHg)							≥200			100～199		<100							
尿量(L/d)	≥1.0				0.50～0.999							<0.5							
血 BUN (mmol/L)	<10.5						10.5～32.0				≥32.0								
WBC ($\times 10^9$/L)	1.0～19.9			≥20.0									<1.0						
血钾浓度 (mmol/L)	3.0～4.9			<3 或≥5															
血钠浓度 (mmol/L)	125～144	≥145				<125													
血 HCO_3^- 浓度 (mmol/L)	≥20			15～19			<15												
血胆红素浓度 (μmol/L)	<68.4				68.4～102.5					≥102.6									
GCS 评分	14～15					11～13		9～10						6～8					<6
慢性疾病										转移癌	血液恶性肿瘤						AIDS		
住 ICU 类型	择期手术						内科患者		急诊手术										

表4-2-6　SAPSⅡ各变量的定义

变量	定义
年龄	为患者最近一次生日时的年龄
心率	为24 h内最差值（低或高值），如果由心搏骤停（11分）变至心动过速（7分），指定为11分
收缩压	与HR相同，如果由8.0 kPa变至27.3 kPa，则为13分
T	为最高体温
P_2O_2/FiO_2	如行机械通气或持续肺动脉压监测，则使用最低的比值
尿量	如患者住ICU＜24 h，按下式计算：1 L/8 h=3 L/24 h
血尿BUN	为最高值
WBC	为最差值（高或低值）
血钾浓度	为最差值（高或低值）
血钠浓度	为最差值（高或低值）
血HCO_3^-浓度	为最低值
血胆红素浓度	为最高值
GCS评分	为最低值，如患者使用了镇静药，则记录镇静前估计的GCS
住院类型	在24 h内进行手术者为急诊手术，在24 h以后进行手术者为择期手术；住ICU1周内不进行手术者为内科患者
AIDS	指HIV阳性伴有下列临床并发症者卡波（Kaposi）氏肉瘤、淋巴瘤、结核或血液中毒性（toxoplasma）感染
血液恶性肿瘤	指淋巴瘤、急性白血病或多发性骨髓瘤
转移瘤	指手术、CT或任何其他方法证实的转移癌

【评分意义】

随着医学技术的不断进步和现代诊断理念的不断发展，对急诊重症患者疾病走势和治疗措施做出客观的评价，已经逐渐成为医学界关注的焦点。自20世纪80年代至今，各种病情预测方法及病死概率预计模型在临床上得以广泛使用，且各具特色，其中以APACHE和SAPSⅡ评分系统具有较高的效率，二者均是以患者症状、体征和生理参数加以量化，对患者的病情和预后进行客观评价。其中前者的发展历经3个阶段，目前APACHEⅡ和APACHEⅢ以临床应用为主，二者评价效果相似，前者在数据收集和处理方面更为简便，且可直接计算预计病死率。

国内研究发现APACHEⅡ可对疾病发展的各时期进行准确的评价。与APACHEⅡ相比，SAPSⅡ评分系统更易收集资料，准确性和可重复性高，在国外应用较为广泛。研究发现随着两种评价方法的分值增加，预计病死率和病死率均显著增加，且当APACHEⅡ分值在20分以上，SAPSⅡ评分分值在50分以上时，病死率达到50%及以上，而当SAPSⅡ评分在77分以上时，病死率高达100%，这与国内研究结论一致。

此外，研究表明APACHEⅡ的预计死亡概率与实际病死率接近，而SAPSⅡ评分法则高于实际病死率，进一步拟合曲线结果表明APACHEⅡ评分的贡献率最大、吻合度高。分值分段研究表明随着两种方法分值增加，病死率也显著升高，其中 APACHE Ⅱ 分值 10 分以内时，病死率为 0，总预计病死率虽略高于实际病死率；当 SAPS Ⅱ 评分高于 60 分时，病死率高达 80% ~100%，预后普遍较差。

总之，两种评价系统均适用于急诊内科重症患者的评估，其中 APACHE Ⅱ 校准度高，宜为首选。

（王越圣）

第三节　多器官功能障碍综合征和多器官功能衰竭评价系统

一、多器官功能衰竭评分（MODS）

MODS 所累及的器官或系统主要包括呼吸、循环、肾、肝、血液、胃肠道、神经、免疫、代谢等 9 部分，所有 MODS/MOF 评分标准都包含了这 9 部分的若干项，再从反映每一器官功能状况的众多生理变量中，选出一个或者几个能准确反映该器官功能状况的最佳变量来进行评分量化。这些变量需要遵循以下原则：①所选变量的平均值在存活与死亡患者之间要有明显的差异；②所选变量平均值的变化与不同病情状态下 ICU 患者的病死率密切相关，即变量分值越高，患者病死危险性（PHM）越大；③代表不同器官、系统的变量，如果分值相同，则其所预测的 ICU 患者的病死率应该相同；④所选变量能够满足有效性、反应性及可重复性的标准。

【评分方法】

MODS 评分（1995 年 Marshall 标准），其包含了呼吸、肾、肝、心血管、血液和神经 6 个器官系统，分别选择氧合指数（PaO_2/FiO_2）、血清肌酐、血清总胆红素、压力调整的心率（PAHR）、血小板计数、格拉斯哥昏迷评分来反映以上各系统，其中 PAH =心率×（中心静脉压/平均动脉压），每个项目按器官功能损害程度分别计 0 ~4 分（0 分代表器官功能正常，4 分代表器官功能损害最严重），总分为 24 分（表 4 -3 -1）。

表 4 -3 -1　MODS 评分（1995 年 Marshall 标准）

器官系统	变量	分值				
		0	1	2	3	4
呼吸系统	PaO_2/FiO_2（mmHg）	>300	226 ~300	151 ~225	76 ~150	≤75
肾	血清肌酐（μmol/L）	≤100	101 ~200	201 ~350	351 ~500	>500
肝脏	血清总胆红素（μmol/L）	≤20	21 ~60	61 ~120	121 ~240	>240
心血管系统	PAHR（/min）	≤10	10.1 ~15	15.1 ~20	20.1 ~30	>30
血液系统	血小板计数（$\times10^9$/L）	>120	81 ~120	51 ~80	21 ~50	≤20
神经系统	GCS 评分	15	13 ~14	10 ~12	7 ~9	≤6

【评分意义】

无论哪种评分系统，分值越高，代表病情越重，动态分值可以反映病情演变和治疗效果。评分同样要参看每个器官项目的单个得分，了解受损器官的项目和受损的程度。

比如 Marshall 标准中以评分中每一器官系统变量的得分大于或者等于 3 作为该器官系统衰竭的标准，衰竭器官的数目越多，病死率就越高。同样总得分为 6 分，6 个器官系统各得 1 分和神经、呼吸各得 3 分，其余得 0 分的临床预后并不一样，后者衰竭器官数为 2 较前者衰竭器官数为 0 的预测病死率高。

二、感染相关的器官衰竭评分系统（SOFA）

【评分方法】

SOFA 的评分标准包含了呼吸、血液、肝、心血管、神经和肾 6 个器官系统，每个器官系统含 1 ~2 个变量，按功能损害程度分别计 0 ~4 分，总分为 24 分（表 4 -3 -2）。计算时先按各器官系统当日的最差情况各自评分，再相加得出总分。要求进行每日动态评分。

表 4 -3 -2　SOFA 评分标准（0 ~24 分）

器官系统	变量	分值			
		1	2	3	4
呼吸	PaO_2/FiO_2（mmHg）	<400	<300	<200（呼吸机支持）	<100（呼吸机支持）
血液	PLT（$\times 10^9$/L）	<150	<100	<50	<20
肝	TBIL（μmol/L）	20 ~32	33 ~101	102 ~204	>204
心血管	低血压状态	平均动脉压 <70 mmHg	多巴胺≤5 或任何剂量的多巴酚丁胺	多巴胺 >5 或肾上腺素≤0.1 或去甲肾上腺素≤0.1	多巴胺 >5 或肾上腺素 >0.1 或去甲肾上腺素 >0.1
神经	GCS 昏迷评分	13 ~14	10 ~12	6 ~9	3 ~5
肾	Cr（μmol/L）	110 ~170	171 ~299	300 ~440	>440
	尿量（mL/d）			<500	<200

【评分意义】

SOFA 最大的特点是描述 MODS 的演变，每日记录一次最差值，可以评估各个器官系统功能损害的演变情况（包含治疗对病情的影响），分值提高提示该脏器损害进展，一般将单器官系统得分大于或等于 3 作为该器官系统衰竭的标准。SOFA 同样可以反映病情严重性和预测死亡率，总分值越高和器官系统衰竭数目越多，提示病情越重。动态分值可以反映病情演变和治疗效果，如患者 SOFA 评分在入院最初 48 h 内呈下降趋势，则存活的可能性较大，反之则预后不良。

第四节　创伤评分

一、院前创伤评分表

1. 院前指数

【评分方法】

院前指数（prehospital index，PHI）在 1986 年由 Kochler 等提出，规定收缩压、心

率、呼吸、意识 4 项生理指标 0 ~ 5 分的标准（表 4 - 4 - 1）。各项记分相加，0 ~ 3 分为轻伤，4 ~ 20 分为重伤，胸腹部穿透伤另加 4 分。

表 4 - 4 - 1　院前指数

收缩压（mmHg）	记分	心率（次/min）	记分	呼吸程度	记分	意识程度	记分
>100	0	51 ~ 119	0	正常	0	正常	0
86 ~ 100	1	≥120	3	费力或浅	3	模糊或烦躁	3
75 ~ 85	2						
0 ~ 74	5	≤50	5	<10 次/min 或需插管	5	言语不能理解	5

【评分意义】

通过现场测定创伤患者的血压、心率、呼吸，检查患者的意识状态以及患者是否存在胸部或腹部穿透伤，就可得出患者总的评分。院前指数的主要作用为评定创伤严重程度、判断预后，以及分流处理创伤患者。Koehler 等认为 PHI 为 0 ~ 3 分为微创伤，PHI 为 4 ~ 20 分为严重创伤。

在现场通过对伤员创伤严重度评定，可提醒急救人员对严重创伤及早实施急救复苏和转送途中的监护治疗。同时有助于伤员运送优先权的确定和选择适当的确定性治疗单位。故特别适用于突发大批伤员的合理处置。PHI 也为院内创伤救治提供有用信息，通过急救系统无线电通信将院前伤员创伤严重度通知接收医院，使院内事先做好救治准备，以利提高院内创伤救治成功率。

在应用 PHI 对创伤患者评定过程中，须注意下列因素对院前指数的影响：

（1）创伤后至完成 PHI 评定的时间对 PHI 的影响：创伤早期由于机体的代偿反应，使某些重伤员在短时间内血压、心率表现为近于正常。若院前急救半径短、反应快，则 PHI 分值较低。

（2）年龄对 PHI 可靠性的影响：相同严重程度的创伤在青壮年与老年或儿童的死亡率不同，故应考虑年龄因素。

（3）某些较重创伤可得出较低的 PHI：脊柱伤合并截瘫的伤员 40 h 内参数可表现近于正常，自然其 PHI 评定为低分值。另外，对某些严重创伤患者是否应手术治疗，临床上常受多种因素影响，医生掌握的手术指征和手术时间亦不尽一致。

2. 修正 CRAMS 评分法

【评分方法】

CRAMS 评分法（Circulation，Respiration，Abdomen，Motor and Speech Score）是 1982 年由 Gormican 等提出，根据循环、呼吸、腹和胸部、运动和语言表现，按正常、轻度和重度改变，各项分别记 2、1、0 分，正常总分 10 分，又称“五功能记分法”。按此法，分值越低伤情越重，9 ~ 10 分轻度，7 ~ 8 分重度，≤6 分极重度。将≤8 分作为应立即转送伤员到医院的标准。1985 年 ClemmerTP 等又对其进行了修正，使其准确度更得到了提高。修正后 CRAMS 分值越低，死亡率越高，评分情况详见表 4 - 4 - 2。

表 4-4-2　修正 CRAMS 评分表

项目	0 分	1 分	2 分
循环	无毛细血管充盈或收缩压 < 85 mmHg	毛细血管充盈迟缓或收缩压 85 ~ 99 mmHg	毛细血管充盈良好或收缩压 > 100 mmHg
呼吸	无自主呼吸	费力、浅或频率 > 35 次/min	正常
胸腹部	腹肌紧张、连枷胸或胸腹部穿透伤	胸腹部有压痛	胸腹部无压痛
运动	无反应或体位固定	有疼痛反应	正常（能按吩咐运动）
言语	发音听不懂或不能发音	言语错乱、语无伦次	正常（对答切题）

【评分意义】

修订后的 CRAMS 简便易用，将生理指标和解剖部位相结合，是国内院前创伤评分体系中应用最多的方法。修正后 CRAMS 分值越低，死亡率越高，分值≥7 分为轻伤，死亡率为 0.15%；≤6 分为重伤，死亡率为 62%。重伤者应该转送Ⅰ级创伤中心，而轻伤者则可转送Ⅱ级和Ⅲ级创伤中心。Kilberg L 等使用其预测创伤结局，≤4 分的重伤患者如果被送往Ⅰ级创伤中心，则生存率明显增加。

3. 创伤计分法

【评分方法】

创伤计分法（trauma score，TS）是 1981 年由 Champion 等提出，根据呼吸频率和幅度、收缩压、毛细血管充盈状况和 GCS 评分，5 项分值相加。总分 16 分，分越低伤情越重，≤12 分视为重伤，应立即转送医院。

表 4-4-3　创伤计分法

项目	0 分	1 分	2 分	3 分	4 分	5 分
呼吸频率（次/min）	0	< 10	> 35	25 ~ 35	10 ~ 24	
呼吸幅度	浅或困难	正常				
收缩压（mmHg）	0	< 50	50 ~ 69	70 ~ 90	> 90	
毛细血管充盈	无充盈	迟缓/ < 2"	正常/ > 2"			
GCS 评分		3 ~ 4	5 ~ 7	8 ~ 10	11 ~ 13	14 ~ 15

【评分意义】

TS 在不同程度上依据伤后生理指标的改变来反映创伤的严重程度，主要在院前起到事故现场急救和拣伤作用。常以 TS < 12 分作为重伤的标准，灵敏度为 63% ~ 85%，特异性为 75% ~ 99%，准确度为 98.7%。

TS 在不同程度上依据伤后生理指标的改变来反映创伤的严重程度，也有学者采用此方法估计创伤预后，但其用于院内伤员预测结局的准确性不够好。此外，由于 TS 仅使用生理参数，未使用解剖学因素，未考虑患者年龄及伤前的健康状况，因而不能区分少数严重的创伤。

4. 修正创伤计分法

【评分方法】

修正创伤计分法（revised trauma score，RTS）是 1989 年由 Champion 等对原 TS 法

做出修正，因呼吸幅度和毛细血管充盈状况两项实用意义不大而删去，其他记分标准也有调整（表4-4-4）。

表4-4-4　修正的创伤评分表

项目	0分	1分	2分	3分	4分
呼吸频率（次/min）	0	1~5	6~9	≥30	10~29
收缩压（mmHg）	0	<50	50~75	76~89	≥90
GCS评分	3	4~5	6~8	9~12	13~15

【评分意义】

由于TS的灵敏度不佳，而且创伤现场呼吸幅度和毛细血管充盈度常难以判断，1989年，Champion H. R. 又提出了修正创伤评分（revised trauma score，RTS），去掉了呼吸幅度（RE）和毛细血管充盈度（CR），仅由GCS评分、收缩压（SBP）和呼吸频率（RR）三项构成，各赋予一定分值。RTS包括两个版本：

（1）用于现场指导分类，称之为T-RTS（Triage-RTS），T-RTS=GCS+SBP+RR。T-RTS一般用于院前指导伤员分类。Gilpin DA等建议将RTS>11分诊断为轻伤，<11分诊断为重伤。研究表明，T-RTS在急救现场分拣患者的灵敏度明显高于TS，而特异性仅稍低于后者。

（2）在此基础上再将GCS评分、SBP和RR分别配以一个权重系数，其RTS值=0.936 8×GCS+0.732 6×SBP+0.290 8×RR。由于其权重系数是根据美国严重创伤结局研究（MTOS）资料计算出来的，故称之为MTOS-RTS。更能反映生理功能紊乱，可用于创伤结局预测，常与ISS、年龄等结合用于TRISS法中，预测生存概率（Ps）。

二、院内创伤评分法

简明损伤定级标准（Abbreviated Injury Scale，AIS）和损伤严重度评分法（Injury Severity Score，ISS）以及具有重要相关性的器官损伤定级标准（Organ Injury Scale，OIS）是目前使用较多的评分定级方法。

【评分方法】

1969年美国医学会（AMA）和机动车医学发展协会（AAAM）制定了AIS。使用中逐步改进，几经易稿，已先后有1985年版、1990年版、1998年版和2005年版四个修订版本。重庆市急救中心先后将每一修订版本向国内翻译介绍。

1. AIS基本内容　AIS将人体划分为头、面、颈、胸、腹和盆腔、脊柱脊髓、上肢、下肢、体表共9个部位。按组织器官解剖损伤程度，规定了每处损伤1~6分的评分标准，将AIS逐项记录。AIS≥3分为重度损伤，6分属几乎不能救治的致死性损伤。生命威胁较小的器官如胃、小肠、大肠和膀胱等的最高分值≤4分。

2. ISS及其与AIS的关系　1974年，Baker在AIS基础上提出多发伤的ISS，此法将人体分为6个区域：头颈（包括颈椎）、颌面、胸（包括胸椎）、腹（包括腰椎和盆腔脏器）、四肢（包括骨盆）、体表。ISS值为三个最严重损伤部位AIS值的平方和，即每个区域只取一个最高值，不超出33个区域。一处AIS为6分时，ISS直接升为75分

（相当于3个5的平方和）。Baker提出，ISS≥16分为严重多发伤，≥50分者死亡率很高，75分者极少存活；死亡患者ISS平均值通常在36～42分。

表4－4－5　AIS－90评分

部位	轻度（1分）	中度（2分）	重度不危及生命（3分）	重度危及生命（4分）	危重或可成活（5分）	最大损伤（6分）
头颈部	①头痛/头晕；②颈椎扭伤无骨折；③颈外静脉轻度破裂（失血≤20%）；④甲状腺挫伤	①逆行性遗忘；②嗜睡/木僵/迟钝，能被语言刺激唤醒；③失去知觉<1 h；④甲状腺裂伤；⑤单纯颅顶骨折；⑥不完全性臂丛损伤；⑦颈椎椎体轻度压缩（≤20%），棘突/横突骨折/椎间盘损伤（无神经根损害）；⑧单根神经根挫裂伤；⑨脑神经挫裂伤；⑩颈外动脉内膜撕裂、破裂（出血量≤20%）/血栓形成，颈内静脉破裂（失血量≤20%）；⑪喉/声带单侧挫伤	①昏迷1～6 h；②昏迷<1 h伴神经障碍；③颅底骨折；④粉碎/开放/凹陷（≤2 cm）性颅顶骨折；⑤梗死/脑挫伤：浅表≤30 mL，直径≤4 cm，中线移位≤5 cm；⑥小脑挫伤（≤15 mL，直径≤3 cm）；⑦轻度脑肿胀/水肿（脑室受压，无脑干池受压）；⑧头颅穿透伤：深度≤2 cm；⑨蛛网膜下隙出血；⑩脑垂体受损；⑪喉破裂未横断/咽部挫伤（血肿）撕裂伤/双侧声带损伤、气管/食管裂伤未穿孔；⑫脊髓一过性神经体征；⑬颈椎椎体重度压缩>20%，椎板/椎弓根/小关节突/齿突骨折；⑭椎间盘破裂伴神经根损害/多根神经根损伤；⑮颈内动脉内膜撕裂/破裂（失血量<20%）/血栓形成/颈内静脉/颈外动脉/静脉破裂（失血量>20%）；⑯完全性臂丛神经损伤	①昏迷1～6 h；伴神经障碍；②昏迷6～24 h；③仅对疼痛刺激有恰当反应；④颅骨骨折性凹陷>2 cm，复杂性粉碎性颅底骨折；⑤脑膜破裂或脑组织外露、缺损；⑥大脑挫伤深30～50 mL，直径>4 cm，中线移位>5 cm，中度脑肿胀/脑室/脑干池受压；⑦小脑挫伤，范围15～30 mL，直径>3 cm；⑧硬膜外/下小血肿（成人≤30 mL，10岁以内≤25 mL，点状/小片/中度，小脑区≤15 mL，直径≤3 cm）；⑨颈髓不完全损伤或不伴骨折（残留部分感觉或运动功能）；⑩颈总（内）动脉破裂（失血>20%）/内膜撕裂/创伤性血栓形成伴与创伤无关的神经功能异常伴声带受损，咽或咽后区域穿孔未横断；⑪食管/气道破裂未横断	①昏迷伴有不适的动作；②昏迷>24 h；③脑干损伤；④大脑广泛挫伤（成人>50 mL，10岁以内>15 mL，直径/厚度>2 cm），小脑广泛挫伤（总量>30 mL），硬膜外血肿双侧/大范围（成人>30 mL，10岁以内>25 mL，厚度>1 cm，大片广泛，10岁以内>15 mL，直径/厚度>2 cm）；⑤脑肿胀（脑室或脑干池消失）；⑥小脑/大脑穿透伤/弥漫性轴突挫伤；⑦喉/咽横断/毁损；⑧气管/食管横断或撕脱；⑨完全脊髓损伤（四肢瘫或截瘫，且无感觉）；⑩C_4或C_4以下骨折/脱位	碾压骨折、脑干碾压撕裂、断头、C_3或C_3以上骨折/脱位/颈髓裂伤或横断

续表

部位	轻度（1分）	中度（2分）	重度不危及生命（3分）	重度危及生命（4分）	危重或可成活（5分）	最大损伤（6分）
面部	①角膜擦伤/玻璃体损伤/巩膜裂伤/耳道损伤（内耳/中耳/听骨链/鼓膜破裂）；②舌浅表裂伤/牙龈挫裂伤/撕裂伤/牙任意数目断裂/撕脱；③鼻出血/鼻骨/下颌骨闭合性骨折	①眼撕脱（剜出）/巩膜裂伤累及眼球（包括破裂）/视神经裂伤；②舌深部广泛裂伤；③鼻骨或下颌骨开放性/移位/粉碎性骨折，眼眶骨闭合性骨折，颧骨骨折，颞下颌关节脱位；④上颌骨骨折（包括上颌窦）LeFortⅠ：上颌骨牙槽嵴的水平段骨折，牙齿还留在移位的骨片中；LeFortⅡ：上颌骨单侧或双侧骨折，其体部与颌面部骨骼分离，形成椎状，骨折可穿过体部向下伸至硬腭，通过眶底进入鼻腔	①眼眶开放性/移位/粉碎性骨折；②LeFortⅢ骨折（整个上颌骨或一块或多块颌面部骨骼从颅底完全分离的骨折）	LeFortⅢ骨折伴失血量>20%	无	

续表

部位	轻度 （1分）	中度 （2分）	重度不危及生命 （3分）	重度危及生命 （4分）	危重或可成活 （5分）	最大损伤 （6分）
胸部	①单根肋骨骨折（有血气胸或血气纵隔）； ②胸椎扭伤； ③胸壁擦伤； ④胸骨挫伤； ⑤主支气管挫伤（血肿）	①2～3根肋骨的任何部位或单根肋骨多处骨折（有血气胸或血气纵隔）； ②胸骨骨折； ③胸椎脱位或棘突或横突骨折； ④胸椎轻度压缩骨折（≤20%）； ⑤心包裂伤（穿刺伤）； ⑥食管挫伤或胸导管裂伤； ⑦主支气管以远部分裂伤未穿孔； ⑧女性乳房撕脱伤； ⑨膈肌挫伤（血肿）； ⑩支气管/食管/肋间/内乳动脉/静脉破裂（失血≤20%）或>20%加1分； ⑪胸膜裂伤（伴血气胸加1分）	①>1根肋骨开放性/移位/粉碎性（伴血气胸加1分）； ②一侧有>3根和另一侧<3根肋骨骨折，胸廓稳定或NFS（伴血气胸加1分）； ③连枷胸单侧或NFS（伴肺挫伤加1分，双侧加2分）； ④单侧肺挫伤/裂伤（双侧加1分，伴纵隔血肿加1分，失血>20%加1分）； ⑤单侧血胸或气胸； ⑥纵隔气肿； ⑦膈肌破裂； ⑧心包填塞的损伤，无心脏的损伤； ⑨食管裂伤未穿孔，周径≤50%； ⑩气管或主支气管挫伤/裂伤/主支气管以远部分破裂未横断； ⑪头臂（无名）/肺/锁骨下动静脉或上/下腔静脉胸段内膜撕裂/破裂（失血≤20%，>20%加1分）； ⑫轻度吸入性烧伤； ⑬胸椎脱位或椎弓板/椎弓根/关节突骨折，椎体压缩性骨折>1根椎骨或高度>20%	①双侧均有>3根的肋骨骨折（伴血/气/连枷胸加1分）； ②双侧肺挫伤（失血>20%加1分）； ③纵隔血肿； ④双侧血气胸伴张力性气胸，失血量>20%加1分； ⑤张力性气胸； ⑥食管或支气管破裂穿孔但是未完全横断； ⑦胸主动脉内膜撕裂，血管未破裂/破裂（失血≤20%）； ⑧锁骨下/无名/肺动静脉/上、下腔静脉重度裂伤（失血>20%）； ⑨不完全性脊髓损伤综合征，残存部分感觉或运动功能，包括侧束（Brown－Sequard）综合征； ⑩膈肌破裂伴膈疝形成	①胸主动脉重度裂伤或裂伤累及主动脉根部/主动脉瓣； ②锁骨下/无名静脉/上下腔静脉裂伤伴循环空气栓塞； ③心包裂伤，心脏疝出； ④心脏裂伤（心房或心室，有或无填塞表现）； ⑤食管/主支气管复杂性破裂或横断； ⑥喉－气管分离； ⑦双侧连枷胸/吸入伤需要机械通气； ⑧单侧/双侧裂伤伴张力性气胸或肺完全裂伤大量漏气或伴有体循环空气栓塞或双侧失血>20%； ⑨脊髓裂伤或完全损害	心脏复杂性碎裂/撕脱，胸主动脉完全断离，胸部广泛碾压毁损

续表

部位	轻度（1分）	中度（2分）	重度不危及生命（3分）	重度危及生命（4分）	危重或可成活（5分）	最大损伤（6分）
腹部及盆腔	①擦伤/挫伤/血肿/浅表裂伤：阴道/阴唇/会阴/阴囊/睾丸/阴茎/肛门；②腰扭伤；③血尿	①挫伤（血肿）/浅表裂伤未穿孔/OISⅠ~Ⅱ级：胃、十二指肠挫伤（血肿），小肠、大肠、直肠、膀胱挫伤，输尿管、尿道、肠系膜、肝、脾、肾、胰腺（无胰管受累 OIS－Ⅰ级）、肾上腺（重度）；②撕裂伤、胆囊挫伤（血肿）及破裂未伤及胆管、髂静脉不完全横断（失血量≤20%），网膜/肠系膜（失血量≤20%）、输尿管、卵巢、子宫（≤1 cm裂口），会阴、阴囊、睾丸复杂性撕裂或撕脱，阴道、外阴、阴茎、肛门（非全层）；③单侧小关节突脱位（半脱位），棘突或横突骨折、椎体压缩性骨折（≤20%），椎间盘损伤（不伴有神经根损害）、单根神经根损害	①裂伤/穿孔：胃/十二指肠降部裂伤（圆周径 50% ~ 70%），小肠/大肠/直肠破裂穿孔未横断或挫伤未穿孔周径＞50%，膀胱裂伤未穿孔，输尿管、尿道、子宫破裂超过1 cm、中孕，肛门、会阴/外阴/阴道/阴茎广泛撕裂，腹腔动脉/髂动脉/总、内、外内膜撕裂未破裂或破裂出血≤20%，下腔静脉破裂出血≤20%，髂动脉破裂出血＞20%；②网膜、肠系膜重度损伤（失血量＞20%）、卵巢毁损伤、肾上腺重度毁损；③QIS－Ⅲ级：肝、脾、胆囊、肾、胰、胆囊广泛破裂/撕脱/胆囊裂伤/横断；④椎弓根、关节突骨折；⑤椎体压缩骨折＞1根椎骨或＞20%前缘高度；⑥至少1根神经根损伤；⑦椎间盘滑脱出伴神经根损害	①复杂性破裂：胃撕脱或复杂性破裂、十二指肠降部破裂＞75%周径、累及壶腹部或胆总管下段、大/小肠横断或撕脱（OIS－Ⅳ~Ⅴ级）、直肠穿孔延伸至会阴、膀胱穿孔破裂、尿道后组织毁损、子宫裂伤（晚孕）、肝/脾/肾/胰（OIS－Ⅳ级）、肠系膜广泛撕裂、胆囊破裂伴胆总管或肝管裂伤/横断；②腹主动脉内膜撕裂、破裂（失血量≤20%），髂动脉（髂总、髂内、髂外）、下腔静脉破裂（失血量＞20%）；③不全截瘫	①伴组织缺失（OIS－Ⅴ级）或严重污染：胰头/十二指肠全部广泛毁损、直肠广泛破裂/撕脱/盆腔明显粪污染，肝/脾/肾 QIS－Ⅴ；②完全性脊髓损害；③腹主动脉、腹腔动脉破裂（失血量＞20%）；④脊髓裂伤（包括横断和挤压伤）	躯干横断、肝脏横断、肝脏撕脱伤（所有血管完全断离）

续表

部位	轻度（1分）	中度（2分）	重度不危及生命（3分）	重度危及生命（4分）	危重或可成活（5分）	最大损伤（6分）
四肢及骨盆	①骨折/脱位：腕/指/趾；②扭伤：肩、肘、指、腕、髋、踝、趾；③神经挫伤	①骨折：肱、桡、尺、胫、腓、髋、锁、肩胛、腕、掌、跗、跖、耻骨支或骨盆单纯性骨折；②脱位：肘、肩、肩锁、髋、膝；③内膜裂伤/轻度撕裂（失血≤20%、>20%加1分）：腕、肱、腘静脉；④严重肌肉/肌腱裂伤、半月板撕裂（移位、开放、粉碎或伴神经损伤、耻骨联合分离）加1分；⑤单根/多根神经裂伤（伴运动功能障碍）；⑥脱套伤，指、趾断离，膝以下毁损性挤压伤	①股骨骨折（包括头、颈、粗隆、髁上）；②除指以外的上肢任一面创伤、膝以下下肢创伤性断离，脱套伤、部分或广泛毁损性挤压伤；③坐骨神经裂伤；④股动脉内膜撕裂/破裂（失血量≤20%，>20%加1分）	①骨盆严重变形、移位伴血管破裂或巨大腹膜后血肿的开放/移位/粉碎性骨盆骨折（失血≤20%，>20%加1分）；②膝关节以上部分完全离断	开放性/移位/粉碎性骨盆骨折（失血量>20%）	

续表

部位	轻度 （1分）	中度 （2分）	重度不危及生命 （3分）	重度危及生命 （4分）	危重或可成活 （5分）	最大损伤 （6分）
体表	①擦/挫伤（血肿）≤25 cm^2 面/手≤50 cm^2 身体； ②Ⅰ度烧伤：100%； ③Ⅲ度烧伤：面≤25 cm^2，身体≤100 cm^2； ④头皮擦伤/挫伤（含帽状腱膜下血肿），剥脱伤（≤100 cm^2）	①头皮/面/四肢擦挫伤：面/手>25 cm^2，身体裂伤≤50 cm^2、长度>10 cm 且深入皮下撕脱伤>25 cm^2，头皮撕脱>100 cm^2； ②身体：组织缺失>100 cm，裂伤>20 cm，并深入皮下； ③Ⅱ、Ⅲ度损伤/脱套伤达体表面积10%～19%（失血量≤20%）	①全头皮撕脱/裂伤失血量>20%； ②Ⅱ、Ⅲ度烧伤/脱套伤达体表面积20%～29%	Ⅱ、Ⅲ度烧伤/脱套伤达体表面积30%～39%	Ⅱ、Ⅲ度烧伤/脱套伤达体表面积30%～39%	Ⅱ、Ⅲ度烧伤/脱套伤体表面积≥90%

【评分意义】

AIS－ISS 为解剖评分，需依据手术、尸解或影像学诊断，优点为有解剖学依据；但创伤早期和手术前常难以准确评分。因此，AIS－ISS 主要适用于院内评分，院前急救中不宜采用。AIS－ISS 已成为当前国际通用的院内创伤评分法，尤其用在多发伤的评估。因此，任何创伤病例临床资料的总结交流，应有这一评分法的准确记录；而对脏器损伤，则应当有 AAST－OIS 的表达。否则，诊治效果和水平的评估很难具有价值。

例 1：AIS：头（颅内血肿）5 分；颈（膈神经损伤）2 分；胸（双侧血胸）3 分；腹（多脏器伤）左肾 4 分、右肾 3 分，腰椎为 5 分。

ISS：$5\times5+3\times3+5\times5=59$

例 2：AIS：胸（双侧血胸）4 分；腹（多脏器伤）左肾 4 分、右肾 4 分，腰椎为 5 分，肝 3 分，十二指肠（Ⅲ级）4 分；四肢（左上臂毁损截肢）4 分。

ISS：$4\times4+5\times5+4\times4=57$

ISS 在反映伤情严重度、预测生存率和评价创伤救治水平等方面有一定价值，也利于国内外交流，但也存在不足。例如，同一区域只记一个伤，多脏器伤的严重性不能真实反映；肝、胰、十二指肠等复杂脏器与脾、小肠等区别不够；限取 3 部位分值，更多部位伤的严重性无法体现；胸、腰椎分别列入胸腹，骨盆列入下肢，不能显示同时损伤与单一损伤严重度区别；颅脑伤的反映也欠准确。因此，ISS 有待进一步完善。

（裴辉）

第五节　其他重症常用评分系统

一、危重患者镇静深度评分

1. Ramsay 镇静评分

【评分方法】

适用于接受静脉持续镇静患者（表 4－5－1）。

表 4－5－1　Ramsay 镇静评分表

临床状态	评分
焦虑，激动或不安	1
合作，服从及安静	2
入睡，仅对命令反应	3
入睡，对轻度摇晃或大的声音刺激反应	4
入睡，对伤害性刺激如用力压迫甲床反应	5
入睡，对上述刺激无反应	6

【评分意义】

（1）1 分：镇静不足。

（2）2～4 分：恰当。

（3）5～6 分：镇静过度。

2. Brussels 镇静评分

【评分方法】

Brussels 镇静评分用于 ICU 接受机械通气患者的镇静监护。镇静水平每 4 h 评测一次（表 4－5－2）。

表 4－5－2　Brussels 镇静评分表

临床状态	评分
无法唤醒	1
对疼痛反应但对声音无反应	2
对声音无反应	3
清醒，安静	4
激动	5

【评分意义】

（1）1～2 分：镇静过度。

（2）3～4 分：镇静适当。

（3）5 分：镇静不足。

二、危重患者镇痛评分

疼痛评估应包括疼痛的部位、特点、加重及减轻因素和强度，最可靠有效的评估指标是患者的自我描述。使用各种评分方法来评估疼痛程度和治疗反应，应该定期进行完整记录。常用评分方法有：

1. 语言评分法（Verbal rating scale，VRS） 按从疼痛最轻到最重的顺序以 0 分（不痛）至 10 分（疼痛难忍）的分值来代表疼痛的不同程度，由患者自己选择不同分值来量化疼痛程度。

2. 视觉模拟法（Visual analogue scale，VAS） 用一条 100 mm 的水平直线，两端分别定为不痛到最痛。由被测试者在最接近自己疼痛程度的地方画垂线标记，以此量化其疼痛强度。VAS 已被证实是一种评价老年患者急、慢性疼痛的有效可靠的方法。

3. 数字评分法（Numeric rating scale，NRS） NRS 是一个从 0～10 的点状标尺，0 代表不疼，10 代表疼痛难忍，由患者从上面选一个数字描述疼痛。其在评价老年患者急、慢性疼痛的有效性及可靠性上已得到证实。

4. 面部表情评分法（Faces pain scale，FPS） 由六种面部表情及 0～10 分（或 0～5分）构成，程度从不痛到疼痛难忍。由患者选择图像或数字来反映最接近其疼痛的程度。FPS 与 VAS、NRS 有很好的相关性，重复性也较好。

5. 术后疼痛评分法（Prince－Henry 评分法） 该方法主要用于胸腹部手术后疼痛的测量。从 0～4 分共分为 5 级（表 4－5－3）。

表 4－5－3 术后疼痛评分法

分值	描述
0	咳嗽时无疼痛
1	咳嗽时有疼痛
2	安静时无疼痛，深呼吸时有疼痛
3	安静状态下有较轻疼痛，可以忍受
4	安静状态下有剧烈疼痛，难以忍受

对于术后因气管切开或保留气管导管不能说话的患者，可在术前训练患者用 5 个手指来表达自己从 0～4 的选择。

疼痛评估可以采用上述多种方法来进行，但最可靠的方法是患者的主诉。VAS 或 NRS 评分依赖于患者和医护人员之间的交流能力。当患者在较深镇静、麻醉或接受肌松剂情况下，常常不能主观表达疼痛的强度。在此情况下，患者的疼痛相关行为（运动、面部表情和姿势）与生理指标（心率、血压和呼吸频率）的变化也可反映疼痛的程度，需定时仔细观察来判断疼痛的程度及变化。但是，这些非特异性的指标容易被曲解或受观察者的主观影响。

三、格拉斯哥昏迷评分（GCS）标准

【评分方法】

格拉斯哥昏迷评分见表4－5－4。

表4－5－4　格拉斯哥昏迷评分（GCS）

项目	临床表现	评分
运动	按吩咐动作	6
	对疼痛刺激定位反应	5
	对疼痛刺激屈曲反应	4
	异常屈曲（去皮层状态）	3
	异常伸展（去脑状态）	2
	无反应	1
语言	正常交谈	5
	言语错乱	4
	只能说出（不适当）单词	3
	只能发音	2
	无发音	1
睁眼	自发睁眼	4
	语言吩咐睁眼	3
	疼痛刺激睁眼	2
	无睁眼	1

【评分意义】

将运动、语言和睁眼三类得分相加，即得到GCS分值，最低3分，最高15分，分值越低昏迷越重。

（1）选评判时的最好反应计分（运动评分左侧/右侧可能不同，用较高的分数进行评分），改良的GCS应记录最好反应/最差反应和左侧/右侧运动评分。

（2）三项指标的分数之和为总分，就是所谓的“昏迷指数”，可以作为预后的参

考。就头部外伤为例，一开始为 3～4 分的病患，85%会死亡或成为植物人；超过 11 分的病患，85%的机会可以部分或完全恢复；介于中间分数的恢复概率随着分数减少而降低。

（3）分级：

1）轻型：总分在 13～15 分，伤后意识障碍 20 min 以内。

2）中型：总分在 9～12 分，伤后意识障碍 20 min～6 h。

3）重型：总分在 3～8 分，伤后昏迷或再次昏迷 6 h 以上。

四、全身炎症反应评分（SIRS）

【评分方法】

SIRS 评分见表 4－5－5。

表 4－5－5　SIRS 评分表

项目内容	0 分	1 分	2 分	3 分	4 分
HR（次/min）	60～100	55～59 或 110～119	50～54 或 120～140	41～49 或 141～160	<40 或 >160
MAP（mmHg）	70～100	60～69 或 101～110	50～59 或 111～130	40～49 或 131～159	<40 或 >160
RR（次/min）	12～20	9～12 或 20～25	5～8 或 26～35	<5 或 36～45	0 或 >46
SpO_2（%）	>92	85～91	75～84	60～74	<60
T（℃）	36～37.5	35～35.9 或 37.5～38.5	34～34.5 或 38.6～39.5	33.1～33.9 或 38.6～39.5	<33 或 >40
WBC（$\times 10^9$/L）	4.0～10.0	3.0～3.9 或 14.1～14.9	2.0～2.9 或 15～20.0	1.0～2.0 或 21～30	<1 或 >30
GLU（mmol/L）	3.5～5.6	5.7～8.6	8.7～13.5	13.6～23.0	>23.1
意识水平	清醒	嗜睡或烦躁	浅昏迷	昏迷	脑死亡

【评分意义】

临床应用中以 SIRS 评分 5 分为一个等级，与 SIRS 演变的 5 期相吻合，即 0～5 分为Ⅰ期；6～10 分为Ⅱ期；11～15 分为Ⅲ期；16～20 分为Ⅳ期；≥20 分为Ⅴ期。也符合 SIRS→应激性溃疡→ALI/ARDS 或 ARF/ALF→MODS→MOF 危重病演变的规律。因而，便于医护人员理解掌握 SIRS 演变规律，适时采取有效干预措施。

五、急性重症胰腺炎（Ranson）评分

【评分方法】

Ranson 急性胰腺炎评分包括入院时参数（年龄、WBC 计数、血糖、血清 LDH、血

清 AST）和入院后第一个 24 h 参数（血清钙、血细胞比容、BUN、动脉血氧分压、酸碱平衡）分值之和（表 4-5-6）。

表 4-5-6　急性重症胰腺炎（Ranson）评分

参数	范围	计分
入院时		
年龄	>55	1
	≤55	0
WBC 计数	>16 000/μL	1
	≤16 000/μL	0
血糖	>200 mg/dL（11.1 mmol/L）	1
	≤200 mg/dL（11.1 mmol/L）	0
血清 LDH	>350 U/L	1
	≤350 U/L	0
血清 AST	>250 U/L	1
	≤250 U/L	0
入院后第一个 24 h		
血清钙	<8 mg/dL（2 mmol/L）	1
	≥8 mg/dL（2 mmol/L）	0
血细胞比容	比入院时 >10%	1
	无下降	0
	比入院时≤10%	0
BUN	比入院时 >5 mg/dL（1.79 mmol/L）	1
	无上升	0
	比入院时≤5 mg/dL（1.79 mmol/L）	0
PaO_2	<60 mmHg	1
	≥60 mmHg	0
酸碱平衡	代谢性酸中毒，碱缺失 >4 mEq/L	1
	代谢性酸中毒，碱缺失≤4 mEq/L	0
	正常或代谢性碱中毒	0

【评分意义】

（1）最低分：0。

（2）最高分：10。

（3）分数越高死亡率越高：评分≤2 分，死亡率为 1%；评分 3～4 分，死亡率为 15%；评分 5～6 分，死亡率为 40%；评分≥7 分，死亡率为 100%。

六、中毒严重度评分表（PSS）

表 4-5-7　中毒严重度评分表（PSS）

系统	无（0 分）	轻度（1 分）	中度（2 分）	重度（3 分）	致命（4 分）
	无症状或体征	轻微、短暂、自发终止的症状或体征	显著的、持续长时间的症状或体征	严重危及生命的症状或体征	死亡
消化系统		呕吐、腹泻、腹痛；口腔应激、Ⅰ度烧伤、轻度溃疡；内镜：红斑、水肿	显著、持续呕吐、腹泻、腹痛、肠梗阻；吞咽困难；内镜：穿透性溃疡	大量出血或穿孔；大面积Ⅱ～Ⅲ度灼伤；严重的吞咽困难；内镜：穿透性溃疡、环形溃疡，穿孔	
呼吸系统		刺激、咳嗽、气促、轻度呼吸困难，轻度支气管痉挛；胸部 X 线：轻度异常或无异常	持续咳嗽，支气管痉挛，呼吸困难，哮喘，低氧血症需要吸氧；胸部 X 片：中度异常	显著通气不足（如严重支气管痉挛，气道堵塞，声门水肿，肺水肿，ARDS，肺炎，气胸）；胸部X 片：严重异常	
神经系统		嗜睡，头晕，耳鸣，运动失调；焦虑；轻度锥体外系症状；轻度胆碱能或抗胆碱能症状；感觉异常；轻度视力或听力异常	意识障碍但对疼痛有恰当反应；短暂呼吸暂停，呼吸缓慢；意识错乱，易激惹，幻觉，谵妄；间断全身或局部癫痫发作；显著的锥体外系症状；显著的胆碱能或抗胆碱能症状；局部瘫痪不影响生命功能；视觉或听觉异常	重度昏迷对疼痛有不恰当反应或无反应；呼吸抑制伴呼吸功能不全；轻度躁动；频繁的全身抽搐，癫痫持续状态，角弓反张；全身瘫痪，或瘫痪影响生命功能；失明失聪	

续表

系统	无（0分）	轻度（1分）	中度（2分）	重度（3分）	致命（4分）
心血管系统		偶发期前收缩；轻度暂时的高血压/低血压	窦性心动过缓（成人心率40～50次/min，幼儿、儿童60～80次/min，新生儿80～90次/min）；窦性心动过速（成人140～180次/min、儿童160～190次/min、新生儿160～200次/min）；频发期前收缩，房扑，房颤，Ⅰ～Ⅱ度AVB，QRS时间或QT间期延长，复极异常；心肌缺血；长时间高血压或低血压	严重窦缓（成人<40次/min，儿童<60次/min，新生儿<80次/min）；严重窦速（成人>180次/min，儿童>190次/min，新生儿>200次/min）；致命性室性心律失常，Ⅲ度AVB，心搏停止；心肌梗死；休克；高血压危象	
代谢平衡		轻度酸碱平衡失调（HCO_3^-：15～20 mmol/L或30～40 mmol/L，pH：7.25～7.32或7.50～7.59），轻度水、电解质紊乱（K^+ 3.0～3.4 mmol/L或5.2～5.9 mmol/L）；轻度低血糖（成人2.8～3.9 mmol/L）；短程高热	显著酸碱平衡失调（HCO_3^-：10～14 mmol/L或>40 mmol/L，pH：7.15～7.24或7.60～7.69），显著水、电解质紊乱（K^+ 2.5～2.9 mmol/L或6.0～6.9 mmol/L）；轻度低血糖（成人1.7～2.8 mmol/L）；长程高热	重度酸碱平衡失调（HCO_3^-：<10 mmol/L，pH：<7.15或>7.7），重度水、电解质紊乱（K^+ <2.5 mmol/L或>7 mmol/L）；重度低血糖（成人<1.7 mmol/L）；危及生命的体温过高或过低	
肝功能		轻度血清酶学升高（AST、ALT为正常值的2～5倍）	血清酶学升高（AST、ALT为正常值的5～50倍），但是没有肝衰竭的生化或临床证据（如血氨、凝血因子）	血清酶学升高（AST、ALT大于正常值的50倍），且有肝衰竭的生化或临床证据（如血氨、凝血因子）	
肾功能		轻度蛋白尿或血尿	大量蛋白尿或血尿；肾功能障碍（如少尿、多尿、血CR 200～500 μmol/L）	肾衰（如无尿、血CR >500 μmol/L）	

续表

系统	无（0分）	轻度（1分）	中度（2分）	重度（3分）	致命（4分）
血		轻度溶血； 轻度高铁血红蛋白症（MetHb10% ~30%）；	溶血； 显著的高铁血红蛋白症（MetHb30% ~50%）； 凝血功能失调，没有出血； 贫血，白细胞减少，血小板减少	大量溶血； 严重高铁血红蛋白症（MetHb >50%）； 凝血功能失调并出血； 严重贫血，白细胞减少，血小板减少	
肌肉组织		轻度疼痛，触痛； CPK 250 ~1 500 IU/L	疼痛，僵直，痉挛，肌束震颤；横纹肌溶解，CPK 1 500 ~ 10 000 IU/L	剧烈疼痛，极度僵直，广泛痉挛和肌束震颤； 横纹肌溶解及其并发症，CPK > 10 000 IU/L； 骨筋膜室综合征	
局部皮肤病变		刺激、Ⅰ度或Ⅱ度烧伤面积 <10%	10% ~50% 体表面积的Ⅱ度烧伤（儿童 10% ~30%）或 <2% 的Ⅲ度烧伤	50% 的Ⅱ度烧伤（儿童 > 30%）或 >2% 的Ⅲ度烧伤	
眼睛		刺激、红、流泪、轻度眼睑水肿	剧烈刺激、角膜擦伤；孔状角膜溃疡	角膜溃疡（面积大于孔状），穿孔；永久损伤	
咬伤或刺伤部位		局部肿胀，痒； 轻度疼痛	整个肢体肿胀，局部坏死；中度疼痛	整个肢体包括邻近部分肿胀，大面积坏死； 影响通气道的局部肿胀；剧烈疼痛	

注：MetHb 为高铁血红蛋白；CPK 为磷酸肌酸激酶；AVB 为房室传导阻滞；CR 为血肌酐

【评分意义】

中毒严重程度评分标准：

（1）0 分：没有中毒的症状体征。

（2）1 分：轻度，一过性，自限性症状或体征。

（3）2 分：明显，持续性症状或体征。

（4）3 分：严重的威胁生命的症状或体征。

（5）4 分：死亡。

七、治疗干预（TISS）评分系统

【评分方法】

治疗干预评分标准见表4－5－8。

表4－5－8　TISS评分表

评分	标准
4分	1. 心搏骤停或电除颤后48 h内 2. 控制呼吸，用或不要PEEP 3. 控制呼吸，间断或持续用肌松药 4. 持续动脉内输液 5. 放置动脉漂浮导管 6. 心房和（或）心室起搏 7. 食管静脉出血三腔管压迫止血 8. 病情不稳定者行血液透析 9. 腹膜透析 10. 人工低温 11. 加压输液 12. 抗休克裤（MAST） 13. 检测颅内压 14. 输血小板 15. 主动脉球囊反搏术（IABP） 16. 急诊手术（24 h内） 17. 急性消化道出血灌洗 18. 急诊行内镜或纤维支气管镜检查 19. 应用血管活性药物（大于1种）

续表

评分	标准
3 分	1. 静脉营养（包括肾、心、肝衰营养液） 2. 备用起搏器 3. 胸腔引流 4. IMV 或辅助通气 5. 应用 CPAP 治疗 6. 经中心静脉输高营养浓度钾 7. 经鼻或口气管内插管 8. 无人工气道者行气管内吸引 9. 代谢平衡复杂，频繁调整出入量 10. 频繁或急查动脉血气，出、凝血指标（>4 次/班） 11. 频繁成分输血（>5 L/24 h） 12. 非常规静脉单次注药 13. 静脉一种血管活性药物 14. 持续静脉滴注抗心律失常药 15. 电转复治疗心律失常 16. 应用降温毯 17. 动脉置管测压 18. 48 h 内快速洋地黄化 19. 测定心排血量 20. 快速利尿治疗体液超负荷或脑水肿 21. 积极纠正代谢性碱中毒 22. 积极纠正代谢性酸中毒 23. 紧急行胸穿，腹膜后或心包穿刺 24. 积极抗凝治疗（最初 48 h） 25. 因容量超负荷行静脉放血 26. 静脉应用 2 种以上抗生素 27. 药物治疗惊厥或代谢性脑病（发作 24 h 内） 28. 复杂性骨牵引
2 分	1. 监测 CVP 2. 同时开放两条静脉输液 3. 病情稳定者行血液透析 4. 48 h 内的气管切开 5. 气管内插管或气管切开者接 T 形管或面罩自主呼吸 6. 鼻饲 7. 因体液丢失过多行补液治疗 8. 静脉化疗 9. 每小时记录神经生命体征 10. 频繁更换敷料 11. 静脉滴注垂体后叶素

续表

评分	标准
1分	1. 监测 ECG 2. 每小时记录生命体征 3. 开放 1 条静脉输液 4. 慢性抗凝治疗 5. 常规记录 24 h 出入量 6. 急查血常规 7. 按计划间歇静脉用药 8. 常规更换敷料 9. 常规骨牵引 10. 气管切开护理 11. 压疮 12. 留置导尿管 13. 吸氧治疗 14. 静脉应用抗生素（小于 2 种） 15. 胸部物理治疗 16. 伤口、瘘管或肠瘘需加强冲洗包扎或清创 17. 胃肠减压 18. 外周静脉营养或脂肪乳剂输入
得分	

【评分意义】

（1）Ⅰ级：0 ~9 分，需要护士人数 0. 25。

（2）Ⅱ级：10 ~19 分，需要护士人数 0. 5。

（3）Ⅲ级：20 ~29 分，需要护士人数 0. 5。

（4）Ⅳ级：≥30 分，需要护士人数≥1。

（蒋旭九）

第五章 急诊特色的重症患者诊治规范及抢救流程

第一节 心肺脑复苏

心肺复苏（cardiao pulmonary resuscitation，CPR），又称为心肺脑复苏（Cardiao pulmonary Cerebral Resuscitation，CPCR），是指对心搏骤停者采取的使其恢复自主循环和自主呼吸，并尽早加强脑保护措施的紧急医疗救治措施。20 世纪 50～60 年代四项基本技术（即口对口人工呼吸、胸外心脏按压、体表电除颤和肾上腺素等药物的应用）的发明使现代 CPR 基本框架初现雏形，后经过半个世纪的发展，CPR 技术日臻完善。1992 年美国心脏病学会正式提出了生命链，此后，欧美等国家多次召集全国性 CPR 专题会议，颁布和多次修订各自的心肺复苏标准或指南。在此基础上，国际复苏联络委员会（International Liaison Committee on Resuscitation，ILCOR）于 2000 年颁布了第一部国际性复苏指南，即《国际心肺复苏和心血管急救指南（2000 版）》。随后数年里，ILCOR 召开一系列会议，总结近年来复苏医学领域的研究成果和进行科学的证据评估，2010 年 ILCOR 和 AHA 共同修正并发表了《美国心脏病协会心肺复苏及心血管急救指南（2010 版）》。

一、心搏骤停的常见原因及心电图类型

1. 心搏骤停的常见原因 心搏骤停病因包括心脏病变与非心脏病变。心脏病变主要包括冠心病心肌梗死，尤其伴有休克、肺水肿及恶性室性心律失常；其他包括左心功能衰竭、不稳定型心绞痛、心肌炎、心肌病、各种心瓣膜病、先心病及先天性传导障碍、严重心律失常、细菌性心内膜炎、心脏肿瘤、大动脉瘤破裂。非心脏病变包括阻塞性肺疾患、大面积肺栓塞、各种原因的窒息、颅内疾患（脑内出血及蛛网膜下腔出血、颅内感染）、消化道急症、严重电解质及酸碱平衡失调、中毒、溺水、电击、自缢、各种休克、严重创伤、内分泌病急症、麻醉及手术意外、医疗意外（心包及胸腔穿刺、小脑延髓池穿刺）等。

除心脏本身的病变外，非心脏病变可按“6H－6T”的提示分析停跳原因。

6H：①hypovolemia 低血容量；②hypoxia 低氧；③hydrogenion － acidosis 酸中毒；④hyper/hypokalemia 高钾/低钾血症；⑤hypothermia 低体温；⑥hypoglycemia 低血糖。

6T：①trauma 创伤；②tardiac tamponade 心脏压塞；③tension pneumothorax 张力性气胸；④coronary thrombosis 冠脉血栓；⑤pulmonary embolism 肺栓塞；⑥toxins 中毒。

按照年龄分析病因，婴幼儿以呼吸道感染为多见，青年人以心肌疾病为多见，老年人以冠心病和脑卒中多见。按照心搏骤停的基本特点分析，一是电衰竭，包括心搏停止、心室颤动及电机械分离；二是动力衰竭，中枢有心肌动力衰竭及心脏压塞，周围性者有大动脉破裂及大面积肺栓塞。

2. 心搏骤停的心电图类型

临床上根据心搏骤停后的心电图变化，可将心搏骤停心电图分为三型，其中以心室颤动最为多见：

（1）心室颤动：简称室颤，心电图表现为 QRS 波及 T 波完全不能辨别，出现大小不等、极不均匀的波形，是极严重的心律失常。若室颤波幅高、持续时间短，较容易复律。心室扑动心电图表现为振幅相同、快慢规则、顶端及下端均成钝圆形，无法区别 QRS 与 ST－T 波。心室扑动也是死亡心电图的表现，单纯室扑少见，且很快转变为室颤或两者同时存在。

（2）心电－机械分离：指心肌虽有生物电活动，但无有效的机械活动，断续出现间断而弱的收缩，此时心脏已处于极度泵衰竭状态，心肌已无收缩能力，心脏无搏动出现，即使采用心脏起搏救治也不能获得效果。心电图表现为间断出现的正常或宽而畸形、振幅较低的 QRS 波群，频率多在 30 次/min 以下。

（3）心脏停搏：指心房、心室肌完全丧失电活动能力，心电图上房室均无激动波，呈一直线或偶见 P 波。常发生在室上速进行颈动脉按摩或行直流电击后，也可发生于心室扑动、心室颤动和严重逸搏心律后。

二、生存链

1992 年，美国心脏病协会主办的全美第 5 次心肺复苏会议首次提出生存链的概念。生存链是提高心搏、呼吸骤停院外抢救成功率的关键步骤，其基本思想是强调争分夺秒抢救生命。生命链的概念已由 2005 年的“四早生命链”修订为 2010 年的“五个链环”，各个步骤一环扣一环，相互衔接，任何一个步骤的延误均可导致抢救失败，目前五个链环为快速识别及启动急救系统、早期心肺复苏/强调胸外按压（early CPR）、快速电除颤（early defibrillation）、有效的高级生命支持（early advanced care）和综合的心搏骤停后治疗。

早在 1960 年，Safar 将心肺复苏程序归纳为三个阶段，沿用至今，目前仍得到普遍认可。三个阶段分别为基本生命支持（basic life support，BLS）、进一步生命支持（advanced life support，ALS）和复苏后综合征的治疗（post－resuscitation life support，PLS）。

三、基本生命支持

（1）心搏、呼吸骤停的识别并启动应急反应系统。

（2）CPR 操作顺序：

1）胸外按压。

2）开放气道。

3）人工呼吸。

详细参照第三章“一、心肺复苏术”。

四、进一步生命支持

1. 电除颤 详细参照第三章“二、非同步电复律电除颤术”。

2. 呼吸管理 在 ACLS 阶段，保持气道开放和有效人工通气仍然是心肺复苏的重要任务。在此阶段可利用辅助器械开放气道。常用辅助器械分为基本气道设备和高级气道设备两种：

(1) 基本气道设备：指口咽通气道和鼻咽通气道，分别经口和鼻放置，深入至咽部，将后坠的舌根等软组织推开，从而解除上呼吸道梗阻的设备。怀疑颅底骨折的患者应避免选用鼻咽通气道。

(2) 高级气道设备：包括气管导管、食管气管联合导管（combitube）和喉罩（laryngeal mask）三种。一般认为，气管导管是心搏骤停时管理气道的最佳方法，后两者可作为有效的替代措施。尽管气道管理和机械通气至关重要，但仍不能使胸外心脏按压明显中断和电除颤延迟，进行气管插管等操作时应尽可能缩短按压中断时间。

留置高级气道后便可连接呼吸机或简易呼吸囊进行人工通气。通气频率保持在 8 ~ 10 次/min，不必考虑通气/按压比，也无须中断胸外按压。只要及时恢复有效自主循环和大脑血流灌注，自主呼吸即会恢复，因此不必急于给予呼吸兴奋剂。

3. 开放静脉通路 心肺复苏时给药途径主要有三种：静脉途径、骨髓腔途径、气管途径。通常情况下优先采用静脉途径给药，静脉通路建立困难或根本无法建立时可考虑后两者。静脉途径又分为外周静脉途径和中心静脉途径两种。与外周静脉比较，经中心静脉给药血浆药物浓度高，循环时间短，但中心静脉置管操作需要中断胸外心脏按压，且可能出现多种并发症，而外周静脉置管快捷简便，外周静脉常作为首选。为了促进药物尽快进入中心循环，经外周静脉用药须再推注 20 mL 生理盐水，并抬高肢体 10 ~ 20 s。

4. 复苏药物

(1) 肾上腺素：首选使用，其 α 肾上腺能受体活性导致体循环血管收缩，从而提高冠状动脉和脑灌注压，增加心、脑血流量，有利于自主循环恢复和保护脑功能。用法为 1 mg 肾上腺素静脉注射，每 3 ~ 5 min 重复 1 次。若静脉通路未能建立，可通过气管导管使用肾上腺素，剂量为 2 ~ 3 mg。不推荐大剂量使用，剂量过大可导致心动过速、加重心肌损害、诱发心室纤颤（VF）和室性心动过速（VT）。

(2) 血管加压素：是天然的抗利尿激素，大剂量时刺激血管平滑肌上的 V_1 受体，产生强效缩血管效应。用法为 40 U 静脉注射，替代肾上腺素。最新指南已不推荐使用。

(3) 胺碘酮：是作用于心肌细胞膜的抗心律失常药，通过对钠、钾和钙等离子通道的影响发挥作用。可用于对 CPR - 电除颤 - CPR - 缩血管药治疗无反应的 VF/无心率 VT 患者，初始剂量为 300 mg，用 5% 葡萄糖液稀释到 20 mL 静脉注射，随后可追加 150 mg。

(4) 利多卡因：是一种相对安全的抗心律失常药，但用于心肺复苏时缺乏明确支持或否定的证据。没有胺碘酮或使用禁忌时可应用利多卡因，初始剂量为 1 ~ 1.5 mg/kg。若 VF/VT 持续存在，每 5 min 可追加 0.5 ~ 0.75 mg/kg，第 1 h 的总剂量不超过3 mg/kg。

(5) 阿托品：阿托品是 M 受体拮抗剂，可阻断迷走神经对窦房结和房室结的作用，增加窦房结自主节律性，促进房室结传导。目前不推荐对心脏停搏或无脉心电活动（PEA）者常规使用阿托品。

（6）碳酸氢钠：心搏骤停后可出现混合性酸中毒，既有呼吸性因素，又有代谢性因素。恢复酸碱平衡的最有效方法是通过良好的胸外按压以维持组织灌注和心排血量，争取迅速恢复自主循环，同时进行适当的人工通气。目前心搏骤停和 CPR（尤其院外停搏）期间或自主循环恢复后阶段均不建议常规应用碳酸氢钠。复苏后动脉血气分析显示 pH <7.1（BE 在 -10 mmol/L 以下）时可考虑应用碳酸氢钠，有以下情况时可考虑积极应用：①存在危及生命的高钾血症或高血钾引起的心搏骤停；②原有严重的代谢性酸中毒；③三环类抗抑郁药中毒。用法为初始剂量 1 mmol/kg 静脉滴注，是否需要重复应根据血气分析的结果决定。

五、复苏后综合征的治疗

复苏后综合征（post - resuscitation syndrome，PRS）是指心搏骤停复苏成功后出现的严重的全身系统性缺血后多器官功能障碍或衰竭，又称为复苏后多器官功能障碍综合征（PRMODS）。心肺复苏后，由于各脏器各系统血液灌注不足和缺氧，必然会引起组织细胞不同程度功能损害或再灌注损伤，常可出现心、肺、脑、肝、肾和消化道等器官功能不全或衰竭，甚至发生 MOF。因此积极寻找心搏骤停原因，加强对原发病的治疗，加强复苏后续治疗，及时发现问题、解决问题，对于稳定各脏器功能降低死亡率显得尤为重要。针对 PRS 的治疗强调机体各重要脏器的整体性、综合性治疗，维持内环境稳定，治疗关键在于使自主循环恢复后心肺功能和其他重要器官的灌注最优化，识别和治疗急性冠脉综合征，亚低温治疗使神经功能恢复最佳化，预测、治疗和防止多器官功能不全。

1. 积极寻找心搏骤停的原因，加强对原发病、诱因的治疗　导致心搏、呼吸骤停的原因非常复杂，主要有心血管系统疾病、非心脏血管系统疾病、过高或过低体温、手术及其他诊疗技术操作中发生的迷走神经反射致心搏骤停、麻醉意外以及电解质紊乱等。在进行复苏的过程中及复苏后应针对原发病采取紧急处理措施，特别需要注意是否有急性心肌梗死、电解质紊乱或原发性心律失常。如果复苏过程中发现一种抗心律失常药物应用有效，可以维持静脉滴注该药治疗。复苏成功的患者，如果在复苏后的心电图上发现伴有 ST 段抬高的急性心肌梗死，若无溶栓禁忌证，可以考虑溶栓治疗；如有禁忌证，则应该考虑急诊冠脉造影检查。并行相应的介入治疗，昏迷并非介入治疗的绝对禁忌证。

2. 维持循环呼吸功能　心搏恢复后，往往伴有血压不稳定或低血压状态，常见原因有：①有效循环血容量不足；②心肌收缩无力和心律失常；③酸碱失衡和电解质紊乱；④心肺复苏过程中的并发症未能纠正。因此，应严密监测，包括 ECG、BP、CVP，根据情况对肺毛细血管楔压（PCWP）、心排血量、外周血管阻力、胶体渗透压等，补足血容量，提升血压、支持心脏、纠正心律失常。心脏复跳后，无论自主呼吸是否出现，都要进行呼吸支持直到呼吸功能恢复正常，从而保证全身各脏器，尤其是脑的氧供。

在心肺脑复苏中，确保气道通畅及充分通气、供氧是非常重要的措施，气管插管是最有效、可靠又快捷的开放气道方法，且与任何种类的人工通气装置相连行人工通气，即使在初期复苏时，有条件应尽早插管。一旦循环恢复，请监测动脉氧合血红蛋白饱和度。有适当的设备可用时，调节氧气疗法维持动脉氧合血红蛋白饱和度大于或等于 94% 应是适合的方式。假如有适当的设备可用，一旦达到自主循环恢复时，吸入氧气的分量（FiO_2）应调整为达到大于或等于 94% 之动脉氧合血红蛋白饱和度所需的最小浓度，在确保足够氧气输出量的同时，避免体内氧过剩。

3. 防治肾衰竭 心搏骤停时缺氧，复苏时的低灌流、循环血量不足、肾血管痉挛及代谢性酸中毒等，均将加重肾脏负荷及肾损害，而发生肾功能不全。其主要措施包括保证肾脏灌注以补足血容量，增加心肌收缩力。当出现少尿或无尿肾衰时，甘露醇要慎用。呋塞米是高效、速效利尿剂，它可增加肾血流量和肾小球滤过率，在低血压、低血容量时则不能发挥高效利尿作用。

4. 防治胃肠道出血 应激性溃疡出血是复苏后胃肠道的主要并发症。对肠鸣音未恢复的患者应插入胃管，行胃肠减压及监测胃液 pH 值。为防止应激性溃疡发生，常规应用抗酸药和保护胃黏膜制剂，一旦出现消化道出血，按消化道出血处理。

5. 维持内环境稳定 维持正常的血液成分、血液电解质浓度、血浆渗透压以及正常的酸碱平衡，对重要器官特别是脑的恢复和保证机体的正常代谢是必不可少的条件，因而必须对上述指标进行监测，及时纠正异常。

6. 控制抽搐 严重脑缺氧后，患者可出现抽搐，可为间断抽搐或持续不断抽搐，抽搐越严重，发作越频繁，预后越差。但特别严重的脑缺氧出现深昏迷，可以不出现抽搐。抽搐时耗氧量成倍增加，脑静脉压及颅内压升高，脑水肿可迅速发展，所以必须及时控制抽搐，否则可因抽搐加重脑缺氧损害。

通常应用巴比妥类药如苯巴比妥或苯妥英钠 0.1 ~ 0.2 g，肌内注射 6 ~ 8 h 用药一次。对大的发作或持续时间较长或发作频繁者，应迅速使用强效止痉药，可先用安定 10 ~ 20 mg 静脉注射，或 2.5% 硫喷妥钠 150 ~ 200 mg 静脉推注，抽搐控制后，采用静脉滴注方法维持或配合使用冬眠制剂。对顽固性发作者，选用肌肉松弛剂，前提是气管插管，人工通气的情况下才选用。

7. 防治感染 心搏骤停的患者，由于机体免疫功能下降，容易发生全身性感染。复苏后某些意识未恢复或由于抽搐，较长时间使用镇静镇痛药及肌松药时，患者易发生反流、误吸，导致肺部感染；长期留置导尿管，易致尿道感染或长期卧床发生压疮等。因此复苏后应使用广谱抗生素，以预防感染。同时加强护理，一旦发生感染、发热，将会加重脑缺氧，而影响意识的恢复，由于感染甚至导致多器官功能衰竭。

8. 控制血糖 复苏后高血糖与不良的神经预后之间有高度相关性，但目前还没有专门就心搏骤停后患者的血糖控制进行随机对照的临床研究。故尚不能肯定将此类患者血糖控制在何种目标水平最为恰当。值得注意的是，复苏后的昏迷患者存在发生低血糖后不容易被及时发现的风险。一般认为，可参考普通危重患者的强化胰岛素治疗策略，用胰岛素将血糖控制在 8 ~ 10 mmol/L 水平是合理的。

9. 脑复苏 脑损害是心搏骤停引起的全身缺血缺氧性损害的一部分，脑复苏治疗应与复苏治疗的其他环节紧密相连。临床研究证实，尽快恢复自主循环，减少脑缺血时间可减少心搏骤停患者神经系统后遗症的发生；提升复流后的动脉血压可增加脑组织灌注，减少脑组织无复流及低复流现象的发生，并改善神经功能预后。同时，脑功能状况与内环境状态以及其他器官的功能状况息息相关，因而积极处理复苏后综合征、防治多器官功能障碍和维持内环境稳定对于脑功能的恢复有着重要的意义。低温疗法是目前唯一在临床研究中被证实有效的脑保护措施。院外心搏骤停和初始心律为室颤的意识丧失，成人应予以 36 ℃的低温治疗 12 ~ 24 h，对于其他初始心律异常和院内心搏骤停的患者，这一治疗同样有益。一般采用全身体表降温结合头部重点降温以使体温在36 ℃。

防治脑水肿，控制颅内高压常用药物包括20%甘露醇，每次1～2 g/kg静脉推注或快速静脉滴注（30 min内滴完），间隔4～8 h后可重复使用；10%甘油果糖，0.8～1 g/（kg·d），缓慢静脉滴注；20%～25%白蛋白50 mL或浓缩血浆100～200 mL，每日1～2次静脉滴注，脱水效果较缓和而稳定；呋塞米40～120 mg静脉注射，但应注意电解质平衡。

【抢救流程】

具体抢救流程见图5－1－1。

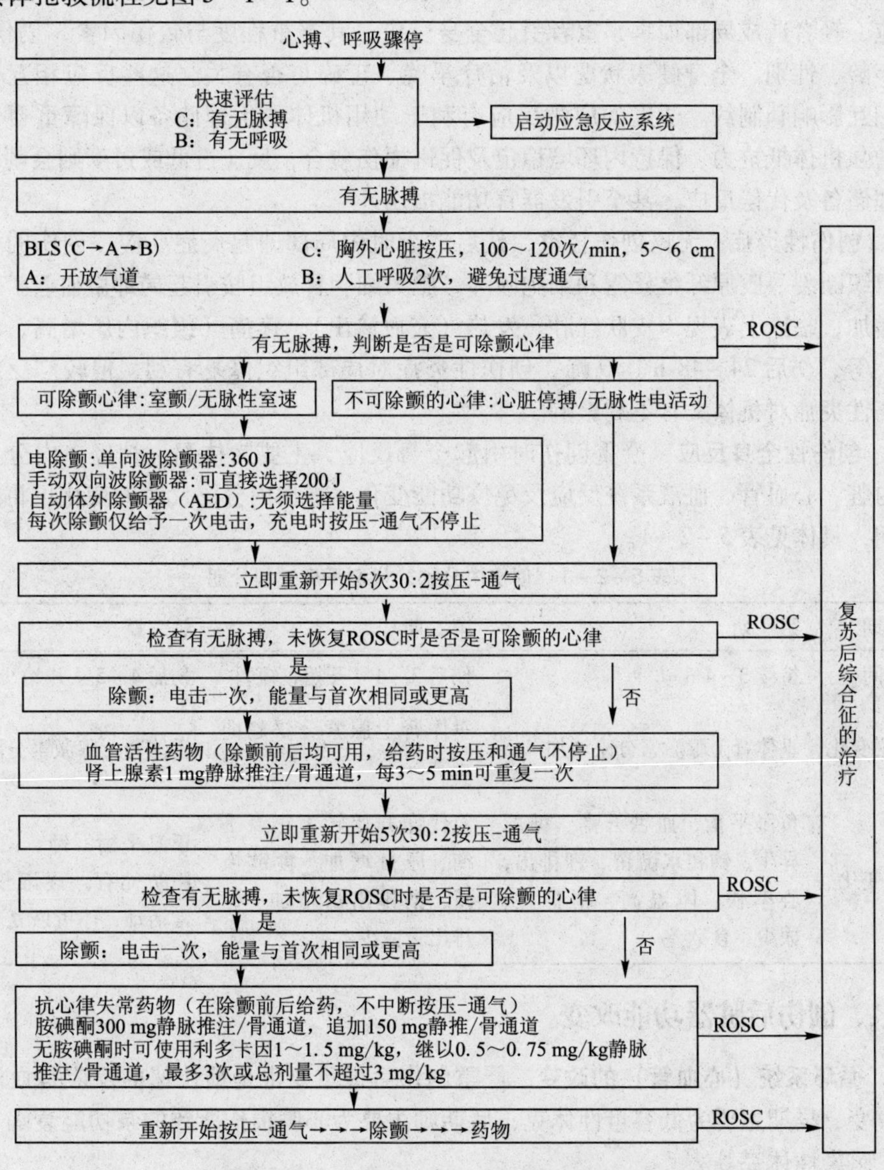

图5－1－1　成人心搏、呼吸骤停抢救流程

注：ROSC为自主循环恢复。

（刘青）

第二节　严重创伤及多发伤

一、创伤的病理生理变化

机体创伤后会引起由神经、内分泌及体液系统的共同联动而发生的一系列生理、病理反应，轻者造成局部损害，重者引起全身反应，其严重程度与致伤因素，创伤部位，伤员年龄、性别、全身健康状况以及治疗早晚、正确与否有关。这些反应相互紧密联系，相互影响和制约。适度的应激反应有利于动用机体的生理储备以保障重要器官功能、增强机体抵抗力、保持内环境稳定及促进损伤愈合，反应过低或过度则会削弱机体的生理储备及代偿反应，甚至引发器官功能损伤。

1. 创伤性炎症　无论创伤轻重，伤后数小时内局部即起炎症反应。创伤的炎症起源于组织断裂、胶原纤维暴露和细胞破坏，肥大细胞释放组胺引起局部微血管扩张和通透性增加，临床上表现为皮肤红肿、发热（充血渗出）、疼痛（组织内压增高，缓激肽释放）等，伤后 24 ~48 h 达高峰。创伤性炎症对局部组织修复有利，但较广泛或剧烈的创伤性炎症对机体又有不利影响。

2. 创伤性全身反应　严重创伤时引起全身反应，主要为体温、神经、内分泌、代谢、内脏、心血管、血液系统反应及免疫功能变化。根据内分泌代谢的变化可将创伤分为三期，具体见表 5 –2 –1。

表 5 –2 –1　创伤内分泌、代谢反应过程分期

分期	第一期	第二期	第三期
时间	持续 3 ~4 d	伤后 3 ~4 d 开始，短暂	伤后 4 ~5 d 开始
内分泌变化	垂体肾上腺激素分泌增加	垂体肾上腺素分泌趋向正常	垂体肾上腺激素分泌正常
代谢变化	负氮平衡、血糖升高、糖原异生、钠和水潴留、钾排出，心率快、体温高、精神差、尿少、食欲差	氮代谢开始转为正氮平衡、尿量增加，食欲恢复，钠排出量增加、钾排出量减少	正氮平衡，钾、钠平衡，脂肪储存，逐渐恢复正常活动，体重恢复

二、创伤后脏器功能改变

1. 循环系统（心血管）的改变　严重创伤后最重要也是最快速的反应是血流动力学的改变，早期主要为低容量性休克，后期则主要为心脏损伤所致的泵功能衰竭、心律失常、感染性休克等。

2. 呼吸系统（肺）的改变　严重创伤后可引起呼吸功能障碍，在早期的直接创伤引起胸廓（如骨折）损伤、气胸、血胸及肺组织损伤，晚期是由于并发了 ARDS（急性呼吸窘迫综合征）或 MODS 引起。肺功能衰竭的机制是各种原因一方面引起肺泡上皮

和血管内皮细胞损害，导致肺毛细血管通透性增加致肺水肿。另一方面肺泡表面活性物质减少，肺顺应性降低，发生肺不张，严重者可引起急性呼吸窘迫综合征且为MODS的先导。

3. 胃肠道的改变　应激性溃疡是严重创伤患者消化系统最主要的并发症，临床上表现为呕血及黑便。MODS的始动器官常常是胃肠道，创伤时胃肠黏膜的损伤、肠道细菌和内毒素移位，是其促发因素。应激性溃疡一旦并发大出血或穿孔，病死率很高。早期循环维持、制酸治疗、黏膜保护及肠内营养支持有助于胃肠黏膜功能及保护。

4. 肝功能的改变　严重创伤时各种原因致肝细胞损害，使其代谢、合成、分泌及免疫功能发生障碍，机体不同程度地出现肝酶升高、黄疸、出血、继发感染、肝性脑病等一系列临床综合征。其主要原因为严重创伤后的直接损伤以及继发性的应急、失血、休克、感染等。此外创伤救治中所使用的药物、输血以及肝脏原有的基础疾病恶化等均可影响肝脏功能。

5. 泌尿系统的改变　严重创伤时常并发急性肾功能不全，其机制主要有创伤后的血容量减少，交感兴奋使血儿茶酚胺升高，肾素和血管紧张素水平增高，肾小球前动脉收缩，肾小管及集合小管的管腔被坏死细胞等堵塞，引起肾间质水肿，软组织严重创伤时的“挤压综合征”。保护肾功能的主要原则是采取保证肾脏灌注及最低限度的肾小球过滤率措施，持续肾替代治疗在早期干预中也有较大的价值。

6. 血液系统的改变　创伤后血液系统的变化主要为外周血中白细胞数目增多，核左移；早期血小板数目可减少，4～5 d后因骨髓出现相应变化——大量释放血小板，数量可达伤前1.5倍；因失血而红细胞及血红蛋白减少。严重者常因凝血因子和凝血酶原丢失减少加上输液时进一步的稀释而伴有凝血障碍。创伤和休克造成组织破坏和细胞缺氧，使原来位于细胞内膜的具有强烈促凝活性的物质暴露和释放，引起DIC，造成皮肤黏膜的广泛出血。随着纤溶系统的激活，凝血过度激活导致了纤维蛋白的生成和沉积，在不同的脏器引起微血管血栓，易造成MODS。

7. 中枢神经系统的改变　创伤后脑血管灌注量减少或氧供不足可引起定向力障碍、幻觉、烦躁或昏迷。

三、创伤及多发伤的评估

创伤评估是一个复杂的工程，其方法极其繁多，而且随着时间而变化。总体来说包括院前及院内两部分，院前评估是为了指导现场抢救及拣伤，院内评估的目的是指导治疗、评估救治效果及预测结局。经过筛选目前用于院前评估的主要方法包括创伤指数（TI）及CRAMS评分，主要应用于院内评估的方法为简明创伤分度及创伤严重程度评分。

四、创伤的早期救治

（一）严重创伤处理的三个基本理念

（1）避免再损伤及伤情恶化。

（2）暂时控制与分期处理。

（3）积极完全纠正或控制病情发展。

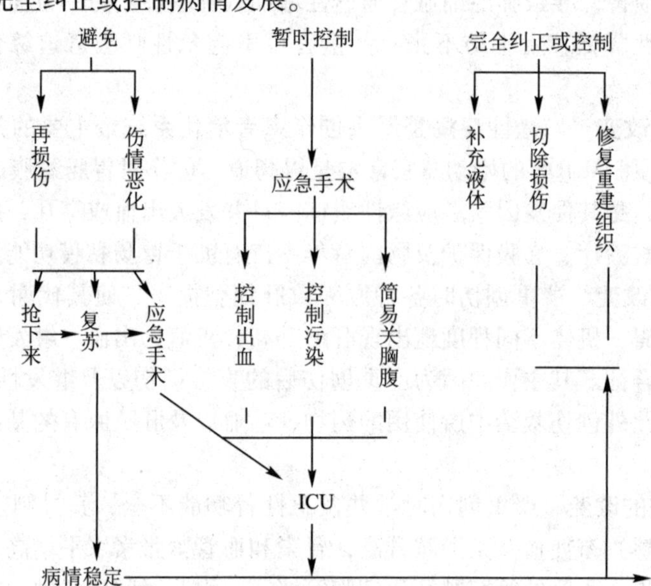

图5-2-1　严重创伤处理的三个基本理念

（二）严重创伤的处理原则

（1）优先处理危及生命的创伤，尤其是呼吸障碍，大量内出血以及脑疝等影响生命功能的损伤。保持呼吸道通畅，积极抗休克，维持呼吸循环稳定是其基本急救措施。

（2）正确伤情评估，掌握处理先后次序及手术时机是救治成功的关键。处理局部伤情时必须考虑对全身的影响，应避免因专科处理而缺乏整体救治的观念。而整体性局部处理则需依据轻重缓急的先后次序进行救治。

（3）严密监测伤情变化，维护重要器官功能，加强营养代谢支持，控制局部或全身性感染是防治继发性病理损害或并发症的有效方法。

（4）减轻酸中毒，预防低温危机，避免凝血障碍是降低创伤后死亡率重要环节。

（三）严重创伤的救治

1.“钻石”4 min心脏复苏　对有心搏停止的患者要争取在4 min内进行基本CPR。

2. 可控制的出血、解除窒息保持呼吸道通畅应该在急救“铂金”10 min内完成　可明视的大出血立即阻断或加压包扎止血。伤后昏迷舌根后坠、颈面颊部伤血凝块和移位肿胀的软组织阻塞气道、咽喉损伤水肿或气管软骨骨折可引起气道狭窄，痰、呕吐物及异物阻塞气道等均可引起窒息而立即致死，应及时解除，保持气道通畅。其措施包括头后仰、放置口咽通气管、气管插管、环甲膜穿刺术甚至行气管切开术。其中建立人工气道最可靠的方法是气管插管，它能完全控制气道、防止误吸，便于给药并保证供氧。

3. 失血/创伤性休克要在30 min以内得到有效干预　对严重创伤伴有低血容量性休克者马上给予液体复苏，且延迟复苏比即刻复苏更好。即在失血性休克未止血前，不应快速给予大量的液体复苏，以防再出血或更大出血，而主张在手术彻底止血前，仅给予少量的平衡盐液维持各重要脏器的灌注。其目的是寻求一个既可通过液体复苏而恢复组织器官适当的血流灌注，又不至于过多地扰乱机体的代偿机制和内环境的复苏平衡点。过早地使用血管活性药物、抗休克裤及高渗盐液提升血压，有增加病死率和并发症的危险。

4. 严重创伤早期威胁生命的主要是失血和颅脑损伤　胸、腹、盆腔的内脏损伤活动性出血、严重的颅脑伤应该在“黄金”1 h 内进行快速救命性手术。主要包括：①止血：可采取填塞、结扎、血管腔外气囊压迫、侧壁修补、血管栓塞、暂时性腔内转流等简单有效的方法；②控制污染：应用快速修补、残端封闭、简单结扎、置管引流等方法；③避免进一步损伤和快速关腹：用巾钳、单层皮肤缝合、人工材料、真空包裹技术，强调简单、快速和有效。

5. 各部位创伤的处理

（1）颅脑伤：多发伤中颅脑损伤的发生率仅次于四肢损伤，伤后颅内高压引起脑疝是导致死亡的主要原因。所以颅脑损伤为主者先用甘露醇溶液降低颅内压，然后再进行进一步检查，特别是颅脑 CT 和磁共振检查，明确诊断并关注颅内的变化。昏迷者防止误吸，保持呼吸道通畅。如脑组织受压明显，应即刻行开颅血肿清除和（或）减压术。

（2）胸部伤：最常见的是肋骨骨折，特别是多发肋骨骨折，应立即固定防止反常呼吸的发生。有反常呼吸伴有心脏大血管损伤应立即进行手术处理。其次是胸腔出血，胸部检查及穿刺诊断后立即行胸腔闭式引流。置管后一次性引流血量 >1 000 mL 或 3 h 内引流速度 >200 mL/h，应开胸探查。

（3）腹部伤：多发伤合并腹内脏器损伤出血是导致伤者早期死亡的主要原因之一。闭合性腹部损伤容易漏诊，腹部诊断性穿刺及床旁超声检查可以及时诊断及动态观察，尽早明确是否有剖腹探查指征，争取早期、快速手术止血。

（4）四肢、骨盆及脊柱伤：对于四肢开放性损伤、血管神经损伤、脊柱骨折、脊髓损伤应在患者生命体征稳定后早期进行手术处理。

（四）创伤的手术顺序问题

多发伤患者有两个以上部位同时需要手术的，选择合理顺序是抢救成功的关键。其原则是在充分复苏的前提下，用最简单的手术方式、最快的速度修补损伤的脏器，挽救伤员生命。

1. 颅脑伴有脏器损伤　按照先重后轻的原则进行处理。

2. 胸、腹联合伤　可同台分组行开胸及剖腹探查。一般情况下先做胸腔闭式引流，再行剖腹探查术。

3. 闭合性腹部脏器伤　抗休克的同时积极进行剖腹探查手术，先处理实质性脏器及大血管伤（止血），病情平稳后再处理其他损伤。

4. 骨折　一般的四肢开放性骨折可急诊手术，闭合性骨折可择期手术处理。多发性骨折在病情平稳的前提下尽早施行骨折复位及内固定术，便于康复及护理。

（五）损伤控制外科

损伤控制外科（damage control surgery，DCS）是一种严重创伤时进行阶段性修复的外科策略。严重创伤伤情复杂，伤者生理功能严重耗竭，经常会出现威胁生命的体温不升、代谢性酸中毒、凝血障碍的“死亡三联征”。这就需要施行一个小的、有限度、简化有效的救命手术，以改善其基础生理潜能，为确定性手术创造条件。所以在严重创伤救治时开始主动实施分期手术，并逐步建立了 DCS 的三阶段原则。损伤控制外科的应用已经有效地降低了严重创伤患者的病死率，该理论的形成与临床应用是创伤外科发展过程中的一个飞跃。

损伤控制外科的三个阶段：①初始简单手术（救命手术）。首先采用快速临时的措施控制出血与污染。②在 ICU 进行“致死性三联征”的进一步纠正。包括复温，纠正凝血障碍（血小板、凝血因子、纤维蛋白原输入），呼吸机通气支持，纠正酸中毒（碱性药物应用），扩容，吸氧，血管活性药物等。③病情稳定后的确定性手术。包括取出填塞、全面探查、解剖重建。

（六）营养支持

严重创伤后应加强营养支持，因为创伤后机体处于高代谢状态，大量蛋白质分解，能量消耗增加，易发生营养不良、感染和多器官功能衰竭。对于消化道功能正常清醒者，以进食为主（肠内营养）；昏迷或不能进食者，用鼻饲或造瘘；不能从消化道进食者，采用肠外营养。

1. 肠内营养　包括碳水化合物、蛋白质、脂肪、各种维生素和微量元素，供给能量2 500 ~3 000 kcal/d。这种胃肠道营养，不但可以提供足够营养支持，纠正负氮平衡，还能维持胃肠道的正常功能及结构，防止胃肠道黏膜萎缩及维护胃肠道的防御功能。

2. 肠外营养　伴有腹内脏器损伤不能进食者，可给予全胃肠外营养。成人需给总能量 50 ~70 kcal/（kg · d），其中蛋白质氮 0. 4 ~0. 6 g/（kg · d）（1 g 氮相当于 6. 25 g 蛋白质），脂肪乳剂应占总能量的 25% ~30%，葡萄糖供给 500 ~600 g/d，输入速度控制在7 mg/（kg · min），并给予适量胰岛素。另外需补充适当的钾、钠、氯、钙、磷、镁等无机盐，维生素及微量元素。

（七）预防感染

严重创伤时感染的原因是多方面的，既可来源于开放的创口，也可来自肠道的细菌移位，还可以来自各种导管的院内感染，亦可以来自长期使用广谱抗生素发生的二重感染。感染诱发的 SIRS 可引起 MODS 或 MOF，是创伤后期死亡的重要原因。因此，预防创伤感染是降低严重创伤死亡的一个重要环节。

1. 彻底清创　对于开放性创口应早期彻底清创，较深的创口应留置引流管。这比应用任何抗生素都有效。

2. 预防院内感染　严重创伤者留置导管比较多，应定期消毒隔离，增强医务人员的无菌观念，注意无菌操作。对于严重创伤者，应用广谱强效抗生素，等细菌培养及药敏结果出来后马上选择针对性的抗生素。

【抢救流程】

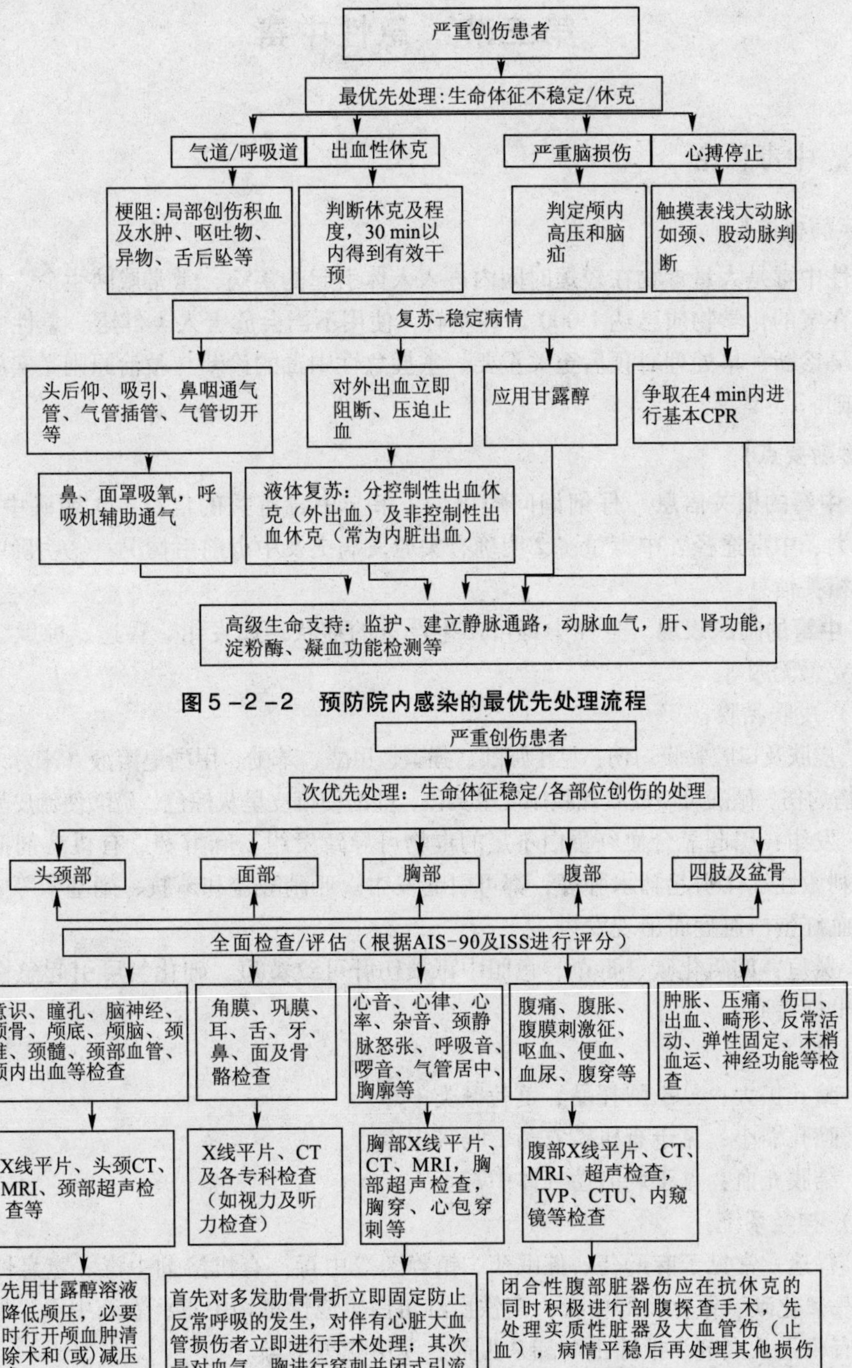

图5－2－2　预防院内感染的最优先处理流程

图5－2－3　预防院内感染的次优先处理流程

（王明太）

第三节 急性中毒

一、中毒总论

【疾病概述】

急性中毒是大量毒物在较短时间内进入人体引起的疾病，常常威胁生命。目前世界上记录在案的化学物质已达 1 000 万种左右，使用不当会危害人类健康。急性中毒的早发现、早诊断、早处理对预后至关重要。掌握急性中毒的诊断与救治原则是实施有效救治的基础。

【诊断要点】

1. 中毒的相关信息 仔细询问病史，了解与中毒有关的信息：①明确中毒时间、毒物种类、中毒途径、中毒量；②明确有关原发病史及中毒前后情况；③明确中毒现场救治的相关信息。

2. 中毒的临床表现 急性中毒可产生严重的症状，如发绀、昏迷、惊厥、呼吸困难、休克、无尿等。

（1）皮肤黏膜：

1）皮肤及口腔黏膜灼伤：见于强酸、强碱、甲醛、苯酚、甲酚皂溶液（来苏尔）等腐蚀性毒物灼伤。硝酸可使皮肤黏膜痂皮呈黄色，盐酸使痂皮呈灰棕色，硫酸使痂皮呈黑色。

2）发绀：引起氧合血红蛋白不足的毒物可导致发绀。麻醉药、有机溶剂抑制呼吸中枢，刺激性气体引起肺水肿等，都可引起发绀。亚硝酸盐和苯胺、硝基苯等中毒能产生高铁血红蛋白血症而出现发绀。

3）黄疸：四氯化碳、毒蕈、鱼胆中毒损伤肝可致黄疸。砷化氢可引起急性血管内溶血而出现黄疸。

（2）眼部：

1）瞳孔扩大：见于阿托品、莨菪碱类中毒。

2）瞳孔缩小：见于有机磷农药、吗啡中毒。

3）结膜充血：见于刺激性气体中毒。

（3）神经系统：

1）昏迷：常见于麻醉药、催眠药、镇静药等中毒；有机溶剂中毒、窒息性毒物中毒，如一氧化碳、氰化物等中毒，高铁血红蛋白生成性毒物中毒；农药中毒，如有机磷农药、有机汞杀虫剂、拟除虫菊酯杀虫剂、溴甲烷等中毒。

2）谵妄：见于阿托品、乙醇中毒。

3）肌纤维震颤：见于有机磷农药、氨基甲酸酯杀虫剂中毒。

4）惊厥：见于窒息性毒物中毒以及异烟肼、有机磷农药、拟除虫菊酯杀虫剂等中毒。

5）瘫痪：见于可溶性钡盐、箭毒、蛇毒等中毒。

6）精神失常：见于四乙基铅、一硫化碳、一氧化碳等中毒。

（4）呼吸系统：

1）呼吸气味：有机溶剂挥发性强，而且有特殊气味，如酒味；氰化物有苦杏仁味；有机磷农药有大蒜味，苯酚、甲酚皂有苯酚味。

2）呼吸加快：引起酸中毒的毒物如水杨酸、甲醇等可兴奋呼吸中枢，使呼吸加快。刺激性气体引起肺水肿时，呼吸加快。

3）呼吸减慢：见于催眠镇静药、吗啡中毒，也见于中毒性脑水肿。呼吸中枢过度抑制可致呼吸麻痹。

4）肺水肿：刺激性气体、安妥、磷化锌、有机磷农药等中毒可引起肺水肿。

5）其他：刺激性气体中毒可引起咽部充血、剧烈咳嗽等。

（5）循环系统：

1）心律失常：见于阿托品、拟肾上腺素能药、洋地黄、夹竹桃、蟾蜍等中毒。

2）心搏骤停：见于洋地黄、奎尼丁、依米丁、河豚及窒息性毒物中毒。

3）休克：如砷、锑、依米丁中毒等。

（6）泌尿系统：表现为急性肾衰竭，中毒后肾小管受损伤，出现少尿以至无尿，常见于三种情况。

1）肾中毒伴肾小管坏死：如升汞、苯酚、磺胺、头孢菌素、蛇毒、毒蕈等中毒。

2）肾缺血：导致休克的毒素可致肾缺血。

3）肾小管堵塞：磺胺结晶可堵塞肾小管，砷化氯等毒物所致血管内溶血，游离血红蛋白尿排出时可堵塞肾小管。

（7）血液系统：

1）溶血性贫血：中毒后红细胞破坏增速，量多时发生贫血、黄疸。砷化氰中毒发生急性血管性溶血，严重者可发生血红蛋白尿和急性肾衰竭。

2）白细胞减少：见于氯霉素、抗癌药等中毒。

3）出血：见于阿司匹林、氯霉素、抗癌药等引起的血小板的质或量异常，由蛇毒、杀鼠剂、肝素、水杨酸等引起凝血异常。

3. 查体 急性中毒的急救中，应边抢救边针对性查体。首先要明确患者的生命体征，是否有危及生命体征的险情，若有应先努力稳定生命体征，然后行严格的系统查体。

4. 辅助检查

（1）毒物检验：采集剩余毒物，可疑食物和水样，以及含毒物标本如呕吐物、第一次洗胃液、血、尿、粪及其他可疑物品送检。

（2）特异检验：如疑有机磷农药中毒则查全血胆碱酯酶；一氧化碳中毒查血碳氧化血红蛋白；亚硝酸盐中毒查血高铁血红蛋白。

（3）监测病情：宜查血常规，血糖，血电解质，肝、肾功能，心电图，血压，血气分析，X 线检查等。

5. 评估预后 中毒可产生器官损害，引起多器官功能失常和衰竭。

（1）若出现下列情况，说明进入危重期，必须严密观察病情变化，积极维持器官功能。

1）中枢神经系统抑制：出现昏迷、呼吸抑制、血压下降、惊厥、抽搐。

2）肺水肿。

3）严重的心律失常、心搏骤停。

4）发绀，由严重缺氧、高铁血红蛋白血症导致。

5）急性溶血性贫血、血红蛋白尿。

6）急性肾衰竭、少尿、尿毒症。

7）肝性脑病；中毒性肝损伤。

8）烧伤、化学灼伤、眼灼伤。

（2）影响预后的因素有：

1）中毒途径：预后由差到好排序为：血液 > 呼吸道 > 消化道 > 皮肤。

2）毒物剂量：越大越危险。

3）潜伏期：越短预后越差。

4）毒物损伤中枢及心、肺、肝、肾等器官和造血系统预后差。

5）中毒就诊时间：越长预后越差。

【治疗原则】

1. 迅速有效地消除威胁生命的毒性效应 凡心搏和呼吸停止的应迅速施行心肺复苏术，对休克、严重心律失常、中毒性肺水肿、呼吸衰竭、中毒性脑病、脑水肿、脑疝应及时对症救治。

2. 切断毒源 使中毒患者迅速脱离染毒环境。

3. 迅速阻滞毒物的继续吸收 及早催吐、洗胃、导泻、清洗皮肤和吸氧。

4. 尽快明确毒物接触史 接触史包括毒物名称、理化性质与状态、接触时间和吸收量及方式，若不能立即明确，须及时留取洗胃液或呕吐物、排泄物及可疑染毒物送实验室检测。

5 尽早、足量使用特效解毒剂 原则：早期、足量使用，尽快达到治疗有效量，注意防止不良反应；选择正确的给药方法，使特殊解毒剂在最短的时间发挥最好的疗效；注意解毒剂的配伍，充分发挥解毒剂的联合作用，如有机磷农药中毒，阿托品与胆碱酯酶活化剂的合用。常见解毒剂的常规用法为表5－3－1。

表5－3－1 常见特效解毒药

常用特效解毒药	对抗的毒物
阿托品	有机磷农药及毒蕈、毛果芸香碱、新斯的明
氯解磷定，碘解磷定	有机磷农药
重金属螯合物，二巯丙醇（BAL）	砷、汞、铅、锑、铋、锰
硫代硫酸钠	砷、汞、铅、氰化物、碘、溴
亚硝酸异戊酯	氰化物、木薯
亚硝酸钠	苦杏仁、桃仁、枇杷仁
亚甲蓝	小剂量：急救亚硝酸盐中毒及高铁血红蛋白血症
	大剂量：治疗氰化物中毒
纳洛酮	吗啡类、乙醇、镇静催眠药
乙酰胺（解氟灵）	灭鼠药

6. 当中毒的毒物不明时

【抢救流程】

以维持生命体征为先，对症处理与早期器官功能保护为主（图5-3-1）。

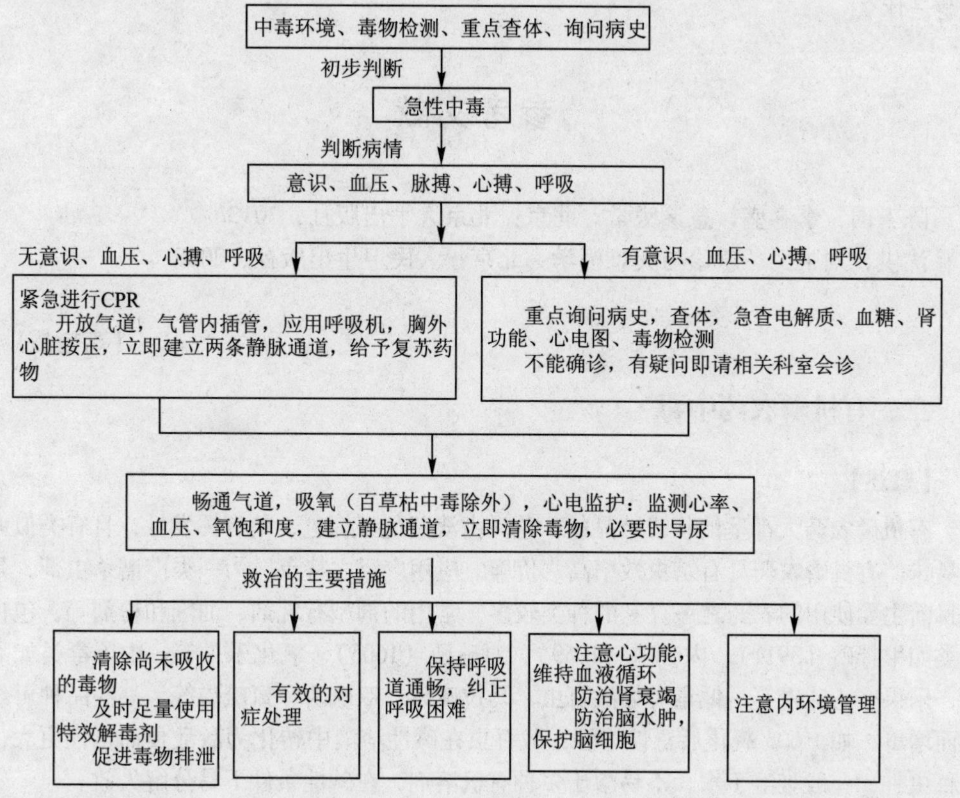

图5-3-1　急性中毒救治流程

【注意事项】

（1）应高度重视生命体征的变化，若心搏、呼吸骤停，应及时而准确地实施心肺脑复苏，维持有效呼吸与循环。

（2）应及时、准确地判断威胁患者生命的主要矛盾、首要和次要的问题，解决问题的最快捷有效的方法。

（3）进行早期脏器功能支持，防止发生多器官功能障碍综合征，主要做好呼吸功能、心功能、肾功能、脑功能的维持，防止内环境紊乱、感染和消化道出血。

（4）应根据具体病情，及时联系相关专科会诊，协同抢救，使患者能在最短的时间得到最佳的救治。

（5）在抢救过程中必须认真、准确、及时地记录（一切抢救措施、病情交代，与单位及家属的谈话内容等），并注意记录时间的准确性。

（6）应根据患者实际病情向其家属详细告知病情的严重性及预后，以取得必要的理解和配合。

（7）在抢救急性中毒患者时，发生3人以上成批中毒应及时向上级医生及有关领导报告，涉及法律问题时应向有关公安部门汇报。

（8）在抢救成批急性中毒患者时，应及时启动应急救援预案，尤其重要的是在救治成批中毒患者时要分清是化学中毒还是细菌中毒，哪些是最危重的患者，急需解决的问题是什么。

参考文献

［1］陈玉国，李春盛．急诊医学．北京：北京大学出版社，2013.

［2］沈洪，刘中民．急诊与灾难医学．北京：人民卫生出版社，2008.

（高艳霞）

二、有机磷农药中毒

【概述】

有机磷农药大都呈油状或结晶状，色泽由淡黄色至棕色，稍有挥发性，且有类似大蒜的臭味。有机磷农药具有杀虫效率高、价廉、应用广泛之特点，为一类广谱杀虫剂，是我国目前主要使用的农药之一。它的种类较多，常用的剂型有乳剂、油剂和粉剂等，包括高毒类如甲拌磷（3911）、内吸磷（1059）、对硫磷（1605）、氧化乐果等；中等毒类如敌敌畏、乐果、乙硫磷等；低毒类如敌百虫、马拉硫磷、双硫磷、氯硫磷等。某些品种可经转化而增毒，如 1 605 氧化后毒性增强，敌百虫在碱性溶液中转化为敌敌畏而毒性更大。除敌百虫外，一般难溶于水，不易溶于多种有机溶剂，在碱性条件下易分解失效。

有机磷农药在体内与乙酰胆碱酯酶结合形成磷酰化胆碱酯酶，胆碱酯酶活性受到抑制，致乙酰胆碱过量蓄积，使胆碱能神经受到持续冲动，导致先兴奋后衰竭的一系列的毒蕈碱样、烟碱样和中枢神经系统等症状。有机磷农药的急性中毒临床多见，且其毒性强，发生中毒快，病情发展凶猛，病死率高。

【诊断要点】

1. 临床表现

（1）毒蕈碱样（M）症状：这组症状出现最早，主要是副交感神经末梢兴奋所致，类似毒蕈碱作用，临床表现为：

1）腺体分泌增加：流涎、多汗、流涕、支气管分泌物增加、肺水肿。

2）平滑肌痉挛：腹痛、腹泻，尿频、尿急，大小便失禁，瞳孔缩小，支气管痉挛。

（2）烟碱样症状：乙酰胆碱在横纹肌神经肌肉接头处过度蓄积和刺激，使面、眼睑、舌、四肢和全身横纹肌发生肌纤维颤动，甚至全身肌肉强直性痉挛，患者常有全身紧束和压迫感，而后发生肌力减退和瘫痪，呼吸肌麻痹引起周围性呼吸衰竭。交感神经节受乙酰胆碱刺激，其节后交感神经纤维末梢释放儿茶酚胺使血管收缩，可引起血压增高、心率加快和心律失常。

（3）中枢神经系统症状：中枢神经系统受乙酰胆碱刺激后有头晕、头痛、疲乏、共济失调、烦躁不安、谵妄、抽搐和昏迷。

（4）局部损害：敌敌畏、敌百虫、对硫磷、内吸磷接触皮肤后可引起过敏性皮炎，并可出现水疱和脱皮。有机磷杀虫药滴入眼部可引起结膜充血和瞳孔缩小。

2. 诊断依据

（1）病史：有机磷接触史或服毒史，体表衣物、呼吸、呕吐物有特殊大蒜味。

（2）典型症状和体征。

（3）实验室检查：全血胆碱酯酶活力测定可诊断中毒程度、指导临床用药、观察疗效及估计预后，活力小于70%即可确诊（可使用胆碱酯酶活性试纸）。

（4）解毒剂及复活剂诊断性治疗（昏迷者禁用）：

1）阿托品试验：静脉注射阿托品 2 mg，10 min 内未出现阿托品化，提示中毒，反之则否。

2）解磷定试验：静脉注射解磷定 1 g，病情改善提示中毒。

（5）鉴别诊断：有机磷农药中毒有时需与食物中毒或急性胃肠炎、中暑等相鉴别。

3. 辅助检查

（1）全血胆碱酯酶活力测定：诊断有机磷杀虫药中毒的特异性诊断指标，同时被用来判断中毒程度轻重，评估疗效及预后。若活力减低到正常的70%以下即有诊断意义。

1）轻度中毒：降至正常的50%～70%。

2）中度中毒：降至正常的30%～50%。

3）重度中毒：降至正常的30%以下。

（2）血、胃内容物及可疑污染物分析：口服中毒者在其呕吐物、胃液及血液中可检出有机磷农药。

（3）尿中有机磷分解产物测定：可以作为接触毒物的指标，可协助早期诊断。对硫磷和甲基对硫磷中毒时尿中可检出对硝基酚，敌百虫中毒时尿中可出现三氯乙醇。

【治疗原则】

1. 迅速彻底清除毒物，防止毒物继续吸收中毒

（1）吸入中毒：迅速撤离现场，移至通风、空气新鲜处，必要时吸氧。

（2）接触中毒：立刻脱离中毒环境，脱去污染的衣物，防止皮肤吸收中毒。用水彻底清洗污染的皮肤、毛发和指甲等，禁用热水（以免血管扩张增加毒物的吸收）。眼部污染可用生理盐水冲洗至少 10 min 后，滴入 1% 阿托品液 1～2 滴。

（3）口服中毒：洗胃对口服中毒者尤为重要，越早越好，中毒 12 h 内仍应坚持洗胃。用清水、2% 碳酸氢钠溶液（敌百虫忌用，以免使其变为毒性更强的敌敌畏）或 1∶5 000 高锰酸钾溶液（对硫磷忌用）反复洗胃，直至洗出液清亮、无色、无气味为止。一般用量需 10～20 mL。洗胃后再给硫酸钠或硫酸镁（昏迷者不用）20～30 g 导泻，忌用油类泻剂。

2. 尽早、足量抗胆碱药及胆碱酯酶复活剂（应在洗胃时同时使用）

（1）抗胆碱药：阿托品有阻断乙酰胆碱对副交感神经和中枢神经系统毒蕈碱受体的作用，对缓解毒蕈碱样症状和对抗呼吸中枢抑制有效，但对烟碱样症状和恢复胆碱酯酶活力没有作用。

阿托品剂量可根据病情 5 ~ 30 min 或 1 ~ 2 h 给药一次，直到毒蕈碱样症状明显好转或患者出现“阿托品化”表现为止。阿托品化即临床出现瞳孔较前扩大、口干、皮肤干燥和颜面潮红、肺部湿啰音消失及心率加快。即应减少阿托品剂量或停用。如出现瞳孔扩大、神志模糊、狂躁不安、抽搐、昏迷和尿潴留等，提示阿托品中毒，应停用阿托品。对有心动过速及高热患者，阿托品应慎用。在阿托品应用过程中应密切观察患者全身反应和瞳孔大小，并随时调整剂量，达到阿托品化后即酌情减量，减药量及延长用药时间不要同时进行，以免造成病情反复。阿托品具体用量参看表 5 - 3 - 2。

表 5 - 3 - 2　阿托品用量

中毒程度	首剂量（mg）	间隔时间（min）	重复量（mg）	给药途径
轻度	2 ~ 4	30	1	肌内注射
中度	5 ~ 10	15 ~ 30	2 ~ 4	静脉注射
重度	10 ~ 20	5 ~ 10	5	静脉注射

阿托品应用时应注意：①原则：早期、足量、反复给药。②联合应用胆碱酯酶复活剂：有机磷杀虫药中毒的最理想治疗是胆碱酯酶复活剂与阿托品二药合用。轻度中毒亦可单独使用胆碱酯酶复活剂。两种解毒药合用时，阿托品的剂量应减少，以免发生阿托品中毒。③判断“阿托品化”必须全面分析：瞳孔扩大不应视为阿托品化的特有指标，严重中毒本身及脑水肿均可致瞳孔扩大，相对有效的指标应是肺部湿啰音消失、皮肤干燥、口鼻分泌物减少等。

（2）胆碱酯酶复活药：早期应用该药（在中毒酶老化前，一般 3 d 内），能使被抑制的胆碱酯酶恢复活性，能缓解以致消除烟碱样作用。常用的药物有解磷定、氯磷定、双复磷、双解磷等。

胆碱酯酶复活药对各种有机磷杀虫药中毒的疗效并不完全相同，解磷定和氯磷定对内吸磷、对硫磷、甲胺磷、甲拌磷等中毒的疗效好，对敌百虫、敌敌畏等中毒疗效差，对乐果和马拉硫磷中毒疗效可疑。胆碱酯酶复活药对已老化的胆碱酯酶无复活作用，因此对慢性胆碱酯酶抑制的疗效不理想。

胆碱酯酶复活药使用后的不良反应有短暂的眩晕、视力模糊、复视、血压升高等。用量过大，可引起癫痫样发作和抑制胆碱酯酶活力。解磷定在剂量较大时，尚有口苦、咽干、恶心。注射速度过快可导致暂时性呼吸抑制。解磷定用量：轻度中毒，首剂 0.5 g 稀释后缓慢静脉注射，必要时 2 h 后重复一次，每日总量 1 ~ 2 g。中度中毒：首剂 0.5 ~ 1 g 稀释后缓慢静脉注射，以后每 1 ~ 2 h 可给 0.5 g，待肌束震颤及抽搐缓解，胆碱酯酶活性恢复，则酌情减量。每日总量 3 ~ 4 g。重度中毒：首剂 1.0 ~ 1.5 g 稀释后缓慢静脉注射，以后每半小时重复 1 次，每次 0.5 g，待病情好转后酌情减量。每日总量 4 ~ 8 g。

3. 加强对症支持治疗

（1）维持呼吸循环功能，防治脑水肿：缺氧、呼吸困难者，给予吸氧并保持呼吸道通畅，必要时应用呼吸兴奋剂，建立人工气道及使用呼吸机。心搏骤停应行心肺脑复苏，休克者要抗休克治疗，并注意防治脑水肿。

（2）纠正酸中毒及电解质紊乱。

（3）选用广谱抗生素，防止感染。

（4）加强口腔、呼吸道及压疮护理。

（5）防治重要脏器功能衰竭。

【抢救流程】

急性有机磷中毒抢救的流程见图5－3－2。

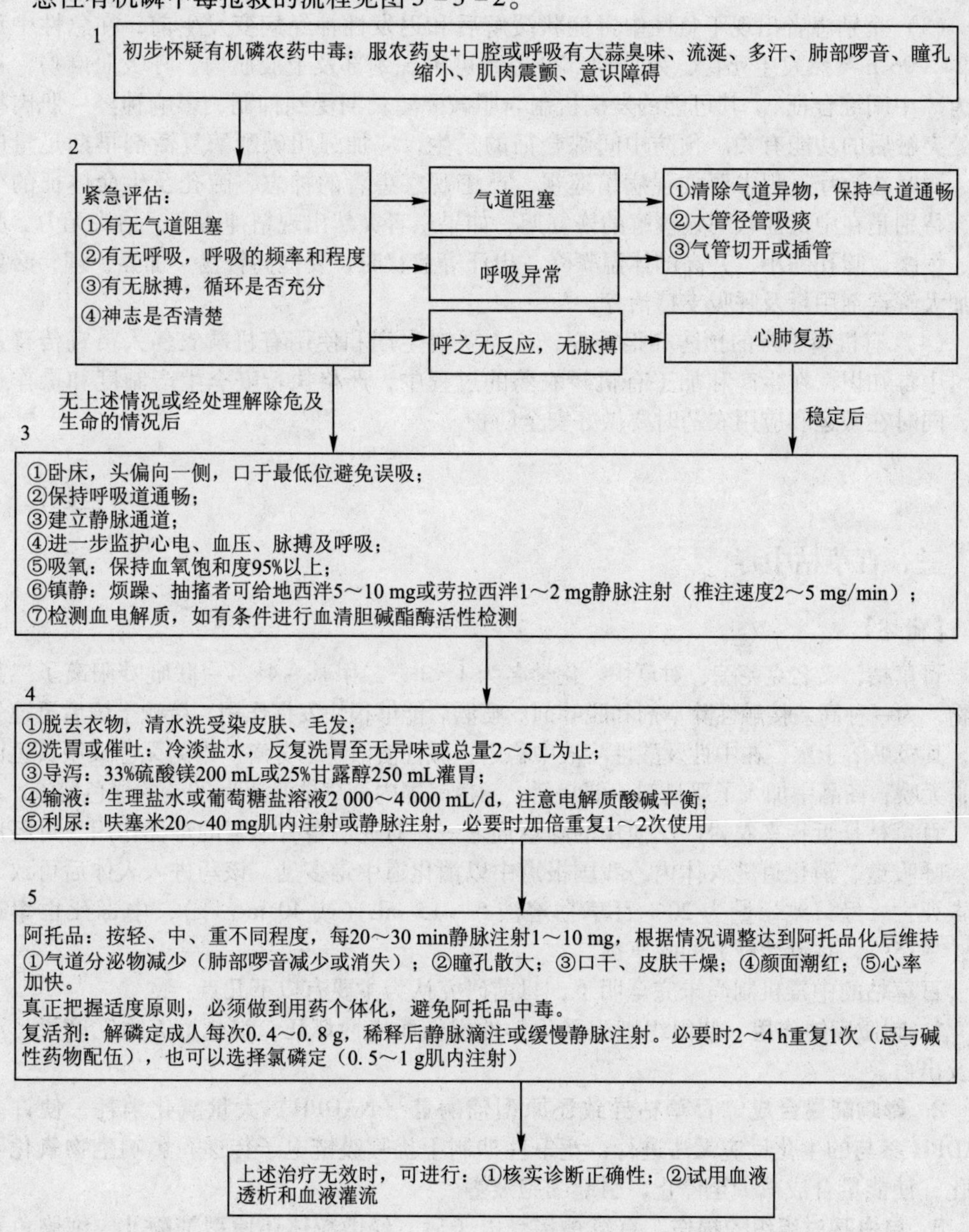

图5－3－2　急性有机磷中毒抢救流程

【注意事项】

（1）有机磷中毒的治疗原则概括为：切断清除毒源，尽早使用解毒剂和复活剂，注意监测和维持呼吸循环功能，防治脑水肿及对症支持治疗。

（2）以患者生命体征稳定，症状消失，全血胆碱酯酶活力测定，肝、肾功能等检查恢复正常为治疗成功的目标。

（3）个别患者出现于急性中毒症状缓解后和迟发性神经病变发生前，在急性中毒后 24 ~96 h 突然发生死亡，死亡前部分患者可出现颈部及上肢肌肉、呼吸肌麻痹，被称为“中间综合征”。其可能的发病机制与胆碱酯酶长期受到抑制，影响神经 - 肌肉接头处突触后的功能有关。预防中间综合征的发生，应加强胆碱酯酶复活剂早期足量应用，同时在治疗过程中要加强病情巡视，严密观察患者的神志、瞳孔及生命体征的变化，特别是在中毒症状明显缓解的恢复期，如果患者突然出现精神萎靡、抬头无力、胸闷、烦躁、瞳孔缩小、升高的体温骤降、出汗等症状时，要提高警惕，加强护理，必要时加大解毒剂用量及呼吸支持治疗。

（4）有机磷中毒的预防亦很重要，首先要对生产和使用有机磷农药人员宣传普及防治中毒知识，在生产和加工有机磷农药的过程中，严格执行安全生产制度和操作规程，同时在搬运和应用农药时要做好安全防护。

（兰超）

三、百草枯中毒

【概述】

百草枯，又名克芜踪、对草快。化学名为 1，1 - 二甲基 -4，4 - 联吡啶阳离子二氯化物，为一种高效接触性除草剂和脱叶剂。喷洒后能够很快发挥作用，接触土壤后迅速失活。其极易溶于水，在中性及酸性溶液中稳定，碱性溶液中易分解。本为无色或淡黄色固体，无嗅，商品中加入了恶臭剂、催吐剂、颜色。国内百草枯溶液为 20% 的绿色溶液。

百草枯是近年来农村广泛使用的除草剂之一，对人、畜有很强的毒性作用，可经皮肤、呼吸道、消化道进入体内，我国报道中以消化道中毒多见。该药进入人体后可致人中毒死亡，经口致死量为 20% 百草枯溶液 5 ~15 mL（或 40 mg/kg），中毒死亡率达 33% ~75%，是毒性最大的除草剂。

百草枯的中毒机制尚未完全明了，目前研究认为主要有以下几点：

1. 刺激腐蚀作用 使组织细胞受化学性损伤而变性坏死，消化道充血、糜烂、溃疡及出血。

2. 影响能量合成 百草枯导致还原型辅酶Ⅱ（NADPH）大量氧化消耗，使许多 NADPH 参与的生化反应无法进行，竞争性抑制干扰呼吸链电子传递，影响生物氧化磷酸化，使能量合成减少至停止，引起细胞衰竭。

3. 自由基对组织的损伤 百草枯接受电子后，经微粒体还原型辅酶Ⅱ、细胞色素 C 还原酶等催化产生有毒的 H_2O_2、O_2^- 及 OH^- 等自由基，造成多种组织损害，早期产生肺水肿，晚期为肺泡损伤和肺间质纤维化等病变，导致极为严重的难治性低氧血症。

4. 直接损伤 DNA，造成 DNA 的断裂

5. 引起基因的异常表达或启动细胞凋亡途径

6. 对神经系统的损伤　百草枯可以通过血脑屏障，使神经元 Caspase-3 酶活性增高，诱导大脑皮层神经元与黑质多巴胺能神经元凋亡，并使多巴胺受体磷酸化抑制，产生帕金森氏症状。

【诊断要点】

1. 临床表现

（1）局部症状：皮肤污染可发生接触性皮炎、灼伤、水疱、溃疡和坏死。眼睛污染出现流泪、眼睛痛、结膜充血及眼结膜、角膜灼伤。

（2）消化系统：口服中毒者有口腔烧灼感，舌、咽、食道及胃黏膜糜烂、溃疡，表现为恶心、呕吐，腹痛、腹泻，吞咽困难。甚至出现肠麻痹、消化道出血，部分患者常在中毒后 2 ~ 3 d 出现肝损害，严重者可致急性肝萎缩。

（3）呼吸系统：肺损伤是最突出和最严重的改变。大剂量服毒者可在 24 ~ 48 h 内出现呼吸困难、发绀、肺水肿或出血，常在 1 ~ 3 d 内因急性呼吸窘迫综合征死亡。小剂量中毒者早期可无呼吸系统症状，少数表现为咳嗽、咳痰、胸闷、胸痛、呼吸困难、发绀，双肺可闻及干、湿啰音，经抢救存活者，部分患者经 1 ~ 2 周可发生肺间质纤维化，肺功能障碍导致顽固性低氧血症，呈进行性呼吸困难，导致呼吸衰竭死亡。

（4）心肾系统：少数可发生心肌损害。肾损害常发生于第 1 ~ 3 天，甚至发生急性肾衰竭。

（5）神经系统：表现为头痛、头晕、抽搐、幻觉等。亦有部分患者神志较清楚。

2. 诊断依据

（1）病史：百草枯接触史或服毒史。

（2）典型症状和体征。

（3）实验室检查：血、尿中百草枯浓度分析。

根据百草枯服毒量早期可做如下分型：

1）轻型：百草枯摄入量 <20 mg/kg，患者除胃肠道症状外，其他症状不明显，多数患者能够完全恢复。

2）中 - 重型：百草枯摄入量 20 ~ 40 mg/kg，患者除胃肠道症状外可出现多系统受累表现，1 ~ 4 d 出现肾功能、肝功能损伤，数天到 2 周出现肺部损伤，多数在 2 ~ 3 周死于呼吸衰竭。

3）暴发型：百草枯摄入量 >40 mg/kg，有严重的胃肠道症状，1 ~ 4 d 死于多器官功能衰竭，极少存活。

3. 辅助检查

（1）临床各项化验检查及胸片、血气分析、肺功能等检查：无诊断特异性。

（2）血、尿中百草枯浓度分析：可以作为接触毒物的指标，可协助早期诊断及治疗。

【治疗原则】

1. 治疗原则　百草枯中毒无特效解毒剂。减少毒物吸收，尽快清除毒物，保护重要脏器，防止肺损伤及肺纤维化，提高生存率是主要的目的。其治疗原则包括：①减少吸收和促进排出百草枯；②清除氧自由基和诱发内皮细胞产生还原型谷胱甘肽；③促进炎症缓解和减少炎细胞浸润；④增加肺泡表面活性物质，减少肺纤维化；⑤对症治疗及脏器保护。

2. 现场急救

（1）尽快脱去污染的衣物，用肥皂水彻底清洗污染的皮肤、毛发。眼部受污染时，立即用流动水冲洗，时间 >15 min。如为口服中毒，立即用15%漂白土或白陶土溶液或20%活性炭悬液进行胃管灌入，并刺激咽喉部催吐，洗消皮肤。

（2）若无漂白土或皂土，也可服用普通黏土经纱布过滤后的泥浆水。

（3）使用甘露醇、硫酸镁等导泻药。

（4）应尽快送医院处理，以免耽误治疗时机。

3. 院内急救

（1）阻止毒物吸收：对口服中毒者洗胃是重要的措施，使用30%白陶土（硅酸铝）、漂白土水、十六角蒙脱石（思密达水）、泥浆水溶液、2%碳酸氢钠溶液或1%肥皂水有助于提高效果。百草枯具有腐蚀性，洗胃时需谨慎操作。洗胃结束后注入15%的漂白土混悬液200 mL或50 g活性炭等吸附剂，同时配合25%硫酸镁40 mL或20%甘露醇100～250 mL导泻有一定的作用。

（2）加速毒物排泄：利尿及血液透析、血流灌注，后者效果较好，应尽早使用，直至体液中不能测到百草枯为止。

（3）药物治疗：目前临床应用的药物主要是防治靶器官肺的损伤，常用药物主要包括糖皮质激素、免疫抑制剂、抗氧化剂等。

1）糖皮质激素及免疫抑制剂：早期联合应用糖皮质激素及环磷酰胺冲击治疗对中重度急性百草枯中毒患者可能有益，建议对非暴发型中重度百草枯中毒患者进行早期治疗，如应用甲泼尼龙15 mg/（kg·d）或等效剂量的氢化可的松、环磷酰胺10～15 mg/（kg·d）。基于糖皮质激素联合免疫抑制剂治疗目前尚无成熟方案（前者大量长期应用出现感染、骨坏死等不良反应大增，后者大量应用则可引起严重肝坏死），又缺乏临床大样本随机对照研究，其具体剂量、疗程、不良反应等尚需进一步探讨。

其他药物如环孢霉素A、重组人Ⅱ型肿瘤坏死因子受体－抗体融合蛋白、秋水仙碱、长春新碱等也有应用有效的报道，尚需循证医学证据。

2）抗氧化剂：抗氧化剂理论上可以清除氧自由基，减轻肺损伤。超氧化物歧化酶（SOD）、谷胱甘肽、N－乙酰半胱氨酸（NAC）、金属硫蛋白（MT）、维生素C、维生素E、褪黑素等治疗急性百草枯中毒，在动物实验有一定疗效，但临床研究多数未获得预期效果。

3）其他药物：蛋白酶抑制剂乌司他丁、非甾体抗炎药水杨酸钠及血必净、丹参、银杏叶提取物注射液等中药制剂，对急性百草枯中毒治疗均有相关文献报道，其疗效在探索阶段。

4）其他综合对症治疗：①补液，维持水、电解质及酸碱平衡；②保护食管胃黏膜；③处理呼吸衰竭、肝损害和急性肾衰竭；④适当应用抗生素防治继发感染。

（5）氧气治疗：氧气治疗可加速氧自由基形成，促进死亡，建议将 $PaO_2 < 40$ mmHg（5.3 kPa，1 mmHg = 0.133 kPa）或ARDS作为氧疗指征。尚无机械通气增加存活率的证据，若有条件准备行肺移植，机械通气可延长患者存活时间。

【抢救流程】

百草枯中毒抢救措施见图5－3－3。

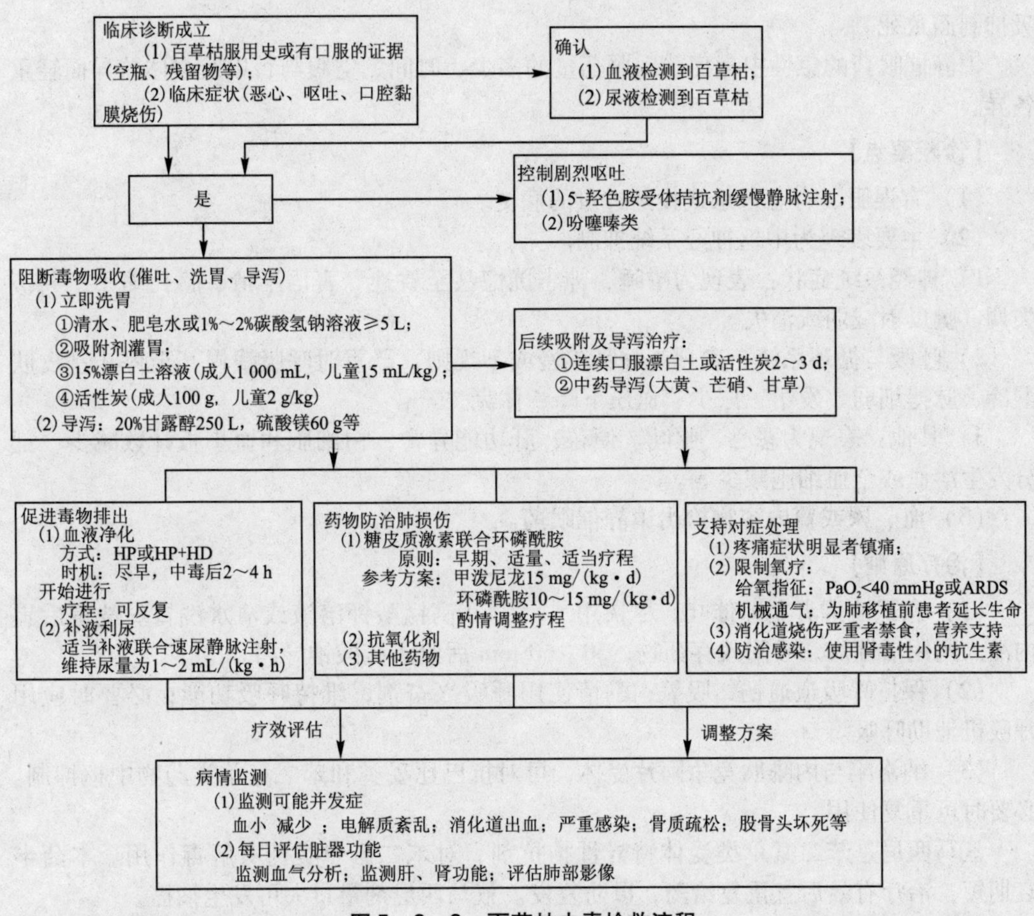

图5－3－3　百草枯中毒抢救流程

【治疗体会】

1. 成功治疗的目标　生命体征稳定，无胸闷及呼吸困难，胸片、肝肾功能等检查恢复正常或遗留肺间质纤维化。

2. 预防措施　宣传普及防治中毒知识，加强百草枯农药管理和科学合理应用，做好安全防护。广泛宣传百草枯的剧毒性，对必要人群进行心理疏导。

（兰超）

四、镇静催眠药中毒

【疾病概述】

镇静催眠药种类很多，包括苯二氮䓬类、巴比妥类、非苯二氮䓬类、非巴比妥类、吩噻嗪类等，其中最常用的镇静催眠药是苯二氮䓬类，代表药物有地西泮、艾司唑仑等。中毒源于一次大量服用或服用过量。

镇静催眠药对中枢神经系统有抑制作用，少量服用可催眠，过量则可中毒。中毒者多可查及有服用安眠药病史，出现嗜睡不醒，血压下降，呼吸变浅变慢，心动过缓，脉搏细弱，甚至出现深昏迷和反射消失。若被吸收的药量超过常用量的15倍时，可因呼吸抑制而致死。

镇静催眠药的急性中毒症状因服药量的多少、时间、空腹与否以及个体差异而轻重各异。

【诊断要点】

（1）有误服、有意自杀或投药过量的病史。

（2）主要表现为中枢神经系统抑制。

1）神经系统症状：表现为嗜睡、神志恍惚甚至昏迷、言语不清、瞳孔缩小、共济失调、腱反射减弱或消失。

2）呼吸与循环系统：表现为呼吸减慢或不规则，严重时呼吸浅慢甚至停止；皮肤湿冷、脉搏细弱、发绀、尿少、血压下降、休克。

3）其他：表现为恶心、呕吐、便秘，肝功能异常，白细胞和血小板计数减少，部分发生溶血或全血细胞减少等。

（3）血、尿或胃内容物检出镇静催眠药。

【治疗原则】

（1）意识清醒者立即催吐。尽快用 1∶5 000 高锰酸钾溶液或清水洗胃。洗胃后胃内灌入药用活性炭，吸附残存药物，30～60 min 后给予硫酸钠导泻。

（2）保持呼吸道通畅，吸氧；酌情使用呼吸兴奋剂，维持呼吸功能；必要时应用呼吸机辅助呼吸。

（3）纳洛酮与内啡肽竞争阿片受体，可对抗巴比妥类和苯二氮草类药物中枢抑制。必要时可重复使用。

氟马西尼是苯二氮草类受体特异性拮抗剂，对苯二氮草类药有解毒作用。本药半衰期短，治疗有效后宜重复给药，以防复发。氟马西尼剂量过大可发生抽搐。

（4）输液、利尿、促进药物排泄，必要时行血液净化治疗。

（5）对症支持治疗。

【抢救流程】

镇静催眠药中毒抢救及措施见图 5－3－4。

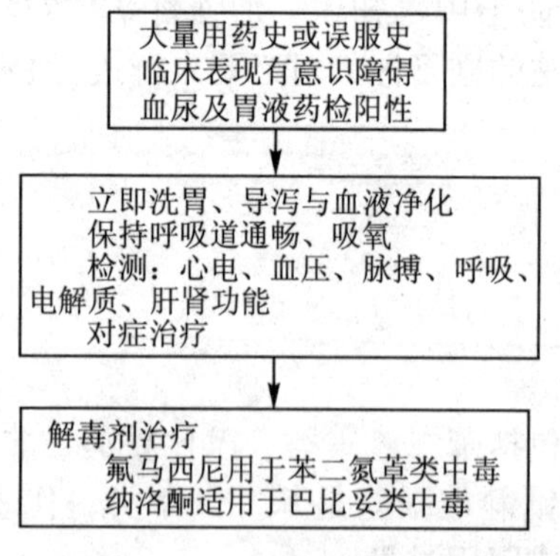

图 5－3－4　镇静催眠药中毒抢救流程

（陈灵）

五、酒精中毒

【概述】

急性酒精（乙醇）中毒系指饮酒所致的急性神经精神和躯体障碍。通常是指一次性饮大量乙醇类物质后对中枢神经系统的兴奋、抑制的状态。

急性酒精中毒与急性酒精过量难以界定。同时，人对酒精的耐受剂量个体差异极大，中毒量、致死量都相差悬殊，中毒症状和程度也不同。成人一次口服最低致死量约为纯酒精 250 ~ 500 mL，小儿为 6 ~ 30 mL。

【诊断要点】

1. 具备以下两点可以临床诊断急性酒精中毒

（1）明确的过量酒精或含酒精饮料摄入史。

（2）呼出气体或呕吐物有酒精气味并有以下之一者：

1）表现易激惹、多语或沉默、语无伦次，情绪不稳，行为粗鲁或攻击行为，恶心、呕吐等。

2）感觉迟钝、肌肉运动不协调，躁动，步态不稳，明显共济失调，眼球震颤，复视。

3）出现较深的意识障碍（如昏睡、浅昏迷、深昏迷），神经反射减弱，颜面苍白，皮肤湿冷，体温降低，血压升高或降低，呼吸节律或频率异常，心率加快或减慢，二便失禁等。

2. 临床确诊急性酒精中毒

在上述 1 的基础上血液或呼出气体酒精检测乙醇浓度≥11 mmol/L（50 mg/dL）。

3. 急性酒精中毒程度临床分级

（1）轻度（单纯性醉酒）：仅有情绪、语言兴奋状态的神经系统表现，如语无伦次但不具备攻击行为，能行走，但有轻度运动不协调，嗜睡能被唤醒，简单对答基本正确，神经反射正常存在。

（2）中度：具备下列之一者为中度酒精中毒。

1）处于昏睡、昏迷状态或 5 分 < GCS 评分≤8 分。

2）具有经语言或心理疏导不能缓解的躁狂或攻击行为。

3）意识不清伴神经反射减弱的严重共济失调状态。

4）具有错幻觉或惊厥发作。

5）血液生化检测有以下代谢紊乱的表现之一者：酸中毒、低血钾、低血糖。

6）在轻度中毒基础上并发脏器功能明显受损表现，如与酒精中毒有关的心律失常（频发期前收缩、心房纤颤或房扑等），心肌损伤表现（ST－T 异常、心肌酶学 2 倍以上升高）或上消化道出血、胰腺炎等。

（3）重度：具备下列之一者为重度酒精中毒。

1）昏迷状态：Glasgow 评分≤5 分。

2）出现微循环灌注不足表现：脸色苍白，皮肤湿冷，口唇微紫，心率加快，脉搏细弱或不能触及，血压代偿性升高或下降（低于 90/60 mmHg 或收缩压较基础血压下降 30 mmHg以上），昏迷伴有失代偿期临床表现的休克时也称为极重度。

3）出现代谢紊乱的严重表现：酸中毒（pH≤7.2）、低血钾（血清钾≤2.5 mmol/L）、低血糖（血糖≤2.5 mmol/L）之一者。

4）出现重要脏器如心、肝、肾、肺等急性功能不全表现。

中毒程度分级以临床表现为主，血中乙醇浓度可供参考。

【治疗原则】

（1）单纯急性轻度酒精中毒不需治疗，居家观察，有肥胖通气不良综合征等基础疾病要嘱其保暖，侧卧位防止呕吐误吸等并发症，类双硫仑样反应严重者宜早期对症处理。

（2）消化道内酒精的促排措施由于酒精吸收迅速，催吐、洗胃和活性炭不适用于单纯酒精中毒患者。洗胃应评估病情，权衡利弊，建议仅限于以下情况之一者：

1）饮酒后 2 h 内无呕吐，评估病情可能恶化的昏迷患者。

2）同时存在或高度怀疑其他药物或毒物中毒。

3）已留置胃管特别是昏迷伴休克患者，胃管可试用于人工洗胃。洗胃液一般用 1% 碳酸氢钠液或温开水，洗胃液不可过多，每次入量不超过 200 mL，总量为 2 000～4 000 mL，胃内容物吸出干净即可，洗胃时注意气道保护，防止呕吐误吸。

（3）药物治疗：

1）促酒精代谢药物：美他多辛是乙醛脱氢酶激活剂，并能拮抗急、慢性酒精中毒引起的乙醇脱氢酶（ADH）活性下降；加速乙醇及其代谢产物乙醛和酮体经尿液排泄，属于促酒精代谢药。每次 0.9 g，静脉滴注给药，哺乳期、支气管哮喘患者禁用，尚无儿童应用的可靠资料。适当补液及补充维生素 B_1、维生素 B_6、维生素 C 有利于酒精氧化代谢。

2）促醒药物：纳洛酮能特异性拮抗内源性吗啡样物质介导的各种效应，纳洛酮能解除酒精中毒的中枢抑制，缩短昏迷时间，疗效不同可能与种族差异、用量有关。建议中度中毒首剂用 0.4～0.8 mg 加生理盐水 10～20 mL，静脉推注，必要时加量重复；重度中毒时则首剂用 0.8～1.2 mg 加生理盐水 20 mL，静脉推注，用药后 30 min 神志未恢复可重复 1 次或 2 mg 加入 5% 葡萄糖或生理盐水 500 mL 内，以 0.4 mg/h 速度静脉滴注或微量泵注入，直至神志清醒为止。盐酸纳美芬（Nalmefene）为具有高度选择性和特异性的长效阿片受体拮抗剂，理论上有更好疗效，已有应用于急性酒精中毒的报道，但尚需更多临床研究评估其在急性酒精中毒中的疗效和使用方法。

3）镇静剂应用：急性酒精中毒应慎重使用镇静剂，烦躁不安或过度兴奋特别有攻击行为可用地西泮，肌内注射比静脉注射安全，注意观察呼吸和血压；躁狂者首选第一代抗精神病药物氟哌啶醇，第二代如奥氮平等也应是可行的选择，口服比静脉应用更安全。避免用氯丙嗪、吗啡、苯巴比妥类镇静剂。

4）胃黏膜保护剂、胃黏膜 H_2 受体拮抗剂或质子泵抑制剂：可常规应用于重度中毒特别是消化道症状明显的患者，质子泵抑制剂可能有更好的胃黏膜保护效果。

（4）血液净化疗法与指征：酒精易溶于水，也具有亲脂性，血液灌流对体内乙醇的清除作用存在争议，血液透析可以直接将乙醇和乙醇代谢产物迅速从血中清除，需要时建议将血液透析作为首选，持续床旁血滤（CRRT）也是可行的选择。病情危重或经常规治疗病情恶化并具备下列之一者可行血液净化治疗：①乙醇含量超过 87 mmol/L（400 mg/dL）；②呼吸循环严重抑制的深昏迷；③酸中毒（pH≤7.2）伴休克表现；④重度中毒出现急性肾功能不全；⑤复合中毒或高度怀疑合并其他中毒并危及生命，根据毒物特点酌情选择血液净化方式。

（5）抗生素应用：单纯急性酒精中毒无应用抗生素的指征，除非有明确合并感染的证据，如呕吐误吸导致肺部感染。应用抗生素时注意可诱发类双硫仑样反应，其中以头孢菌素多见，又以头孢哌酮最常见，其他尚有甲硝唑、呋喃唑酮等，用药期间宜留院观察。

（6）对症与支持治疗：对昏睡及昏迷患者应评估其气道和通气功能，必要时气管插管。要做好患者的安全防护，躁动或激越行为者必要时给予适当的保护性约束，注意保暖，意识不清者取侧卧体位，防止受凉和中暑，使用床栏，防止意外发生。维持水、电解质、酸碱平衡，纠正低血糖，脑水肿者给予脱水剂，中药醒脑静等可以应用。

【抢救流程】

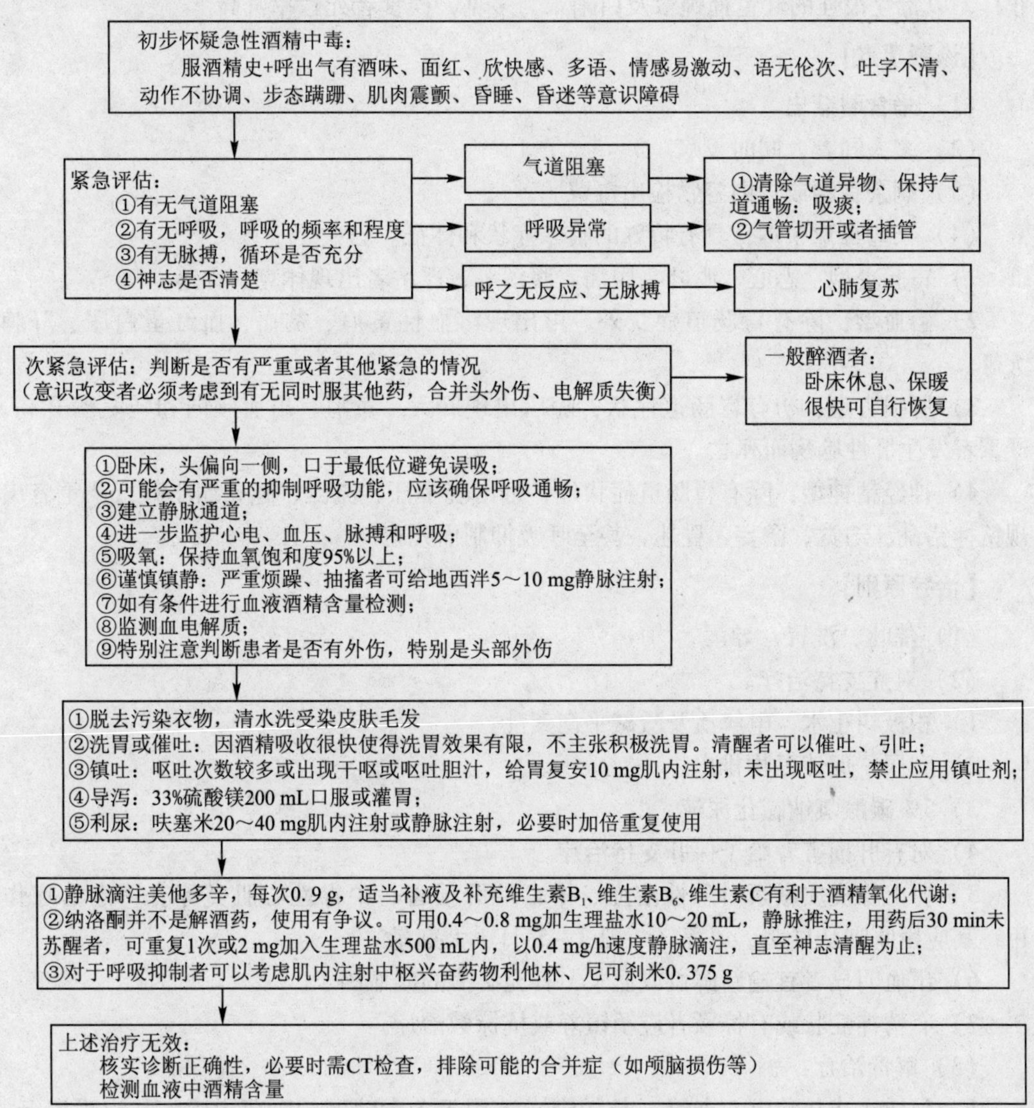

图5－3－5　急性酒精中毒抢救流程

（陈灵）

六. 蘑菇中毒

【疾病概述】

毒蕈俗称毒蘑菇，由于某些毒蕈的外观与无毒蕈相似，常因误食而引起中毒。毒蕈的种类较多，其主要有毒成分为毒蕈碱、毒蕈溶血素、毒肽、毒伞肽及引起精神症状的毒素等。因食入毒蕈所含的毒素种类和分量不同，且患者体质、饮食习惯也不一样，故毒蕈中毒的症状也比较复杂，临床表现各异。我国所见的毒蕈约有 100 余种，分布范围很广，以毒性很强的红色捕蝇蕈及白帽蕈为多见，误食者死亡率甚高。

【诊断要点】

（1）采食蘑菇史。

（2）多人同食，同时发病。

（3）剩余食物或胃内容物检出毒蕈。

（4）某些毒蕈中毒，具有特殊的临床症状和体征。

1）胃肠炎型：恶心、呕吐、腹痛、腹泻等，严重者出现休克、昏迷。

2）溶血型：除有胃肠道症状外，可出现溶血性黄疸、贫血、血红蛋白尿、肝脾大等。

3）肝损害型：初有胃肠道症状，随后出现肝大、黄疸、出血倾向和转氨酶升高，严重者发生肝性脑病而死亡。

4）神经精神型：除有胃肠道症状外，可出现多汗、流涎、瞳孔缩小等，严重者出现精神错乱、幻觉、谵妄、昏迷，甚至呼吸抑制而死亡。

【治疗原则】

（1）催吐、洗胃、导泻。

（2）对症支持治疗。

1）积极纠正水、电解质及酸碱平衡紊乱。

2）利尿，促使毒物排出。

3）5%碳酸氢钠碱化尿液。

4）对有肝损害者给予保肝支持治疗。

5）肾上腺皮质激素对急性溶血、中毒性肝损害、中毒性心肌炎等有一定治疗作用，其应用原则是早期、短程（一般 3 ~ 5 d）、大剂量。

6）出血明显者宜输新鲜血或血浆，补充必需的凝血因子。

7）有精神症状或有惊厥者应予镇静或抗惊厥治疗。

（3）解毒治疗：

1）阿托品或盐酸戊乙奎醚（长托宁）适用于含毒蕈碱的毒蕈中毒，凡出现流涎、恶心、腹泻、多汗、瞳孔缩小、心动过缓等均应及早应用。

2）巯基络合剂适用于白毒伞、毒伞、褐鳞小伞等肝损害型毒蕈中毒（图 5 – 3 – 6）。

【抢救流程】

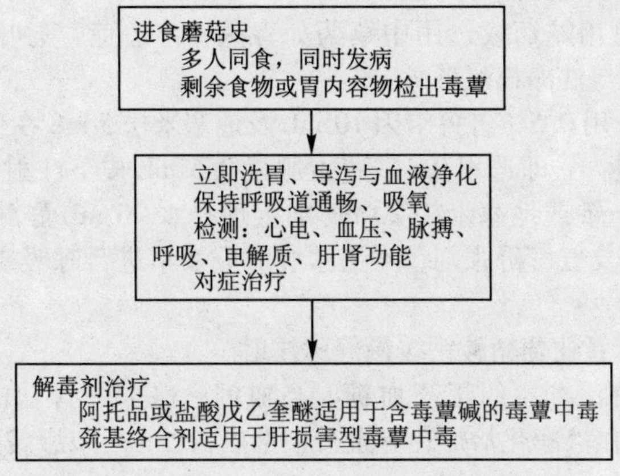

图5-3-6　毒蘑菇中毒的抢救流程

（陈灵）

七、蜂蜇伤

【疾病概述】

蜂属于昆虫纲，膜翅目，有蜜蜂、黄蜂、大黄蜂、土蜂、狮蜂等。蜂尾端长有螫针与毒腺相通，蜇人后将毒液射入皮肤内。有的蜂类（如蜜蜂）刺人时，常将其毒刺遗弃于刺伤处；有的蜂类（如黄蜂）刺人后，蜇刺不留在皮内，缩回，可继续刺人。蜂类的毒力不一，蜜蜂毒力较弱（群蜂蜇伤也可致死）。黄蜂的毒液毒性较强，可以导致溶血、出血、肝肾功能损害和中枢神经损害。

【诊断要点】

（1）有被蜂蜇刺史。

（2）临床表现：

1）局部症状：绝大部分蜂类蜇伤，仅有明显的红肿、烧灼感及刺痛，甚至形成水疱，很少引起坏死。

2）全身症状：遭群蜂多处蜇伤或黄蜂刺伤后，则常出现全身中毒症状，发热、头痛、头晕、恶心、呕吐、腹痛、腹泻、躁动不安、血压升高、肌痉挛，甚至溶血、急性肾衰竭、高血糖、高钾血症、中毒性脑病、中毒性肝病、肺水肿、ARDS。对蜂毒过敏时可出现皮肤荨麻疹，口唇及眼睑肿胀、呼吸困难、喉头水肿、支气管痉挛，可因过敏性休克、窒息而死亡。

（3）辅助检查：血、尿常规，肝、肾功能，BNP及心肌酶生化检查，心电图等。重者可见有血糖升高、高钾血症、肝肾功能损害、心肌酶升高等。

【治疗原则】

（1）伤口近心端结扎止血带，每隔15 min放松1 min，结扎时间不宜超过2 h。

（2）拔出尾刺：有蜂的尾刺留在皮内者首先拔出。

（3）负压吸出毒液。

（4）冲洗伤口：蜜蜂蜇伤可用肥皂水或5%碳酸氢钠液冲洗伤口；蜂蜇伤也可用食醋等弱酸性液体洗敷被蜇处，并冷湿敷。

（5）伤口周围可用蛇药或选用中草药如青黛、半边莲、七叶一枝花、鲜蒲公英、景天三七、紫花地丁等洗净捣烂外敷。

（6）局部止痛：用0.5%普鲁卡因10 mL及地塞米松5 mL在伤口周围浸润封闭。

（7）抗过敏反应：立即选用0.1%肾上腺素0.5 mL皮下注射；苯海拉明40 mg肌内注射；甲强龙250 mg或地塞米松20 mg加生理盐水20 mL静脉注射。过敏性哮喘，选用局部及全身使用支气管舒张剂，喉头水肿时应及早进行呼吸支持。过敏性休克者，参见过敏性休克治疗。

（8）抗肌肉痉挛：葡萄糖酸钙缓慢静脉注射。

（9）对症及支持治疗：纠正高血糖、高血钾；保护肝肾功能，碱化尿液；发生MODS者，及早采用血液净化治疗；有全身中毒症状者，可口服蛇药片。

【经验体会】

嘱伤者镇静，勿恐慌。对蜂毒具有特异体质的人，轻微刺伤即可发生过敏性休克，甚至死亡，要严密观察生命体征；群蜂蜇刺伤，可出现类似毒蛇咬伤的症状，如凝血障碍、溶血等，可应用抗毒血清，参考毒蛇咬伤的治疗；蜇伤眼睛，可致视网膜炎、视神经脱髓鞘等，发生视力障碍，甚至失明。蜂毒可致神经系统发生脱髓鞘病变出现肌肉无力、周围神经炎表现。高压氧治疗对部分进行性损害有一定作用。

（张志强）

八、蛇咬伤

【疾病概述】

蛇是一种爬行动物，我国毒蛇近50种。常见且危害较大的有10余种，如金环蛇、银环蛇、眼镜蛇、眼镜王蛇、蝰蛇、白眉蝮蛇、竹叶青蛇、五步蛇、烙铁头蛇、海蛇等。毒蛇蛇头有毒器，由毒腺、毒腺导管和毒牙三部分组成，毒蛇咬人时咬肌收缩，挤压毒腺，毒液经毒腺导管由毒牙注入伤口局部，经淋巴和血循环扩散吸收，引起局部及全身中毒症状。蛇毒的成分较复杂，含有多种毒性蛋白、多肽和酶类，具有蛋白质共性，遇热可灭活，可被强酸、强碱、氧化剂、还原剂、蛋白水解酶等破坏。

蛇毒毒理主要有神经毒素和血液循环毒素。神经毒素具有神经肌肉阻断作用，引起麻痹无力、惊厥、昏迷，最后导致中枢神经麻痹而致死。血液循环毒素种类多，以损害血液及心血管系统为主，有心脏毒素、细胞毒素、溶血毒素、出血毒素、促凝毒素、横纹肌毒素、毒酶等。毒性最强烈的是神经毒素、心脏毒素及出血毒素等。蛇毒引起变态反应，产生免疫复合物性疾病，如急性肾炎、肝损害等。

【诊断要点】

1. 有被蛇咬伤史者即可考虑诊断　首先判断是毒蛇还是无毒蛇咬伤，毒蛇咬伤伤口可见有一对或单一较深牙痕，有时伴有成串的浅牙痕。伤口局部麻木、疼痛、肿胀、出血、皮下出现瘀斑等。有时找不到深牙痕，只有局部或全身症状，不可轻易否定诊断。通常无毒蛇咬伤只有多排浅牙痕，无局部或全身症状。

2. 临床表现　毒蛇咬伤者临床症状轻重主要取决于蛇毒种类和毒液的吸收量；也与年龄、体重、健康状况、就诊早晚及咬伤部位等因素有关，年龄越小，被蛇咬伤越严重，儿童被毒蛇咬伤常是危症，咬伤部位如在面部及躯干则较四肢的咬伤危险性大，血管部位较脂肪组织的咬伤危险性大。不同毒蛇咬伤后出现的临床表现各具特征。按蛇毒种类可归纳为神经毒、血液循环毒和混合毒等。

（1）神经毒症状：主要见于银环蛇、金环蛇及海蛇咬伤。局部有疼痛、麻痒感，肿胀不明显，不出血；某些局部仅以麻木为主。一般在咬伤后 1 ~3 h 出现全身症状，头晕、全身乏力、流涎、恶心、呕吐、复视、视物模糊、吞咽困难、眼睑下垂、声嘶失语、嗜睡、呼吸困难等。严重者肢体瘫痪、呼吸肌麻痹、惊厥、昏迷等。患者若能度过 1 ~2 d 危险期，神经系统症状大多消失；亦可在数小时或数日后，出现呼吸肌麻痹而死亡。

（2）血循毒症状：主要见于蝰蛇、五步蛇、烙铁头蛇及竹叶青蛇咬伤。局部伤口剧痛、出血不止，皮肤黏膜瘀点和瘀斑、血性水疱、明显红肿，并向同侧肢体近端蔓延，有时延及躯干，重症可波及对侧，组织坏死，淋巴结肿痛，可伴淋巴管炎。全身症状有畏寒、发热、恶心、呕吐、腹痛、腹泻、头晕、全身酸痛、心悸、胸闷、烦躁不安、谵妄、便血、血尿、心律失常、黄疸和贫血等溶血现象，或有抽搐等。重症可致肺出血、脑出血、循环衰竭、肾衰竭和 MODS。病期一般 5 ~15 d，危重症者常在被咬伤后 1 ~2 h 乃至数小时至数日内死亡。

（3）混合毒症状：主要见于眼镜蛇、眼镜王蛇及蝮蛇咬伤。可出现神经毒和血循毒症状，不同蛇类中有主次不同。如眼镜蛇及眼镜王蛇蛇毒以神经毒为主，神经毒症状较突出；而蝮蛇以血循毒性为主，则血循毒性症状比较突出，一般早期出现血循毒性症状，晚期出现类似神经毒症状。局部伤口红肿疼痛麻木，出血不多，易闭合变黑、坏死，有水疱、血疱；伤口周围或患肢有淋巴结肿大或淋巴管炎，可迅速向近心端发展。全身症状有畏寒、发热、恶心、呕吐、头晕、困倦、复视、眼睑下垂、胸闷、心律失常、呼吸麻痹、休克、昏迷；并可发生急性肝、肾功能损害，危及生命。

3. 辅助检查　血、尿常规，肝、肾功能及心肌酶等生化检查，凝血功能检查，胸部 X 线检查，心电图等。可有红细胞及血红蛋白减少，白细胞总数增高及中性粒细胞中毒性颗粒、总胆红素及间接胆红素增高，凝血异常，血尿及血红蛋白尿、肌红蛋白尿、管型尿，血便，肝肾功能损害，心肌酶升高，酸中毒及电解质紊乱等。心电图可见 ST－T 改变。免疫学检查：通过天然胶乳凝集抑制试验，可早期快速鉴定是何种毒蛇咬伤。

4. 致死原因　神经毒类中毒主要是急性呼吸衰竭；血循毒及混合毒类中毒常见的致死原因为急性凝血障碍、失血及继发性急性肾衰竭和急性心力衰竭。

【治疗原则】

1. 防止毒素扩散　用止血带或代用物立即结扎肢体咬伤处的近心端，如伤在足背，则在踝关节上端和膝关节下端结扎；如伤在手背，则在腕关节上端和肘关节下端结扎。结扎不宜过紧，一般以阻断静脉血液回流为准。应每隔 20 min 放松止血带 1 ~2 min，待伤口处理后 20 ~30 min 方可解除。

2. 加快毒素排出　立即用 1∶5 000 高锰酸钾溶液、生理盐水、3% 过氧化氢肥皂水等冲洗伤口，然后用消毒手术刀于伤口牙痕处做纵形或“十”字切开，深达皮下组织。随后可用拔火罐、吸引器或吸奶器等器械多次反复吸引。最后把患肢浸在约 2% 的冷盐水中，用手指自上而下地不断挤压排毒；彻底排毒后，伤口开放，用 2% 生理盐水或

1∶2 000高锰酸钾或1∶5 000呋喃西林溶液或优素湿敷，以利于毒液继续排出；如伤口已发生坏死、溃烂，可用0.1%胰蛋白酶溶液湿敷。肿胀部位用25%硫酸镁湿敷。伤口周围水疱或血疱，先抽出渗出液，然后再湿敷。用冷开水将蛇药数片调成糊状，涂于伤口周围至肿胀上方半寸处，涂抹一圈，伤口上不要涂药。

3. 局部封闭 用同种抗蛇毒血清1/4～1/2支或糜蛋白酶4 000 U和2%利多卡因5 mL加入生理盐水10～20 mL中，在伤口周围做局部浸润注射或在伤肢缚扎的上方做环形封闭，针头自皮肤直刺达于骨膜，边插边注射。用药前可先肌内注射异丙嗪25 mg或静脉注射地塞米松5～10 mg，以防止过敏反应。对伤口肿胀明显、组织坏死者，也可用10%依地酸二钠4 mL加入0.25%普鲁卡因80～100 mL中，于伤口周围局部浸润注射。

4. 应用抗蛇毒血清治疗 单价抗蛇毒血清对同类蛇毒咬伤有效，多价抗蛇毒血清，对任何一种毒蛇咬伤都有作用。使用前需做皮试，无过敏者可用。在毒蛇咬伤后3～4 h之内使用最佳。抗蛇毒血清常用剂量：抗金环蛇蛇毒血清5 000 U、抗蝰蛇蛇毒血清5 000 U、抗蝮蛇蛇毒血清8 000 U、抗五步蛇蛇毒血清10 000 U、抗银环蛇蛇毒血清8 000 U、抗眼镜蛇蛇毒血清10 000 U。溶于20 mL生理盐水静脉缓注，或溶于5%葡萄糖500 mL静脉滴注，1～2 h滴完。严重者可在4～6 h重复1次。也可在皮下或肌内注射。儿童剂量同成人，甚至可超过成人量的50%，以中和相对高浓度的蛇毒素。无特异性抗毒血清毒蛇咬伤患者，可根据咬人毒蛇的科属，采用同科毒蛇抗毒血清多种联用，剂量根据临床表现随症加减。使用多价抗毒血清，可根据毒蛇咬伤的可能种类使用。对皮试阳性者，应权衡利弊，再决定是否脱敏使用。

5. 中药治疗 常用中草药有：七叶一枝花（蚤休）、半边莲、扛板归、八角莲、山梗菜、徐长卿、望江南、木芙蓉、三叶鬼针草、鸭跖草、山海螺、田基黄、白花蛇舌草、香茶菜、地丁草、青木香、东风菜、绶草、蛇莓、两面针等，具有清热解毒、止痛消肿及散瘀作用。解蛇毒中成药，可供口服、注射和外用。常用的中成药有：南通蛇药、上海蛇药、2号注射剂、吴江蛇药、红卫蛇药、群生蛇药、祁门蛇药、福建蛇伤解毒片、广东蛇伤解毒片及注射液、武夷山蛇药、云南蛇药等。

6. 肾上腺皮质激素的应用 糖皮质激素能提高毒蛇咬伤患者机体应激能力，具有抗炎、抗毒、抗过敏、抗休克、抗溶血等作用，防止组织损伤，减轻全身中毒症状。某些毒蛇咬伤可出现垂体前叶或肾上腺损害，引起激素缺乏，适时使用激素对降低死亡率起重要作用。常采用冲击剂量与短程治疗方法。常用地塞米松每天40～100 mg或甲基强的松龙每天500～1 500 mg，分次静脉滴注，一般1～3 d停药。

7. 预防感染 因蛇口中绝大部分为革兰氏阴性菌、破伤风杆菌等需氧及厌氧菌，故应给予防治用药。使用破伤风抗毒素（TAT）预防破伤风等。选用对肝、肾毒性小的抗生素。

8. 支持疗法及防治并发症

（1）畅通气道，鼻管吸氧。当出现意识改变、皮肤苍白，多汗或微绀，呼吸浅速或浅慢，动脉血氧饱和度（SaO_2）进行性下降，SaO_2<90%、PaO_2<8 kPa，应迅速气管插管进行人工通气。

（2）纠正休克，及时合理补足血容量，严格按“量出而入”，保持每小时尿量50 mL。经合理补容，如休克未纠正，应考虑使用血管活性药物，首选改善微循环血管活性药654－2或血管扩张剂多巴胺、酚妥拉明。

（3）急性肾衰竭（ARF）：合理纠正低血容量，改善微循环及改善肾血流灌注，碱化尿液，及早反复使用654－2协同的利尿合剂，如未见尿量增加应及早做预防性血液透析。

（4）弥散性血管内凝血（DIC）：肝素无效，严格掌握抗纤溶指征，补充凝血因子；首选新鲜血浆，为防脑出血可适当补充相应的血液成分，小量多次静脉输注，有一定效果。但大量输注这类制品，有时会加重病情。

（5）治疗急性筋膜间隙综合征：血循毒及混合毒类毒蛇咬伤的患肢，常因肢体重度水肿压迫肌肉易致急性筋膜间隙综合征，应及时诊断，及早手术减压。

（6）及早应用床边血液灌流抢救神经毒素及混合毒的蛇毒中毒所致MODS，可明显提高抢救成功率（图5－3－7）。

【抢救流程】

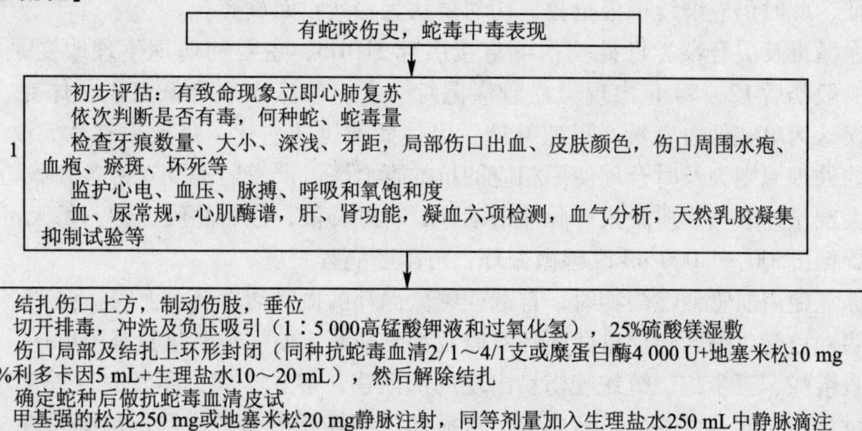

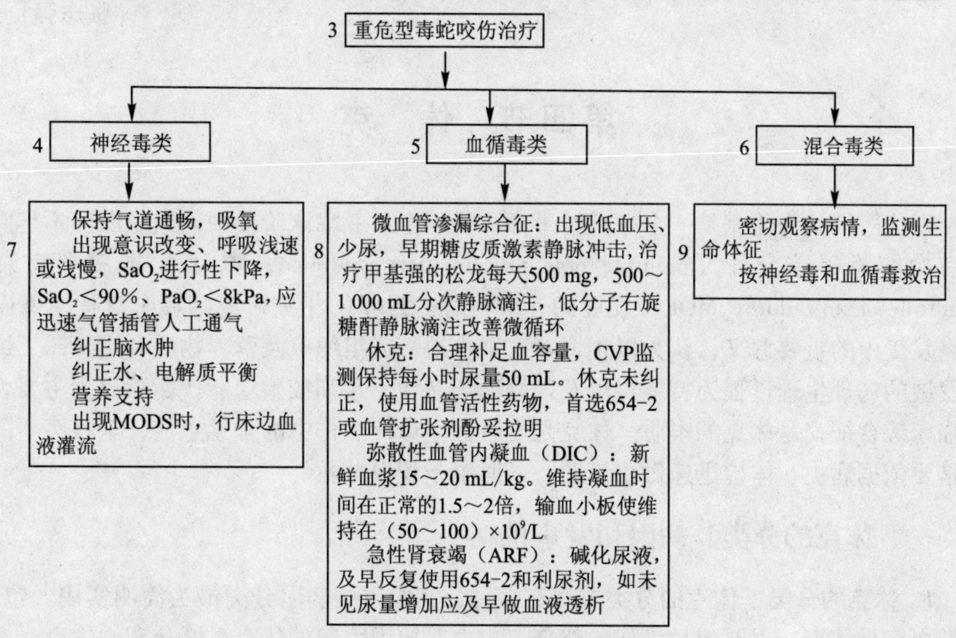

图5－3－7　蛇毒中毒的抢救流程

【经验体会】

毒蛇咬伤发病急、病情重、严重并发症多，必须密切观察病情，应争分夺秒抢救危及生命的蛇毒中毒危象，首先进行有效呼吸、循环支持，根据病情采取相应救治措施。

治疗中应禁用中枢抑制及肌肉松弛药物，如吗啡、氯丙嗪、巴比妥类、苯海拉明、箭毒、氯化琥珀胆碱。慎用抗凝药物，如肝素、枸橼酸钠、双香豆素类药物。出现呼吸困难时，使用呼吸兴奋剂不仅无效，还可加重缺氧，影响预后。

神经毒素中毒性呼吸停止时，经抢救，患者仍处于深昏迷，呈“脑死亡”的临床征象，是神经毒素引起部分颅神经支配的肌肉及呼吸肌麻痹和脑缺氧为特征的一组临床综合征，此时仍应继续积极抢救，切勿误认为脑死亡而放弃。

血循毒及混合毒类毒蛇咬伤可直接引起 MODS，主要的病理生理改变是微循环障碍，一般伤后 12 ~ 24 h 出现微血管渗漏综合征。临床表现为低血压、休克、少尿等，若被误认为单纯低血容量，迅速补液，可使病情迅速恶化。病死率高达 50% ~ 100%。目前的处理原则为及时合理使用相应的抗蛇毒血清，严密监护及支持各脏器功能，早期采用大剂量速效糖皮质激素静脉冲击治疗，合理补液，注意晶胶比例，每天可给予低分子右旋糖酐500 ~ 1 000 mL改善微循环，可阻断病程发展。

休克使用血管活性药物时，首选改善微循环的血管活性药或血管扩张剂多巴胺、酚妥拉明。血管收缩药会加重微循环障碍及细胞缺氧，使病情恶化甚至不可逆。

眼镜蛇、五步蛇、蝰蛇咬伤易出现局部溃疡，多见于就诊不及时；局部结扎过紧、时间过长；伤肢高度肿胀，有血疱、水疱和组织坏死的患者。局部溃疡重在早期预防，彻底清创、冲洗伤口及抗蛇毒血清局部与静脉联合用药。

（张志强）

第四节 休 克

现代医学认为休克是一个序贯性事件，是一个从亚临床阶段中的组织灌注不足向多器官功能障碍综合征（multiple organ dysfunction syndrome，MODS）或多器官衰竭（multiple organ failure，MOF）发展的连续过程。近年的相关研究阐释了氧代谢障碍在休克发生中的重要意义，认为以生命器官缺血缺氧或组织氧及营养物质利用障碍、进行性发展的病理生理过程为特征，以及以微循环灌注不足和细胞功能代谢障碍为主要表现的临床综合征，是休克的本质。休克是全科医生诊疗工作中的常见急症，全科医生的职责是要依据病史、体检迅速做出诊断，同时给予积极抢救。

一、休克的分类、病因和发病机制

1. 休克的分类 休克的分类方法有多种，其中以按病因分类最为简明实用。包括：①低血容量休克，主要包括创伤、烧伤、出血等原因引起的休克；②分布性休克，主要包括感染性、神经源性及过敏性休克；③心源性休克，主要病因是心肌梗死和心律失常，在前负荷正常的状态下心脏泵功能减弱或衰竭引起的心排血量减少；④梗阻性休克，主要病因为腔静脉梗阻、心包填塞及张力性气胸引起心脏内外流出道的梗阻导致心排血量的减少。

（1）低血容量休克：是指各种原因引起的容量丢失而导致的有效循环血量减少、组织灌注不足、细胞代谢紊乱及功能受损的病理生理过程。主要发生在创伤引起的大血管损伤和肝、脾破裂，股骨干、骨盆骨折，以及胃、十二指肠溃疡，肝门静脉高压、食管静脉曲张等引起的大出血。也见于不适当地使用脱水、利尿剂和高热造成超常情况的体液丢失过多，以及创伤、感染后坏死组织的分解产物、组胺、蛋白酶等造成的毛细血管通透性增加，使血浆渗漏至组织间隙，以及宫外孕、前置胎盘、胎盘剥离、手术失血等。低血容量休克临床主要表现为中心静脉压和肺毛细血管楔压降低，由于回心血量减少、心排血量下降所造成的低血压，以及通过神经体液调节引起外周血管收缩、血管阻力增加和心率加快以维持血压和保证组织灌注，血流动力学表现为“低排高阻”的低动力型循环。

（2）分布性休克：发病机制是由于血管收缩舒张调节功能的异常，容量血管扩张，循环血容量相对不足导致的组织低灌注。主要包括感染性、神经源性、过敏性休克。其中感染性休克是临床最多见、发病机制最复杂、病情变化最凶险、死亡率最高的一类休克，是脓毒症进一步发展的结果。由革兰氏阴性菌及其内毒素所致者多见，如流行性脑脊髓膜炎、败血症、急性腹膜炎、胆道感染、绞窄性肠梗阻及泌尿系统感染等；革兰氏阳性球菌条件致病菌也可引起。脓毒性休克的血流动力学有“高动力型”和“低动力型”两种表现。

（3）心源性休克：基本机制为心泵血功能衰竭，心排血量下降导致的组织灌注不足。该型休克主要的直接原因为大面积心肌梗死、急性暴发性心肌炎、心肌病、严重心律失常、急性肺梗死、心脏压塞、严重瓣膜病变，以及各种心脏病的终末期等，也可在脓毒性休克后期与脓毒性休克并存。此外，心脏前后负荷过重、心脏机械性障碍、心外原因等均可导致心源性休克。

（4）梗阻性休克：基本机制为血流的主要通道受阻。如腔静脉阻塞、心包缩窄或填塞、肺动脉栓塞、心瓣膜狭窄、主动脉夹层及动脉瘤等。根据梗阻部位的不同再将其分为心内梗阻型休克和心外梗阻型休克，使临床治疗范围更加明确。

2. 休克的病因和发病机制

（1）低血容量性休克：基本机制为循环容量的丢失，是由如创伤性大出血、内脏破裂出血、感染、呕吐、腹泻、烧伤、利尿、大量抽腹水或胸腔积液等原因，使循环容量转移到体外，所致的水和电解质的丢失。

（2）分布性休克：基本机制为血管收缩舒张调节功能异常，其中以体循环阻力正常或增高为主要表现者，主要是由于容量血管扩张、循环血量相对不足所致。可见于脊髓损伤或麻醉药物过量等；而以体循环阻力降低为主要表现者，主要由感染因素所致，导致血液重新分布，也就是临床上所称的感染性休克。

（3）心源性休克：基本机制为心泵功能衰竭，由于心脏泵功能衰竭而导致心排血量下降，引起的循环灌注不良，组织细胞缺血缺氧。绝大多数心源性休克既可以发生于心脏疾病进展恶化之后，也可以发生于急性心脏不良事件之后，导致心源性休克的原因主要有终末期心肌病、心力衰竭、急性心肌梗死和严重心律失常等。

（4）梗阻性休克：基本机制为血流的主要通道受阻，导致心排血量减少，氧输送下降而引起循环灌注不良，组织缺血缺氧。根据梗阻部位的不同，对回心血量和心排血量分别产生影响。其中腔静脉的梗阻、肺动脉栓塞、张力性气胸、机械通气应用 PEEP 时使上腔静脉和下腔静脉受压、心瓣膜狭窄和心室流出道的梗阻（如主动脉夹层动脉瘤）等原因可以使心排血量下降。

二、休克的病理生理

1. 微循环改变 休克早期，在交感－肾上腺轴、肾素－血管紧张素系统作用下，外周血管收缩。因此，此阶段微循环血流特点是“少灌少流”。临床表现为四肢厥冷、肤色苍白、冷汗、脉搏细速、脉压差小、尿少。机体代偿特点是：增加心率以维持心排血量；内脏器官血管选择性收缩以维持重要生命器官的灌注；小动脉和静脉收缩，前者增加外周阻力，后者缩小静脉容积增加回心血量。由于毛细血管前括约肌收缩，后括约肌相对开放使毛细血管内流体静水压力下降，而有助于组织液回吸收以补充血容量。在此阶段，如能及时去除病因、积极复苏，休克可较容易被纠正。随休克的进展，组织缺氧加重，大量酸性代谢产物堆积，舒血管物质如组胺、乳酸，特别是肌酐增多，使毛细血管前括约肌舒张。但由于微循环后括约肌对这些物质敏感性较低，处于相对收缩状态；或是由于微血栓形成，或血流滞缓使血液成分析出聚集，从而使后阻力增加，形成“多灌少流”的特点。结果是微循环内血流较前淤缓，静水压和通透性也有所增加，血浆外渗、血液浓缩，加剧了组织细胞缺血缺氧，并使回心血量和心排血量进一步下降。如果休克仍得不到纠正，则上述损害不但进一步加剧，此时细胞变性坏死，微循环内几乎完全被微血栓所填塞，血液“不流不灌”。此为休克晚期，即“DIC 期”。

2. 代谢变化 由于组织灌注不足和细胞缺氧，无氧糖酵解过程是能量产生的主要途径。此时因微循环障碍而不能及时清除酸性代谢性产物，肝对乳酸的代谢能力也下降，使乳酸盐不断堆积，导致心率减慢、血管扩张和心排血量降低，呼吸加深、加快，以及意识障碍。

3. 内脏脏器的继发性损害

（1）肺：休克时，缺氧可使肺毛细血管内皮细胞和肺泡上皮受损，表面活性物质减少。导致部分肺泡萎陷和不张或被水肿液浸没；部分肺血管嵌闭或灌注不足，因此引起肺分流和无效腔通气增加。基于这些变化，临床上可表现出一系列呼吸困难的症状，如呼吸浅快、过度通气，严重时将出现急性呼吸窘迫综合征（ARDS）。上述情况可以发生在休克期间或稳定后的 48 ~ 72 h 内。一旦发生 ARDS，后果极为严重，死亡率很高。

（2）肾：由于有效循环血容量减少，血压降低，儿茶酚胺分泌增加，使肾的入球血管痉挛和肾小球滤过率明显下降从而发生少尿。如平均压小于 50 mmHg（6.65 kPa），则肾的滤过停止，并出现无尿。在生理情况下，肾血流量的 85% 灌注肾皮质的肾单位。

休克时，肾内血流重新分布并转向髓质，因此不但尿量减少，而且可导致皮质区的肾小管缺血坏死，发生急性肾衰竭。

（3）心：由于冠状动脉灌流的80%发生于舒张期，因此当心率过快而致舒张期过短或舒张期压力下降时，冠状动脉的血流减少，从而导致缺氧和酸中毒，造成心肌损害。当心肌微循环内血栓形成时，还可引起心肌的局灶性坏死。此外，心肌对电解质的变化也相当敏感，钾、钠、钙均是心肌细胞动作电位发生中所必须依赖的电解质，电解质异常无疑将影响心肌的收缩功能。

（4）脑：满足脑组织灌流的基本条件是足够的灌注压和灌流量。脑血管平滑肌的舒缩功能主要受 PCO_2 和 pH 值的影响，当 PCO_2 增加和 pH 值下降时，脑血管表现为扩张，使灌注量增加。如果全身血压下降，则脑灌注压也很难维持。休克时，由于脑灌注压和灌流量下降将导致脑组织缺氧。缺氧、CO_2 潴留和酸中毒会引起脑细胞肿胀、血管通透性增加而导致脑组织水肿和颅内压增高。临床上患者可出现意识障碍，轻者烦躁不安或淡漠；严重者可出现昏迷。

（5）肝：休克时，当心排血量下降至基础值的50%时，肝动脉和肝门静脉的血流量分别减少30%。这种变化主要是由于肝前血管阻力增加的结果。肝作为体内最重要的物质代谢场所、门脉系统总的接收器官和体内最大的网状内皮系统，除受缺血和缺氧的损害，还会受到来自胃肠道有害物质，如细菌、毒素的攻击。在此过程中，网状内皮细胞可被大量激活，其释放的炎性介质对脓毒症的形成有重要影响。生化方面的改变则是谷丙转氨酶、血氨升高和一系列反映代谢功能的指标下降。

（6）胃肠道：在发生低血压和低灌注时，机体为了保证心、脑等重要生命器官的灌注，首先牺牲内脏和皮肤等部位的灌注而表现为该部位血管收缩。肠黏膜细胞也富含黄嘌呤氧化酶系统，在遭受缺血再灌注后，极易产生自由基损伤。缺血和再灌注损伤可导致胃肠道黏膜的糜烂、溃疡、出血、坏死和细菌、毒素移位。

三、休克的治疗基本原则

休克治疗的基本原则包括维持最佳的组织灌注和氧输送，减少进一步细胞损伤，保护器官脏器功能。治疗的方法可以分为病因治疗和生命支持治疗两个方面，但二者相辅相成，密不可分。

1. 早期识别　当患者出现血压下降、心率增加及组织灌注不良的表现时，应立刻对患者进行相关评估，并给予及时处理。

（1）判断病因：迅速检查患者，初步判断患者病情变化的原因，并立刻采取有效措施，争取遏制病情的进展，如发现有活动性出血，应在给予有效的液体复苏的同时，做早期的止血处理，并迅速联系专科医生，根据患者情况进行介入栓塞止血、手术探查止血、内镜下止血等；如有严重感染临床表现的及时给予清除感染灶、经验性抗生素治疗；如怀疑药物过敏时立刻停用可疑药物等。

（2）评估容量：传统意义上的观察项目如精神烦躁、淡漠、末梢循环灌注减少、心率、血压、尿量、尿相对密度等仍具有重要的临床意义，同时结合 CVP、碱剩余、血乳酸综合评估，必要时监测患者肺毛细血管楔压、心排血量、每搏变异量、中心静脉血氧饱和度等。

2. 早期复苏 这是抗休克最基本也是最首要的措施之一，必须及时、快速、足量地补充血容量。反应良好表现为心率减慢、血压升高、尿量增加、氧输送增加。一般采用两条静脉通道，一条通道保证扩容的需要，予以快速输液；一条通道保证各种药物按时输入。

3. 积极处理原发疾病 这是抗休克治疗的根本措施，但处理原发疾病应在有效扩容的同时积极准备和治疗，切忌因长时间抗休克治疗以致延误原发病的抢救和治疗。如由于腹膜炎引起的休克，应在扩容的基础上迅速引流腹腔，减少细菌及毒素，肠坏死、中毒性休克时在抢救休克同时迅速开腹切除坏死肠管，解除原发疾病。

4. 纠正酸碱平衡失调 休克时由于微循环障碍组织缺氧，产生大量酸性物质，导致代谢性酸中毒。在休克早期积极扩容改善微循环障碍情况下，一般酸中毒较易自行纠正。但重度休克时酸性产物堆积导致机体发生严重酸中毒，常用药物为5%碳酸氢钠（1g$NaHCO_3$ 含有 11.9 mmol 的 HCO_3^-），具体剂量应视酸中毒程度和血气分析结果来确定。

四、低血容量休克

【疾病概述】

低血容量休克是指由各种原因引起的血容量丢失而导致的有效循环血量减少、组织灌注不足、细胞代谢紊乱和功能受损的病理生理过程。主要发生在创伤引起的大血管损伤和肝、脾破裂，股骨干、骨盆骨折，以及胃、十二指肠溃疡、肝门静脉高压食管静脉曲张、宫外孕破裂等引起的大出血。也见于不适当地使用脱水、利尿剂和高热造成超常情况的体液丢失，以及创伤、感染后坏死组织的分解产物、组胺、蛋白酶等造成的毛细血管通透性增加，使血浆渗漏至组织间隙等。低血容量休克临床主要表现为中心静脉压、肺毛细血管楔压降低，由于回心血量减少、心排血量下降所造成的低血压，以及通过神经体液调节引起外周血管收缩、血管阻力增加和心率加快以维持血压和保证组织灌注，血流动力学表现为“低排高阻”的低动力型循环。

【诊断要点】

1. 病史 有创伤引起的大血管损伤和肝、脾破裂，股骨干、骨盆骨折，以及胃、十二指肠溃疡；肝门静脉高压食管静脉曲张、宫外孕破裂，严重脱水导致的血容量丢失病史。

2. 症状与体征 精神状态改变，脉搏细弱，四肢厥冷，肢端发绀，皮肤出现花斑样改变，尿量 <0.5 mL/（kg·h），心率 >100 次/min，收缩压下降（<90 mmHg 或较基础血压下降大于 40 mmHg）或脉压差减小（<20 mmHg）。

3. 血流动力学指标 中心静脉压（CVP）<5 cmH_2O 或肺毛细血管楔压（PAWP）<8 mmHg 等。

4. 辅助检查

（1）血气分析：休克早期可有代谢性酸中毒和呼吸性碱中毒之改变，休克中、晚期常为代谢性酸中毒并呼吸性酸中毒。血中乳酸若升至 2 ~ 4 mmol/L 表明为轻度缺氧，微循环基本良好，预后较佳；若 >4 mmol/L 表明微循环已有衰竭，已处于中度缺氧；若 >9 mmol/L表明微循环已经衰竭，有严重缺氧，预后不良。

（2）弥散性血管内凝血（DIC）的有关检查：休克晚期常并发 DIC，血小板计数呈进行性下降及有关血小板功能异常，凝血酶原时间延长，纤维蛋白原常降低，凝血酶凝固的时间、全血凝固时间均延长，凝血因子Ⅰ、凝血因子Ⅱ、凝血因子Ⅴ、凝血因子Ⅷ、凝血因子Ⅹ、凝血因子Ⅶ均减少。由于 DIC 常伴有继发性纤溶亢进，可做 3 P 试验（血浆鱼精蛋白副凝试验）、Fib 试验（纤维蛋白降解产物的测定）、FDP 等间接说明 DIC 的存在。

（3）心电图：判断心肌梗死是必需的检查。典型的心源性休克随发病后的时间延续，可见 T 波增高，ST 段抬高，出现 Q 波，甚至各种心律失常。此外，急性肺梗死者亦有心电图变化，如电轴右偏，Ⅱ、Ⅲ、aVF 导联 P 波增高或 T 波倒置，V1 导联 R 波升高；急性心包填塞心电图表现为低电压等。

（4）血流动力学监测：提示心脏指数降低、左室舒张末压升高等相应的血流动力学异常，必要时可做微循环灌注情况检查。

（5）胸部 X 线，心电图，必要时做动态心电图检查，条件允许时行床旁超声心动图检查。

【治疗原则】

（1）病因治疗：尽快纠正病因是治疗低血容量休克的基本措施。对于出血部位明确、存在活动性失血的患者，应尽快进行介入止血、内镜下止血或手术止血。迅速利用超声、CT 等必要方法，检查、评估出血部位不明确及存在活动性失血的患者。

（2）建立有效的静脉通道，必要时行深静脉插管。留置导尿管监测尿量。持续心电、血压、血氧饱和度监测。

（3）液体复苏：进行液体复苏治疗时可以选择晶体液（如生理盐水、等张平衡盐溶液）和胶体液（如白蛋白、人工胶体）。由于5%葡萄糖溶液很快分布到细胞内间隙，因此不推荐用于液体复苏治疗。

1）晶体液：液体复苏治疗常用的晶体液为生理盐水和乳酸林格氏液。生理盐水的特点是等渗，但是含氯量高，大量输注可引起高氯性代谢性酸中毒；乳酸林格氏液的特点是电解质组成更接近于生理，但含有少量的乳酸。一般情况下，其所含的乳酸可在肝迅速代谢，大量输注乳酸林格氏液应该考虑其对血乳酸水平的影响。

2）胶体液：临床上低血容量休克复苏治疗中应用较多的胶体液有羟乙基淀粉、右旋糖酐、白蛋白和明胶。由于理化性质及生理学特性不同，在应用时应考虑其对血功能的影响及肾脏功能负担等方面。

3）复苏治疗时液体的选择：目前，尚无足够的证据证明晶体液与胶体液在用于低血容量休克液体复苏的疗效与安全性方面有显著差异。

（4）输血治疗：输血和输注血液制品在低血容量休克中应用广泛。在补充血液、容量的同时，并非需要全部输注血细胞成分，须考虑到凝血因子的补充。浓缩红细胞的临床输血指征为血红蛋白≤70 g/L；血小板输注适用于血小板数量减少和（或）功能异常并伴有出血倾向的患者，输注指征为血小板计数 $<50\times10^9/L$；输注新鲜冰冻血浆的目的是为了补充凝血因子，大量失血时输注红细胞的同时应注意输注新鲜冰冻血浆；冷沉淀内含凝血因子Ⅴ、凝血因子Ⅷ、凝血因子Ⅻ及纤维蛋白原等，适用于特定的凝血因子缺乏所引起的疾病，以及肝移植围术期、肝硬化、食管胃底静脉曲张等出血。对于大量输血后并发凝血异常的患者及时输注冷沉淀可提高血循环中凝血因子及纤维蛋白原等凝血物质的含量，纠正凝血异常。

（5）血管活性药与正性肌力药：低血容量休克的患者一般不常规使用血管活性药物。临床上通常仅对于足够的液体复苏后仍存在低血压或输液还未开始的严重低血压患者，才考虑使用血管活性药物，首选多巴胺。

（6）体温控制：失血性休克合并低体温是严重休克的临床征象，低体温（<35 ℃）可影响到血小板的功能、凝血因子的活性、纤维蛋白的形成等，增加创伤患者严重出血的风险。但是，合并严重颅脑损伤的患者控制性降温有一定的积极效果。

（7）肠黏膜屏障功能的保护：包括循环稳定、早期肠内营养、肠道特需营养支持（如谷氨酰胺的使用）、微生物内稳态的调整等。

（8）复苏评估指标：传统的临床指标对于指导低血容量休克的治疗有一定的临床意义，但不能作为复苏治疗的终点目标。

1）氧输送与氧消耗：心脏指数 >4.5 L/（$min\cdot m^2$）、氧输送 >600 mL/（$min\cdot m^2$）及氧消耗 >170 mL/（$min\cdot m^2$）可以作为低血容量休克患者预测预后的指标。

2）混合静脉氧饱和度（SvO_2）：$SvO_2\geqslant65\%$ 的变化可反映全身的氧摄取，在理论上能表达氧供和氧耗的平衡状态。

3）血乳酸：持续48 h 以上的高血乳酸（>4 mmol/L）提示患者的预后不佳。血乳酸清除率比单纯的血乳酸值更能较好地反映患者的预后。以血乳酸浓度正常（≤2 mmol/L）为标准，复苏的第一个 24 h 内血乳酸浓度恢复正常（≤2 mmol/L）极为关键。

4）碱缺失：碱缺失可反映全身组织酸中毒的程度。碱缺失可分为：轻度（-2 ~ 5 mmol/L），中度（< -15 ~ -5 mmol/L），重度（< -15 mmol/L）。碱缺失水平与创伤后第一个 24 h 晶体液和血液补充量相关，碱缺失加重与进行性出血大多有关。对于碱缺失增加而似乎病情平稳的患者须细心检查有否进行性出血。多项研究表明，碱缺失与患者的预后密切相关，其中包括一项前瞻性、多中心的研究发现：碱缺失的值越低，MODS 发生率、病死率和凝血障碍发生率越高，住院时间越长。

5）胃黏膜内 CO_2 分压（$PgCO_2$）：$PgCO_2$ 正常值为 <6.5 kPa，$PgCO_2$ 值越大，提示组织缺血越严重。

【抢救流程】

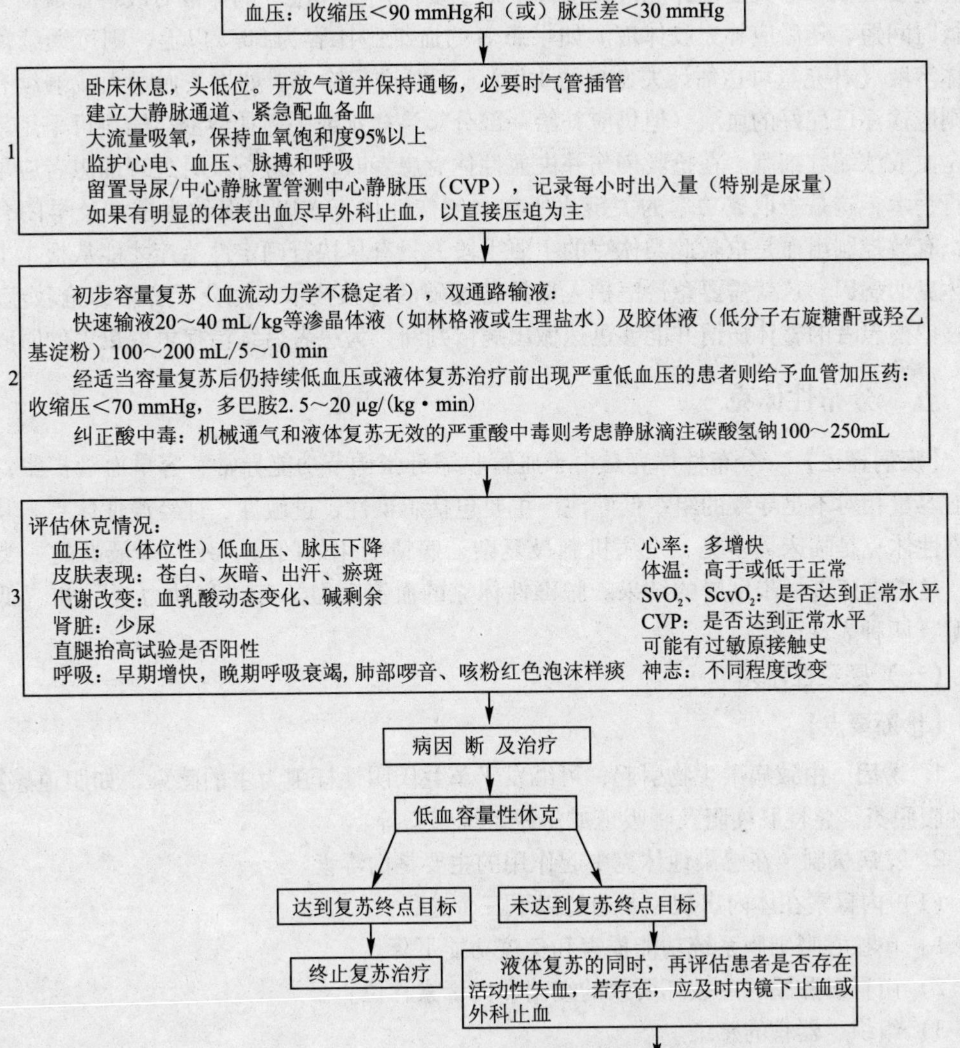

图5－4－1　低血容量性休克的抢救流程

【经验体会】　低血容量性休克是常见并且需要紧急处理的综合征，早期如果得不到有效的治疗，将会引起非常严重的后果。合理的液体复苏可以为急诊手术创造有利的条件。在活动性出血未得到有效控制的情况下进行大量快速的输液，甚至将血压纠正至正常血压水平，短时可能维持血压，但可能会增加失血量，原因是使已经形成的血栓被冲开进而使已经停止的出血再度出血，大量输入低温液体容易产生医源性低体温，所以更容易出现酸中毒和低体温的恶性循环，从而降低存活率，故限制性液体复苏是早期失血性休克液体治疗的基本原则。限制性液体复苏是指通过控制输液速度，使机体血压维持在一个既能保证各生命器官需求而血液灌流又不会干扰机体正常代谢机制和内环境的较低水平，一般认为应将平均动脉压（MAP）维持在50～60 mmHg水平作为指导补液量和速度的依据。失血性休克液体复苏早期主要应用晶体液，晶体液对改善血流动力学维持时间短，随后应补充胶体液。如果患者的血细胞比容为30%以上，则可继续输注晶体溶液（补充量可达估计失血量的3倍），不必进行输血。如果失血量大或继续有失血则应输注已配好的血液，但仍应补给一部分等渗盐水或平衡盐溶液，输血可采用新鲜的全血或浓缩红细胞。在抢救创伤并失血性休克患者时，未进行及时处理的患者应早期进行手术，这是争取成功率的关键之所在。创伤性休克多以出血性为主，及早闭合伤口，有效控制出血是抢救此类休克的主要手段，只有尽快行确定性治疗才能从根本上纠正休克的病因。这就需要急诊医护人员具备过硬的急救技术，充分了解急诊抢救流程，能够把握患者的整体病情并能够迅速做出病情判断，为患者后续治疗争取更多的时间。

五、分布性休克

【疾病概述】 分布性休克是由于血管收缩舒张调节功能异常，容量血管扩张，循环血容量相对不足导致的组织低灌注。主要包括感染性、过敏性、神经源性休克。其中感染性休克是临床最多见、发病机制最复杂、病情变化最凶险、死亡率最高的一类休克，是脓毒症进一步发展的结果。脓毒性休克的血流动力学有“高动力型”和“低动力型”两种表现。

（一）感染性休克

【诊断要点】

1. 诱因 由致病微生物引起，可继发于革兰氏阴性杆菌为主的感染，如胆道感染、急性腹膜炎、急性肠梗阻及呼吸道或泌尿系统感染等。

2. 发病机制 在感染性休克中起作用的主要是内毒素。

（1）内毒素在体内出现主要通过以下三个途径：

1）单核吞噬细胞系统功能损害和免疫功能下降。

2）由胃肠黏膜屏障破坏所致的细菌和内毒素移位。

3）组织、器官的感染。

（2）内毒素参与休克病理过程的主要机制是：

1）内毒素的主要成分类脂A直接损伤组织细胞。

2）内毒素刺激巨噬细胞释放TNF、IL－1等多种体液介质，造成全身炎症反应。

3）内毒素激活凝血系统、损伤血管内皮，而微循环血流缓慢、黏滞度高，因此易促使微血栓形成。

4）内毒素可以刺激交感神经和肾上腺髓质释放肾上腺素和去甲肾上腺素，并提高心血管系统对儿茶酚胺的敏感性。

3. 临床表现 全身炎症反应综合征（systemic inflammatory response syndrome，SIRS），如出现两种或两种以上的下列表现，可以认为有这种反应的存在：

（1）体温＞38 ℃或＜36 ℃。

（2）心率＞90次/min。

（3）呼吸频率 >20 次/min，或 $PaCO_2$ <32 mmHg（4.3 kPa）。

（4）血白细胞 >12 000/mm^3，或 <4 000/mm^3，或幼稚型细胞 >10%。

感染性休克的临床表现见表 5-4-1。

表 5-4-1　感染性休克的临床表现

临床表现	冷休克（低动力型）	暖休克（高动力型）
神志	躁动、淡漠或嗜睡	清醒
皮肤色泽	苍白、发绀或花斑样发绀	淡红或潮红
皮肤温度	湿冷或冷汗	比较温暖、干燥
毛细血管充盈时间	延长	1~2 s
心率	细速	慢、搏动清楚
脉搏（mmHg）	<30	>30
尿量（每小时）	<25 mL	>30 mL

4. 诊断　全身炎症反应综合征（SIRS），如出现两种或两种以上的上述表现，可以认为有这种反应的存在。感染性休克（Septic shock）可以被认为是严重感染综合征的一种特殊类型。感染性休克的标准：①临床上有明确的感染；②有 SIRS 的存在；③收缩压低于 90 mmHg 或较原基础值下降的幅度超过 40 mmHg，至少 1 h，或血压依赖输液或药物维持；④有组织灌注不良的表现，如少尿（<30 mL/h）超过 1 h，或有急性神志障碍。

【治疗原则】

1. 早期液体复苏　确诊严重感染后在 6 h 内必须完成的治疗措施，包括血清乳酸水平测定；抗生素使用前留取病原学标本，急诊在 3 h 内，ICU 在 1 h 内开始广谱的抗生素治疗；如果有低血压或血乳酸 >4 mmol/L，立即给予液体复苏（20 mL/kg），如低血压不能就诊，加用血管活性药物，维持动脉血压≥65 mmHg，中心静脉压（CVP）≥8 mmHg，中心静脉血氧饱和度（$ScvO_2$）≥70%。

2. 应对所有严重脓毒症患者进行评估　确定是否有可控制的感染源存在。如果存在感染灶应尽早清除感染灶，包括引流脓肿或局部感染灶、感染后坏死组织清创等。确认脓毒性休克后，在 1 h 内尽早使用抗生素。在应用抗生素之前留取合适的标本，但不能因为留取标本而延误抗生素的使用。

3. 血管活性药物的使用　常用的药物包括去甲肾上腺素、多巴胺、血管加压素和多巴酚丁胺。感染性休克首选血管活性药物为去甲肾上腺素，常用剂量为 0.03~1.5 μg/（kg·min）。但剂量超过 1.0 μg/（kg·min），可因为对 β 受体的兴奋加强而增加心肌做功与氧耗。多巴胺作为感染性休克治疗的一线血管活性药物，多巴胺兼具多巴胺能与肾上腺素能 α 和 β 受体的兴奋效应，在不同的剂量下表现出不同的受体效应。小剂量［<5 μg/（kg·min）］多巴胺主要作用于多巴胺受体，具有轻度的血管扩张作用。小剂量多巴胺有时有利尿作用，但并未显示出肾脏保护作用。中等剂量［5~10 μg/（kg·min）］以 β_1 受体兴奋为主，可以增加心肌收缩力及心率，从而增加心肌的做功与氧耗。大剂量多巴胺［10~20 μg/（kg·min）］则以 α_1 受体兴奋为主，出现显著的血管收缩。多巴酚丁胺既可以增加氧输送，同时也增加（特别是心肌的）氧消耗，因此在感染性休克治疗中一般用于经过充分液体复苏后心脏功能仍未见改善的患者；对于合并

低血压者，宜联合应用血管收缩药物。其常用剂量为 2 ~20 μg/（kg · min）。肾上腺素目前不推荐作为感染中毒性休克的一线治疗药物，仅在其他治疗手段无效时才可考虑尝试应用。

4. 糖皮质激素 严重感染和感染性休克患者可考虑应用小剂量糖皮质激素。一般宜选择氢化可的松，每日补充量不超过 300 mg，分为 3 ~4 次给予，持续输注不超过 3 ~5 d，当患者不再需要血管升压药时，建议停用糖皮质激素治疗。

5. 血糖控制 对于严重全身性感染的 ICU 患者，推荐根据治疗方案管理血糖，当连续两次血糖水平 >180 mg/dL 时开始使用胰岛素。这一治疗方案应将血糖控制在110 ~180 mg/dL。

6. 其他治疗

（1）持续血液净化治疗。

（2）预防应激性溃疡。

（3）机械通气患者采用保护性通气策略。

（4）预防深静脉血栓形成。

（二）过敏性休克

【诊断要点】

（1）患者有过敏史及过敏原接触史，并且出现了休克的表现。

（2）常伴有喉头水肿、肺水肿、气道痉挛及神经消化系统症状。

【治疗原则】 过敏性休克通常突然发生且剧烈，若不及时处理可危及生命，必须果断、不失时机地积极处理。

（1）如果发生严重低血压甚至心搏骤停，应立刻给予肾上腺素 0.5 ~1.0 mg 静脉注射并积极心肺复苏。

（2）确保气道通畅，必要时采取机械通气措施。若伴有血管性水肿引起呼吸窘迫，应立即建立人工气道并给予机械通气。

（3）立即停止并脱离可疑的过敏原或致病药物，采取一定措施来减缓过敏原吸收。

（4）维持血流动力学稳定，根据病情选择无创或有创血流动力学监测，指导液体治疗及血管活性药物应用，保证重要脏器的血流灌注。

（5）其他治疗：①糖皮质激素，可使用地塞米松或氢化可的松；②抗组胺药物：H_1 受体阻滞剂，如苯海拉明 20 ~40 mg 或异丙嗪 50 mg。

【治疗体会】 感染性休克是以全身性感染导致器官功能损害为特征的复杂临床综合征，患者病情变化较快。早期缺乏特异性的症状和体征，当出现一些非特异性的症状和体征时应引起高度的重视，如心动过速、面色苍白、呼吸加快、四肢湿冷、肢端发绀、尿量减少等。感染性休克早期应加强监护，重视早期表现，密切观察病情动态变化，早期诊断，早期充分地液体复苏，选择有效的抗生素控制感染；对于常见的急性重症胰腺炎、急性肠梗阻、烧伤等外科中的感染性休克，早期治疗极为重要，主要措施为迅速扩容、纠正酸中毒、应用血管活性药物、抗生素和激素的应用，必要时持续血液净化治疗，防止多器官功能障碍综合征（MODS）的发生。早期诊断是提高休克抢救成功率的关键。

【抢救流程】

血压：收缩压＜90 mmHg和（或）脉压差＜30 mmHg

1

卧床休息，头低位。开放气道并保持通畅，必要时气管插管
建立大静脉通道、紧急配血备血
大流量吸氧，保持血氧饱和度在95%以上
监护心电、血压、脉搏和呼吸
留置导尿/中心静脉置管测中心静脉压（CVP），记录每小时出入量（特别是尿量）
如果有明显的体表出血尽早外科止血，以直接压迫为主

2

初步容量复苏（血流动力学不稳定者），双通路输液：
快速输液20～40 mL/kg等渗晶体液（如林格液或生理盐水）及胶体液（低分子右旋糖酐或羟基淀粉）100～200 mL/5～10 min
经适当容量复苏后仍持续低血压则给予血管加压药：
收缩压70～100 mmHg　　多巴胺2. 5～20 μg/（kg·min）
收缩压＜70 mmHg　　去甲肾上腺素0. 5～30 μg/min
纠正酸中毒：机械通气和液体复苏无效的严重酸中毒则考虑静脉滴注碳酸氢钠100～250 mL

3

评估休克情况：
血压：（体位性）低血压、脉压下降　　心率：多增快
皮肤表现：苍白、灰暗、出汗、瘀斑　　体温：高于或低于正常
呼吸：早期增快，晚期呼吸衰竭，肺部啰音、咳粉红色泡沫样痰　　肾脏：少尿
代谢改变：早期呼吸性碱中毒、后期代谢性酸中毒　　神志：不同程度改变
可能有过敏原接触史　　血常规、电解质异常　　心电图、心肌标志物异常

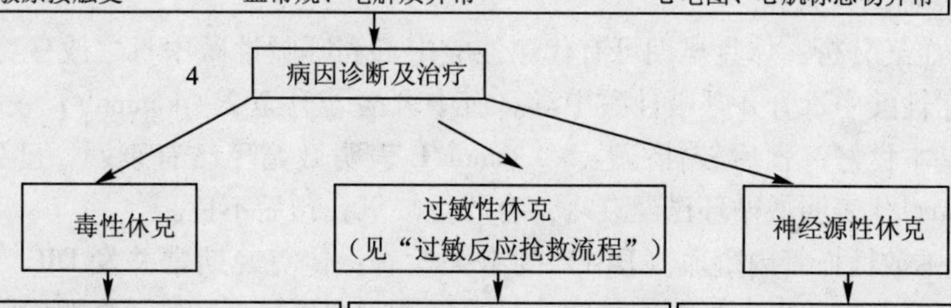

毒性休克：

积极复苏，加强气道管理
血流动力学稳定状态：每5～10 min快速输入晶体液500 mL（儿童20 mL/kg），共4～6 L（儿童60 mL/kg），如血红蛋白＜7～10 g/dL考虑输血
血管活性药：去甲肾上腺素8～12 μg静脉推注，继以2～4 μg/min静脉滴注维持平均动脉压在60 mmHg以上
清除感染源：如感染导管、肿清除引 流等尽早经验性抗生素治疗
纠正酸中毒
弥散性血管内凝血（DIC）：新鲜冷冻血浆15～20 mL/kg。维持凝血时间在正常的1. 5～2倍，输血小板维持在（50～100）×10^9/L
可疑肾上腺皮质功能不全：氢化可的松琥珀酸钠100 mg静脉滴注

过敏性休克：

积极复苏，加强气道管理
立即停止并脱离可疑的过敏原或致病药物、采取措施减缓过敏原吸收
维持血流动力学稳定使用糖皮质激素，也可使用地塞米松或氢化可的松
抗组胺药物：H_1受体阻滞剂，如苯海拉明20～40 mg或异丙嗪50 mg

神经源性休克：

保持气道通畅
静脉输入晶体液，维持平均动脉压大于70 mmHg，否则加用正性肌力药（多巴胺、多巴酚丁胺）
严重心动过缓：阿托品0.5～1 mg静脉推注，必要时每5 min重复，总量3 mg，无效则考虑安装起搏器
激素：脊髓损伤8 h内用甲基泼尼松龙30 mg/kg注射15 min以上，继以5. 4 mg/（kg·h），持续静脉滴注23 h
请相关专科会诊

图5－4－2　休克的抢救流程

六、心源性休克

【疾病概述】　心源性休克（Cardiac shock）是指心排血量减少而致的周围循环衰

竭。心排血量减少，或是由于心脏排血能力急剧下降；或是心室充盈突然受阻。因此称之为“动力衰竭”（power failure）或“泵衰竭”（pump failure）。临床上最多见的病因是急性的心肌梗死（因心肌坏死，收缩能力降低而致泵血障碍），其他原因有急性心肌炎、重症的急性瓣膜病、严重心律失常、心包填塞、心脏创伤、室间隔穿孔、乳头肌腱索断裂、张力性气胸、肺栓塞、巨大心房黏液瘤及心脏手术等。

【诊断要点】

（1）有急性心肌梗死、急性心肌炎、原发或继发性心肌病、严重恶性心律失常、具有心肌毒性的药物中毒、急性心脏压塞及心脏手术等病史。

（2）早期患者烦躁不安、面色苍白，诉口干、出汗，但神志尚清；后逐渐出现表情淡漠、意识模糊、神志不清直至昏迷。

（3）体检心率增快，常大于120次/min。收缩压小于10.64 kPa（80 mmHg），脉压差小于2.67 kPa（20 mmHg），以后逐渐降低，严重时血压测不到。脉搏细弱，四肢厥冷，肢端发绀，皮肤出现花斑样改变。心音低钝，严重者呈单音律。尿量少于17 mL/h，甚至无尿。休克晚期出现广泛性皮肤、黏膜及内脏出血，即弥散性血管内凝血（DIC）的表现，以及多器官功能不全（MODS）。

（4）血流动力学监测提示心脏指数（CI）降低、左室舒张末压（LVEDP）升高等相应的血流动力学异常。

（5）辅助检查：

1）血气分析：休克早期可有代谢性酸中毒和呼吸性碱中毒之改变，休克中、晚期常为代谢性酸中毒合并呼吸性酸中毒。血中乳酸若升至2～4 mmol/L表明为轻度缺氧，微循环基本良好，预后较佳；若>4 mmol/L表明微循环已有衰竭，已处于中度缺氧；若>9 mmol/L表明微循环已经衰竭，有严重缺氧，预后不良。

2）弥散性血管内凝血（DIC）的有关检查：休克晚期常并发DIC，血小板计数呈进行性下降及有关血小板功能异常，凝血酶原时间延长，纤维蛋白原常降低，凝血酶凝固的时间、全血凝固时间均延长，凝血因子Ⅰ、凝血因子Ⅱ、凝血因子Ⅴ、凝血因子Ⅷ、凝血因子Ⅹ、凝血因子Ⅶ均减少。由于DIC常伴有继发性纤溶亢进，可做3P试验（血浆鱼精蛋白副凝试验）、Fib试验（纤维蛋白降解产物的测定）、纤维蛋白（原）降解产物（FbDP）等间接说明DIC的存在。

3）心电图：判断心肌梗死是必需的检查。典型的心源性休克随发病后的时间延续，可见T波增高，ST段抬高，出现Q波，甚至各种心律失常。此外，急性肺梗死者亦有心电图变化，如电轴右偏，Ⅱ、Ⅲ、aVF导联P波增高或T波倒置，V1导联R波升高；急性心包填塞心电图表现为低电压等。

4）血流动力学监测：提示心脏指数降低、左室舒张末压升高等相应的血流动力学异常，必要时可做微循环灌注情况检查。

【治疗原则】

1. 一般治疗

（1）绝对卧床休息，有效止痛，由急性心肌梗死所致者吗啡3～5 mg或哌替啶50

mg，静脉注射或皮下注射，同时予安定、苯巴比妥（鲁米那）。

（2）建立有效的静脉通道，必要时行深静脉插管。留置导尿管监测尿量。持续心电、血压、血氧饱和度监测。

（3）通气及氧疗：首先保持上呼吸道通畅，可持续吸氧，氧流量一般为 4 ~ 6 L/min，当意识不清或动脉血二氧化碳分压（PCO_2）上升时，应做气管内插管，行辅助呼吸；当患者 PCO_2 在 6. 13 kPa（46 mmHg）以上，pH 值 7. 35 以下时，需采用人工呼吸机通气。对于肺水肿患者，采用呼吸机正压呼吸，有减轻和防止肺水肿的作用。

2. 补充血容量　除静脉压明显上升达 1. 96 kPa（20 cmH_2O）以上，或有明显肺水肿处，首先可以20 mL/min的速度静脉注射 5% 葡萄糖 200 ~ 300 mL，每 3 min 测定一次尿量、静脉压，若有效则尿量增加、静脉压暂时性上升。肺毛细血管楔压应控制在 2. 67 ~ 3. 20 kPa（20 ~ 24 mmHg），静脉压的上升限于 1. 47 ~ 1. 96 kPa（15 ~ 20 cmH_2O）左右。点滴液体速度和输液量则可依据尿量、静脉压、血压、肺部体征或肺毛细血管楔压、心排血量而定。

3. 血管活性药物的应用　在心源性休克时，应静脉滴注多巴胺 5 ~ 15 mg/（kg · min），使血压升至90 mmHg以上。大剂量多巴胺无效时，也可静脉滴注去甲肾上腺素 2 ~ 8 μg/min。在此基础上根据血流动力学参数选择血管扩张剂。

（1）肺充血而心排血量正常，肺毛细血管楔压（PCWP）> 2. 4 kPa（18 mmHg），而心脏指数（CI）> 2. 2 L/（min · m^2）时，宜选用静脉扩张剂，如硝酸甘油 15 ~ 30 μg/min 静脉滴注或泵入，并可适当利尿。

（2）心排血量低且周围灌注不足，但无肺充血，即心脏指数（CI）< 2. 2 L/（min · m^2），肺动脉楔压（PAWP）< 2. 4 kPa（18 mmHg）而肢端湿冷时，宜选用动脉扩张剂，如酚妥拉明 0. 1 ~ 0. 3 mg/min 静脉滴注或泵入，必要时增至 1. 0 ~ 2. 0 mg/min。

（3）心排血量低且有肺充血及外周血管痉挛，即心脏指数（CI）< 2. 2 L/（min · m^2），肺动脉楔压（PAWP）> 2. 4 kPa（18 mmHg）而肢端湿冷时，宜选用硝普钠 10 μg/min 开始，每5 min增加 5 ~ 10 μg/min，常用量为 40 ~ 160 μg/min，也有高达 430 μg/min 才有效者。急性冠脉综合征者慎用。

4. 正性肌力药物应用　在心源性休克时除特殊情况外不应使用，因为洋地黄不能增加心源性休克时的心排血量，却可引起周围血管总阻力增加，反而减少心排血量；还可诱发心律失常，因此只有在伴发快速性心律失常时方可考虑应用。

5. 应用主动脉内气囊反搏（Intra – aortic Balloon Pumping，IABP）　IABP 是把前端带气囊的导管从股动脉插到锁骨下动脉，向气囊充气扩张，使舒张期主动脉压上升，收缩期气囊收缩，主动脉压下降。IABP 可使心工作量减少，心肌耗氧量降低，并且提升舒张压力使冠状动脉血量增加，保持平均动脉压。使用 IABP 者存活率要比单纯药物治疗者高，只要患者没有明显禁忌证（如主动脉瓣关闭不全、盆腔动脉栓塞性病变等），且有可能接受手术治疗者，应采用 IABP 治疗。

6. 其他治疗

（1）纠正酸中毒：常用 5% 碳酸氢钠或分子乳酸钠，根据血气分析结果计算补碱量。

（2）高血糖素、皮质激素、极化液对心源性休克均有其有利的一面，但其疗效不确切。

（3）血管扩张剂对急性二尖瓣反流和室间隔穿孔时的血流动力学障碍有调整作用。

（4）对于急性心肌梗死合并心源性休克者，有选择地给予抗凝治疗，可防止发展为消耗性凝血病，降低血栓栓塞并发症的发生率，预防左心室内腔梗死部位的附壁血栓形成，并可防止冠状动脉内的血栓增大。肝素常用量为 3 万 ~4 万 U/24 h。

【抢救流程】

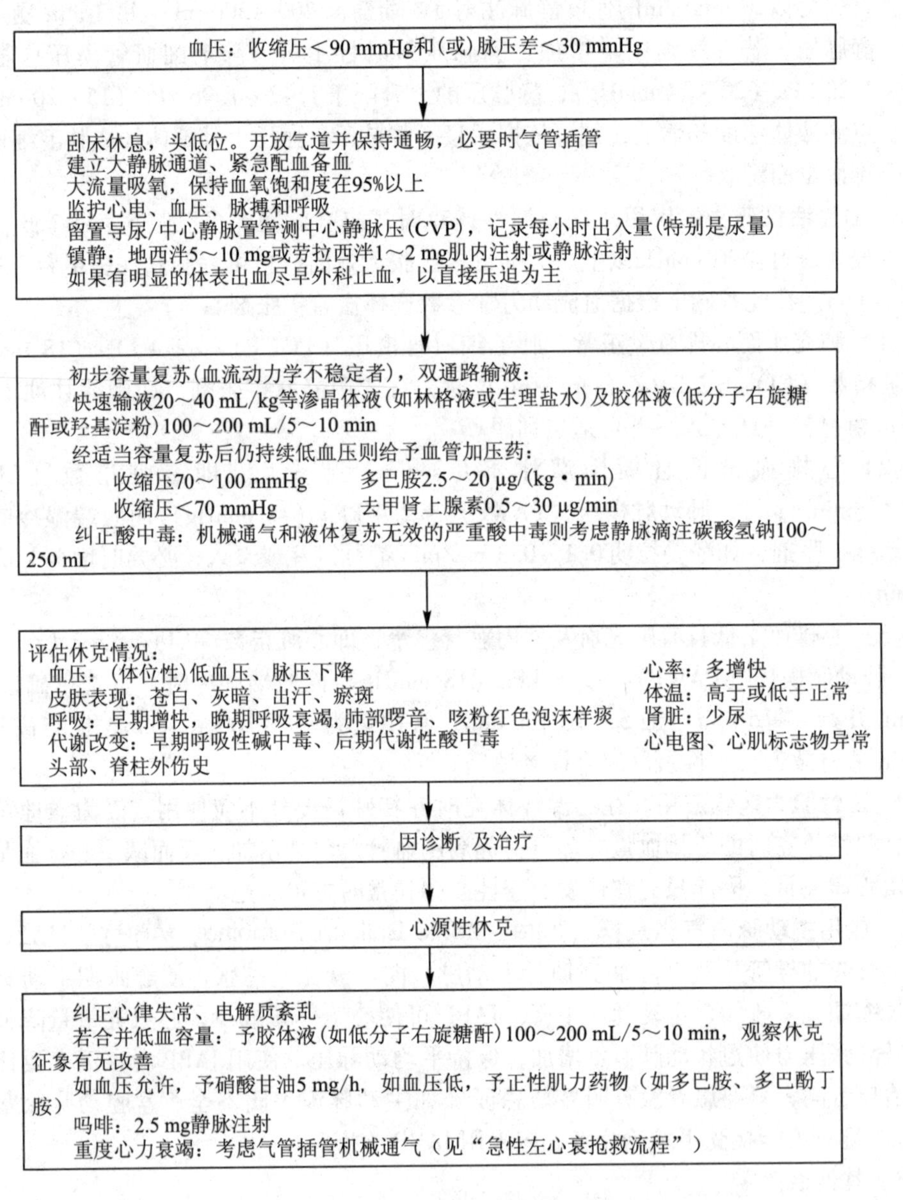

图 5－4－3　心源性休克的抢救流程

【经验体会】　几种特殊情况心源性休克的处理经验：

（1）右心室心肌梗死：急性下壁心肌梗死约 30% 伴有右心室梗死，其中 10% 出现低血压、颈静脉怒张等临床表现。根据典型的右胸导联 ST 段抬高或血流动力学指标改变多可确立诊断。对右心室梗死出现的低血压反应首先应考虑补充血容量，增加对右心室前负荷，改善左心室舒张期充盈和心排血量。在部分患者补液出现 PCWP 增加，而心排血量并不增加，甚至反而下降，补液造成右心室过度扩张还会导致左心室舒张功能受损，降低心排血量，部分患者用多巴酚丁胺治疗效果可能更好。

（2）急性二尖瓣反流：急性大面积下壁心肌梗死常引起乳头肌功能障碍，导致二尖瓣关闭不全。乳头肌断裂多发生在 AMI 后 2 ~ 7 d，出现急性肺水肿、低血压或心源性休克。超声心动图检查可确定诊断。可选择血管扩张药如硝酸甘油降低心脏后负荷，必要时用正性肌力药物和血管活性药物维持血压。应立即应用 IABP 支持，尽快进行手术修补或换瓣。

（3）室间隔穿孔：表现为在 AMI 症状发生后突然出现剧烈胸痛，胸骨左缘全收缩期杂音，并可触及震颤，可很快发生心源性休克。应在血管活性药物维持血压的同时采用 IABP 治疗，进行手术修补。

（4）心室游离壁破裂：多发生在 AMI 后第 1 周，多见于老年人、女性和高血压患者。发生后应紧急进行心包穿刺减压，并行紧急心脏修补术。

七、梗阻性休克

1. 临床表现　梗阻性休克中心包缩窄或填塞者多由慢性疾病进行性恶化所致，多有心包积液史，或由胸壁的穿透性损伤所致；张力性气胸者多出现胸闷、呼吸困难，胸部叩诊可发现鼓音，听诊患侧呼吸音消失，纵隔向健侧移位，气管移位伴颈静脉怒张等；腔静脉的梗阻可见水肿；肺动脉栓塞可有胸痛、咳嗽、呼吸急促；心瓣膜狭窄可以在心脏瓣膜听诊区听到相应的杂音。

2. 诊断　有梗阻性病因和相应的临床表现，符合休克的诊断标准即可诊断为梗阻性休克。

3. 治疗　外科治疗可以解除病变区域的梗阻；根据病情适当降低机械通气压力，以纠正 PEEP 造成的梗阻。

参考文献

[1] 王一镗，刘中民．外科危重病学．北京：中国医药科技出版社，2007.
[2] 沈洪，刘中民．急诊与灾难医学．2 版．北京：人民卫生出版社，2013.
[3] 李良，李涛，徐东谭．临床应急救治（外科分册）．北京：军事医学科学出版社，2009.
[4] 朱子扬，龚兆庆，汪国良．中毒急救手册．上海：上海科学技术出版社，1999.
[5] 中华医学会．临床诊疗指南急诊医学分册．北京：人民军医出版社，2011.

[6] 王一镗．急诊医学［M］．北京：人民军医出版社，2010.
[7] 中华医学会．临床诊疗指南急诊医学分册．北京：人民军医出版社，2011.
[8] DELLINGER R P，LEVY M M，RHODES A，et al. Surviving sepsis campaign：International guidelines for management of severe sepsis and septic shock，2012. Intensive Care Medicine，2013，39：165 – 228.
[9] ANDERSON M W，WATSON G A. Traumatic shock：The fifth shock. Journal of trauma nursing：the official journal of the Society of Trauma Nurses，2013，20：37 – 43.
[10] NG R，YEGHIAZARIANS Y. Post myocardial infarction cardiogenic shock：A review of current therapies. Journal of Intensive Care Medicine，2013，28：151 – 165.
[11] RICHARDS J B，WILCOX S R. Diagnosis and management of shock in the emergency department. Emergency Medicine Practice，2014，16：1 – 22，22 – 23.
[12] KLEIN T，RAMANI G V. Assessment and management of cardiogenic shock in the emergency department. Cardiology Clinics，2012，30：651 – 664.
[13] 高燕，赵雪生．创伤性休克治疗指南解读．创伤与急危重病医学，2013，1：21 – 24.
[14] 杨杰．休克的识别与处理．中国临床医生，2014.
[15] 刘大为．实用重症医学．北京：人民卫生出版社，2010.
[16] 陈校平．外科学．北京：人民卫生出版社，2008.

（孙荣青　刘启龙）

第五节　脓毒症及多器官功能障碍综合征

一、脓毒症

【定义】

脓毒症（sepsis）是指由感染引起的全身炎症反应综合征（systemic inflammatory response syndrome，SIRS），临床上证实有细菌存在或有高度可疑感染灶，故从本质上讲脓毒症是机体对感染性因素的反应。

【分类】

1. SIRS　具备以下四点中的至少两点：①体温 >38 ℃或 <36 ℃；②心率 >90 次/min；③呼吸 >20 次/min 或过度通气，$PaCO_2$ <32 mmHg；④血白细胞计数 $>12\times10^9$/L 或 $<4\times10^9$/L 或未成熟粒细胞 >10%。

2. 脓毒症（sepsis）　感染或高度可疑感染 + 全身炎症反应综合征。

3. 严重脓毒症（severe sepsis）　脓毒症伴有器官功能障碍、组织灌注不良或低血压。

4. 脓毒性休克（septic shock）　严重脓毒症给予足量的液体复苏后仍然伴有无法纠正的持续性低血压（收缩压 < 90 mmHg 或低于正常值 > 40 mmHg），如果应用升压药，可不出现低血压。

脓毒症发病机制及病理生理见图 5－5－1。

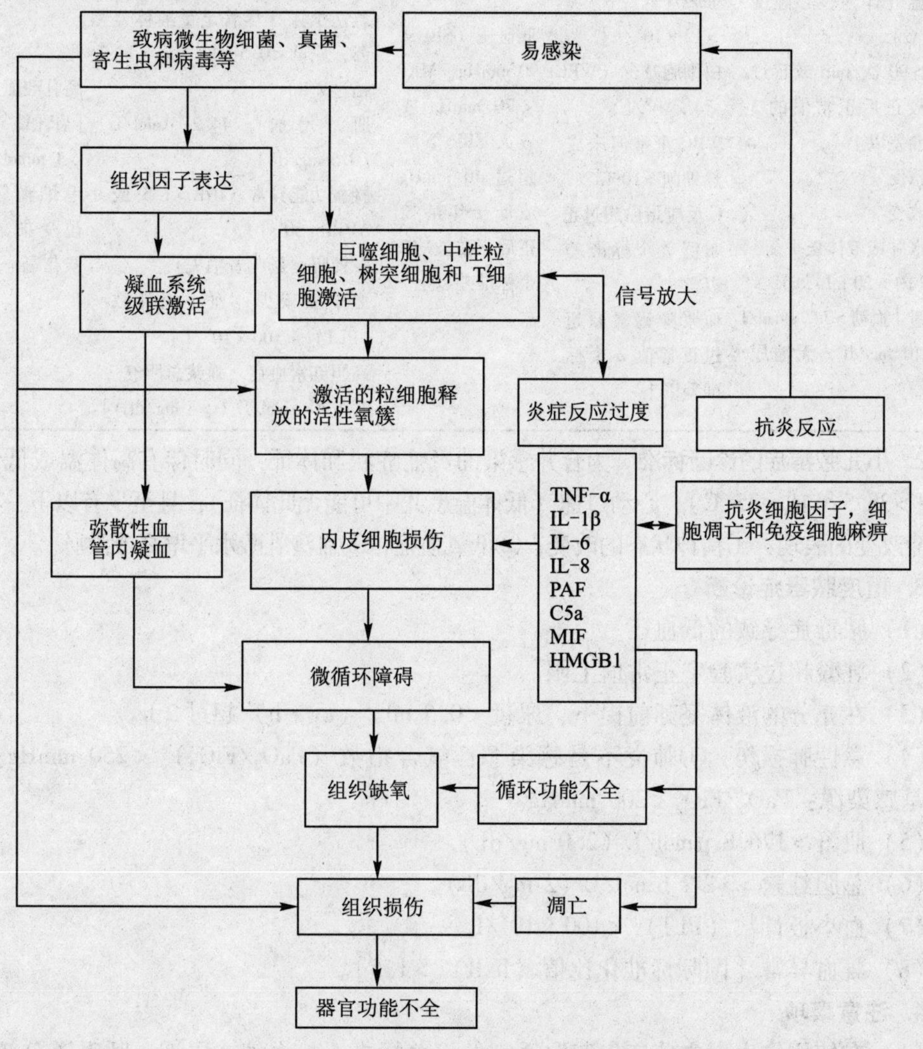

图 5－5－1　脓毒症发病机制及病理生理

注：脓毒症发病机制呈"非线性特点"，当脓毒症发生时，机体的神经内分泌系统、免疫系统、凝血系统及代谢都会发生改变，这个过程牵扯众多因素的变化，且各因素相互影响，不可能通过抑制某种单一因素达到治疗效果，应更多地从整体的角度去看待机体的病理生理变化，区分有益的反射性调节和紊乱的错误行为，以对机体的反应进行正确的引导，使之顺利完成对某一打击的反应过程，尽快达到新的平衡

【诊断】

1. 脓毒症诊断　肯定或怀疑的感染，加上以下指标（表 5－5－1）。

表 5－5－1 脓毒症指标

一般指标	炎症指标	血流动力学指标	器官功能障碍指标	组织灌注指标
发热（>38.3 ℃） 低体温（体内核心温度 <36 ℃） 心率 >90 次/min 或超过年龄校正后正常值的 2 个标准差以上 呼吸急促 意识改变 严重水肿或液体正平衡（24 h 内 >20 mL/kg） 高血糖［血糖 >7.7 mmol/L（>140 mg/dL，无糖尿病）］	白细胞增多［白细胞计数（WBC）>12 × 10^9/L］ 白细胞减少（WBC <4 × 10^9/L） WBC 正常但未成熟细胞 >10% C 反应蛋白超过正常值 2 个标准差以上 血浆降钙素原超过正常值 2 个标准差以上	低血压（SBP < 90 mmHg，MAP < 70 mmHg 或成人 SBP 下降超过 40 mmHg 或低于年龄校正后正常值的 2 个标准差以上）	动脉低氧血症［氧合指数（PaO_2/FiO_2）<300 mmHg］ 急性少尿［尽管足量液体复苏，尿量 <0.5 mL/（kg · h）超过 2 h］ 肌酐增加 > 44.2 μmol/L（0.5 mg/dL） 凝血功能异常（INR >1.5 或 APTT >60 s） 肠梗阻（肠鸣音消失） 血小板减少［血小板计数（PLT）<100 × 10^9/L］ 高胆红素血症［血浆总胆红素 >70 μmol/L（>4 mg/dL）］	高乳酸血症［血乳酸（LAC）>1 mmol/L］ 毛细血管充盈受损或皮肤花斑

2. **小儿脓毒症的诊断标准** 为合并感染的炎症症状和体征，同时伴有高体温或低体温（肛温 >38.5 ℃或 <35 ℃）、心动过速（低体温患儿中可能无此体征），且至少有以下一项器官功能改变的表现：①精神状态的改变；②低氧血症；③血清乳酸水平增高或洪脉。

3. **重度脓毒症诊断**

（1）脓毒症导致的低血压。

（2）乳酸超过实验室正常值上限。

（3）在充分的液体复苏前提下，尿量 <0.5 mL/（kg · h）超过 2 h。

（4）急性肺损伤：①肺炎不是感染源：氧合指数（PaO_2/FiO_2）<250 mmHg；②肺炎是感染源：PaO_2/FiO_2 <200 mmHg。

（5）肌酐 >176.8 μmol/L（2.0 mg/dL）。

（6）总胆红素 >34.2 μmol/L（2 mg/dL）。

（7）血小板计数（PLT）<100 × 10^9/L。

（8）凝血异常［国际标准化比值（INR）>1.5］。

4. **注意事项**

（1）在使用抗生素之前应先获取适宜的培养标本，如血液、尿液、呼吸道分泌物、脑脊液、伤口分泌物或其他体液。

（2）应尽快进行影像学检查，如床旁超声、X 线胸片、CT 扫描、超声心动图等，以寻找和明确感染灶。

【脓毒症治疗】

1. **6 h 集束化治疗目标** ①血乳酸监测；②广谱抗生素治疗前留取标本进行病原菌培养；③1 h 内给予广谱抗生素治疗；④对于低血压或血乳酸 >4 mmol/L 患者，开始给予最少；⑤30 mL/kg 的晶体或等量的胶体，对液体复苏效果不好；⑥休克患者给予升压药，维持 MAP≥65 mmHg；⑦对于脓毒性休克的患者 6 h 内完成早期目标化治疗（EGDT）。

2. 抗感染

（1）抗生素治疗的最佳时机：①4 h 内应用：感染伴血流动力学不稳定或脑膜刺激征或中性粒细胞减少或脾切除；不能因留取标本而延误抗生素使用。②8 h 内应用：病情稳定的重度 VAP 或其他明确感染。③24 h 内应用：病情稳定的可疑感染。

（2）经验性抗生素的选择：①具有良好的穿透力的广谱抗生素；②患者的病史（包括药物过敏史）、基础疾病、临床症状、体征和可能的感染部位；③患者所在社区、医院或病区的微生物及药物敏感的流行病学情况（表 5－5－2）。

表 5－5－2　经验性抗生素的选择

治疗	指征
覆盖 G^- 杆菌	院内获得性感染
	粒细胞缺乏或免疫抑制
	慢性器官功能衰竭所致免疫低下
覆盖 G^+ 球菌	MRSA 高频率流行区域
	中性粒细胞减少
	血管内置管
	院内获得性肺炎
覆盖真菌	粒细胞缺乏性发热或标准抗生素治疗无效的免疫功能低下
	长疗程的广谱抗生素应用
	高危感染性休克患者
	相关真菌培养阳性

（3）不需覆盖铜绿假单胞菌者：①皮肤软组织感染（包括糖尿病足感染）；②社区获得性肺炎、社区获得性腹腔内感染；③社区获得性细菌性脑膜炎。

（4）需覆盖铜绿假单胞菌者：①呼吸机相关性肺炎；②粒缺发热；③大部分不能明确病因的危重感染。

表 5－5－3　不同感染部位的常见感染性病原体

部位	感染性病原体
口腔	消化球菌属、消化链球菌属、放线菌
皮肤软组织	金黄色葡萄球菌、酿脓链球菌、表皮葡萄球菌、巴氏杆菌属
骨关节	金黄色葡萄球菌、表皮葡萄球菌、链球菌、革兰氏阴性杆菌
腹腔	大肠埃希菌、变形杆菌属、克雷伯菌属、肠球菌、杆菌属
尿道	大肠杆菌、变形杆菌属、克雷伯菌属、肠球菌、金黄色葡萄球菌（腐生）
上呼吸道	肺炎链球菌、流感嗜血杆菌、酿脓链球菌
下呼吸道（社区）	肺炎链球菌、流感嗜血杆菌、肺炎克雷伯菌、军团菌、支原体、衣原体
下呼吸道（院内）	不动杆菌属、肺炎克雷伯菌、铜绿假单胞菌、肠杆菌属、沙雷菌属、金黄色葡萄球菌
脑膜炎（社区）	肺炎链球菌、脑膜炎奈瑟菌、流感嗜血杆菌、B 组链球菌、大肠埃希菌、李斯特菌
脑膜炎（院内）	凝固酶阴性葡萄球菌（尤其是表皮葡萄球菌）、金黄色葡萄球菌、兼性和需氧 G^- 杆菌（包括铜绿假单胞菌）、痤疮丙酸杆菌；颅底骨折：肺炎链球菌、流感嗜血杆菌和 A 组 β 溶血性链球菌

HCAP、HAP 和 VAP 感染 MDR 菌的危险因素如下：

（1）以前的 90 d 内用过抗菌治疗。

（2）本次住院 5 d 或 5 d 以上。

（3）社区或医院病房中存在高频率耐药菌。

（4）有 HCAP 的危险因素：①最近 90 d 内住院时间≥2 d；②居住在护理院或长期疗养院中；③家庭输液治疗（包括抗菌药物）；④30 d 内有长期透析；⑤家庭伤口护理；⑥家庭成员携带有多重耐药菌。

（5）有免疫抑制性疾病和（或）采用免疫抑制治疗。

（6）体内有固定的植入装置。

（7）过去 3 个月内使用过抗生素。

（8）慢性和老年肺部疾病（COPD、支气管扩张）。

（9）酗酒的历史。

3. 感染源控制 当出现以下感染时，应尽早清除感染源：①出现休克的中毒性巨结肠或难辨梭状杆菌结肠炎；②缺血性的肠病；③内脏穿孔；④腹腔内脓肿；⑤急性阻塞性化脓性胆管炎；⑥坏疽性胆囊炎；⑦感染性坏死性胰腺炎；⑧细菌性脓胸；⑨纵隔炎；⑩化脓性隧道感染；⑪化脓性植入物感染；⑫阻塞性尿路病；⑬复杂的肾盂肾炎/肾周脓肿；⑭坏死性软组织感染/坏死性筋膜炎；⑮梭状芽孢杆菌性肌坏死。

4. 液体复苏 一旦临床诊断为脓毒症，应尽快施行 EGDT，进行积极液体复苏，6 h 内达到复苏目标（图 5－5－2）。

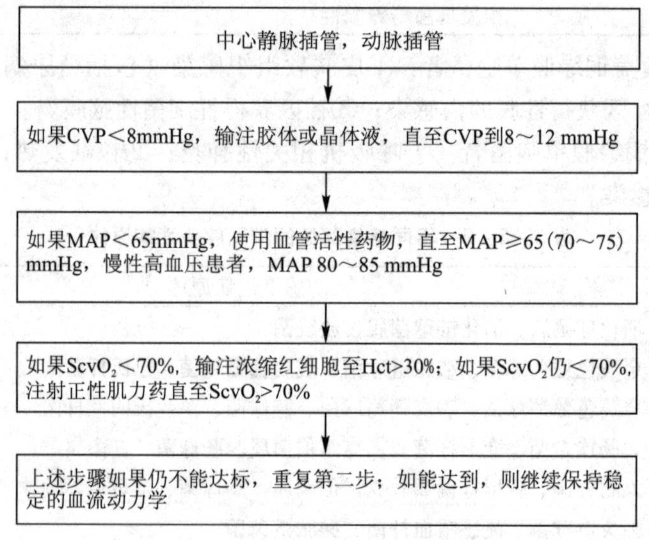

图 5－5－2 EGDT 流程

注：$Scvo_2$ = 中心静脉血氧饱和度

（1）CVP 受某些因素（包括心率、左室顺应性、肺动脉压、PEEP、药物和导管位置）影响。

（2）尿量容易受血容量、血管张力、心功能以及肾功能等因素影响。

（3）对可疑低血容量的严重脓毒症患者，行快速补液试验，即在 30 min 内输入

500～1 000 mL 晶体液或 300～500 mL 胶体液。当心脏充盈压（CVP 或肺动脉楔压）升高而血流动力学没有同时改善时，提示心功能障碍，选择输注多巴酚丁胺。

（4）出现危及生命的低血压时，在液体复苏同时，应立即应用升压药物，首选去甲肾上腺素或多巴胺，如效果不佳，选择肾上腺素，也可考虑辅助血管加压素。

（5）液体复苏和升压治疗效果不佳，考虑小剂量激素（200 mg 氢化可的松）。

5. 脏器支持

（1）严重脓毒症时急性呼吸窘迫综合征的肺保护性通气策略：采用小潮气量通气（6 mL/kg），高呼气末正压（PEEP），气道平台压力不超过 30 cmH_2O，以避免呼吸机相关性肺损伤和肺外器官损伤。为尽可能降低潮气量及平台压，允许高碳酸血症（颅内压增高的患者忌用）。保持机械通气患者的床头抬高 30°～45°，以减少误吸风险，预防呼吸机相关性肺炎的发生。ARDS 仅有轻中度低氧性呼吸衰竭、血流动力学稳定、较舒适、易唤醒、能自主咳痰和保护气道，可采用无创面罩通气（NIV）。

（2）严重脓毒症时肾替代治疗：重度脓毒症常导致患者发生急性肾损伤，需要实施肾替代治疗以维持机体内环境稳定，清除炎性介质，抑制炎症反应。对于血流动力学不稳定的全身性感染患者，持续静－静脉血液滤过（CVVH）更容易控制液体平衡。

（3）严重脓毒症时的胃肠功能障碍：严重脓毒症时肠内细菌移位，内毒素、细菌、抗体介质不断进入血液和淋巴液，导致多种炎性介质释放，进一步加重炎性反应，导致 MODS。对于胃肠功能障碍，国外尚无有效治疗方法，国内有报道通过应用中药通腑治疗可促进胃肠动力、改善肠黏膜屏障、降低肠源性内毒素血症的水平，从而减少肠源性细菌移位，阻止肠源性脓毒症演变为 MODS，有助于降低病死率。

（4）凝血机制障碍：无出血或不进行有创操作，不使用新鲜冰冻血浆纠正实验室凝血异常。血小板应用：①对于严重全身性感染患者，当血小板计数≤10 000/mm^3 时，应预防性输注血小板。②有明显的出血风险，当血小板计数≤20 000/mm^3 时，应预防性输注血小板。③活动性出血、手术或有创操作时维持更高的血小板水平（≥50 000/mm^3）；严重全身性感染或感染性休克成年患者不使用静脉免疫球蛋白。

6. 其他支持治疗

（1）严重脓毒症血糖控制：降低平均血糖水平与减少血糖波动同等重要。ICU 严重脓毒症合并高血糖患者，静脉应用胰岛素控制目标血糖 7.8～10 mmol/L；每 1～2 h 监测血糖水平 1 次。血糖和胰岛素用量稳定后，可每 4 h 监测血糖 1 次。

（2）脓毒症的镇静、镇痛和肌松：接受机械通气的全身性感染患者，采取浅镇静，未合并 ARDS 的全身性感染患者避免使用神经肌肉阻滞剂（NMBAs），对于全身性感染诱发的早期 ARDS 患者，当 PaO_2/FiO_2 <150 mmHg 时，建议短期（≤48 h）使用 NMBAs。

（3）深静脉血栓形成的预防：严重全身性感染患者每日应用药物预防静脉血栓。如果肌酐清除率<30 mL/min，推荐使用达肝素，或普通肝素；建议联合应用药物和间断气动加压装置；存在使用肝素禁忌证（如血小板缺乏、严重凝血功能障碍、活动性出血、近期脑出血）不采用药物预防，建议机械性预防措施。

（4）营养支持：尽早（确诊 48 h 内）给予经口饮食或肠内营养，在第 1 周内避免强制给予全热量营养，建议低剂量喂养（500 kcal），仅在可以耐受的情况下加量，可采取静脉输注葡萄糖和肠内营养，对严重脓毒症患者，不建议使用含特殊免疫调节添加剂的营养制剂。

二、多器官功能障碍综合征

【定义】 当机体受到严重感染、创伤、烧伤等严重损伤后，两个或两个以上器官发生序贯性功能衰竭，这一综合征称为多器官功能衰竭（multiple organ failure，MOF）或多器官功能衰竭综合征（multiple organ failure syndrome，MOFS）。多器官功能障碍综合征（multiple organ dysfunction syndrome，MODS）是指遭受急性损害后机体内环境稳态的失衡，包括早期多器官功能不全到多器官功能衰竭的全过程，是一个范畴更广，对MOF 认识更早的概念。MODS 是 SIRS 进行性加重的最终后果。

根据 MODS 器官功能障碍发生的主要原因及 SIRS 在器官功能损害中的地位，可将MODS 分为原发性 MODS 和继发性 MODS。原发性 MODS 是指某种明确的损伤直接引起器官功能障碍，即器官功能障碍由损伤本身引起，在损伤早期出现，在原发性 MODS的发病和演进过程中，SIRS 在器官功能障碍发生中所占比重较低。继发性 MODS 并非是损伤的直接后果，而是异常的炎症反应继发性造成远隔器官的功能障碍。在概念上强调：①原发致病因素是急性的，继发受损器官可在远隔原发病变部位，不能将慢性疾病器官退化失代偿时归属于 MODS。②致病因素与发生 MODS 必须间隔一定时间（>24 h)，常呈序贯性器官受累。若死亡发生在发病 24 h 以内，属于复苏失败之例，需排除。③机体原有器官功能基本健康，功能损害是可逆性的，一旦发病机制被阻断，器官功能可望恢复。④器官功能障碍是多发的、进行性的、动态的过程。MODS 病死率可高达60%，四个以上器官受损几乎 100% 死亡，故是当前重症医学中一个非常复杂棘手的难题。

【病因】

1. 组织损伤 严重创伤、大手术、大面积深部烧伤及病理产科。

2. 感染 为主要病因，尤其以脓毒血症、腹腔脓肿、急性坏死性胰腺炎、肠道功能紊乱、肠道感染和肺部感染等较为常见。

3. 休克 特别是创伤失血性休克和感染性休克。凡导致组织灌注不良，缺血缺氧均可引起 MODS。

4. 心搏、呼吸骤停后 造成各脏器缺血、缺氧，而复苏后又可引起“再灌注”损伤，同样可诱发 MODS。

5. 诊疗失误 在危重病的处理使用高浓度氧持续吸入使肺泡表面活性物质破坏，肺血管内皮细胞损伤；在应用血液透析和床旁超滤吸附中造成不均衡综合征，引起血小板减少和出血；在抗休克过程中使用大剂量去甲肾上腺素等血管收缩药，继而造成组织灌注不良，缺血缺氧；手术后输液过多引起心肺负荷过大，微循环中细小凝集块出现，凝血因子消耗，微循环障碍等均可引起 MODS。

6. 高龄老年患者器官功能处于临界状态，许多不严重的应激因素即可导致 MODS

MODS 的发生主要取决于致病原因，但 MODS 诱发因素甚为重要，常见诱发高危因素见表 5-5-4。

表 5-5-4　诱发 MODS 的主要高危因素

复苏不充分或延迟复苏	营养不良
持续存在感染灶，尤其是双重感染	肠道缺血性损伤
持续存在炎症病灶	外科手术意外事故
基础脏器功能失常	糖尿病
年龄≥55 岁	糖皮质激素应用量大，时间长
嗜酒	恶性肿瘤
大量反复输血	使用抑制胃酸药物
创伤严重评分≥25 分	高血糖、高血钠、高渗血症、高乳酸血症

【发病机制】　正常情况下，感染和组织损伤时，局部炎症反应对细菌清除和损伤组织修复都是必要的，具有保护性作用。当炎症反应异常放大或失控时，炎症反应对机体的作用从保护性转变为损害性，导致自身组织细胞死亡和器官衰竭。无论是感染性疾病（如严重感染、重症肺炎、重症急性胰腺炎后期），还是非感染性疾病（如创伤、烧伤、休克、重症急性胰腺炎早期）均可导致 MODS。由此可见，任何能够导致机体免疫炎症反应紊乱的疾病均可以引起 MODS。从本质上来看，MODS 是机体炎症反应失控的结果。

感染、创伤是机体炎症反应的促发因素，而机体炎症反应的失控，最终导致机体自身性破坏，是 MODS 的根本原因。炎症细胞激活和炎症介质的异常释放、组织缺氧和自由基、肠道屏障功能破坏和细菌和（或）内毒素移位均是机体炎症反应失控的表现，构成了 MODS 的炎症反应失控的 3 个互相重叠的发病机制学说——炎症反应学说、自由基学说和肠道动力学说（图 5-5-3）。

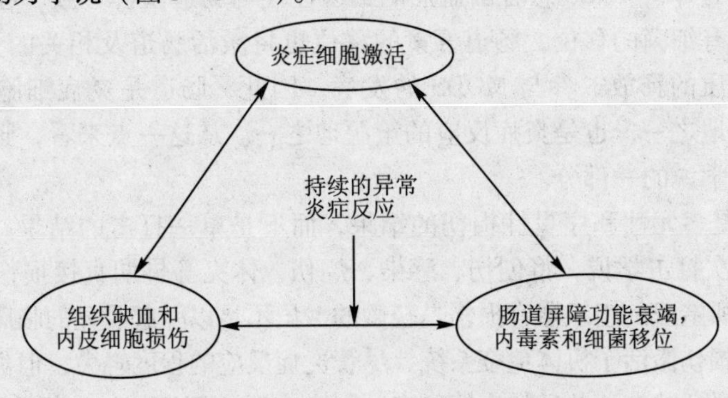

图 5-5-3　MODS 的发病机制

（1）炎症反应学说：炎症反应学说是 MODS 发病机制的基石。研究表明，感染或创伤引起的内毒素释放和组织损伤并不是导致器官功能衰竭的直接原因，细菌和（或）内毒素，以及组织损伤所诱导的全身性炎症反应是导致器官功能衰竭的根本原因。但是机体受细菌和毒素、损伤刺激后，不仅释放炎症介质引起 SIRS，同时释放大量内源性抗炎介质。后者可能是导致机体免疫功能损害的主要原因。1996 年 Bone 针对感染和创伤时导致的机体免疫功能降低的内源性抗炎反应，提出了代偿性抗炎反应综合征（compensatory anti - inflammatory response syndrome，CARS）的概念。CARS 作为 SIRS 的对立面，两者常常是不平衡的。如保持平衡，则内环境得以维持，不会引起器官功能损伤。一旦发生 SIRS 和 CARS 失衡，将引起内环境失去稳定性，导致组织器官损伤，发生 MODS。因此就其本质而言，MODS 是 SIRS 和 CARS 免疫失衡的严重后果。

SIRS 和 CARS 失衡导致 MODS 的发展过程可分为 3 个阶段：

1）局限性炎症反应阶段：局部损伤或感染导致炎症介质在组织局部释放，诱导炎症细胞向局部聚集，促进病原微生物清除和组织修复，对机体发挥保护性作用。

2）有限全身炎症反应阶段：少量炎症介质进入循环诱导 SIRS，诱导巨噬细胞和血小板向局部聚集，同时，由于内源性抗炎介质释放增加导致 CARS，使 SIRS 与 CARS 处于平衡状态，炎症反应仍属生理性，目的在于增强局部防御作用。

3）SIRS 和 CARS 失衡阶段：表现为两个极端，一个极端是大量炎症介质释放入循环，刺激炎症介质瀑布样释放，而内源性抗炎介质又不足以抵消其作用，导致 SIRS；另一个极端是内源性抗炎介质释放过多而导致 CARS。SIRS 和 CARS 失衡的后果是炎症反应失控，使其由保护性作用转变为自身破坏性作用，不但损伤局部组织，同时打击远隔器官，导致 MODS。

（2）缺血再灌注和自由基学说：缺血再灌注和自由基学说也是导致 MODS 的重要机制之一。MODS 的自由基学说主要包括 3 个方面：①氧输送不足导致组织细胞直接的缺血缺氧性损害；②缺血再灌注促发自由基大量释放；③白细胞与内皮细胞的互相作用，导致组织和器官损伤，最终发生 MODS。从根本上来看，自由基学说也是炎症反应学说的重要组成部分。

（3）肠道动力学说：肠道是机体最大的细菌和毒素库，肠道有可能是 MODS 患者菌血症的来源。另外，MODS 患者菌血症的细菌往往与肠道菌群一致。在感染、创伤或休克时，即使没有细菌的移位，肠道毒素的移位也将激活肠道及相关的免疫炎症细胞，导致大量炎症介质的释放，参与 MODS 的发病。因此，肠道是炎症细胞激活、炎症介质释放的重要场地之一，也是炎症反应的策源地之一。从这一点来看，肠道动力学说实际上是炎症反应学说的一部分。

MODS 往往是多元性和序贯性损伤的结果，而不是单一打击的结果。1985 年 Dietch 提出 MODS 的二次打击学说，将创伤、感染、烧伤、休克等早期直接损伤作为第一次打击，第一次打击所造成的组织器官损伤是轻微的，虽不足以引起明显的临床症状，但最为重要的是，早期损伤激活了机体免疫系统，尽管炎症反应的程度轻微，但炎症细胞已经动员起来，处于预激活状态。此后如病情稳定，则炎症反应逐渐缓解，损伤组织得以修复。如病情进展恶化或继发感染、休克等情况，则构成第二次或第三次打击。第二次打击使已处于预激活状态的机体免疫性系统爆发性激活，大量炎症细胞活化、炎症介质释放，结果炎症反应失控，导致组织器官的致命性损害。第二次打击强度本身可能不如第一次打击，但导致炎症反应的暴发性激活，往往是致命的（图 5 - 5 - 4）。当第一次打击强度足够大时，可直接强烈激活机体炎症反应，导致 MODS，属于原发性 MODS。但大多数 MODS 是多元性和序贯性损伤的结果，并不是单一打击的结果，这类 MODS 属于继发性 MODS。

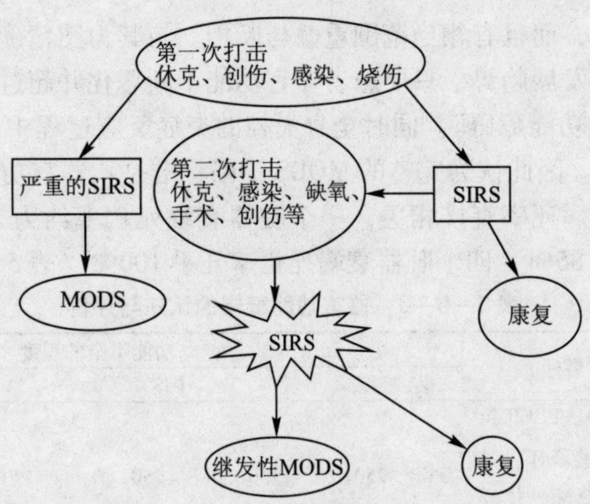

图 5-5-4　MODS 的二次打击学说

危重患者的病情往往是复杂的，机体遭受打击次数可能是两次，也可能是多次。多次反复打击将使机体炎症反应放大和失控更易发生，使患者更易发生 MODS。另外，不仅机体免疫系统参与多次打击导致 MODS 的病理生理过程，凝血、纤溶、补体、激肽等多个系统均参与或累及。

【临床表现】　尽管 MODS 的临床表现很复杂，但在很大程度上取决于器官受累的范围及损伤是由一次打击还是多次打击所致。MODS 临床表现的个体差异很大，一般情况下，MODS 病程为 14～21 d，并经历 4 个阶段。每个阶段都有其典型的临床特征（表 5-5-5），且发展速度极快，患者可能死于 MODS 的任何一个阶段。

表 5-5-5　MODS 的临床分期和特征

	第一阶段	第二阶段	第三阶段	第四阶段
一般情况	正常或轻度烦躁	急性病容，烦躁	一般情况差	濒死感
循环系统	容量需要增加	高动力状态，容量依赖	休克，心排血量下降，水肿	血管活性药物维持血压，水肿，SvO_2 下降
呼吸系统	轻度呼吸性碱中毒	呼吸急促，呼吸性碱中毒，低氧血症	严重低氧血症，ARDS	高碳酸血症，气压伤
肾	少尿，利尿剂反应差	肌酐清除率下降，轻度氮质血症	氮质血症，有血液透析指征	少尿，血透时循环不稳定
胃肠道	胃肠胀气	不能耐受食物	肠梗阻，应激性溃疡	腹泻，缺血性肠炎
肝	正常或轻度胆汁瘀积	高胆红素血症，PT 延长	临床黄疸	转氨酶升高，严重黄疸
代谢	高血糖，胰岛素需要量增加	高分解代谢	代谢性酸中毒，高血糖	骨骼肌萎缩，乳酸酸中毒
中枢神经系统	意识模糊	嗜睡	昏迷	昏迷
血液系统	正常或轻度异常	血小板降低，白细胞增多或减少	凝血功能异常	不能纠正的凝血障碍

【诊断】　关于 MODS 的诊断，国内外尚无统一标准，强调认识早期的器官功能不全，及时进行相关的脏器支持治疗，避免发展到器官衰竭的晚期阶段。但是器官功能不全的概念较模糊，具体数据上明确区分器官“正常”与“功能不全”十分困难，它

们之间并非界限分明，而且有相当范围重叠与断档。与其力图精确功能不全的指标，不如更重视器官功能的发展趋势，只要患者器官功能不断恶化并超过目前公认的正常值范围，即可认定“器官功能障碍”。同时全身失控的炎症反应过程中出现或加重器官功能不全才可诊断 MODS。因此认为完整的 MODS 诊断标准是：器官功能障碍 + 全身炎症反应。脏器衰竭数目与病死率直接相关，一个脏器衰竭死亡率约为 30%，两个脏器约为 60%，三个脏器约为 85%，四个脏器衰竭死亡率几乎 100%（表 5－5－6）。

表 5－5－6 器官功能衰竭的认知与评价

功能不全的指标		功能不全的程度		
		轻度	中度	重度
呼吸道	PaO_2、FiO_2、PFR、PEEP 机械通气天数；气道峰压；是否使用高频通气或额外体膜氧合	PFR > 250	150 < PFR < 250	PFR < 150
肾	肌酐水平、肌酐清除率、BUN、是否需要透析以纠正血钾和 CO_2 紊乱	Cr < 150 μmol/L	150 < Cr < 300（μmol/L）	Cr > 300 μmol/L
肝	胆红素、白蛋白、胆固醇、ALT、AST、γ－谷氨酰转肽酶、碱性磷酸酶、氨	BIL < 30 μmol/L	30 < BIL < 80（μmol/L），转氨酶升高或 ALP 达正常值两倍以上	BIL > 80 μmol/L；血氨升高
胃肠道	应激性黏膜溃疡和出血、黏膜酸中毒、pH 调节障碍，鼻胃引流量，肠梗阻、腹泻、不耐受胃肠进食，acalculous 胆囊炎，胰腺炎	鼻胃引流 < 300 mL/24 h，胃肠进食导致腹泻	鼻胃引流 300 ~ 1 000 mL/24 h，可见血性引流	鼻胃引流 > 1 000 mL/24 h，上消化道出血输血治疗，acalculous 胆囊炎，胰腺炎
心脏	室上性心动过速，PAWP 和 MBP 均升高，心室搏出功指数下降，需要正性肌力药或血管活性药维持足够的 MBP	持续性室上性心动过速，HR < 140/min，MBP 不低	PAWP 为 16 ~ 30 mmHg；维持满意的 CO 和 PAWP 所需多巴胺或多巴酚丁胺 < 10 μg/（kg · min）	需要血管活性药物（多巴胺、肾上腺素、去甲肾上腺素、去氧肾上腺素）维持 MBP > 80 mmHg
中枢神经系统	Glasgow 昏迷评分，反映其昏迷程度	GCS 13 ~ 14	GCS 10 ~ 12	GCS≤9
血液系统	血小板减少，PT 和 APTT 延长，纤维降解产物增加	BPC > 60 000 μL	BPC 20 000 ~ 60 000 μL，无抗凝治疗时轻度 PT 或 APTT 延长	BPC < 20 000 μL，LDIC
代谢和内分泌系统	需要胰岛素治疗，T_4 和反 T_3 水平	胰岛素需要量 ≤1 U/h	胰岛素需要量 2 ~ 4 U/h	胰岛素需要量 ≥5 U/h
免疫系统	DTH 反应性受损，离体淋巴细胞增生下降，ICU 病原体感染	迟发型超敏反应	皮肤无反应性	皮肤无反应性，反复发 作 ICU 病原体感染
创口愈合	伤口感染，肉芽组织形成障碍，伤口裂开	伤口感染	肉芽组织形成障碍	压疮，溃疡伤口裂开

【治疗原则】　尽管 MODS 的病因复杂，涉及的器官和系统多，治疗中往往面临许多矛盾，但 MODS 的治疗应遵循以下原则：

1. 积极控制原发疾病　控制原发疾病是 MODS 治疗的关键，应重视原发疾病的处理。对于存在严重感染的患者，必须积极引流感染灶和应用有效抗生素。若为创伤患者，则应积极清创，并预防感染的发生。当重症患者出现腹胀、不能进食或无石性胆囊炎时，应采用积极的措施，如导泻、灌肠等，以保持肠道通畅，恢复肠道屏障功能，避免肠源性感染。对于休克患者，则应尽快复苏，尽可能缩短休克时间，避免引起进一步器官功能损害。

2. 改善氧代谢，纠正组织缺氧　主要手段包括增加全身氧输送（oxygen delivery，DO_2）、降低全身氧需、改善组织细胞利用氧的能力等。提高 DO_2 是目前改善组织缺氧最可行的手段。DO_2 是单位时间内心脏泵出的血液所携带的氧量，由心脏泵功能、动脉氧分压/血氧饱和度和血红蛋白浓度决定，因此提高 DO_2 也就是通过心脏、血液和肺交换功能三个方面来实现。降低氧需在 MODS 治疗中常被忽视。镇静、降低体温、机械通气等均是降低氧需的重要手段。

MODS 和休克可导致全身血流分布异常，肠道和肾等内脏器官常常处于缺血状态，持续的缺血缺氧，将导致急性肾衰竭和肠功能衰竭，加重 MODS。因此，改善内脏灌注是 MODS 治疗的重要方向。心源性休克时，小剂量多巴胺［5～10 μg/（kg·min）］＋多巴酚丁胺［5～10 μg/（kg·min）］可增加肾及肠系膜血流，增加心肌收缩力，增加心排血量和氧输送。感染性休克时，去甲肾上腺素（2～20 μg/min）＋多巴酚丁胺［5 μg/（kg·min）］联合应用是最为理想的血管活性药物，可改善异常的血管扩张，增加外周血管阻力；增加肾、肠系膜及冠脉血流。

3. 代谢支持和调理　MODS 使患者处于高度应激状态，导致机体出现以高分解代谢为特征的代谢紊乱。器官及组织细胞功能的维护和组织修复有赖于细胞得到适当的营养底物，机体高分解代谢和外源性营养利用障碍，可导致或进一步加重器官功能障碍。因此，在 MODS 的早期，代谢支持（metabolic support）和调理（metabolic intervention）的目标应当是试图减轻营养底物的不足，防止细胞代谢紊乱，支持器官、组织的结构功能，参与调控免疫功能，减少器官功能障碍的产生；而在 MODS 的后期，代谢支持和调理的目标是进一步加速组织修复，促进患者康复。

4. 免疫调节治疗　基于炎症反应失控是导致 MODS 的根本原因这一认识，抑制 SIRS 有可能阻断炎症反应发展，最终降低 MODS 病死率。免疫调节治疗实际上是 MODS 病因治疗的重要方面。目前临床上研究较多的连续血液净化（continuous blood purification，CBP）可能是一种较为理想的途径。糖皮质激素和非激素抗炎药，如布洛芬、吲哚美辛等有利于减少过度应激反应。炎症介质拮抗剂，如 TNF 与抗体、前列腺素抗内毒素血清，其理论和实验研究效果较好，临床研究尚未获得一致结论。

5. 控制血糖　Van den Berghe 等证明采用胰岛素加强治疗能显著改善脓毒症和 MODS 患者的预后。虽然胰岛素加强治疗降低脓毒症和 MODS 的死亡率的机制尚不十分清楚，但在感染及脓毒症治疗过程中，将血糖水平控制在 80～110 mg/dL（4.4～6.1 mmol/L）对于改善脓毒症和 MODS 患者的预后有重要的意义。

总之，全面深刻地认识和研究 MODS 的发病机制，采用积极合理的干预手段，必将提高 MODS 的治疗成功率。

（秦秉玉）

第六节 重症患者水电解质酸碱平衡紊乱

一、水钠代谢紊乱

人体进行新陈代谢的过程，实质上是一系列复杂的、相互关联的生物物理和生物化学反应的过程，而且主要是在细胞内进行的，这些反应过程都离不开水。体内水的容量和分布，以及溶解于水中的电解质浓度都由人体的调节功能加以控制，使细胞内和细胞外体液的容量、电解质浓度、渗透压等能够经常维持在一定的范围内，这就是水与电解质的平衡。

正常人体总体水分占体重的百分比为男性 55% ~60%，男性比女性约高 5%，总体水分为细胞外液占体重 20% ~25% 和细胞内液占体重 35% ~40%，其中细胞外液包括血浆（占体重 4% ~5%）和组织、淋巴、体腔间液（15% ~20%）。每日水量排出和摄入是平衡的，每日需水量 1 500 ~2 500 mL，或每日按 30 ~40 mL/kg；或按照每日摄入量的热量估算，每摄入 1 千卡热量消耗 1 mL 水（1 mL/kcal）。水摄入依赖神经调节，有效循环量减少、体液高渗或口渴，刺激下丘脑渴感中枢，引起口渴增加水摄入量；水的排泄主要依赖于抗利尿激素、醛固酮和肾调节。

钠离子为血浆中的主要阳离子，是维持渗透压平衡的重要因素。水可自由通过细胞膜，钠盐不能自由通过。水与钠离子紊乱多是同时出现的，血钠离子正常值为 135 ~145 mmol/L，尿钠离子正常值为 130 ~ 250 mmol/24 h，尿渗透压正常值为 600 ~1 000 mOsm/（kg · H_2O）。正常人日钠需要量为 4 ~6 g。

（一）低钠血症

【疾病概述】 血钠正常浓度为 135 ~145 mmol/L。低钠血症（hyponatremia）与体内钠总量无关。根据血浆渗透压及细胞外液容量的不同，将低钠血症分为以下三类：

（1）等渗性低钠血症：渗透压正常，见于细胞外液其他成分（如蛋白或血脂）浓度增加时。这种低钠血症称为假性低钠血症，多由于血脂和蛋白替代了部分血浆容量，从而引起测量误差。

（2）高渗性低钠血症：是由于水分在渗透活性物质（葡萄糖、甘露醇）的影响下移动至细胞外液间隙，从而导致细胞外液钠离子被稀释。高渗性低钠血症常见于高血糖时。

（3）低渗性低钠血症：这种真正的低钠血症是由于总体水较总体钠相对过多所致。

【诊断要点】

1. 诊断 血钠 <135 mmol/L，同时测定渗透压，渗透压正常可能为严重高脂血症或少见的异常高蛋白血症所致的假性低钠血症。渗透压增高为高渗性低钠血症。

2. 低渗性低钠血症的病因 根据细胞外液容量状态，可以对低渗性低钠血症进一步分为低容量性、高容量性和等容量性。在这三种情况下，细胞外液的容量状态并不总与血管内容量或有效动脉血容量相关。

（1）低血容量性低渗性低钠血症：病因分为肾性和肾外性，这两种均引起水分和钠丢失，但丢钠大于丢失水分。

1）肾性病因：使用利尿剂，肾上腺皮质功能减退、甲状腺功能减退，脑耗盐综合征，某类肾小管酸中毒。尿钠大于20 mmol/L。

2）肾外性病因：经消化道液体丢失、出汗、出血、烧伤，第三间隙（胸腔、腹腔）液体渗漏引起血管内容量缺乏导致。尿钠小于20 mmol/L。

（2）等血容量性低渗性低钠血症：此种情况总体水增加，总体钠正常，但细胞外液量一般不增多，多余的水分多进入细胞内，引起细胞水肿。病因包括：

1）抗利尿激素分泌综合征。

2）精神性多饮。

3）药物（卡马西平、非甾体类药）。

（3）高血容量性低渗性低钠血症：血钠和总体水均增加，总体水增加大于总体钠。病因包括：

1）心力衰竭：心力衰竭患者的心排血量减少，导致肾小管重吸收水增多，血钠降低；心力衰竭同时有肾素－血管紧张素－醛固酮系统激活和儿茶酚胺释放增加，总体液量增加使得血钠进一步减少。

2）肾衰竭。

3）肝硬化。

3. 临床表现

（1）血钠水平的急剧下降可致水从血管移至间质间隙造成脑水肿，患者可出现恶心、呕吐、头痛、易激动、嗜睡、抽搐、昏迷甚至死亡。

（2）抗利尿激素分泌异常（过多）可引起危及生命的低钠血症，如创伤、颅内压升高、肿瘤及呼吸衰竭等。

（3）慢性低钠血症者，则有发生渗透性脱髓鞘的危险，特别是在纠正低钠血症过分或过快时易于发生。

4. 在对病情诊断时要综合考虑容量多少、渗透压高低、尿钠多少、尿渗透压高低

（1）容量低者低钠血症主要由体液绝对或相对不足引起，表现为血压偏低、皮肤弹性差及血尿素氮上升，肌酐轻度上升。

（2）尿钠 >20 mmol/L 提示经肾丢失，尿钠 <10 mmol/L 提示经肾外丢失。

（3）细胞外液不少且同时有水肿或第三间隙液体积聚者，低钠血症多因心、肝、肾等导致水肿形成所致。

（4）如无水肿，血压正常，同时无任何体液过少迹象，多为抗利尿激素分泌过多引起。

【治疗原则】

（1）等渗性低钠血症无须治疗；高渗性低钠血症治疗目标是清除渗透活性物质，并恢复容量状态。低血容量性低渗性低钠血症补充0.9%氯化钠溶液；等血容量性低渗性低钠血症治疗通常需要限制水，也可补充3%氯化钠溶液；高容量性低渗性低钠血症限制水钠入量，应用利尿剂治疗为主，有严重的精神症状及昏迷时，也可适量补充高渗的氯化钠液体，患者昏迷症状改善后及时停用，观察患者心脏功能，避免加重心力衰竭。

（2）补钠量及速度：血清钠升高小于12 mmol/L（·24 h），每小时升高小于0.5 ~ 1 mmol/L，严重者可加至1 ~ 2 mmol/L。补钠过快可引起脑桥脱髓鞘改变。

1）钠需要量（mmol）=（$[Na^+]$目标值 - 现在$[Na^+]$值）×0.6（女性0.5）×体重（kg）。

2）每日可补充实际缺失量的1/3 ~ 1/2。

3）1 g氯化钠 = 17 mmol钠离子（约0.4 g钠）。

4）实际补充氯化钠需要量（g）= 钠需要量（mmol）÷17 mmol。

总之，补液过程中要严密监测钠离子浓度、尿量、血压等，避免血钠升高过快。

【抢救流程】

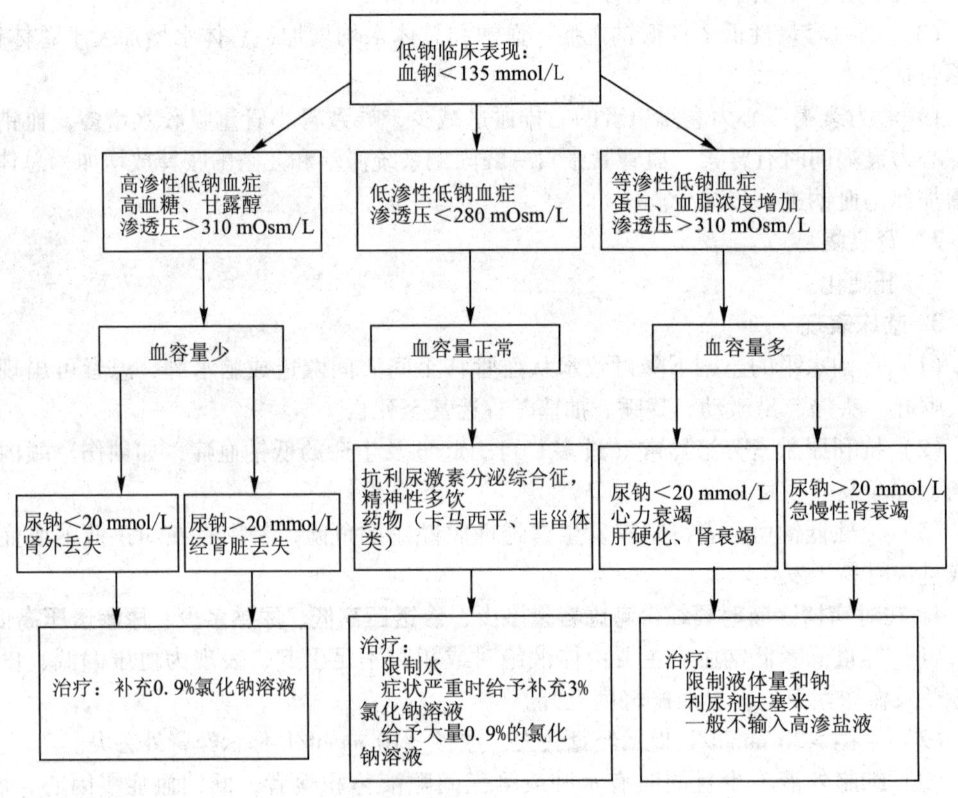

图5-6-1 低钠血症抢救流程

（二）高钠血症

【疾病概述】 血钠浓度大于145 mmol/L，并伴有渗透压过高的情况。除个别情况外（输入过多含盐过多的液体），高钠血症（hypernatremia）主要是由失水引起，有时伴有失钠，但失水程度大于失钠。主要病理是血容量减少，血浆渗透压增高，细胞内水流至细胞外，引起细胞脱水，导致细胞功能障碍，特别是中枢神经系统功能障碍。

【诊断要点】

1. 病因

（1）血容量减少：

1）水摄入不足：缺乏水源，昏迷、拒食、消化道病变引起饮水困难，脑外伤、脑血管意外导致渴感中枢迟钝或渗透压感受器不敏感，原发性饮水不足。

2）水丢失过多：经肾外丢失如高热、剧烈运动引起皮肤丢失；过多换气、喘息、气管切开使水从呼吸道丢失；胃肠道水样腹泻；中枢性尿崩症及肾性尿崩症或应用大量渗透性利尿药（甘露醇、甘油果糖、高渗葡萄糖）。

3）水转入细胞内：剧烈运动、抽搐、乳酸性酸中毒等使细胞内小分子增多，细胞内渗透压增加，水转移到细胞内，引起高钠血症。

（2）血容量正常：特发性高钠血症，下丘脑受损，渗透压感受器阈值升高，渗透压调定点上移。容量无明显改变，细胞外液高渗引起脑细胞脱水，引起脑局部和蛛网膜下隙出血。

（3）血容量增多：

1）钠输入过多：注射碳酸氢钠，输入高渗性氯化钠等，多伴有严重血容量过多。

2）肾排钠减少：见于急、慢性肾衰竭肾性少尿；库欣综合征、原发性醛固酮增多症等排钾保钠性疾病。

2. 临床表现　高钠血症高渗导致脑细胞脱水，引起精神异常、兴奋、淡漠、抽搐、昏迷，严重者可引起颅内出血、硬膜下出血。严重脱水的表现为口渴、尿量减少、软弱无力、恶心呕吐、体温升高，严重者引起心动过速、血压低等休克表现。体征有肌张力增高和反射亢进等，严重者因此死亡。

3. 根据血容量、血渗透压、尿量、尿渗透压、尿钠等确定病因　血容量少者，尿量少，尿钠浓度多低于20 mmol/L，多为水摄入不足和丢失过多引起。尿量增多者，尿渗透压低于血渗透压者，多为尿崩症引起。尿钠浓度 >100 mmol/L 者，多为高渗液输入过多引起。

【治疗原则】

（1）首先治疗原发病。容量减少的高钠血症，主要补充0.45%的氯化钠溶液。血容量正常或增多的患者，补充水分或5%的葡萄糖溶液，同时给予排钠利尿。

（2）失水量 =（血清钠测得值 - 正常血清钠）×现体重×4（男性4，女性3）。

细胞外液缺乏量 =0.2×体重×［（所测血细胞比容 - 正常血细胞比容）÷正常血细胞比容］

一般丢失水量分2 d补完，第1天补缺水量的1/2，同时监测血压、尿量、中心静脉压，根据情况调整补液量。钠离子降低速度不要超过10 mmol/（L·24 h）。

（3）补充液体首选0.9%氯化钠 +5%葡萄糖溶液，葡萄糖进入人体后很快被代谢掉，因此混合配制的溶液相当于低渗溶液。也可选用0.45%的氯化钠溶液或5%的葡萄糖溶液。

（4）对高钠严重保守治疗效果差，可给予血液滤过治疗。

【抢救流程】

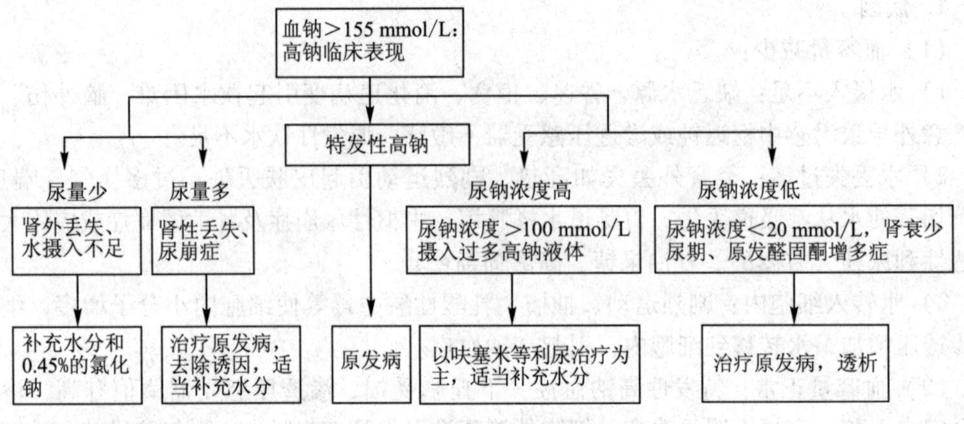

图5-6-2　高钠血症抢救流程

（三）脱水

【疾病概述】

脱水（dehydration）主要指的是细胞外液丢失，指水的丢失速率超过了水的补充速率，从而导致细胞外液的减少，引起的一系列临床表现。单纯的失水少见，大多数与钠离子浓度一起引起改变。根据失水与失钠比例的不同，分为高渗性失水、低渗性失水、等渗性失水。

【诊断要点】

1. 高渗性失水

（1）病因：

1）水摄入不足：昏迷、外伤、绝食、吞咽困难、脑外伤导致的渴感中枢迟钝。

2）水经肾丢失：中枢性尿崩症、糖尿病酮症酸中毒、非酮症高渗性昏迷、高渗葡萄糖溶液、使用溶质性利尿剂。

3）水肾外丢失：出汗、气管切开呼吸、哮喘。

4）水向细胞内转移。

（2）临床表现：

1）轻度失水：失水多于失钠，细胞外液丢失，失水量约占体重的2%～3%，有口渴感、尿量减少、尿相对密度增高等。

2）中度失水：失水量占体重的3%～6%，口渴严重，吞咽困难，声音嘶哑，心率增快，皮肤干燥，细胞内开始失水，感头晕、乏力，甚至烦躁。

3）重度失水：失水量约占体重的6%以上，细胞内失水进一步加重，出现精神神经系统症状，如躁狂、谵妄、幻觉、高热等，当达到15%以上后会出现无尿、急性肾衰竭、代谢性酸中毒，甚至昏迷等。

（3）辅助检查：

1）尿相对密度、血红蛋白、平均血细胞比容均升高。

2）血钠>150 mmol/L，血浆渗透压>310 mOsm/L。

3）重者可出现酮症酸中毒、代谢性酸中毒等。

2. 等渗性失水

（1）病因：消化道丢失、烧伤、组织间液渗出。

（2）临床表现：水钠成比例丢失，渗透压基本正常，以细胞外液丢失为主。

1）轻度失水：不口渴、尿少、厌食、恶心、乏力、皮肤松弛等表现。

2）中度失水：短期内大量丢失，达体重的5%以上，出现脉搏细速、肢端湿冷、血压不稳或下降等血容量不足的症状。

3）重度失水：失水量达6%以上，相当于丧失细胞外液的30%以上，严重休克表现，可出现精神神经系统症状，烦躁不安、表情淡漠、神志不清直至昏迷，常伴代谢性酸中毒。若以丢失胃液为主，则有代谢性碱中毒。

（3）辅助检查：

1）血液浓缩：血红蛋白、红细胞计数、血细胞比容都增高。

2）血钠、血氯、血浆渗透压基本正常。

3）动脉血气分析可有代酸或代碱。

3. 低渗性失水

（1）病因：

1）过量使用噻嗪类、呋塞米等利尿药。

2）肾上腺皮质功能减退。

3）急性肾衰竭多尿期。

（2）临床表现：失钠大于失水，细胞水肿。

1）轻度失水：失钠为8.5 mmol/L，血清钠在135 mmol/L以下，疲乏、手足麻木、尿量正常或减少、头晕，尿钠减少。

2）中度失水：失钠在8.5～12.0 mmol/L，血清钠在130 mmol/L以下，除上述症状外有恶心、呕吐、直立性晕倒、视力模糊、心率快、脉搏细弱、血压下降、尿量减少，尿中几乎无钠。

3）重度失水：失钠在12.8～21.0 mmol/L，血清钠在120 mmol/L以下，有严重周围循环衰竭、低血容量性休克、意识障碍等。

（3）辅助检查：

1）血钠和血浆渗透压均降低。

2）尿相对密度低，尿钠减少。

3）血细胞比容、红细胞、血红蛋白均增高。

4）血尿素氮、肌酐增高。

【治疗原则】

1. 治疗目的　在于恢复血容量，并纠正可能发生的电解质紊乱，同时积极治疗原发病。

（1）失水量＝（血清钠测得值－正常血清钠）×现体重×4（女性3）

（2）细胞外液缺乏量＝0.2×体重×［（所测血细胞比容－正常血细胞比容）÷正常血细胞比容］

正常红细胞比容，男性0.48，女性0.42。

2. 补液种类 高渗、等渗和低渗性失水均有失钠和失水，仅程度不一，均需要补钠和补水。

（1）高渗性失水补液中含钠液体约占1/3，补水为主，补钠为辅。尿量、血压正常，可经口、鼻饲者可直接补充水分，经静脉者可补充5%葡萄糖液或0.9%氯化钠液。

（2）等渗性失水补液中含钠液体约占1/2，补充等渗溶液为主，首选0.9%氯化钠液，由于正常细胞外液的钠、氯比值是7∶5，长期使用可引起高氯性酸中毒，可以选择0.9%氯化钠液1 000 mL+5%葡萄糖液500 mL+5%碳酸氢钠液100 mL的配方以更满足生理需要。

（3）低渗性失水补液中含钠液体约占2/3，以补充高渗液为主。宜将上述配方中的5%葡萄糖液500 mL换成10%葡萄糖液250 mL。必要时可再补充适量的3%～5%氯化钠液。

3. 输液速度 重症患者在4～8 h内可补总液体量的1/3～1/2。补液时要根据血压、中心静脉压、肺毛细血管楔压、尿量、电解质、患者皮肤温度及弹性等因素，及时调整输液量及输液速度，老年人及心脏病患者输液速度不要过快。

【抢救流程】

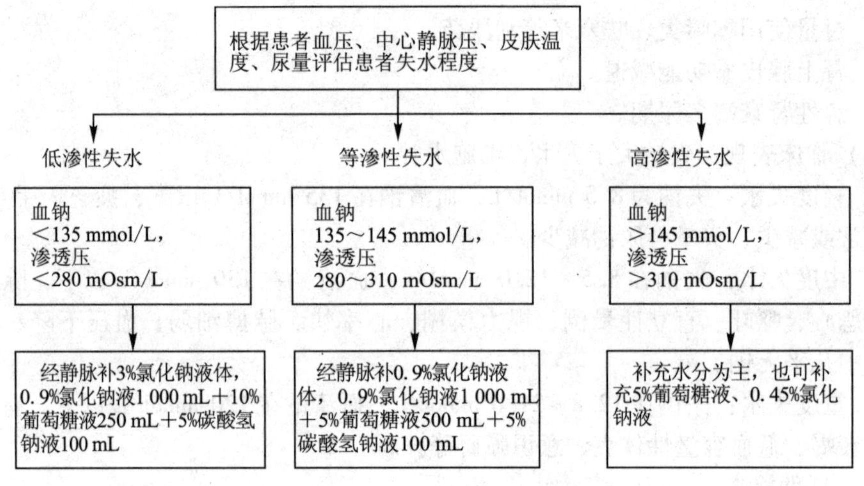

图5-6-3 脱水抢救流程

（四）水过多和水中毒

【疾病概述】 水过多是水在体内过多潴留，若过多的水进入细胞内，导致细胞内水过多则称为水中毒（water intoxication）。水过多和水中毒是稀释性低钠血症即高容量性低渗性低钠血症的病理表现。根据细胞外液积聚的部位不同，有组织水肿和血管内容量过多等表现。

【诊断要点】

1. 病因

（1）肾病：水钠排不出去引起水钠潴留。

（2）肝硬化：肝门静脉高压、低蛋白血症有效循环量不足，继发醛固酮分泌过多引起水钠潴留。

（3）心力衰竭：有效循环量减少，肾血流减少，肾素－血管紧张素兴奋，肾小管钠重吸收增加，引起水钠潴留。

2. 临床表现　高容量状态，水潴留表现在不同组织间隙或引起第三腔隙积液。血钠低于125 mmol/L可引起疲倦、表情淡漠、恶心、食欲减退；血钠于115～120 mmol/L时，出现头痛、精神异常、昏迷；血钠低于110 mmol/L时可发生抽搐或昏迷。

【治疗原则】　以尽快纠正水过多为主，使用呋塞米等利尿药。急性、重症患者出现精神症状时，给予适当补充3%氯化钠，补充至精神症状改善后及时停止输入高渗盐水，同时给予利尿药物，避免血容量过多。对于肾衰竭或心衰患者后期，尿量少，对利尿药反应差者，可给予血液滤过治疗，排出多余水分。

【抢救流程】

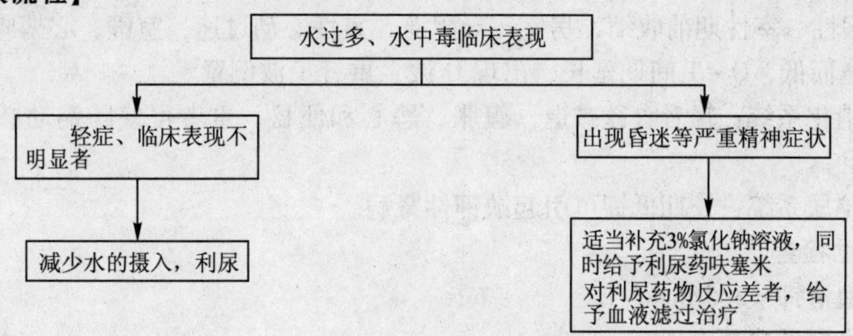

图5－6－4　水过多、水中毒抢救流程

二、钾离子代谢紊乱

（一）低钾血症

【疾病概述】　血浆钾离子正常浓度3.5～5.5 mmol/L，浓度小于3.5 mmol/L称为低钾血症（hypokalemia）。低钾血症可因总体钾过少，或总体钾离子正常，但钾在细胞内外重新分布所致。人体钾离子全靠外界摄入，钾在体内没有储备，钾是多摄入多排出，少摄入少排出，不摄入也排出，多余的钾离子都从尿中排泄，每天都靠饮食补充。正常人体内总钾量男性50～55 mmol/L，女性40～50 mmol/L。在体内分布：细胞中90%，骨和软骨8%，细胞外只有2%，钾为细胞内的主要阳离子。每天钾的摄入量成年男性3～5 g（75～125 mmol）。90%的钾离子在小肠吸收，摄入的钾80%由肾排泄，15%由胃肠排泄，5%由汗排出。钾离子的平衡调节因素有血浆胰岛素、儿茶酚胺、醛固酮、血钾浓度和体内总钾量，另一种平衡靠细胞内外调节，依赖位于细胞膜上的钠－钾－三磷酸腺苷酶，其功能是将细胞内的钠离子泵出细胞外，细胞外的钾离子泵入细胞内。

【诊断要点】

1. 病因　摄入不足、丢失增加和分布异常是主要病因。

（1）摄入不足：不能进食，偏食和厌食的患者，不能从饮食中补充。

（2）消化道丢失：呕吐和腹泻者，长期胃肠减压，胆道引流、服用泻药等可从肠道丢失。

（3）肾脏疾病：肾小管性酸中毒、失钾性酸中毒、尿路梗阻解除后。

（4）内分泌疾病：原发性或继发性醛固酮增多症。

（5）利尿药：呋塞米、氢氯噻嗪、乙酰唑胺或甘露醇、高渗糖。

（6）皮肤丢失：高温作业、中暑、出汗过多。

（7）钾分布异常：细胞外进入细胞内，体内总钾不缺乏。见于呼吸性或代谢性碱中毒、大量使用葡萄糖和胰岛素、家族性周期性瘫痪和弥漫性毒性甲状腺肿。

2. 临床表现

（1）神经肌肉系统：肌无力和发作性软瘫，受累肌肉以四肢为主，头颈部一般不受累，可累及呼吸肌而出现呼吸困难，近端肌肉较远端肌肉症状轻。可伴有四肢麻木，痛性肌肉痉挛或手足抽搐。腱反射减弱或消失。中枢神经系统大都正常。

（2）心血管系统：可使心肌应激减低，出现心律失常和传导阻滞。可出现窦性心动过速，房性、室性期前收缩，房室传导阻滞，室性心动过速，室颤、心搏骤停。心电图示 T 波宽而低，Q－T 间期延长，出现 U 波，重者 T 波倒置。

（3）消化系统：轻者食欲减退、腹胀、恶心和便秘；重者可使肠蠕动减慢引起麻痹性肠梗阻。

（4）泌尿系统：长期低钾可引起缺钾性肾病。

3. 辅助检查

（1）血清钾 <3.5 mmol/L。

（2）心电图典型表现。

（3）尿钾 >20 mmol/L 提示肾性丢失，<20 mmol/L 提示肾外性低钾。

（4）诊断原发病，进行相关检查如原发性醛固酮增多症，检查肾素活性和醛固酮水平。

（5）甲亢患者检查甲状腺功能。

【治疗原则】

1. 补钾量

（1）轻度缺钾：血清钾 3～3.5 mmol/L 可补充钾 100 mmol（相当于氯化钾 8 g）。

（2）中度缺钾：血清钾 2.5～3 mmol/L，可补充钾 300 mmol（相当于氯化钾 24 g）。

（3）重度缺钾：血清钾 2～2.5 mmol/L，可补充钾 500 mmol（相当于氯化钾 40 g）。

但一般每日补钾量不超过 200 mmol（15 g 氯化钾）。

2. 补钾方法

（1）途径及注意事项：以口服为主，严重低钾时给予静脉补钾。详细内容见“尿补钾”，24 h 尿量 >700 mL，每小时 >30 mL。

（2）补钾速度：一般 10～20 mmol/h，严重低钾时严密监测，可达到 20～40 mmol/h。

（3）补钾浓度：外周静脉补液钾离子浓度严格控制，可给予钾 20～40 mmol/L 或氯化钾 1.5～3 g/L。对有中心静脉管路的患者，可给予高浓度的含钾离子的液体泵入（如30 mL 0.9% 氯化钠注射液 +30 mL 10% 氯化钾），但补充钾离子速度和经外周补充速度是一致的。

（4）10% 氯化钾 10 mL 含氯化钾 1 g。

（5）每 1 g 氯化钾含钾 13.4 mmol（约等于 0.52 g 钾），1.5 g 氯化钾含钾离子 20 mmol。

（6）血钾变化快，要根据临床表现和血钾浓度，及时调整方案，注意补充镁离子。

【抢救流程】

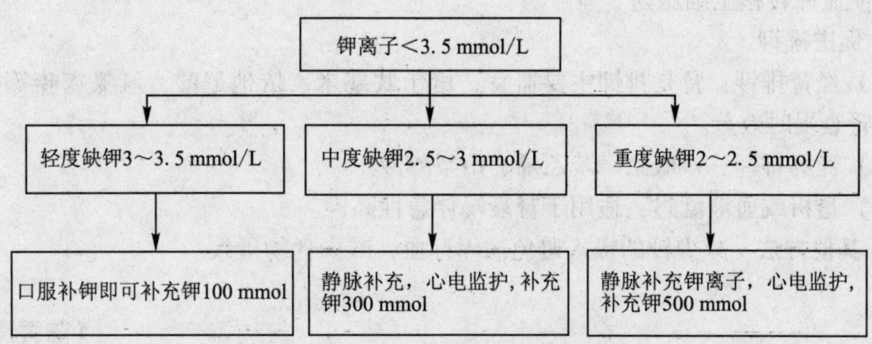

图5－6－5　钾离子代谢紊乱抢救流程

（二）高钾血症

【疾病概述】　血钾 >5.5 mmol/L 称为高钾血症，>7 mmol/L 则为严重高钾血症。高钾血症有急性与慢性两类，急性发生者为急症，应及时抢救，否则可能导致心搏骤停。

【诊断要点】

1. 病因

（1）摄入过多：单纯摄入或误服含钾多的食物、药物或输入过多的库存血。

（2）排泄减少：使用保钾利尿药，肾衰竭，醛固酮、皮质醇减少，肾小管性酸中毒。

（3）大面积组织损伤和坏死：烧伤、外伤、肌肉溶解症、高热中暑、血管内大量溶血。

（4）药物因素：地高辛中毒、精氨酸使用。

（5）代谢性酸中毒、糖尿病酮症酸中毒和乳酸酸中毒。

（6）高渗状态：重度失水、休克使细胞内钾转移至细胞外。

2. 临床表现

（1）神经肌肉症状：早期肢体感觉麻木，极度疲乏，肌肉酸痛，四肢苍白湿冷。严重者出现吞咽、发声和呼吸困难，以及四肢松弛性瘫痪，浅反射消失。中枢神经系统表现为烦躁或神志不清。

（2）心血管系统：心动过缓和心脏扩大，心音减弱，易发生室性心动过速、心室扑动和心室颤动等心律失常。心电图表现为 Q－T 间期缩短，T 波高尖对称，P 波消失。

3. 实验室检查

（1）血清钾浓度升高 >5.5 mmol/L。

（2）尿钾浓度和尿钾排出量增加。

（3）肾功能检查：肾衰竭患者肌酐、尿素氮增高。

【治疗原则】　高钾血症对机体的主要威胁是心脏抑制，治疗原则是迅速降低血钾水平，保护心脏。

1. 对抗钾的心脏抑制作用

（1）碳酸氢钠溶液：5% 碳酸氢钠 100～200 mL 静脉滴注。

（2）钙剂：给予 10% 葡萄糖酸钙 10～20 mL，加等量葡萄糖应用。

（3）高渗盐水：给予 3%～5% 氯化钠溶液。

（4）葡萄糖和胰岛素：一般用 25% ~50% 的葡萄糖，按 4g 葡萄糖给予 1 U 胰岛素，可使血钾转移至细胞内。

2. 促进排钾

（1）经肾排钾：肾是排钾主要器官，给予呋塞米、依他尼酸、氢氯噻嗪等排钾利尿药，肾衰竭时效差。

（2）经肠排钾：口服聚磺苯乙烯、山梨醇液。

（3）透析或血液滤过：适用于肾衰竭伴急性高钾。

3. 其他方法 减少钾的摄入避免输库存血，减少食物摄入。

（陈香涛）

三、钙代谢紊乱

（一）低钙血症

【疾病概述】 人体内的钙主要储存于骨骼内，甲状旁腺、肠道及肾维持和调节着钙的平衡。当上述功能发生紊乱时，则造成血液内的钙浓度下降，从而引起低钙血症。常见于以下病因：

1. 维生素 D 代谢障碍 维生素 D 缺乏、肠道吸收障碍、维生素 D 羟化障碍及维生素 D 分解加快等，均由于维生素 D 不足引起肠道吸收钙不足，尿钙增多，造成低钙血症。

2. 甲状旁腺功能减退症 甲状旁腺功能减退症，甲状旁腺激素分泌不足，造成低钙血症。

3. 其他 可见于急性胰腺炎或输注钙离子螯合剂如磷酸盐、草酸盐和柠檬酸盐等情况。严重全身感染也会造成低钙血症，可能为甲状旁腺 - 维生素 D 轴功能不足引起。

【诊断要点】

1. 低钙诱因 ①急性胰腺炎；②高磷血症；③肿瘤；④肾上腺皮质激素分泌过多；⑤甲状旁腺功能减退症；⑥维生素 D 缺乏；⑦过速输入大量含枸橼酸钠的血液。

2. 临床表现

（1）神经肌肉症状：低钙血症可使神经肌肉的应激性增加。

1）当血清钙 $<2\ \mu mol/L$ 时，可仅有感觉异常，如唇周和四肢发麻、刺痛而无明显的搐搦。面神经叩击试验（Chvostek 征）和束臂加压试验（Trousseau 征）阳性。

2）当血清钙 $<1.75\ \mu mol/L$ 时，可引起手足搐搦，以痛性、紧张性肌收缩为特征，伴有感觉异常。严重的病例，全身骨骼肌及平滑肌均呈痉挛状态。支气管平滑肌痉挛而致哮喘，腹腔内平滑肌痉挛可酷似外科急腹症，膈肌痉挛可有呃逆，心肌受累可有心动过速，全身骨骼肌痉挛可酷似癫痫大发作，但无大小便失禁及昏迷等表现。

（2）精神症状：可有焦虑、烦躁、抑郁、记忆力减退，甚至幻觉，可能与脑基底核功能障碍有关。

（3）其他：皮肤干燥、指甲脆弱，常有湿疹、毛发脱落。牙齿常易于过早脱落，此外还可并发白内障。

（4）有引起低钙血症的病因存在及原发病特点。

3. 辅助检查

（1）血清钙离子浓度低于 2.2 mmol/L。

（2）心电图检查：ST 段平坦、延长，T 波直立，Q－T 间期延长和室性心动过速。

（3）X 线检查：可有骨质异常的 X 线征，甲状旁腺功能减退症脑基底节可有钙化征。

【治疗原则】

1. 急症处理

（1）立即用 10% 葡萄糖酸钙 10～20 mL 或 10% 氯化钙 5～10 mL 静脉推注；严重低血钙，可用 10% 葡萄糖酸钙 100 mL 加入 5% 葡萄糖溶液 1 000 mL 中静脉滴注，病情稳定后，改为口服葡萄糖酸钙，每日 16 g。

（2）大量输血引起的低血钙者每输血 1 500 mL 后静脉注射 10% 葡萄糖酸钙 10 mL，以防低血钙发生。

（3）慢性肾功能不全的低钙血症可口服氢氧化铝等治疗高磷血症，亦可纠正低钙血症。

（4）抽搐及痉挛时，可给予镇静剂静脉注射或肌内注射。

2. 慢性低血钙　积极寻找病因，对原发病给予治疗。

【经验体会】

（1）如低血钙抽搐患者钙剂治疗效果不佳时，要考虑合并低血镁的可能，特别是慢性酒精中毒、肠道吸收不良或营养不良的患者，应补充镁盐。

（2）抽搐患者用钙剂静脉滴注治疗时，静脉滴注速度不宜太快，剂量不宜太大，否则会造成难以逆转的组织钙化。

（3）对人血白蛋白降低的低血钙患者，首先应纠正低蛋白血症，补充蛋白后，再次复查血清钙，钙已正常时，不需再补钙。

（二）高钙血症

【疾病概述】

（1）原发性甲状旁腺功能亢进，甲状旁腺激素分泌增多，促进破骨细胞活性，使骨钙释放增加；骨转移性恶性肿瘤可直接破坏骨质，使骨钙释放，非骨转移性恶性肿瘤可能是由于肿瘤细胞释放甲状旁腺激素样多肽，具有生物活性导致骨钙释放。

（2）肠黏膜吸收钙增加，维生素 D 中毒时，过多的维生素 D 一方面使肠黏膜吸收钙增加，血钙增高，另一方面导致骨组织破骨细胞活跃，骨钙释放，血钙增高。

（3）内分泌疾病时，如肾上腺皮质功能减退（多发生于肾上腺切除或应用大剂量肾上腺皮质激素治疗而突然停药时）可促进骨质的吸收，甲状旁腺功能亢进症时，也可增加肾小管对钙的重吸收而导致血钙增高。

【诊断要点】

1. 诱因　患甲状旁腺瘤、结节病、恶性肿瘤、维生素 D 中毒及某些内分泌疾病。

2. 临床表现

（1）神经肌肉症状：高血钙时神经肌肉应激性减退，表现为乏力、嗜睡、头痛、肢体麻木、肌张力减退。当血清钙 >4 μmol/L 时，可出现精神异常、神志不清，甚至昏迷。

（2）消化系统症状：高血钙时消化系统的平滑肌张力低下，可有恶心、呕吐、厌食、吞咽困难、腹胀、便秘等症状。高钙血症能使胃壁细胞分泌胃酸增加，故可发生难治性消化性溃疡。此外，易发生急性胰腺炎。

（3）心血管系统症状：可表现为心律失常。当血清钙 >3 μmol/L 时，可因心律失常致心搏骤停而猝死。

（4）泌尿系统症状：可发生肾钙质沉着、尿路结石和高血钙性肾脏病，早期表现为多尿、夜尿，晚期可有肾小球滤过率下降，出现氮质血症。

（5）异位钙化，如钙质沉积于角膜、胸膜、软骨等处。

（6）急性高钙血症危象：当血清钙迅速升高 >3.75 μmol/L 时，可出现高钙血症危象，表现为严重呕吐、失水、高热、酸中毒、高氯血症、神志不清及迅速发展的肾衰竭、心律失常，如不迅速降低血钙，可导致死亡。

（7）有引起高钙血症的病因存在及原发病特点。

3. 辅助检查

（1）血清钙 >2.75 mmol/L 称为高钙血症。

（2）心电图检查：ST 段降低、T 波倒置、Q－T 间期缩短。

（3）X 线检查：甲状旁腺功能亢进症，可显现指骨内侧骨膜下皮质吸收。

（4）原发性甲状旁腺功能亢进症，血液 PTH 含量增高、血磷降低、血氯增高、血清碱性磷酸酶升高。

【治疗原则】 高血钙危象的紧急处理如下：

（1）立即补充生理盐水，于 24 h 内给予 2 000～4 000 mL，在补液到 1 000～2 000 mL后，可给予呋塞米 40～80 mg 静脉注射，以后可视病情每 2～6 h 重复静脉注射，两者均可抑制钙在肾曲小管的重吸收，增加尿钙的排出。

（2）依地酸二钠：按 50 mg/kg 加入 5% 葡萄糖 500 mL 中静脉滴注，4～6 h 滴完（总量 <3 g），其可在血液内形成不分解的钙复合物从而使血钙降低。肾功能不全者慎用。

（3）降钙素：鲑降钙素的推荐成人初始剂量为每 12 h 4 U/kg；若 1～2 d 后对该剂量反应不明显，可增加至每 12 h 8 U/kg；若 2 d 以上反应仍不明显，可增加至每 6 h 8 U/kg。

（4）泼尼松 60 mg/d 或氢化可的松 3 mg/kg，可减少肠道对钙的吸收和抑制骨质重吸收。对维生素 D 中毒、结节病及恶性肿瘤引起的高血钙有效。

（5）血液透析：药物治疗效果不佳时，特别是肾衰竭或心功能不全合并高血钙者，可行血液透析、血液持续滤过。

【经验体会】

（1）纠正高血钙进行补液及利尿剂使用后，要注意电解质的变化，注意对钾、镁及碳酸氢钠的及时补充。

（2）对高血钙合并心力衰竭者，应慎用洋地黄类药。

（马伯恩）

四、镁代谢紊乱

（一）低镁血症

【疾病概述】　低镁血症的病因主要为摄入不足、过多丢失和细胞内转移。

【诊断要点】

1. 病因

（1）摄入不足：主要见于长期禁食、厌食或长期肠外营养而未及时补充镁。

（2）胃肠道丢失：可见于腹泻、吸收障碍综合征。

（3）肾脏丢失镁：常见于大量利尿和肾小管功能障碍，如肾小管酸中毒。

（4）药物影响：能够造成镁的损耗的药物如顺铂、袢利尿剂、两性霉素 B 和氨基糖苷类抗生素。

（5）细胞内转移镁：由细胞外向细胞内转移发生在急性心肌损害时，还可以发生在大量饮酒后。

2. 诱因　长期禁食、厌食，长期肠外营养的患者，慢性腹泻、慢性肠炎及大量饮酒的患者。

3. 临床表现

（1）神经肌肉系统症状：出现呼吸肌乏力、精神症状、反射亢进，甚至可以看到像低钙血症时的手足抽搐。

（2）循环系统症状：可导致室性心律失常、充血性心力衰竭，室性心律失常常易忽视，后果却往往很严重。

（3）低镁血症常和低钾血症、低钙血症或低磷血症同时存在。

4. 辅助检查　①血清镁含量低于 0.75 mmoL/L 称为低镁血症；②心电图检查；③X 线检查。

【治疗原则】　轻度低镁血症可以通过口服镁盐补充，但注意大剂量应用时可引起腹泻，严重低镁血症（镁低于 0.4 mmol/L 或发生手足抽搐或癫痫发作），必须静脉补充，对于肾功能正常的患者，给予硫酸镁 50 mmol 静脉滴注（4 ~6 h 以上）。

（二）高镁血症

【诊断要点】

1. 病因

（1）摄入增多：多见于硫酸镁治疗先兆子痫，可引起妊娠妇女和胎儿高镁血症。

（2）排出过少：急性或慢性肾衰少尿或无尿时，肾小球滤过功能降低使肾排镁减少。

（3）镁重新分布：严重烧伤、酮症酸中毒、创伤和横纹肌溶解可使细胞内镁释放到细胞外，引起高镁血症。

2. 临床表现

（1）神经肌肉症状：镁具有箭毒样作用，镁过多可使神经肌肉连接点释放乙酰胆碱减少而阻断神经肌肉的传递。当血清镁浓度为 1.5 ~2.5 mmol/L 时，可发生恶心、呕吐。血清镁增高至 2.5 ~3.5 mmol/L 时，可出现嗜睡、肌力减退、软瘫、腱反射迟钝。

当血清镁增至5 mmol/L 时，呼吸中枢可受抑制而发生呼吸麻痹，深腱反射消失。当血清镁 >7.5 mmol/L时，则可发生昏迷。

（2）心血管系统症状：血清镁在1.5 ~2.5 mmol/L 时，由于周围血管扩张可致血压下降，常伴有发热和口渴感。当血清镁为2.5 ~3.5 mmol/L 时，由于镁离子能抑制房室和室内传导，并可降低心肌的应激性，患者可出现心动过缓、房室传导阻滞、室内传导阻滞。血清镁增至7.5 ~12.5 mmol/L 时，心脏可停搏于舒张期。

（3）有引起高镁血症的病因存在。

3. 实验室及器械检查

（1）血清镁 >1.2 mmol/L。

（2）心电图检查：P－R 间期延长，T 波高耸，QRS 波增宽。

【治疗原则】

（1）急性镁中毒可用10% 葡萄糖酸钙10 ~20 mL 加等量葡萄糖静脉注射，10 ~20 min内注完，钙能拮抗高镁血症的某些毒性作用。

（2）可用呋塞米40 mg 加生理盐水1 000 mL 静脉滴注，每4 h 1 次，有助于排出镁离子，改善高镁血症，但仅适用于肾功能良好者。

（3）透析疗法特别适用于肾衰竭者，可用血液透析或腹膜透析治疗，如用无镁透析液4 ~6 h 内即可使血镁降低。

（4）对症治疗：如有呼吸衰竭可用人工呼吸；血压下降可用升压药治疗；如有失水，应予纠正。

（5）积极治疗原发病。

【经验体会】

（1）静脉注射钙剂抢救急性镁中毒时，可重复应用，每日最高剂量可达10 g，但须注意避免发生高钙血症。

（2）高血镁的心电图与高钾血症的心电图相似，首先要排除高钾血症的可能，才能诊断高血镁。

（3）镁过多症主要在于预防，肾衰竭、尿少、失水的患者，应慎用或不用镁剂治疗。

（马伯恩）

五、磷代谢紊乱

（一）低磷血症

【疾病概述】

低磷血症见于磷的细胞内转移、磷酸盐摄入减少或排出增加。

（1）细胞内转移：磷的细胞内转移主要见于长期肠外营养而未补充磷的患者。

（2）摄入减少：肠道疾病能够降低磷酸盐和维生素 D 的吸收，维生素 D 缺乏进一步削弱磷酸盐在肠道的吸收。一些离子（铝、镁、钙和铁）能通过与食物中的磷酸盐结合成不溶解的物质，抑制磷酸盐吸收，而对磷酸盐平衡造成破坏。

（3）排出增多：急性肾衰竭的恢复期由于肾小管坏死或肾单位阻塞常发生磷酸盐排出增加。

【诊断要点】

1. 诱因　营养不良、吸收不良、维生素D缺乏、碱中毒、肠外营养、原发性甲状旁腺功能亢进症、糖尿病酮症酸中毒等。

2. 临床表现

（1）中枢神经系统损害的主要表现为昏睡、精神症状和共济失调。

（2）心血管系统的损害主要表现为难以控制的心肌炎症性肿大。

（3）严重低磷血症时可以发生肌肉乏力、肌痛，甚至横纹肌炎症。

（4）在非常严重的低磷血症患者可能发生溶血性贫血。

3. 辅助检查　血清磷浓度低于0.8 mmol/L称为低磷血症。

【治疗原则】

（1）低磷血症的治疗可以通过口服或静脉补充磷盐。

（2）对于无症状的患者（血清磷酸盐0.48～0.81 mmol/L）给予足够的食物即可。

（3）对有严重症状的低磷血症（血清磷酸盐小于0.32 mmol/L）则必须积极治疗。静脉输注磷酸盐，直到血清磷酸盐超过0.65 mmol/L，然后给予口服补充。治疗过程中必须注意血清电解质变化，尤其是钙、磷酸盐和镁。

（二）高磷血症

【疾病概述】　细胞内磷的释放、排泄不充分或摄取过多可能是造成高磷血症的原因。

（1）细胞内释放：常常是细胞内的储存释放引起，最常见的是红细胞、肌细胞和肿瘤细胞的破坏。

（2）排出减少：因为大多数的磷通过肾排泄，因此肾功能不全可导致高磷血症。在慢性肾衰竭患者血清磷酸盐水平可以超过3.23 mmol/L，而急性肾衰竭患者很少出现血清磷酸盐超过2.58 mmol/L。

（3）摄入增多：因为摄入增加导致高磷血症的病例不多见，但可见于应用含有磷的解痉药或灌肠剂，因磷酸盐损耗而接受过量磷治疗的患者。

【诊断要点】

1. 诱因　甲状旁腺功能减退症、甲状腺功能亢进症、横纹肌溶解、服用维生素D、磷酸盐灌肠等。

2. 临床表现　高磷血症的主要临床表现同低钙血症，这是因为钙和磷构成没有生物活性的钙磷酸盐复合物。

3. 辅助检查　成人血清磷浓度大于1.61 mmol/L，儿童大于1.90 mmol/L。

【治疗原则】

（1）治疗高磷血症首选口服磷酸盐胶合剂，如钙盐、镁盐或铝盐。

（2）急性高血磷症可行扩容治疗，静脉滴注10%葡萄糖溶液加普通胰岛素。

（3）严重高磷血症可进行血液透析治疗。

【抢救流程】

根据血电解质测定及各自的临床表现 —诊断→ 水、电解质平衡失调

高渗性脱水 $[Na^+]>150$ mmol/L	低渗性脱水 $[Na^+]<135$ mmol/L	等渗性脱水	低 $[K^+]<3.5$ mmol/L	高 $[K^+]>5.5$ mmol/L	水中毒
需水量(mL)=[患者血清钠浓度(mmol/L)-142]×体重(kg)×3(男)或×4(女)×5(小儿) 需水量+当天生理盐水需要量+额外损失量+额外损失量当天应补充总量 第一天补给“当天应补充水总量”的1/2，以后根据病情及化验结果调整补充	应补氯化钠总量(g)=[142-患者血清钠浓度(mmol/L)]×体重(kg)×0.0298(女)或0.035(男) 一般可先给总量的1/3或1/2，根据临床情况及检验结果再决定下一步治疗 补氯化钠浓度一般不超过5%，速度为5%浓度1～2 mL	原则上以等渗液体来补给已丧失量和日需要量，近年来主张用“平衡盐溶液”代替 有循环衰竭时，要快速给予晶体及胶体溶液，同时要注意纠正酸碱失衡 一般尿量在平均30 mL/h以上，及时补钾	补氯化钾(g)=[5-患者血钾浓度(mmol/L)]×体重(kg)×0.014 9 轻度(3～3.5)24 h补热氯化钾6～8 g 中度(2.5～3.0)24 h补热氯化钾8～12 g 重度(<2.5)24 h补氯化钾12～18 g 缺钾严重时可快速补10%KCl15 mL+5%GS35 mL，用静脉注射泵，不低于30 min推完 一般静脉补钾浓度不超过0.3%	立即停止钾盐摄入 积极防治心律失常 迅速降低血清钠浓度 △输入GS+RI △给予葡萄酸钙 △纠正酸中毒 △血透 及时处理原发疾病恢复肾脏功能	禁水 使用20%甘露醇或25%山梨醇 利尿剂 呋塞米，利尿酸 有时静脉3%～5%氯化钠溶液，总量为6～10 mL/kg体重，分3次进行，第1 h输1/3，结合血清$[Na^+]$再决定第二、三次使用

图 5－6－6　水、电解质平衡失调处理程序

（马伯恩）

六、酸碱平衡紊乱

（一）代谢性酸中毒

【疾病概述】　凡引起体内非挥发性酸性物质积聚致 H^+ 度增高，或碱性物质耗损过多致 HCO_3^- 浓度减少，从而导致血 pH 降低的各种因素，均可产生代谢性酸中毒。

【诊断要点】

1. 诱因

（1）高阴离子间隙（AG）正常氯性代谢性酸中毒：

1）乳酸性酸中毒：乳酸性酸中毒是代谢性酸中毒的常见原因。正常乳酸是由丙酮酸在乳酸脱氢酶（LDH）的作用下，经 NADH 加氢转化而成，NADH 则转变为 NAD。乳酸也能在 LDH 作用下在 NAD 转化为 NADH 时转变为丙酮酸。因此决定上述反应方向的主要为丙酮酸和乳酸两者作为反应底物的浓度及 NADH 和 NAD 的比例情况。正常人血乳酸水平甚低，为 1～2 mmol/L，当超过 4 mmol/L 时称为乳酸性酸中毒。乳酸性酸中毒临床上分为 A、B 两型：A 型为组织灌注不足或急性缺氧所致，使机体内 NADH 不能转化为 NAD，从而使大量丙酮酸转化为乳酸，产生乳酸性酸中毒；B 型为一些常见

病、药物或毒物及某些遗传性疾病所致，以肝硬化为最常见。由于肝实质细胞减少，乳酸转变为丙酮酸减少，导致乳酸性酸中毒。

2）酮症酸中毒：酮症酸中毒为乙酰乙酸及 β－羟丁酸在体内（特别是细胞外液）的积聚，还伴有胰岛素降低，胰高血糖素、可的松、生长激素、儿茶酚胺及糖皮质激素等不同程度的升高，是机体对饥饿等极端病理生理反应的结果。其中糖尿病酮症酸中毒由胰岛素相对或绝对缺乏加上高胰高血糖素水平所致。患者血糖、血酮明显增加，酮体的产生（特别是在肝脏）超过中枢神经及周围组织对酮体的利用。由于大量渗透性利尿，可出现血容量下降。饥饿性酮症酸中毒为饥饿产生的中等度酮症酸中毒，在开始的 10～14 h，血糖由糖原分解所维持，随后糖异生即为葡萄糖主要来源，脂肪氧化分解（特别在肝内）加速，导致酮症酸中毒，运动和妊娠可加速该过程。

3）药物或毒物所致的代谢性酸中毒：主要为水杨酸类及醇类有机化合物，包括甲醇、乙醇、异丙醇等。

4）尿毒症性：当 GFR 降至 20～30 mL/min 以下时，慢性肾衰竭患者高氯性代谢性酸中毒可转变为高 AG 性代谢性酸中毒，为尿毒症性有机阴离子不能经肾小球充分滤过而排泄，以及重吸收有所增加所致。潴留的酸由骨中的储碱所缓冲，加上维生素 D 异常、PTH 及钙磷紊乱，可出现明显的骨病。

（2）正常 AG 高氯性代谢性酸中毒：主要因 HCO_3^- 从肾或肾外丢失，或者肾小管泌 H^+ 减少，但肾小球滤过功能相对正常引起。无论是 HCO_3^- 丢失或肾小管单纯泌 H^+ 减少，其结果都是使 HCO_3^- 过少，同时血中一般无其他有机阴离子的积聚，因此 Cl^- 水平相应上升，大多呈正常 AG 高氯性酸中毒。

2. 临床表现

（1）有引起代谢性酸中毒的病因存在。

（2）呼吸系统表现：当 CO_2 结合力下降至 15 mmol/L 时，呼吸深而快，吸气加深而呼气如叹息状，病者无主观呼吸困难的感觉，可以平卧。严重时可引起呼吸节律异常、呼吸衰竭或呼吸停止。

（3）消化系统表现：恶心、呕吐、腹痛、食欲减退。

（4）循环系统表现：酸中毒可抑制心肌的收缩力，使心排血量减少、静脉压升高，患者表现为心率加快、心律失常，甚则出现心力衰竭、心搏骤停。酸中毒还可降低血管对儿茶酚胺的敏感性，使血管扩张、血压下降。

（5）神经系统表现：由于脑组织氧化过程受抑制，能量供应减少，可引起头痛乏力、嗜睡、感觉迟钝、木僵。严重者神志模糊、烦躁不安甚至昏迷。

（6）原发病的表现：如酮症酸中毒呼气可有烂苹果味、两颊潮红、舌唇樱桃红色。尿毒症患者呼气有尿味、脸色苍白而浮肿。失水者皮肤黏膜干燥。

3. 辅助检查

（1）血 pH 值 <7.35。

（2）如能排除呼吸性碱中毒，CO_2 结合力下降可提示为代谢性酸中毒及其程度：CO_2 结合力 15～22 mmol/L 为轻度，CO_2 结合力 8～15 mmol/L 为中度，CO_2 结合力 < 8 mmol/L为重度。

(3) 血气分析中标准碳酸氢盐(SB)或碳酸氢盐(AB)均降低(正常值27 mmol/L),碱剩余(BE)负值增大(> -2.3 mmol/L),缓冲碱(BB)减少(45~55 mmol/L),PCO_2 低于正常[正常4.5~6.0 kPa(35~45 mmHg)]。

(4) 阴离子间隙(AG):包括磷酸氢根、硫酸根、有机酸和蛋白等阴离子的总和。AG可由公式计算 $AG = Na^+ - (Cl^- + HCO_3^-)$。正常值平均为12 mmol/L。如AG升高,尽管无 HCO_3^- 降低,可提示有代谢性酸中毒存在。此外,如AG增加,常为糖尿病酮症、尿毒症、乳酸性酸中毒所致。若AG正常,常为 HCO_3^- 丢失或摄入含 Cl^- 的酸性物质过多所致的代谢性酸中毒。

【治疗原则】

1. 分析代谢性酸中毒的病因和性质并针对病因治疗

(1) 糖尿病酮症酸中毒:因酮体过多而引起,而非 HCO_3^- 缺失所致,以纠正失水及小剂量胰岛素治疗使酮体氧化为 HCO_3^- 为主。若酸中毒严重,血pH值<7.1、HCO_3^- <4.5~7 mmol/L则需补碱。

(2) 肾衰竭:应限制蛋白摄入量,补充足够热量,治疗感染,减少内源性蛋白分解。血浆 HCO_3^- >15 mmol/L者,不需特殊治疗;血浆 HCO_3^- <15 mmol/L者,可口服碳酸氢钠1 g,每日3~4次或10%枸橼酸钠10 mL,每日3次;血浆 HCO_3^- <10 mmol/L者,需静脉补碱。重症病者应同时做透析治疗。

(3) 乳酸性酸中毒:必须积极治疗原发病,主要是纠正休克、组织缺氧、糖代谢障碍等,以减少乳酸的产生和加速乳酸的氧化过程,并补给碳酸氢钠,但不宜用乳酸钠治疗。

(4) 停止摄入酸性药物。

(5) 对于高热、腹泻、呕吐、肠道引流等引起者多伴水及电解质平衡障碍,应迅速补充水分并注意 K^+、Na^+、Cl^-、Ca^{2+} 的补充。重症者纠正失水的同时静脉补碱。

2. 静脉补碱方法

(1) 碳酸氢钠:浓度有1.25%、4%、5%。如补液量不宜太多,常用5%碳酸氢钠溶液。补碱量可由下列公式计算:

1) 根据测得的碱剩余(BE)值计算:

补碱量(mmol) = [要求纠正的 CO_2 结合力(mmol/L) - 测得的 CO_2 结合力(mmol/L)] ×0.3×体重(kg)

注:①0.3为细胞外液(20%)加上部分细胞内液(10%);② CO_2 结合力(mmoL/L) = Vol%/2.24。

1克分子量 CO_2 =22.4 L,式中要求纠正的 CO_2 结合力以25 mmol/L计算,慢性肾功能不全者可考虑以17 mmol/L(38Vol%)计算。

2) 根据测得的碱剩余(BE)值计算:BE负值直接反映碱缺失,正常以-2.3 mmol/L为准,减去测得的BE值即为碱缺失。

补碱量(mmol):[(-2.3) -测得的BE值] mmol/L×0.3×体重(kg)

注:0.3为细胞外液加上部分细胞内液。

上述两公式换算为碳酸氢钠溶液的毫升数可由下列公式计算:

所需碳酸氢钠液（Ng%）毫升数 = ［所需碳酸氢钠量（mmol）×84］÷（N×10），根据公式计算所得的碳酸氢钠量先输入 1/2 量，以后再根据病情决定是否继续补给。

注：84 为碳酸氢钠的分子量。N 为碳酸氢钠溶液的浓度。式中 10 为碳酸氢钠溶液浓度以每分升为单位，而 mmol 以 L 为单位，故乘 10。

（2）乳酸钠：乳酸钠在有氧条件下经肝脏转化为 HCO_3^- 从而纠正酸中毒。常用 11.2%溶液，每 1 mL 含 1 mmol 的乳酸钠，使用时常将 11.2%乳酸钠溶液用 5%葡萄糖做 5 倍稀释成 1/6 M 溶液（等渗溶液）静脉滴注。

（3）氨基丁三醇：氨基丁三醇可与 CO_2 结合或与 H_2CO_3 起反应生成碳酸氢盐。其不含钠，适用于限钠患者，且分子量很低，易于渗入细胞内和经肾排泄快，故其纠正细胞内酸中毒的能力较碳酸氢钠强。

3. 轻症患者可口服碳酸氢钠 1～2 g，每日 3 次

4. 难治性代谢性酸中毒可做透析治疗

【经验体会】

（1）酸中毒时，钾从细胞内逸出，纠正酸中毒后，钾离子则进入细胞内，故治疗酸中毒时，要注意发生低钾血症的可能。

（2）纠正酸中毒后，血游离钙与蛋白结合增加，游离钙减少可发生手足搐搦，故如原先有低钙血症者，需预先注射 10%葡萄糖酸钙 10～20 mL。

（3）酸中毒所引起的代偿性换气过度，于酸中毒纠正后仍可继续存在，可引起呼吸性碱中毒，应予注意。

（4）用含钠溶液纠正酸中毒，对于有充血性心力衰竭及肾衰竭者要密切监测血压、心率、尿量，以防病情加重。

（5）肝功能不全患者不宜使用乳酸钠。

（6）使用氨基丁三醇时，如漏出血管能使组织坏死，大剂量快速静脉滴注可引起低血压、呼吸抑制、低血钙、低血糖伴高血钾，应审慎。

（二）代谢性碱中毒

【疾病概述】 凡各种原因引起体内酸丢失或碱潴留，致血浆中 HCO_3^- 升高而 H^+ 降低，使血 pH 升高，均可产生代谢性碱中毒。

【诊断要点】

1. 诱因 代谢性碱中毒的原发因素是由于细胞外液丢失大量的酸或吸收大量的碱，致使 HCO_3^- 增多，从而使［HCO_3^-］/［H_2CO_3］的比值增加而引起 pH 值升高。

（1）胃液损失：呕吐、长期胃吸引术、幽门梗阻、手术麻醉后，可损失大量胃液。

（2）缺钾。

（3）细胞外液 Cl^- 减少：如摄入减少，或因胃液丢失，或因使用呋塞米、噻嗪类利尿剂或肾离子通道突变如 Bartter 综合征或 Gitleman 综合征，经肾丢失大量 Cl^-，或因先天性肠黏膜细胞吸收 Cl^- 的功能缺陷等。

（4）碳酸氢盐摄入过多或药物蓄积。

（5）盐皮质激素过多：包括醛固酮增多症、库欣综合征等。

2. 临床表现

（1）有引起代谢性碱中毒的病因存在及原发病表现。

（2）呼吸系统表现：由于机体的代偿作用，呼吸浅慢，严重病例可有呼吸暂停。

（3）神经肌肉表现：碱中毒时，蛋白结合钙增多，游离钙减少。同时碱中毒所导致的乙酰胆碱释放增加，神经肌肉兴奋性增强，常有面部及手足抽搐，口周及手足麻木，重者全身抽搐。

（4）中枢神经系统表现：碱中毒时血红蛋白对氧的亲和力加强，可致组织缺氧加重。患者表现为头昏、嗜睡，重者烦躁、谵妄、精神失常。

（5）心血管系统表现：碱中毒时由于心肌受抑制，心排血量减少，心率加快、心律失常。血管阻力增加可致血压升高。

（6）其他：伴低血钾者，可有软瘫、腹胀、厌食及低钾性肾脏病等。

3. 辅助检查

（1）血 pH 值 >7.45。

（2）CO_2 结合力 >29 mmol/L（65 Vol%）（须排除呼吸性因素的影响）。

（3）血气分析：标准 HCO_3（SB）、AB、BB 均升高，BE 呈正值增大，PCO_2 不依比例升高［一般 <8 kPa（60 mmHg）］。

（4）血清 Cl^-、血清 K^+ 常降低，血清 Na^+ 正常或升高。

（5）缺钾所致的代谢性碱中毒者，尿呈酸性，尿 Cl^- 常 >20 mmol/L。缺氧者，尿 Cl^- <10 mmol/L。

（6）心电图检查：常示低血钾和低血钙的心电图改变，典型改变为 ST 段压低，T 波平坦、增宽或倒置，Q－T 间期延长。

【治疗原则】

（1）积极治疗原发病。

（2）严重碱中毒：①CO_2 结合力 >40 mmol/L（90 Vol%）须静脉补给酸性药物，按每千克体重降低 CO_2 结合力 0.45 mmol/L（Vol%）需 2% 氯化铵溶液 1 mL 计算，用 5% 葡萄糖液稀释成 0.9% 等渗液后静脉滴注。开始先补给计算量的 1/3～1/2，3～4 h 滴完，然后再根据临床表现及复查 CO_2 结合力结果决定是否继续补给。不能用氯化铵者可用盐酸精氨酸静脉滴注。②难治性的碱中毒可做透析疗法。

（3）中度碱中毒可口服氯化铵，1～2 g，每日 3 次。

（4）轻度碱中毒仅对症治疗，大都可纠正。

1）伴有血容量不足者可口服或静脉补充生理盐水。生理盐水含 Na^+ 和 Cl^- 相等，而机体细胞外液中 Cl^- 比 Na^+ 约少 1/3，因而输入生理盐水等于补充低 Na^+、高 Cl^- 溶液，有利于肾脏排出 HCO_3^-。

2）失氯、失钾者，则需充氯化钾溶液（详见“低钾血症”有关内容）。

3）肾上腺盐类皮质激素过多引起者，可用螺内酯口服，必要时加上补钾治疗。

4）对于手足搐搦者可口服氯化钙或葡萄糖酸钙，重症者可静脉注射 10% 葡萄糖酸钙 10 mL（一般应先纠正钾代谢紊乱）。

【经验体会】

（1）静脉滴注氯化铵可引起失 K^+、失 Na^+，过量可引起酸中毒，使用时应密切监测。如速度太快超过了肝转变氨为尿素的能力时，会发生氨中毒，患者出现颤动、呼吸不规则、心搏缓慢等，故有肝病或右心功能不全者禁用，可用精氨酸代替。

（2）对含氯的药物治疗无反应的碱中毒，应积极治疗原发病。

（3）对于血 pH 升高，要除外呼吸性碱中毒中，血 pH 正常者不易排除代偿性碱中毒或混合型酸碱平衡紊乱，须结合临床症状、体征、血气分析加以判断。

（三）呼吸性酸中毒

【疾病概述】　凡因呼吸功能障碍致肺泡换气减少，血中 CO_2 积蓄、PCO_2 升高、H_2CO_3 浓度增加而使血 pH 下降者均可发生呼吸性酸中毒。

1. 急性呼吸性酸中毒

（1）呼吸中枢麻痹或受抑制引起呼吸骤停或换气不足：见于颅内占位性病变、脑外伤、脑和脑膜的炎症、脑血管意外、安眠镇静剂及中枢神经抑制剂的中毒、心搏呼吸骤停等。

（2）呼吸肌麻痹：见于各种原因引起的严重的低钾血症、急性脊髓灰质炎、急性感染性多发性神经根炎等。

（3）急性呼吸道阻塞：如大咯血、溺水、白喉、气管异物、昏迷患者的呕吐物等引起窒息。

（4）急性广泛性肺组织病变：如肺炎、肺脓肿、急性肺水肿、成人呼吸窘迫综合征、毒气中毒引起呼吸道黏膜损伤。

（5）急性胸膜与胸腔病变：如严重气胸、大量胸腔积液、胸部手术或创伤等。

2. 慢性呼吸性酸中毒

（1）慢性弥漫性肺部病变：如慢性阻塞性肺气肿、广泛纤维化肺结核、重度矽肺、严重的肺不张等。

（2）慢性支气管病变：如广泛支气管扩张、伴有肺气肿的支气管炎及支气管哮喘等。

（3）胸廓病变：如胸廓畸形、胸膜增厚引起部分肺不张等。

（4）呼吸肌麻痹：如重症肌无力、进行性肌萎缩、肌营养不良性侧索硬化症等。

【诊断要点】

1. 诱因

呼吸性酸中毒系肺泡通气功能障碍所致，常见于：

（1）呼吸中枢抑制，如麻醉药使用过量。

（2）呼吸道梗阻，如喉痉挛、支气管痉挛、呼吸道烧伤及异物、溺水、颈部血肿或包块压迫气管等。

（3）肺部疾病，如休克肺、肺水肿、肺不张、肺炎等。

（4）胸部损伤：如手术、创伤、气胸、胸腔积液等。

（5）CO_2 吸入过多：指吸入气中 CO_2 浓度过高，如坑道、坦克等空间狭小通风不良之环境中，此时肺泡通气量并不减少。

2. 临床表现

(1) 有引起呼吸性酸中毒的病因存在及原发病表现。

(2) 急性呼吸性酸中毒：患者以呼吸困难和缺氧为主，表现为气促、烦躁不安、发绀、呼吸常不规则或潮式呼吸，可因脑水肿而呼吸骤停。

(3) 慢性呼吸性酸中毒：早期症状常为原发病所掩盖，因慢性缺氧，CO_2 潴留、PCO_2 升高，患者感倦怠、乏力、头痛，随后有兴奋、失眠、躁动、面部肌束和手指震颤。当 PCO_2 >9.9 kPa (75 mmHg) 时，则出现肺脑综合征 (lung - brain syndrome)。患者嗜睡、扑翼样震颤，甚至抽搐、惊厥、昏迷等，检查可发现深肌腱反射减弱甚至消失，锥体束征阳性。

3. 辅助检查

(1) 血 pH<7.35 (急性呼吸性酸中毒时，由于肾脏代偿功能未能及时发挥作用，pH 可在数分钟内低至 7.0，而慢性呼吸性酸中毒时，血 pH 可接近正常)。

(2) CO_2 结合力一般升高 (排除代谢性碱中毒)。

(3) 血气分析：PCO_2 >6.4 kPa (48 mmHg)、SB 及 AB 升高、AB>SB。

(4) 尿 pH 下降，血清钾升高，血清氯降低。

(5) 眼底检查：肺脑综合征时眼底血管扩张，可有视神经盘水肿。

【治疗原则】

(1) 积极治疗原发病。

(2) 急性呼吸性酸中毒或肺脑综合征的紧急处理：

1) 保持呼吸道通畅，控制感染，促进排痰，解痉平喘，改善通气功能。

2) 迅速采用人工呼吸、气管插管、面罩加压给氧或导管吸氧等辅助呼吸。

3) 呼吸中枢抑制者可使用尼可刹米 1~3 支/100 mL 静脉滴注或山梗菜碱等联合应用或交替使用。

4) 如有脑水肿，短期内可应用 20% 甘露醇和 25% 山梨醇，按 1~2 g/kg 的剂量快速静脉滴注。或应用肾上腺皮质激素、呋喃苯胺酸等。

5) 有肺动脉高压或心力衰竭时应强心利尿。

6) 一般不给碱性药物。如血 pH<7.15 或合并代谢性酸中毒，并发严重心律失常甚至休克，此时应补碱，可酌量使用 5% 碳酸氢钠或氨基丁三醇，以后者为首选，如合并高钾血症又无乳酸性酸中毒存在，可用乳酸钠治疗 (补碱方法详见“代谢性酸中毒”有关内容)。

(3) 慢性呼吸性酸中毒：应积极改善肺泡通气功能与消除 CO_2 潴留，可用低浓度 (25%~30%)、低流量 (1~2 L/min) 鼻导管吸氧，并积极预防感染、促进排痰、解除支气管痉挛等。此外可试用阿司匹林、水杨酸钠、乙酰唑胺等治疗，以提高呼吸中枢对 CO_2 的敏感性。

【经验体会】

(1) 使用碳酸氢钠治疗呼吸性酸中毒时，须注意反复检查血 pH 及 PCO_2，使血 pH 值接近 7.35 为度，避免过量应用碳酸氢钠，否则可引起代谢性碱中毒，加重 CO_2 潴留及呼吸衰竭、诱发心力衰竭。同时，补碳酸氢钠时宜合并使用呼吸兴奋剂和氨茶碱。

（2）氨基丁三醇滴注速度不宜过快，大剂量快速静脉滴注可抑制呼吸，应密切观察。

（3）高碳酸血症时，缺氧是唯一仅存的呼吸中枢刺激因素，故给氧时其浓度不宜过高，以免抑制呼吸中枢，从而加重 CO_2 潴留和呼吸性酸中毒。

（4）用利尿剂时，以小量、短期、间歇使用为好，以免引起血液浓缩和加重电解质的紊乱。

（5）尽量避免使用各种神经中枢抑制剂。

（6）对于血 pH 降低，要注意同时合并代谢性酸中毒。肺心病者给予利尿剂过多时，血 pH 可偏高。血 pH 正常者不易排除混合型酸碱平衡紊乱，要注意鉴别。

（四）呼吸性碱中毒

【疾病概述】 凡各种原因引起换气过度，呼出 CO_2 过多使血 H_2CO_3 浓度降低，致 PCO_2 降低而导致血 pH 升高的各种因素均可发生呼吸性碱中毒（respiratory alkalosis）。

【诊断要点】

1. 诱因 ①精神性过度通气；②代谢性过程异常；③乏氧性缺氧；④中枢神经系统疾患；⑤水杨酸中毒；⑥革兰氏阴性杆菌败血症；⑦人工呼吸过度；⑧肝硬化；⑨代谢性酸中毒；⑩妊娠。

2. 临床表现

（1）有引起呼吸性碱中毒的病因存在。

（2）呼吸系统的表现：早期呼吸深而快，随后因代偿作用，呼吸受抑制而减慢变浅，严重者可有呼吸暂停。

（3）神经肌肉表现：因血浆游离钙降低，神经肌肉兴奋性增高。轻者可有四肢及口唇发麻、刺痛、肌肉震颤、手足搐搦，重者抽搐。由于低 CO_2 血症致脑血管痉挛，可有眩晕、意识不清以致昏厥。

（4）循环系统表现：重症者可有心悸、心律失常。当 $PCO_2 < 1.3$ kPa（10 mmHg）时，心肌收缩力减弱，可有循环衰竭。

（5）其他：由于组织缺氧，可出现胸闷、口干，呃逆、胀气等症状，还可发生乳酸积贮及肝功能异常。

3. 辅助检查 ①血 pH > 7.45；②$PCO_2 < 4.7$ kPa（35 mmHg）；③CO_2 结合力 < 22 mmol/L（排除代谢性酸中毒的因素）；④SB 降低，AB < SB；⑤尿 pH > 6；⑥血清钾、血清氯降低；⑦心电图改变：ST 段压低、T 波倒置、Q－T 间期延长，这些变化和心肌缺血、细胞内钾减少有关；⑧脑电图异常（脑组织缺氧所致）。

【治疗原则】

（1）治疗原发病。

（2）可试用含 5% CO_2 的氧气吸入，提高 PCO_2。

（3）用纸袋罩于患者口鼻，使其吸回呼出的 CO_2。

（4）可试用乙酰唑胺，其在 HCO_3^- 增高情况下，能在数小时内通过利尿将 HCO_3^- 排出。

（5）抽搐者可用 10% 葡萄糖酸钙 10 mL 静脉注射。

（6）轻症患者一般不需治疗。

【经验体会】 使用含 CO_2 的氧气吸入应注意避免发生 CO_2 急剧升高造成高碳酸血症。

（五）混合性酸碱平衡紊乱

【疾病概述】 临床上，有 2 种或 2 种以上原发性酸碱平衡失调同时存在者，称为混合性酸碱平衡紊乱（mixed acid - base imbalances）。

【诊断要点】

1. 互相加重型混合性酸碱平衡紊乱 ①代谢性酸中毒并发呼吸性酸中毒二者结合使酸中毒的程度加剧。如糖尿病或肾脏病患者合并肺部广泛性感染或伴发阻塞性肺气肿。实验室检查：血 pH 明显降低（<7.35）、缓冲碱降低（<45 mmol/L）、碱剩余负值增大（> -2.3 mmol/L），血 PCO_2 高于正常［>5.3 kPa（40 mmHg）］。②呼吸性碱中毒与代谢性碱中毒二者结合使碱中毒的程度加剧。如肾病综合征患者长期使用噻嗪类利尿剂，发生低钾、低氯性代谢性碱中毒，而又并发癔症而过度换气；或因心力衰竭患者进食低钠饮食而反复使用噻嗪类利尿剂，发生代谢性碱中毒又因心衰时过度换气并发呼吸性碱中毒。实验室检查：血 pH 明显升高（>7.45）、缓冲碱增加（>55 mmol/L），碱剩余正值增大（> +2.3 mmol/L）、血 PCO_2 常偏低。

2. 互相抵消型混合性酸碱平衡紊乱 ①代谢性酸中毒并发呼吸性碱中毒：二者酸碱紊乱的结果互相抵消。糖尿病酮症酸中毒或肾功能不全患者原有代谢性酸中毒合并革兰氏阴性杆菌败血症而换气过度。实验室检查：血 pH 可在正常范围、缓冲碱降低（<45 mmol/L）、碱剩余负值增大（> -2.3 mmol/L）、PCO_2 明显降低、SB 及 CO_2 结合力明显降低。②代谢性碱中毒合并呼吸性酸中毒：二者酸碱紊乱的结果互相抵消。如阻塞性肺气肿患者长期使用利尿剂之后。实验室检查：血 pH 基本正常、缓冲碱偏高、碱剩余正值增大、PCO_2 明显升高、CO_2 结合力增高、SB 增高，血钾、血氯降低。③代谢性酸中毒合并代谢性碱中毒：二者酸碱紊乱的结果互相抵消。肾衰竭或糖尿病患者严重呕吐或补碱过多。实验室检查：血 pH 可在正常范围、偏低、偏高，缓冲碱、碱剩余、CO_2 结合力、SB、PCO_2 均可互相抵消。此时，可计算"阴离子间隙"（AG），如 AG>14，则表示固定酸基增多，可拟为代谢性酸中毒存在。此外，须依靠病史、临床表现综合分析做出诊断。

3. 三重酸碱失衡 三重酸碱失衡多为呼吸性碱中毒伴代谢性碱中毒的基础上合并阴离子间隙增加型代谢性酸中毒；也可能为呼吸性碱中毒加代谢性酸中毒的基础上，补碱过多而合并代谢性碱中毒；或者是代谢性酸中毒合并代谢性碱中毒的基础上，又并发呼吸性酸中毒。其 pH 值取决于此三种失衡的相对严重性属哪一方面，必须结合原有疾病、临床症状及实验室报告综合分析做出诊断，测定阴离子间隙为一有效的诊断方法。

混合性酸碱平衡紊乱的治疗，必须抓住其主要矛盾先行处理，即先处理其中一种较严重而主要的酸碱平衡紊乱，同时还要注意及时处理原发病。此外，要注意处理伴同的水、电解质失调。

【抢救流程】

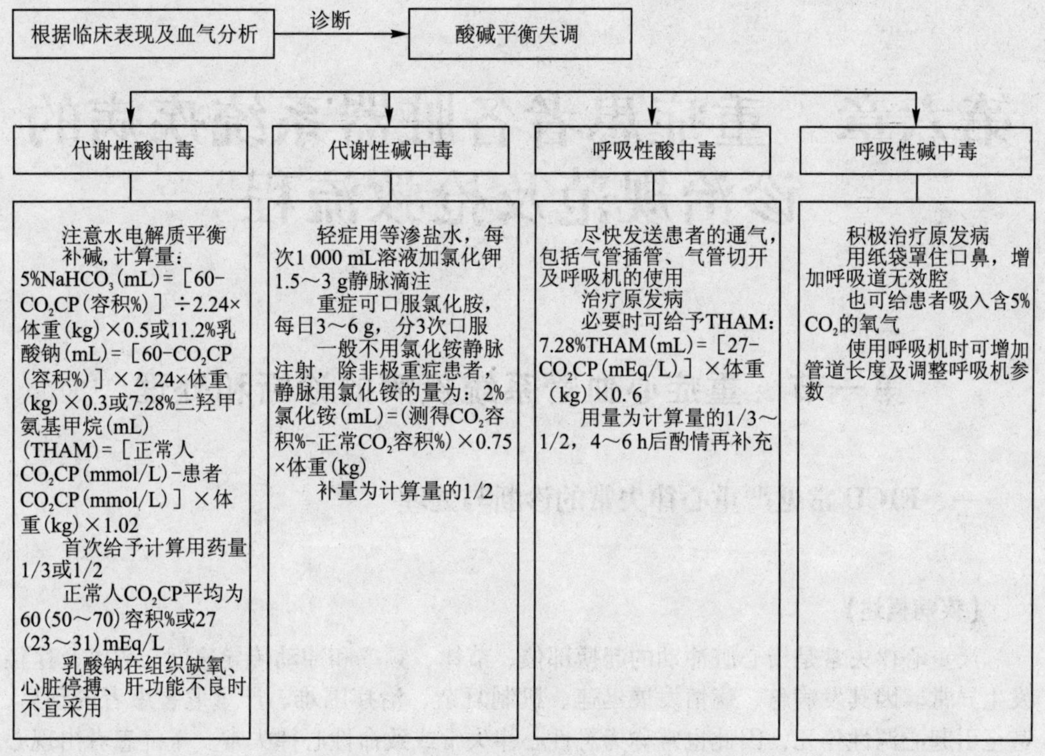

图5－6－7　酸碱平衡失调的处理程序

（马伯恩）

参考文献

［1］刘大为．实用危重病学．北京：人民卫生出版社，2010 年．

［2］陈灏珠，林果．实用内科学．13 版．北京：人民卫生出版社，2009.

［3］Luca M. Bigatello. 麻省总医院危重病医学手册．杜斌，译．北京：人民卫生出版社，2009.

［4］李剑，吴东．协和内科住院医生手册．北京：中国协和医科大学出版社出版，2008 年．

［5］陆再英，钟南山．内科学．7 版．北京：人民卫生出版社，2008.

第六章　重症患者各脏器系统疾病的诊治规范及抢救流程

第一节　重症心血管系统疾病的诊断和处理

一、EICU 常见严重心律失常的诊断与处理

【疾病概述】

严重心律失常是指心脏冲动的起搏部位、节律、频率和冲动传导速度、顺序及途径发生异常。因其发病急、病情发展迅速、机制复杂、治疗困难、严重危害患者的预后，甚至引起心源性猝死，因此也常称为恶性心律失常或致命性心律失常。重症患者出现心律失常的最常见病因是器质性心脏病、多脏器功能障碍综合征（MODS）、中毒、电解质紊乱、酸碱平衡失调、感染、缺氧、休克、麻醉等，抗心律失常药物过量也可引起心律失常，如洋地黄、胺碘酮、美西律、心律平等。按心律失常心率的快慢可分为快速性心律失常和缓慢性心律失常。严重心律失常是重症监护病房患者常见的急危重症，了解和掌握恶性心律失常的诊断和治疗对提高危重症患者的治疗水平是很重要的。

【诊断要点】

1. 快速性心律失常

（1）诱因：有高血压，冠心病，心肌炎，心力衰竭，缺血，缺氧，麻醉，电解质紊乱（高血钾、低血钾、低血镁等），精神不安，以及洋地黄、奎尼丁、三环类抗抑郁药中毒，中药乌头碱中毒，代谢障碍等病史。

（2）血流动力学评估：患者出现持续性低血压、休克、进行性缺血性胸痛、急性心力衰竭、晕厥、意识模糊或丧失、昏迷等血流动力学不稳定状态。

（3）临床表现和查体：心动过速常表现为心悸、胸闷、焦虑不安、头晕、晕厥、心绞痛、充血性心力衰竭等明显血流动力学障碍或心肌缺血症状，听诊心率快。心室颤动患者表现为意识丧失、呼吸停止、抽搐，血压测不到，脉搏消失，心音听诊消失。

（4）辅助检查：心电图为“金标准”。重症监护病房常见快速性心律失常为窦性心动过速、室上性心动过速、心房颤动、室性期前收缩、室性心动过速、心室颤动和心室扑动，心率大于 100 次/min。

1）室性心动过速主要表现为：①连续3个或3个以上宽大畸形的QRS波群。②心室率多在100～250次/min，心律规则，也可稍不齐。③P波与QRS波无固定关系。④偶尔发生心房夺获与室性融合波，在P波之后提前发生一次正常的QRS波群。

2）心室扑动呈正弦图形，连续快速、相对规则的大波幅波动，频率为150～300次/min，通常超过200次/min。

3）心室颤动表现为QRS波消失，以波形、振幅、频率均极不规则，频率为200～500次/min。

2. 缓慢性心律失常

（1）诱因：有颅内疾病、肺栓塞、心肌梗死、心肌炎、低氧血症、低血容量、张力性气胸、酸中毒、体温过低、甲状腺功能减退症，高钾血症，药物过量如胺碘酮、β受体阻滞剂、洋地黄或钙通道阻滞剂等病史。

（2）血流动力学评估：患者出现晕厥前兆、黑蒙、晕厥、心绞痛、心力衰竭加重、低血压等血流动力学不稳定状态。

（3）临床表现和查体：患者脉搏小于60次/min，血压低于90/60 mmHg，可出现心动过缓引起的心、脑、肾等脏器供血不足的症状，如疲倦、乏力、头晕、黑蒙、尿少、皮肤湿冷等。Ⅲ度房室传导阻滞患者听诊第一心音强弱不定，可闻及大炮音。

（4）辅助检查：心电图。缓慢性心律失常是以心率或者心室率减慢为特征的窦性心动过缓、窦性静止、严重的室内传导阻滞、Ⅲ度房室传导阻滞等。

【治疗原则】

治疗的原则是积极处理原发病，解除心律失常发作的诱因。对于严重心律失常患者，应进行心电监护、监测心电图及动脉血气的变化，床旁备用体外电除颤仪，心律失常的紧急处理应遵循以下原则：

1. 快速性心律失常

（1）识别和纠正血流动力学障碍：若患者出现进行性低血压、休克、急性心力衰竭、胸痛、晕厥、意识丧失等血流动力学不稳定临床表现，应立即纠正心律失常。心室颤动发作时，应迅速开始心肺复苏（CPR），并立即给予非同步直流电复律（单向波360 J，或者双向波200 J），电复律后立即重新5个循环的CPR，再判断是否已恢复循环及是否需再次电除颤；在进行至少1次电除颤和2 min CPR后心室颤动仍持续时，可考虑应用肾上腺素等药物；室速发作时立即给予同步直流电复律（单向波150～200 J，无效时可递增）。对于反复发作的室速、室颤，应兼用药物如胺碘酮、利多卡因、镁剂。对于伴有血流动力学障碍的心房颤动患者应行急性电复律。对于血流动力学稳定者可根据心律失常的性质及临床表现选择适当的治疗方案。

（2）基础疾病及诱因的处理：血流动力学稳定者应考虑对基础疾病的治疗。如急性心肌缺血患者需重建冠状动脉血运，休克患者及时纠正血压，酸中毒患者纠正酸碱失衡，呼吸衰竭患者及时气管插管应用呼吸机，心力衰竭患者改善心功能，电解质紊乱者应尽快纠正消除诱因。

（3）治疗与预防：因心律失常易反复，所以在纠正后应积极采取预防措施，加强基础疾病的治疗，去除诱因。在紧急处理恶性心律失常后应考虑远期治疗，如是否继续应用抗心律失常药物预防发作，是否需射频消融治疗。

（4）对心律失常的处理：首先简要询问病史及是否接受过治疗，大致了解心律失常原因；尽可能进行心电图检查，明确心律失常的分类；但对于引起严重血流动力学障碍或者患者不可耐受的症状时首先采取措施终止心律失常，而对于不易立刻终止的心律失常应控制心室率，避免血流动力学状态恶化或者加重临床症状。

（5）急性期的抗心律失常药物应用：根据心律失常的分类及基础疾病选择抗心律失常药物。静脉抗心律失常药物应规范、足量，不建议短期内换用或者联用，可考虑非药物方法如电复律、食管调搏等。但在室性心动过速或者心室风暴状态或者顽固性心律失常在紧急处理时可序贯或者联合应用抗心律失常药物。

室性期前收缩药物治疗可在处理基础疾病及诱因后口服β受体阻滞剂、血管紧张素转换酶抑制剂等，可不应用抗心律失常药物，不应使用胺碘酮。

非持续性室性心动过速患者若不伴有器质性心脏病，一般不会引起恶性心律失常，不需急诊处理，可纠正诱发因素；伴有器质性心脏病的持续性单形性心动过速，要纠正诱发因素、治疗基础性心脏病，血流动力学稳定者可电复律，或者选用心房颤动患者急性期发作应维持血流动力学稳定，减轻临床症状，并依据发生血栓栓塞的风险确定抗凝治疗方案。心房颤动的急性加重期给予普通肝素或者低分子肝素进行抗凝，复律后口服华法林治疗。而伴有快速心室率的心房颤动患者会出现临床症状，因此在急性发作期应控制心室率在 80 ~ 100 次/min。对于无心力衰竭、低血压者可选择β受体阻滞剂、地尔硫䓬、维拉帕米控制心室率，伴有心功能不全或者低血压者可选择胺碘酮、洋地黄类。

药物应用：①心动过速：维拉帕米 2.5 ~ 5.0 mg 稀释后缓慢静推超过 2 min，无效者每隔 15 ~ 30 min 后可再静脉推注 5 ~ 10 mg，累积剂量为 20 ~ 30 mg，用药时注意血压、心率，避免引起低血压或者心动过缓；普罗帕酮 1 ~ 2 mg/kg 缓慢静脉推注 10 min，单次最大剂量 140 mg，无效者 10 ~ 15 min 后可重复用药，总剂量不超过 210 mg，室上性心动过速停止后立即停止用药，但对肝肾功能不全者禁用，其不良反应可加重室内传导障碍，引起头痛、头晕、恶心、口干、舌唇麻木；β受体阻滞剂如美托洛尔 5 mg 缓慢静脉推注 5 min，无效者 5 ~ 15 min 后可重复用药，总剂量不超过 10 ~ 15 mg，对支气管哮喘、阻塞性肺疾病、低血压患者禁用，其不良反应为低血压、心动过缓、诱发心力衰竭；利多卡因 1 ~ 1.5 mg/kg 缓慢静脉推注 2 ~ 3 min，必要时 5 ~ 10 min 可重复用药，最大用量不超过 3 mg/kg，对老年人、肝肾功能不全者应减少用量，可引起眩晕、低血压、心动过缓、意识改变、语言不清、舌麻木及肌肉搐动。胺碘酮负荷量为 150 mg，稀释后缓慢静脉推注 10 min，然后以 1 mg/min 持续泵入，6 h 后改为 0.5 mg/min 持续泵入，必要时可重复静脉推注负荷量，依据病情用药，24 h 最大用量不超过 2.2 g，病情稳定后可逐渐减量，如果减量时出现反复，可再次静脉负荷剂量推注并适当增加维持量，对低血钾、严重心动过缓的患者应用后会出现心律失常，其不用于 QT 间期延长的尖端扭转型室性心动过速。胺碘酮不良反应为心动过缓、低血压、肝功能损害；在胺碘酮无效或者不适用时可选用利多卡因。②心房颤动：地尔硫䓬 15 ~ 20 mg 稀释后缓慢静脉推注大于 2 min，无效后 10 ~ 15 min 可重复给药 1 次，然后可根据需要 1 ~ 5 μg·(kg·min)$^{-1}$静脉泵入，易引起低血压、心动过缓、诱发心力衰竭；洋地黄类药物西地兰首剂对于未口服者为0.4～0.6 mg，稀释后缓慢静脉推注，无效者可在20～30 min后再次给药0.2～0.4 mg，最大剂量为1.2 mg，而对于口服者一般给药0.2 mg，西地兰可引起心动过缓，可发生洋地黄中毒。

2. 缓慢性心律失常

（1）识别血流动力学状态：对于心脏停搏、无脉性电活动患者应立即进行心肺复苏，心动过缓者可急诊植入临时起搏器。

（2）基础疾病与诱因的治疗：因基础疾病与心律失常的发生可互为因果，所以处理心律失常的同时应兼顾基础疾病的治疗。如酸中毒患者纠正酸碱失衡，电解质紊乱者应尽快纠正诱因，抗心律失常药物中毒者立即停用相关药物。如果心律失常造成严重的血流动力学障碍，则应首先终止心律失常。

（3）急性期抗心律失常药物的应用：对于症状性心动过缓也可用药物治疗，如阿托品、多巴胺、肾上腺素、异丙肾上腺素。阿托品首剂量为0.5 mg静脉推注，必要时可重复用药，总剂量不超过3 mg，可引起视物模糊、排尿困难，禁用于青光眼、前列腺肥大患者；多巴胺2～10 μg·（kg·min）$^{-1}$静脉泵入用于阿托品治疗无效或者禁用的心动过缓患者，可引起胸痛、呼吸困难、血压升高、手足发凉等；肾上腺素2～10 μg/min静脉泵入用于阿托品无效或者禁用的心动过缓患者，可引起心悸、胸痛、高血压及心律失常；异丙肾上腺素2～10 μg/min静脉泵入用于阿托品无效或者禁用的心动过缓患者，可引起恶心、呕吐及心律失常。多巴胺、肾上腺素、异丙肾上腺素也可用于起搏治疗前的过渡。

【抢救流程】

1. 快速性心律失常的诊疗流程

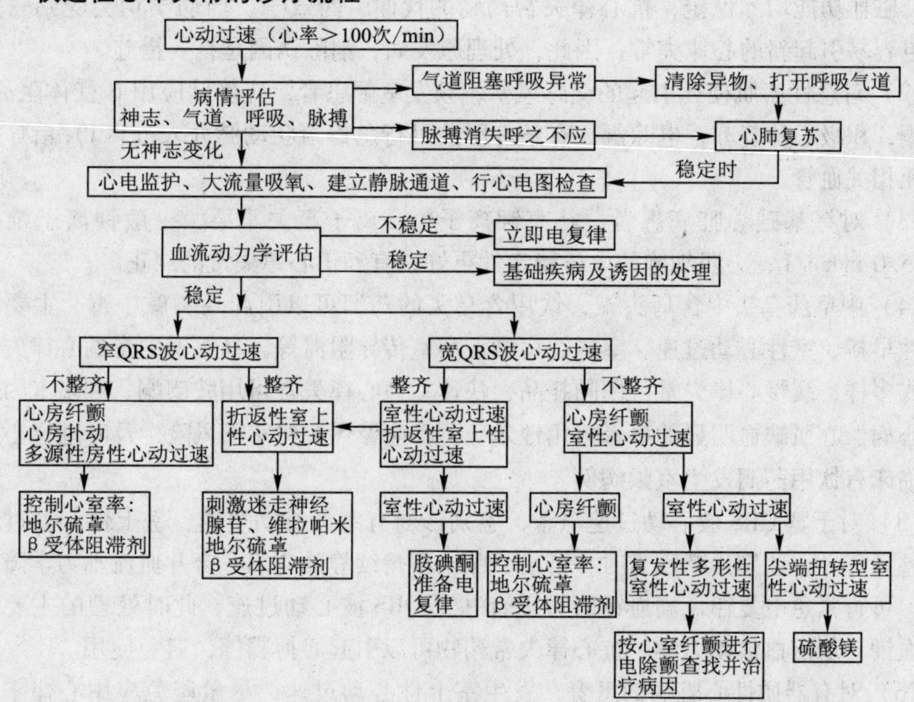

2. 缓慢性心律失常的诊疗流程

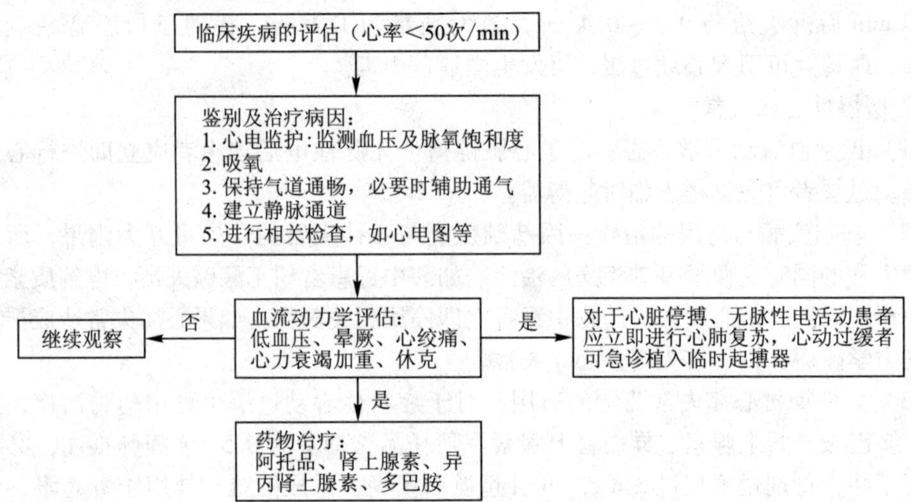

【经验体会】

（1）EICU 的住院患者都是各种急危重症，可以并发各种各样的心律失常，处理的首要原则是分析心律失常的原因和诱因，积极处理原发病，解除诱因，对血流动力学影响不大的心律失常，可以观察病情，暂不处理。如严重多发伤、休克、液气胸、急性重症胰腺炎、ARDS 等情况，多合并窦性心动过速、室上性心动过速，此时，处理多发伤、纠正休克、处理液气胸、清除炎症介质、呼吸机辅助呼吸是首要的治疗措施，而不是紧急处理心律失常。抗心律失常药物均有致心律失常作用，危重病情况下，机体的内环境、脏器功能均不稳定，抗心律失常药物的代谢、药效学、药动学均会受到一定影响，更容易引起新的心律失常，因此，处理原发病，消除诱因是首要措施。

（2）对急性心肌梗死引起的交感风暴，频发室颤患者，应静脉应用 β 受体阻滞剂、胺碘酮，积极心肺复苏，电除颤。有条件医院可行急诊冠状动脉介入（PCI）治疗，开通梗死相关血管。

（3）对有基础心脏病患者，补充钾离子、镁离子至关重要，一般钾离子维持在 4.0～5.0 mmol/L，心肌细胞的电学稳定性更好，有利于心律失常的纠正。

（4）中草药乌头中含乌头碱，饮用含乌头的药酒可以引起乌头碱中毒，主要表现是室性早搏、室性心动过速、室颤、房颤、房室传导阻滞等，乌头碱中毒的心律失常表现形式多样，缓慢心律失常可用阿托品，快速室性心律失常可用胺碘酮、利多卡因，合并冠心病、心肌缺血明显的患者可用地尔硫䓬，应警惕突然室颤风险，及时进行心肺复苏，临床有饮用药酒发生室颤病例。

（5）对于宽 QRS 波心动过速患者，鉴别诊断有室性心动过速、室上性心动过速伴室内差异传导，鉴别诊断困难时，可给予胺碘酮持续静脉应用，合并血流动力学障碍的患者，可行紧急电复律。高血钾时可以合并宽 QRS 波心动过速，此时处理的主要原则是降血钾，稳定血流动力学，抗心律失常药物可以引起心搏骤停，避免使用。

（6）对有器质性心脏病的患者，发生室上性心动过速，尽量避免应用心律平，有引起室颤、心搏骤停风险。对发作时间超过 24 h 的房颤，不予复律治疗。维持内环境稳定、控制心室率、抗凝是较好的选择。对预激综合征合并房颤患者，β 受体阻滞剂、非二氢吡啶类钙离子拮抗剂、洋地黄类药物可减慢房室结传导，导致旁道前传增加，利多卡因可加速预激综合征合并房颤时旁道传导，引起快速心室率，诱发室颤，在预激综合征合并房颤时均为禁用药物。

（7）对急性下壁心肌梗死合并三度房室传导阻滞，可行临时起搏器植入治疗，1 周后视情况去除临时起搏器或植入永久起搏器。

（张晓娟　孙同文）

二、急性心功能不全

【疾病概述】

在各种致病因素作用下，心脏的收缩功能发生障碍，使心排血量绝对或相对减少，即泵血功能降低，以致不能满足组织代谢需求的病理生理过程称为心力衰竭。心功能不全包括心脏泵血功能受损但处于完全代偿阶段直至失代偿的全过程，而心力衰竭是指心功能不全的失代偿阶段。急性心力衰竭（acute heart failure，AHF）是指由于急性心脏病变，引起心肌收缩力减退使心脏不能将回心血量全部排出，心排血量显著、急骤降低，导致的组织器官灌注不足和急性淤血综合征。AHF 包括新发的 AHF（既往没有明确的心功能不全史）和慢性心力衰竭急性失代偿者。

【诊断要点】

1. 常见诱因　凡能增加心脏负担，使心肌耗氧量增加和（或）供血、供氧减少的因素都可能成为心力衰竭的诱因：①感染；②各种心律失常；③过度疲劳；④情绪与精神因素、焦虑与焦躁等；⑤电解质紊乱；⑥贫血、营养不良；⑦甲亢危象；⑧妊娠分娩；⑨体液负荷；⑩心脏后负荷较大，包括严重高血压、血管阻力较高、肺血管栓塞、大剂量缩血管药物应用等。

2. 临床表现　临床上以急性左心衰竭多见，典型症状与体征表现为：

（1）起病急骤，呼吸困难、端坐呼吸、面色灰白、发绀、大汗，喘息不止、烦躁不安并有恐惧感，呼吸频率可达 30 ~ 50 次/min。

（2）频繁咳嗽并咳出大量粉红色泡沫样血痰。

（3）听诊心率快，心尖部常可闻及奔马律；两肺满布湿啰音和哮鸣音。

（4）心尖部第一心音减弱，频率快，同时有舒张早期第三心音而构成奔马律，肺动脉瓣第二心音亢进。

（5）极重者可因脑缺氧而致神志模糊甚至昏迷。

（6）病情进展，血压可持续下降直至休克，为心源性休克。

（7）胸片示：肺水肿时表现为蝶形肺门；严重肺水肿时，为弥漫满肺的大片阴影。

（8）重症患者采用漂浮导管行床旁血流动力学监测，肺毛细血管楔压（PCWP）随病情加重而升高，心脏指数（CI）相反，病情可迅速发展至危重状态。

3. 辅助检查

（1）血浆 BNP（B 型钠尿肽）和 NT－proBNP（N－末端钠尿肽前体）水平监测：心力衰竭时，心脏的容量负荷和压力负荷加重使心肌细胞受到牵张，导致脑钠肽分泌增加。一般 BNP <100 pg/mL 可排除心衰可能；既往有心衰的患者若 BNP100～400 pg/mL，心衰的阳性率约为 75%；而 BNP >400 pg/mL 者，心衰的阳性率为 98%。因此，对有相应的临床症状疑为心力衰竭的患者，检测 BNP 或 NT－proBNP 有助于确立心力衰竭的诊断。

（2）其他心肌损伤标记物：如肌钙蛋白等，肌酸激酶及其同工酶等帮助了解心肌合并急性缺血灌注损伤及其严重性。

（3）影像学检查：明确肺淤血，而心影正常或稍大。

（4）超声心动图检查：M 型、二维超声心动图（2DE）及多普勒超声是心脏原发疾病和功能诊断的重要手段。

【治疗原则】

整体治疗原则：及时评估患者的心衰程度、血流动力学特点，结合其病因、并发症和诱发因素等，实施综合性治疗，包括血压合理调控、心律失常纠正、心肌保护、神经激素异常的纠正、心外其他器官的保护和治疗并发症等。

1. 一般治疗　做好体液平衡监测，积极控制感染，控制血糖，营养支持。

2. 氧疗和辅助呼吸　积极纠正缺氧是治疗的首要环节，氧疗和辅助呼吸能够明显缓解急性左心衰引起低氧血症，减少肺泡渗出和肺水肿，减少患者做功，有积极的辅助治疗和维护生命作用。当高流量吸氧不能改善低氧血症时，应视病情给予面罩吸氧，或进行无创呼吸机辅助治疗；病情严重者应实施气管插管、气管切开，进行有创呼吸机辅助呼吸治疗。

3. 药物治疗

（1）吗啡及其类似物：一般用于严重急性心衰的早期阶段，特别是患者不安和呼吸困难时，不仅可以使患者镇静，减少躁动所带来的额外的心脏负担，同时也具有小血管舒张的功能而减轻心脏的负荷，降低心率。一般吗啡 5～10 mg 静脉缓注，必要时每间隔 15 min 重复一次，共 2～3 次。老年患者可酌减剂量或改为肌内注射。

（2）利尿剂：通过排钠排水减轻心脏的容量负荷，对缓解淤血症状，减轻水肿有十分显著的效果，是心力衰竭治疗中最常用的药物。对慢性心衰患者原则上利尿剂应长期维持，水肿消失后，应以最小剂量无限期使用。电解质紊乱是长期使用利尿剂最容易出现的不良反应，特别是高血钾或低血钾均可导致严重后果，应注意监测血钾、血钠变化。常用：呋塞米 10～40 mg 静脉注射，于 2 min 内推完，10 min 内起效，可持续 3～4 h，4 h 可重复一次；或托拉塞米 5～10 mg，每日 1～2 次。

（3）血管扩张剂：主要有硝酸酯类、硝普钠、重组人脑利钠肽（rhBNP）、乌拉地尔、酚妥拉明，但钙拮抗剂不推荐用于急性心衰的治疗。

1）硝酸酯类药物：硝酸甘油静脉滴注起始剂量 5～10 μg/min，每 5～10 min 递增 5～10 μg/min，控制收缩压在 90～100 mmHg。

2）硝普钠：宜从小剂量 10 μg/min 开始，可酌情逐渐增加剂量至 50～250 μg/min，静脉滴注，疗程不要超过24 h。

3）重组人脑利钠肽（rhBNP）：通过扩张静脉和动脉，有效降低心脏前、后负荷，同时有排钠利尿作用，抑制RAAS（肾素－血管紧张素－醛固酮系统）和交感神经系统活性，阻滞急性心衰演变中的恶性循环，可改善CHF患者的血流动力学障碍，延缓心肌重构。先给予负荷剂量1.5 μg/kg，静脉缓慢推注，继以0.007 5～0.015 μg/（kg·min）静脉滴注；也可不用负荷剂量而直接静脉滴注。疗程一般3 d，不超过7 d。

4）乌拉地尔：通常静脉滴注100～400 μg/min，可逐渐增加剂量，并根据血压和临床状况予以调整。伴严重高血压者可缓慢静脉注射12.5～25 mg。

5）酚妥拉明：为α受体阻滞剂，以扩张小动脉为主。静脉用药0.1 mg/min开始，每5～10 min调整一次，最大可增至1.5～2.0 mg/min，监测血压同前。

（4）正性肌力药物：

1）洋地黄类：去乙酰毛花苷注射液0.2～0.4 mg缓慢静脉注射，2～4 h后可再用0.2 mg，伴快速心室率的房颤患者可酌情适当增加剂量。急性心肌梗死在急性期24 h内不宜用洋地黄类药物。此外，舒张性心衰患者不宜使用洋地黄类药物。

2）多巴胺：2～5 μg/（kg·min）静脉滴注，有利于改善急性心衰的病情，大剂量时可增加左室后负荷和肺动脉压，对患者不利。

3）多巴酚丁胺：起始剂量为2～3 μg/（kg·min）静脉滴注，最高可用至20 μg/（kg·min）。常见不良反应有心律失常，心动过速，偶尔可因加重心肌缺血而出现胸痛。正在应用β受体阻滞剂的患者不推荐应用多巴酚丁胺和多巴胺。

4）磷酸二酯酶抑制剂（PDEI）：兼有正性肌力作用及降低外周血管阻力的作用。适用于对洋地黄、利尿剂、血管扩张剂治疗无效或效果欠佳的各种原因引起的急、慢性顽固性充血性心力衰竭。常用有：氨力农，首剂0.5～0.75 mg/kg静脉注射（>10 min），继以5～10 μg/（kg·min）静脉滴注；米力农（较氨力农作用强10～30倍），负荷量25～75 μg/kg，5～10 min缓慢静脉注射，以后0.25～1.0 μg/（kg·min）维持，每日最大剂量不超过1.13 mg/kg。

5）左西孟旦：是一种钙增敏剂，其正性肌力作用独立于α肾上腺素能刺激，可用于正接受受体阻滞剂治疗的患者。用法：首剂6～12 μg/kg静脉注射（>10 min），继以0.1 μg/（kg·min）静脉滴注，可酌情减半或加倍。

（5）氨茶碱：可解除支气管痉挛，并有一定的正性肌力及扩血管利尿作用。

4. 急性右心衰竭的治疗

（1）右心室梗死伴急性右心衰竭：

1）扩容治疗：对于充分扩容而血压仍低者，可给予多巴酚丁胺或多巴胺。

2）不宜用利尿剂、吗啡和硝酸甘油等血管扩张剂，以避免进一步降低右心室充盈压。

3）如右心室梗死同时合并广泛左心室梗死，则不宜盲目扩容，防止造成急性肺水肿。

（2）急性大面积肺栓塞所致急性右心衰竭：

1）止痛，吸氧，溶栓治疗。

2）经内科治疗无效的危重患者（如休克），若经肺动脉造影证实为肺总动脉或其较大分支内栓塞，可做介入治疗，必要时手术摘除栓子。

5. 舒张性心功能衰竭的治疗原则

（1）积极控制基础疾病：

1）控制血压：收缩压＜130 mmHg，舒张压＜80 mmHg。

2）控制快速室颤心率，如有可能，必要时可进行转律甚至在血流动力学不稳定时可电复律。

3）控制血糖。

（2）利尿剂使用：可减轻肺淤血和外周水肿，但需避免前负荷降低过度而致低血压。

（3）血运重建：如有证实的心肌缺血，应考虑尽可能重建冠状动脉血运，可采用药物和介入手段等。

（4）逆转左室肥厚，改善舒张功能，可用 ACEI、ARB、β 受体阻滞剂等药物，防止心肌重构，这些措施对肥厚型心肌病有一定的益处。

（5）正性肌力药物：必要时选用非洋地黄类正性肌力药物，如米力农。

6. 非药物治疗 包括主动脉内球囊反搏术、体外膜氧合器、左心室机械辅助装置，根据病情需要选用。

（1）主动脉内球囊反搏术（IABP）：尽早地应用于 AMI、严重低血压，甚或心源性休克的患者。

（2）体外膜氧合器（ECMO）：是一种临时性的部分心肺辅助系统，通过引流管将静脉血引流到体外膜氧合器内进行氧合，再经过另一根引流管将氧合血泵入体内（静脉或动脉），改善全身组织氧供，可以暂时替代肺的气体交换功能和心脏的泵功能。

（3）左心室机械辅助装置：适用于晚期终末期心力衰竭、心源性休克的患者。

【抢救流程】

急性左心功能衰竭抢救流程图

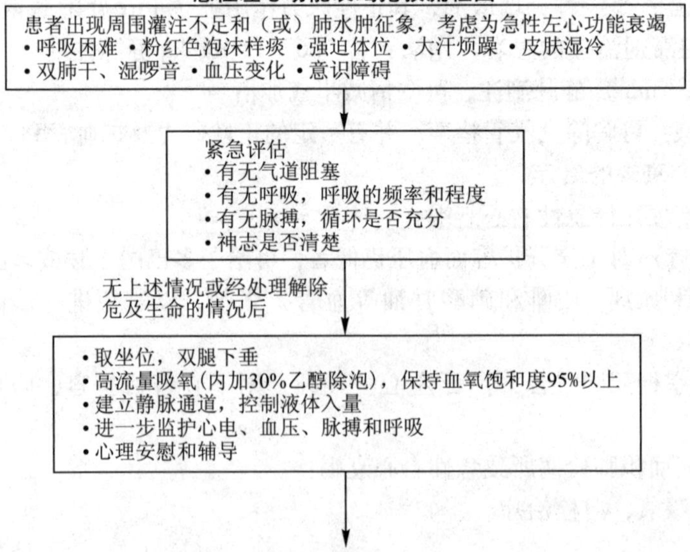

患者出现周围灌注不足和（或）肺水肿征象，考虑为急性左心功能衰竭
•呼吸困难 •粉红色泡沫样痰 •强迫体位 •大汗烦躁 •皮肤湿冷
•双肺干、湿啰音 •血压变化 •意识障碍

↓

紧急评估
•有无气道阻塞
•有无呼吸，呼吸的频率和程度
•有无脉搏，循环是否充分
•神志是否清楚

↓ 无上述情况或经处理解除危及生命的情况后

•取坐位，双腿下垂
•高流量吸氧（内加30%乙醇除泡），保持血氧饱和度95%以上
•建立静脉通道，控制液体入量
•进一步监护心电、血压、脉搏和呼吸
•心理安慰和辅导

↓

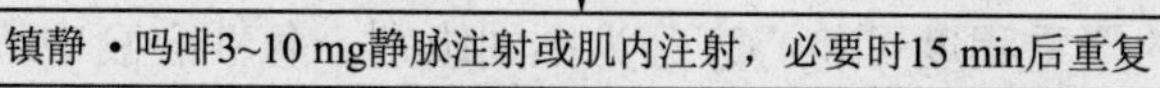

↓

利尿剂
- 呋塞米，液体潴留量少者20~40 mg静脉推注，重度液体潴留者40~100 mg静脉推注或5~40 mg/h静脉滴注，持续滴注呋塞米达到靶剂量比单独大剂量应用更有效
- 可用双氢克尿噻(25~50 mg，Bid)或螺内酯(25~50 mg，Qd)；也可加用扩张肾血管药(多巴胺或多巴酚丁胺)。小剂量联合比单独大剂量应用一种药物更有效、不良反应少

扩血管药物(平均血压＞70 mmHg)
- 硝酸甘油，以20 μg/min开始，可逐渐加量至200 μg/min
- 硝普钠，0. 3~5 μg/(kg・min)
- 酚妥拉明，0. 1 mg/min静脉滴注，每隔10 min调整，最大可增至1. 5~2 mg/min

↓

正性肌力药物(有外周低灌注的表现或肺水肿者适用，根据平均血压使用)
- 多巴酚丁胺，2~20 μg/(kg・min)静脉滴注
- 多巴胺，3~5 μg/(kg・min)静脉滴注具有正性肌力作用，过大或过小均无效，反而有害
- 去甲肾上腺素，0. 2~1. 0 μg/(kg・min)静脉滴注
- 肾上腺素，1 mg静脉滴注，3~5 min后可重复一次，0. 05~0. 5 μg/(kg・min)静脉滴注

洋地黄(适用于伴有快速心室率的心房纤颤患者发生的左室收缩性心衰)
- 西地兰，0. 2~0. 4 mg静脉缓推或静脉滴注，2 h后可重复一次

其他可以选择的治疗
- 美托洛尔(5 mg静脉注射)、血管紧张素转换酶抑制剂(如依那普利，2. 5 mg静脉注射)
- 氨茶碱，β_2受体激动剂(如沙丁胺醇或特布他林气雾剂)
- 纠正代谢性酸中毒(如5%$NaHCO_3$125~250 mg静脉滴注)

↓

- 寻找病因并进行病因治疗
- 侵入性人工机械通气只在上述治疗和(或)应用无创正压机械通气无反应时应用
- 有条件时，对难治性心衰或终末期心衰患者给予主动脉内球囊反搏
- 可能会使用除颤或透析

【经验体会】

（1）多数患者有典型的临床心衰症状与体征，但不同的病因导致的急性心衰又各具备其临床特点，或存在不典型性，预后亦差异较大。2005 年欧洲心脏病学会（ESC）和欧洲危重病学会（ESICM）将急性心衰按照临床特征分为六种类型：①急性失代偿性心力衰竭（包括新发的 AHF 和慢性心衰失代偿者），AHF 的症状和体征轻微，达不到心源性休克、肺水肿或高血压危象标准。②高血压性 AHF：具有 AHF 的症状和体征，同时伴有高血压，左室功能相对正常，胸部 X 线符合急性肺水肿表现。③肺水肿（胸部 X 线证实）伴呼吸困难、肺部啰音和端坐呼吸，治疗前在呼吸室内空气时的 SpO_2 < 90%。④心源性休克：在纠正前负荷后仍然存在心力衰竭所致的组织低灌注表现。血流动力学具备以下特征：血压下降（收缩压 < 90 mmHg，或 MAP < 30 mmHg）和（或）尿量 < 0. 5 mL/（kg・h），HR > 60 次/min 伴有器官淤血表现。从低心排血量综合征到心源性休克是一连续的过程。⑤高心排血量心力衰竭：常由动静脉瘘、心律失常、甲亢、贫血引起，其特点为心排血量增加，伴心率加快、四肢温暖、肺淤血，如合并感染

（感染性休克）可出现低血压。⑥右心衰：表现为低心排血量综合征，颈静脉压升高，颈静脉怒张、肝大和低钠血症。

（2）根据心衰的严重程度可将心衰分为不同级别，急性心衰中最常用的是Killip分级法，它是根据临床体征和胸部X线片进行分类。这一分级法在急性心肌梗死患者中常用，对判断心肌受累的面积和患者的预后有帮助。同时对是否选择积极再通治疗有指导价值，心衰分级越严重，再通治疗效益越明显。

1）Ⅰ级：没有心衰，没有心脏失代偿的临床表现。

2）Ⅱ级：有心衰。肺内可闻及湿啰音，S_3奔马律和肺充血。啰音局限在双下1/2肺野。

3）Ⅲ级：为严重心衰。有明显的肺水肿，肺部湿啰音超过肺野的1/2。

4）Ⅳ级：心源性休克。

（3）根据心脏病史，严重呼吸困难、气喘、咯粉红色泡沫样痰、双肺湿啰音、心脏大、心音低钝、舒张期奔马律等典型临床症状与体征，不难做出诊断。但临床症状不典型患者，重症合并其他并发症患者常常诊断有一定困难。需要进行实验室标记物、影像和超声，甚至血流动力学检查以协助鉴别诊断。

1）心源性哮喘与支气管哮喘的鉴别：支气管哮喘多见于青少年，有过敏史。无心脏病史及心脏体征，无大量泡沫痰，肺内满布哮鸣音，湿啰音少而不对称。重症患者特别应警惕既往无哮喘而新发现无明显诱因的哮喘者，因肺淤血引起的肺水肿继而发生心源性哮喘可能。患者可有低血压、心音低钝、舒张期奔马律和肺底湿啰音等体征。同时，应及时进行血清学脑钠肽、超声检查协助鉴别诊断。

2）与非心源性肺水肿的鉴别：非心源性肺水肿疾病在重症较多见，种类繁多，包括：①肺泡-毛细血管通透性增加，如肺部感染、吸入性气体损伤、放射病、中暑、高原肺水肿等；②血浆胶体渗透压降低，如低蛋白血症；③肺泡内压降低，见于气胸、胸腔积液大量放气后复张性肺水肿；④非心源性肺毛细血管楔压增高，见于肺静脉阻塞、纵隔压迫血管；⑤其他原因的肺水肿等，如神经源性肺水肿等。该类患者多数合并肺部间质水肿，应综合患者的整体症状体征分析鉴别。

3）右心衰竭与心包积液、缩窄性心包炎等的鉴别：三者均可出现肝大、腹水，但右心衰竭多伴有心脏杂音或肺气肿，心包积液时扩大的心浊音界可随体位而变动，心音遥远，无杂音，有奇脉；缩窄性心包炎心界不大或稍大，无杂音，有奇脉。

（4）影响心衰预后的因素有：基础疾病、左心室功能、循环血中儿茶酚胺的含量、心房利钠肽含量及是否合并心律失常等。

（李　莉）

三、急性冠脉综合征

【疾病概述】

急性冠脉综合征（acute coronary syndrome，ACS）是一组由急性心肌缺血引起的临床综合征，包括急性心肌梗死（AMI）及不稳定型心绞痛（UA），其中AMI又分为ST

段抬高的心肌梗死（STEMI）及非 ST 段抬高的心肌梗死（NSTEMI）。在 ACS 患者中约 1/4～1/3 为 AMI。尽管对冠心病危险因素的控制实施了教育和知识普及，AMI 的发病率呈现下降的趋势，但 AMI 仍是导致死亡的首要原因。

急性冠脉综合征的共同发病机制是动脉粥样硬化斑块破裂、侵蚀，使血管内皮下胶原组织暴露，继之发生血小板黏附聚集和血栓形成，造成冠状动脉阻塞。冠状动脉内存在动脉粥样硬化斑块是引起 ACS 的根本原因，而斑块破裂是引起 ACS 的直接原因。

【诊断要点】

1. 常见诱因　①气温骤然变化或过度寒冷；②情绪激动或紧张；③血压剧烈变化；④突然发生快速型或严重过缓型心律失常；⑤严重创伤或疼痛；⑥休息与睡眠不足；⑦严重感染；⑧甲亢；⑨手术或麻醉的影响；⑩某些药物的影响等。

2. 临床表现

（1）疼痛：是最先出现的症状，多发生于清晨，疼痛部位和性质与心绞痛相同但持续时间较长，可超过半小时，少数患者无胸痛，一开始即表现为休克或急性心力衰竭。部分患者疼痛位于上腹部，被误认为胃穿孔、急性胰腺炎等急腹症；部分患者疼痛放射至下颌、颈部、背部上方，有时被误认为骨关节痛。

（2）胸闷、气短、呼吸困难：呈阵发性或持续性胸闷、气短，呼吸困难也是 ACS 的常有主诉之一，需高度警惕，特别是高龄或合并糖尿病的患者。

（3）全身症状：可有发热、心动过速、白细胞增高和红细胞沉降率增快等，一般在疼痛发生后 24～48 h 出现，体温一般在 38 ℃左右，很少达到 39 ℃，持续约 1 周。

（4）胃肠道症状：患者可表现为腹痛，有时疼痛剧烈时常伴有频繁的恶心、呕吐和上腹胀痛，肠胀气亦不少见。重症者可发生呃逆。

（5）心律失常：在发病 24 h 内最多见，以室性心律失常最多，尤其是室性期前收缩，室颤是 AMI 早期，特别是入院前主要的死因。

（6）低血压和休克：少部分患者以低血压或休克为首要表现，收缩压常 <80 mmHg，表现有烦躁不安、面色苍白、皮肤湿冷、脉细而快、尿量减少（<20 mL/h），神志迟钝，甚至晕厥。

（7）心力衰竭：主要表现为急性左心衰竭，可在起病最初几天内发生，或在疼痛、休克好转阶段出现。

3. 体征　不稳定型心绞痛可无明显阳性体征，急性心肌梗死体征较明显，主要表现有：

（1）心脏体征：①心率多增快。②心尖区第一心音减弱。③可出现奔马律。④10%～20%患者在起病第 2～3 天出现心包摩擦音，为反应性纤维性心包炎所致。⑤心尖区可出现粗糙的收缩期杂音或伴收缩中晚期喀喇音，为二尖瓣乳头肌功能失调或断裂所致。⑥可伴有各种心律失常。

（2）血压：除极早期血压可增高外，几乎所有患者都有血压降低。起病前有高血压者，血压可降至正常，且可能不再恢复到起病前的水平。

（3）其他：可有与心律失常、休克或心力衰竭相关的其他体征。

4. 辅助检查

（1）心电图检查及心电监护：

1）不稳定型心绞痛典型心电图变化：①以 R 波为主的导联 S－T 段呈水平或下垂形下移≥0.1 mV，T 波低平、双向或倒置，呈一过性，心绞痛缓解后心电图可恢复正常。②心电图原有 ST－T 改变的患者：S－T、T 波改变在原有改变的基础上变化更明显，发作后恢复到原来水平。③如 T 波倒置过深持续 24 h 未恢复正常时需做心肌酶学检查，以排除急性心肌梗死。注意部分急性心绞痛患者，心电图可表现为正常。

2）特征性 ST 段抬高性 AMI 者的心电图改变：①ST 段抬高呈弓背向上型，在面向坏死区周围心肌损伤区的导联上出现；②宽而深的 Q 波（病理性 Q 波），在面向透壁心肌坏死区的导联上出现；③T 波倒置，在面向损伤区周围心肌缺血区的导联上出现。

3）动态性改变 ST 段抬高性 MI：①起病数小时内，可尚无异常或出现异常高大两肢不对称的 T 波，为超急性期改变。②数小时后，ST 段明显抬高，弓背向上，与直立的 T 波连接，形成单相曲线。数小时至 2 d 内出现病理性 Q 波，同时 R 波减低，为急性期改变。Q 波在 3～4 d 内稳定不变，以后 70%～80% 永久存在。③ST 段抬高持续数日至两周左右，逐渐回到基线水平，T 波则变为平坦或倒置，是为亚急性期改变。④数周至数月后，T 波呈 V 形倒置，两肢对称，波谷尖锐，是为慢性期改变。T 波倒置可永久存在，也可在数月至数年内逐渐恢复。

（2）心肌酶学的改变：血清心肌坏死标记物增高。心肌损伤标记物增高水平与梗死范围及预后明显相关（表 6－1－1）。其中，CK－MB 增高的程度能较准确地反映梗死的范围，其高峰出现时间是否提前有助于判断溶栓治疗是否成功。

表 6－1－1　AMI 的血清学标志物及其检测时间

	肌红蛋白	CTnl	cTnT	CK	CK－MB	AST *
出现时间（h）	1～2	2～4	2～4	6	3～4	6～12
100% 敏感时间（h）	4～8	8～12	8～12		8～12	
峰值时间（h）	4～12	10～24	10～24	24	6～24	24～48
持续时间（d）	0.5～2	5～10	7～14	3～4	2～4	3～5

注：* 应同时测定丙氨酸转氨酶（ALT），AST > ALT 才有意义；CK：肌酸激酶；CK－MB：肌酸激酶同工酶；AST：天门冬氨酸转氨酶。

【治疗原则】

ACS 治疗的重点是抗血栓治疗和血管开通治疗，是改善心肌缺血、减少心肌坏死的主要措施。主要抢救治疗的原则与措施如下：

1. 一般处理

（1）卧床休息，床边 24 h 心电监测。

（2）吸氧（中高流量 3～6 L/min），维持血氧饱和度达到 90% 以上。

（3）建立静脉通路，保证有效治疗的具体实施。

（4）镇静与镇痛：首选地西泮10 mg肌内注射或罂粟碱30～60 mg肌内注射；AMI者可选用：吗啡3～5 mg静脉注射或5～10 mg皮下注射；哌替啶（度冷丁）50～100 mg肌内注射；曲马多50～100 mg肌内注射。吗啡的禁忌证或慎用情况有：低血压、休克、COPD、呼吸抑制、心动过缓、房室传导阻滞等。吗啡可应用纳洛酮拮抗。

（5）如患者未使用他汀类药物，无论血脂是否增高均应尽早使用他汀类药物。

2. 不稳定型心绞痛的处理

（1）硝酸酯类：硝酸甘油或硝酸异山梨酯微量泵输注，以10 μg/min开始，每3～5 min增加10 μg/min，直至症状缓解或出现血压下降。

（2）抗凝药物：阿司匹林负荷量150～300 mg，维持治疗剂量75～100 mg/d；或氯吡格雷300 mg负荷剂量后，每日维持量75 mg/d口服，维持3～12个月。

（3）β受体阻滞剂：硝酸酯类静脉滴注疗效不佳，而无低血压等禁忌证者，特别是心绞痛伴有窦性心动过速、室上性心动过速者，应尽早开始用。①美托洛尔25～50 mg，2次/d口服；②阿替洛尔25～50 mg，2次/d口服；③普萘洛尔10～20 mg，3次/d口服。

（4）钙通道阻滞剂：治疗变异型心绞痛的疗效最好。但不能预防AMI的发生和降低病死率，故作为次选药物。

3. 急性心肌梗死的抢救治疗　治疗原则是尽快恢复心肌的血液灌注（到达医院后30 min内开始溶栓或90 min内开始介入治疗）以挽救濒死的心肌、防止梗死扩大或缩小心肌缺血范围，保护和维持心脏功能，及时处理严重心律失常、泵衰竭和各种并发症，防止猝死使患者不但能度过急性期，且康复后还能保持尽可能多的有功能的心肌。

（1）阿司匹林：无禁忌证者即服150～300 mg，然后每日1次，3 d后改为75～150 mg每日1次长期服用。

（2）再灌注心肌：起病3～6 h最多在12 h内，使闭塞的冠状动脉再通，心肌得到再灌注，是一种积极的治疗措施。

（3）介入治疗（PCI）：在具备施行介入治疗条件的医院进行。根据时机可分为直接PCI、补救性PCI和溶栓治疗再通的PCI。

（4）溶栓疗法：如无禁忌证应立即（接诊患者后30 min内）行本法治疗。国内常用：①尿激酶（urokinase，UK）30 min内静脉滴注150万～200万U。②链激酶（streptokinase，SK）或重组链激酶（rSK）以150万U静脉滴注，在60 min内滴完。用链激酶时，应注意寒战、发热等过敏反应。③重组组织型纤维蛋白溶酶原激活剂（recombinant tissue type plasminogen activator，rt－PA）100 mg在90 min内静脉给予，先静脉注入15 mg，继而30 min内静脉滴注50 mg，其后60 min内再滴注35 mg（国内有报告用上述剂量的一半也能奏效）。用rt－PA前先用肝素5 000 U静脉注射，用药后继续以肝素每小时700～1 000 U持续静脉滴注共48 h，以后改为皮下注射7 500 U每12 h一次，连用3～5 d（也可用低分子量肝素）。

溶栓后的疗效可根据冠状动脉造影直接判断，或根据以下表现间接判断血栓是否溶解：①心电图抬高的ST段于2 h内回降>50%；②胸痛2 h内基本消失；③2 h内出现再灌注性心律失常；④血清 CK－MB 酶峰值提前出现（14 h 内）。

4. 消除心律失常 心律失常必须及时消除，以免演变为严重心律失常甚至猝死。

（1）室颤或持续多形性室速时，非同步直流电除颤或同步直流电复律。

（2）室性期前收缩或室速时，立即用利多卡因 50～100 mg 静脉注射，每 5～10 min 重复 1 次，至期前收缩消失或总量已达 300 mg，继以 1～3 mg/min 的速度静脉滴注维持（100 mg 加入 5% 葡萄糖液 100 mL，滴注 1～3 mL/min）。如室性心律失常反复可用胺碘酮治疗。

（3）对缓慢性心律失常可用阿托品 0.5～1 mg 肌内或静脉注射。

（4）Ⅱ、Ⅲ度房室传导阻滞伴有血流动力学障碍者宜用人工心脏起搏器做临时起搏治疗，待传导阻滞消失后撤除。

（5）室上性快速心律失常选用维拉帕米、地尔硫䓬、美托洛尔、洋地黄制剂或胺碘酮等药物治疗；不能控制时可考虑用同步直流电复律治疗。

5. 控制休克 应对患者血流动力学实施严格监控与治疗后的动态评估，帮助合理控制休克。

（1）补充血容量：输液后如中心静脉压上升 >18 cmH_2O 则应停止并评估血流动力学状态。右心室梗死时，中心静脉压的升高则未必是补充血容量的禁忌。

（2）应用升压药：补充血容量后血压仍不升，而肺毛细血管楔压（PCWP）和心排血量正常时，提示周围血管张力不足，可用多巴胺起始剂量 3～5 μg/（kg · min），或去甲肾上腺素2～8 μg/min，亦可选用多巴酚丁胺起始剂量 3～10 μg/（kg · min）静脉滴注。

（3）应用血管扩张剂：经上述处理血压仍不升，而肺毛细血管楔压增高，心排血量低或周围血管显著收缩以致四肢厥冷并有发绀时，硝普钠 15 μg/min 开始静脉滴注，每 5 min 逐渐增量至 PCWP 降至 15～18 mmHg；硝酸甘油 10～20 μg/min 开始静脉滴注，每 5～10 min 增加 5～10 μg/min 直至左室充盈压下降。

（4）其他治疗休克的措施包括纠正酸中毒、避免脑缺血、保护肾功能，必要时应用洋地黄制剂等。

6. 治疗心力衰竭 主要是治疗急性左心衰竭，以应用吗啡（或哌替啶）和利尿剂为主，亦可用血管扩张剂减轻左心室的负荷，或用多巴酚丁胺 10 μg/（kg · min）静脉滴注治疗。洋地黄制剂可能引起室性心律失常应慎用。有右心室梗死的患者应慎用利尿剂。

7. 其他治疗

（1）β 受体阻滞剂和钙通道阻滞剂：如无禁忌证可尽早使用美托洛尔、阿替洛尔或卡维地洛等 β 受体阻滞剂，尤其是前壁 MI 伴有交感神经功能亢进者。

（2）ACEI 和 ARB 类药物：应早期应用，从低剂量开始，如卡托普利（起始剂量 6.25 mg，然后 12.5～25 mg，2 次/d）、依那普利（2.5 mg，2 次/d）。

（3）极化液疗法：氯化钾 1.5 g、胰岛素 10 U 加入 10% 葡萄糖液 500 mL 中，静脉滴注，1～2 次/d，7～14 d 为 1 个疗程。

（4）抗凝疗法：目前多用在溶解血栓疗法之后，单独应用者少。

【抢救流程】

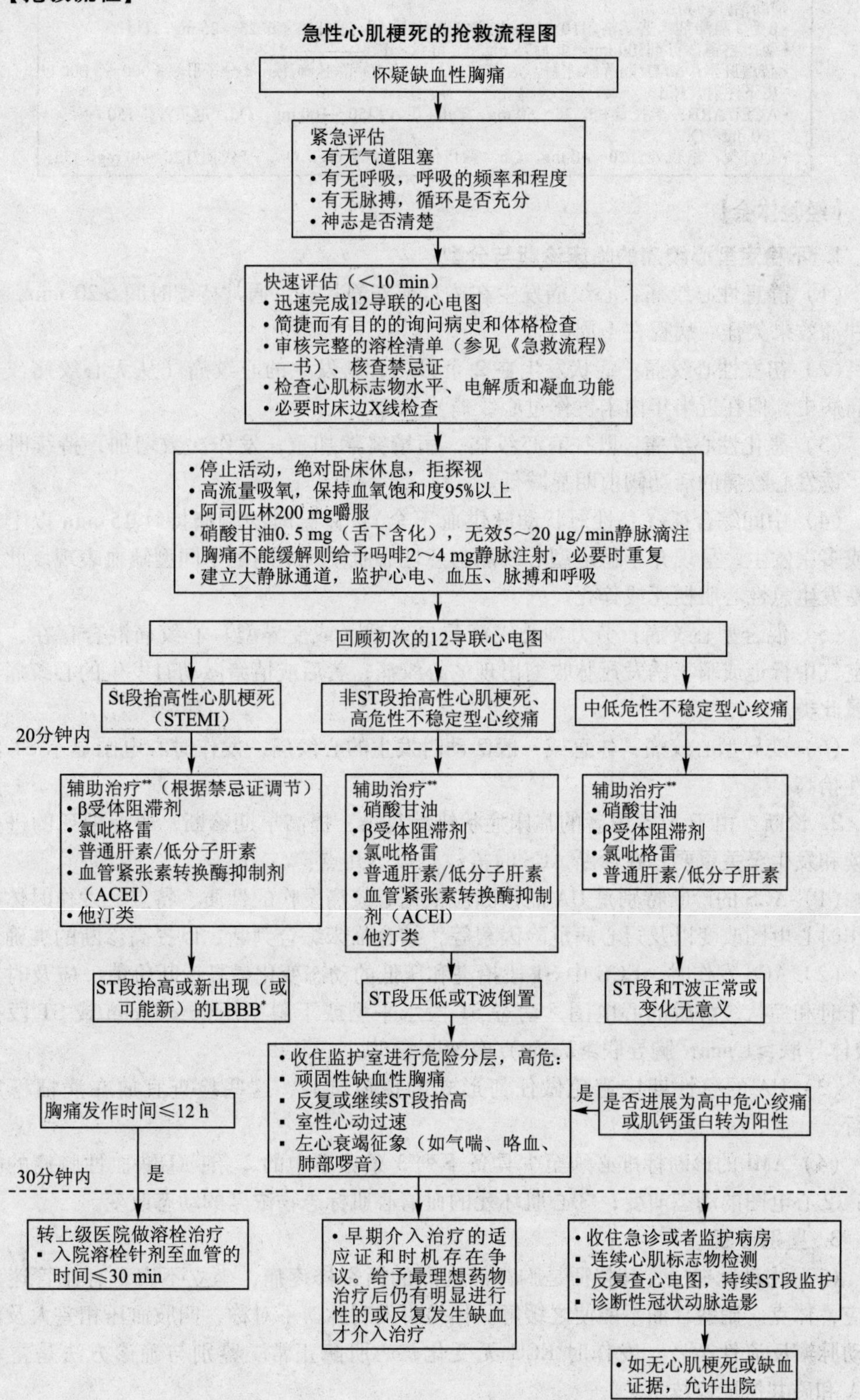
急性心肌梗死的抢救流程图
怀疑缺血性胸痛
紧急评估
•有无气道阻塞
•有无呼吸，呼吸的频率和程度
•有无脉搏，循环是否充分
•神志是否清楚
快速评估（＜10 min）
•迅速完成12导联的心电图
•简捷而有目的的询问病史和体格检查
•审核完整的溶栓清单（参见《急救流程》一书），核查禁忌证
•检查心肌标志物水平、电解质和凝血功能
•必要时床边X线检查
•停止活动，绝对卧床休息，拒探视
•高流量吸氧，保持血氧饱和度95%以上
•阿司匹林200 mg嚼服
•硝酸甘油0.5 mg（舌下含化），无效5～20 μg/min静脉滴注
•胸痛不能缓解则给予吗啡2～4 mg静脉注射，必要时重复
•建立大静脉通道，监护心电、血压、脉搏和呼吸
回顾初次的12导联心电图
St段抬高性心肌梗死（STEMI）
非ST段抬高性心肌梗死、高危性不稳定型心绞痛
中低危性不稳定型心绞痛
20分钟内
辅助治疗**（根据禁忌证调节）
•β受体阻滞剂
•氯吡格雷
•普通肝素/低分子肝素
•血管紧张素转换酶抑制剂（ACEI）
•他汀类
辅助治疗**
•硝酸甘油
•β受体阻滞剂
•氯吡格雷
•普通肝素/低分子肝素
•血管紧张素转换酶抑制剂（ACEI）
•他汀类
辅助治疗**
•硝酸甘油
•β受体阻滞剂
•氯吡格雷
•普通肝素/低分子肝素
ST段抬高或新出现（或可能新）的LBBB*
ST段压低或T波倒置
ST段和T波正常或变化无意义
•收住监护室进行危险分层，高危：
•顽固性缺血性胸痛
•反复或继续ST段抬高
•室性心动过速
•左心衰竭征象（如气喘、咯血、肺部啰音）
是
是否进展为高中危心绞痛或肌钙蛋白转为阳性
胸痛发作时间≤12 h
30分钟内
是
转上级医院做溶栓治疗
•入院溶栓针剂至血管的时间≤30 min
•早期介入治疗的适应证和时机存在争议。给予最理想药物治疗后仍有明显进行性的或反复发生缺血才介入治疗
•收住急诊或者监护病房
•连续心肌标志物检测
•反复查心电图，持续ST段监护
•诊断性冠状动脉造影
•如无心肌梗死或缺血证据，允许出院

LBBB：左房室束支传导阻滞
辅助治疗药物：
• β受体阻滞剂：普萘洛尔10～30 mg/次，3～4次/d；美托洛尔6. 25～25 mg，Tid
• 氯吡格雷：首剂300 mg，此后75 mg/d，连续8 d
• 普通肝素：60 U/kg静脉注射，后继12 U/（kg • h）静脉滴注；低分子肝素3 000～5 000 U皮下注射，Bid
• ACEI/ARB：卡托普利6. 25～50 mg，Tid，氯沙坦50～100 mg，Qd，厄贝沙坦150～300 mg，Qd
• 他汀类：洛伐他汀20～40 mg，Qn，普伐他汀10～20 mg，Qn，辛伐他汀20～40 mg，Qn

【经验体会】

1. 不稳定型心绞痛的临床诊断与分型

（1）静息性心绞痛：心绞痛发生在休息或安静状态，通常持续时间 >20 min，含硝酸甘油效果欠佳，病程在 1 周内。

（2）初发性心绞痛：症状发生在 2 个月内，新发生的心绞痛（从无心绞痛或有心绞痛病史，但在近半年内未发作过心绞痛）。

（3）恶化性心绞痛：既往有心绞痛，病情突然加重，发作次数增加，持续时间延长，诱发心绞痛的活动阈值明显减低。

（4）中间综合征（急性冠状动脉供血不全）：休息时的胸痛持续 15 min 以上，一次或多次发生，呈现介于稳定型心绞痛与急性心肌梗死之间的中间型缺血表现。此型患者易发生急性心肌梗死或猝死。

（5）混合型心绞痛：劳力型心绞痛与自发型（或变异型）心绞痛混合存在，如于冷空气中行走或骑车诱发冠脉收缩出现的心绞痛；餐后或情绪激动时发生的心绞痛，都可属此类。

（6）变异型心绞痛：休息或一般活动时发生的心绞痛，发作时心电图显示 ST 段暂时性抬高。

2. 诊断 由于 ACS 患者的临床症状错综复杂，提高早期诊断，避免梗死的进一步延续和发生至关重要，在诊断 ACS 时需注意以下几点：

（1）ACS 的诊断特别是 UA 的诊断应根据心绞痛发作的性质、特点、发作时体征和发作时心电图改变以及冠心病危险因素等，结合临床综合判断，以提高诊断的准确性。

（2）ACS 发作时，ECG 中 ST 段抬高和压低的动态变化最具诊断价值。应及时记录发作时和症状缓解后的心电图，动态 ST 段水平型或下斜型压低≥1 mm 或 ST 段抬高（肢体导联≥1 mm，胸导联≥2 mm）有诊断意义。

（3）UA 的急性期应避免做任何形式的负荷试验，这些检查宜放在病情稳定后进行。

（4）AMI 的诊断标准必须至少具备下列 3 条标准中的 2 条：①缺血性胸痛的临床史；②心电图的动态演变；③心肌坏死的血清心肌标志物浓度的动态改变。

3. 鉴别诊断

（1）主动脉夹层：其特征是胸背部剧烈的撕裂样疼痛，坐立不安，有血管迷走样反应，休克。硝酸甘油不能使之缓解。体检可发现脉搏不对称，四肢血压相差大及急性主动脉瓣反流性杂音。发作时 ECG 无变化，心肌酶正常。鉴别与确诊方法是主动脉 CTA 和磁共振成像技术。

（2）肺栓塞：临床症状的差异性较大。可表现为低氧血症。较大面积肺栓塞常见的临床表现有严重的呼吸困难，呼吸增快，胸痛，发绀，低氧血症甚至出现晕厥，发病1 h内猝死占11%。ECG快速检查（为$S_{I}Q_{III}T_{III}$倒置型，特征性改变为急性右心室负荷）、D－二聚体，二维超声心动图和肺增强螺旋CT等检查可帮助鉴别。

（3）张力性气胸：临床上常首先出现突发而剧烈的胸痛，呼吸困难，偶尔有干咳。疼痛可放射至同侧肩部，对侧胸部或腹部，可类似于ACS或急腹症。体征可以出现叩诊鼓音，语颤减弱或消失，患侧运动减弱。纵隔移位可表现为心脏浊音及心尖冲动移向健侧，呼吸音明显减低或消失。胸部X线可帮助诊断。

（4）其他引起胸痛的疾病与症状需要与ACS鉴别诊断，包括心包炎、大叶性肺炎、反流性食管炎、胸膜炎、纵隔肿瘤、膈疝、颈椎病、肋软骨炎、肋间神经痛、带状疱疹等。

4. 右心室心肌梗死的处理 治疗措施与左心室梗死略有不同。右心室心肌梗死引起右心衰竭伴低血压，而无左心衰竭的表现时，宜扩张血容量。如输液1～2 L低血压未能纠正可用正性肌力药以多巴酚丁胺为优，不宜用利尿药。伴有房室传导阻滞者可予以临时起搏。

5. 非ST段抬高性心肌梗死的处理 非ST段抬高性AMI也多是非Q波性，此类患者不宜溶栓治疗。其中低危险组（无并发症血流动力学稳定、不伴反复胸痛者）以阿司匹林和肝素尤其是低分子量肝素治疗为主；中危险组（伴持续或反复胸痛，心电图无变化或ST段压低1 mm上下者）和高危险组（并发心源性休克、肺水肿或持续低血压）则以介入治疗为首选。

（李 莉）

四、高血压危象

【疾病概述】

高血压危象（hypertensive crisis）是指原发性和继发性高血压在疾病的发展过程中，在某些诱因作用下发生暂时性的全身细小动脉强烈痉挛，导致血压急骤、过度升高，病情急剧恶化，并引起心、脑、肾及视网膜等主要靶器官功能严重受损的一组严重危及生命的临床综合征。高血压危象的发生率约为5%。常见诱因有：精神创伤、情绪波动、过度疲劳、寒冷刺激、气候变化和内分泌失调等。临床表现为神志变化、剧烈头痛、恶心呕吐、心动过速、面色苍白、呼吸困难等。严重者可导致死亡。

高血压危象的发病机制与外周小血管发生强烈痉挛的发生机制和血液循环中的肾素、血管紧张素Ⅱ、去甲肾上腺素和精氨酸加压素等收缩血管的物质突然急剧升高，并引起肾出、入球小动脉收缩有关。

【诊断要点】

1. 临床分类 1997年美国国家联合委员会（JNCVI）统一为高血压危象，并根据靶器官损害和是否需要立即降压治疗而将高血压危象分为两类：

(1) 高血压急症 (hypertensive emergency): 指高血压伴有急性进行性靶器官功能不全表现，舒张压常≥18.3 kPa (137 mmHg)。表现包括：①高血压脑病；②急进性/恶性高血压伴有心、脑、肾、眼底的损害；③严重高血压出现急性并发症，脑血管病(颅内出血、蛛网膜下隙出血、急性动脉粥样硬化血栓性脑梗死)、快速进行性肾衰竭、心脏和血管病变(急性左心衰伴肺水肿、不稳定型心绞痛、急性心肌梗死、急性主动脉夹层)；④子痫或妊娠期严重高血压；⑤儿茶酚胺过高分泌状态，嗜铬细胞瘤危象、食物或药物(酪胺)与单胺氧化酶抑制剂相互作用，少数严重撤药综合征如可乐定等撤药；⑥冠状动脉搭桥术后高血压。需要立即(60 min内)将血压降到安全范围(但并不需要降至正常范围)，以阻止或减少靶器官损害，常需要静脉用药。

(2) 高血压亚急症 (hypertensive urgency): 指血压剧烈增高而尚无急性靶器官损害。通常不需要住院，不一定需要静脉内用药，但应立即进行口服降压药联合治疗，主要有下列情况：①急进型/恶性高血压未出现上述急性并发症。②高血压3级出现视神经盘水肿和进行性其他靶器官损害。③先兆子痫。④严重高血压合并全身血管炎。⑤与外科有关的高血压，需即刻手术的严重高血压，严重围术期高血压，肾移植后严重高血压。⑥高血压合并严重鼻出血。⑦停药综合征。⑧药物诱发高血压，过量使用拟交感神经药物，α受体激动剂和非选择性β受体阻滞剂相互作用。⑨慢性脊髓损伤伴发作性严重高血压。

2. 临床特征 高血压急症和高血压亚急症共同的临床特征是血压急剧升高，患者SBP≥210~240 mmHg，DBP≥120~130 mmHg，同时出现明显的头痛、眩晕、烦躁、恶心、呕吐、心悸、气急和视力模糊等。

3. 存在靶器官急性损害的临床表现

(1) 心血管系统：出现急性心力衰竭或急性心肌缺血的症状和体征，如发绀、呼吸困难、肺部啰音；缺血性胸痛、心率加快、心脏扩大等。

(2) 中枢神经系统：头痛、头晕或眩晕、耳鸣、平衡失调，眼球震颤，恶心、呕吐、视力障碍，抽搐，意识模糊，嗜睡或昏迷等。自主神经功能失调症状：如异常兴奋，发热，出汗，口干，皮肤潮红或面色苍白，手足震颤等；脑卒中者可有神经系统定位体征。

(3) 肾：少尿、无尿、蛋白尿、管型、血肌酐和尿素氮升高。

(4) 眼底：出现三度以上眼底改变(渗出、出血、视神经盘水肿)。

4. 高血压危象诊断的主要依据 ①短期内急剧升高的动脉血压，舒张压常高于120~130 mmHg。血压上升速度比血压绝对值更有意义。②急性靶器官损害或慢性靶器官损害急性加重。

高血压急症和高血压亚急症均可合并慢性靶器官损害，但区别两者的标准是有无新近发生的急性进行性的严重靶器官损害。高血压水平绝对值不构成区别两者的标准，是因为血压水平的高低与是否伴有急性靶器官损害的程度并不成正比。

【治疗原则】

1. 常用降压药

(1) 利尿剂：呋塞米 (furosemide)。呋塞米适用于各种高血压危象，可迅速降低心脏的前负荷，改善心衰症状，减轻肺水肿和脑水肿。最适合应用于有心、肾功能不全和高血压脑病的患者。静脉常用量为 40 ~ 120 mg，最大剂量为 160 mg，应注意患者的血容量。

（2）作用于 α 受体的药物：①酚妥拉明：对嗜铬细胞瘤引起的高血压危象有特效。每 5 min 静脉注射 5 ~ 20 mg，或 0. 2 ~ 0. 54 mg/min 静脉滴注。②盐酸乌拉地尔：可改善心功能，治疗充血性心衰，适用于糖尿病、肾衰竭伴前列腺肥大的老年高血压患者。

（3）α、β 受体阻滞剂：拉贝洛尔，适用于肾功能减退者；肝功能异常者慎用。0. 25 mg/kg 静脉注射 2 min 以上，间隔 10 min 再次给予 40 ~ 80 mg，或以 2 mg/min 起静脉滴注调整，总计量不超过 300 mg。

（4）血管紧张素转换酶抑制剂（ACEI）：依那普利是唯一静脉用药，每次 2. 5 mg；或首次剂量 1. 25 mg，据血压每 6 h 调整 1 次。

（5）钙通道拮抗剂（CCB）：①双氢吡啶类钙通道阻滞剂：尼卡地平对急性心功能不全者尤其低心排血量适用，但对急性心肌炎、心肌梗死、左室流出道狭窄、右心功能不全并狭窄患者禁用。5 ~ 10 mg/h 静脉滴注；尼莫地平多用于蛛网膜下隙出血者。②非双氢吡啶类钙通道阻滞剂：地尔硫䓬除扩张血管平滑肌降压外，还具有比较明显的扩张包括侧支循环在内的大小冠状动脉作用，高血压冠心病并发哮喘患者及肥厚型心肌病流出道狭窄为首选药物。

（6）硝普钠（sodium nitroprusside）：一般将硝普钠作为首选药物，能同时直接扩张脉动脉和静脉，降低前、后负荷。硝普钠在体内红细胞中代谢产生氰化物，长期或大剂量使用应注意可能发生硫氰酸盐中毒，尤其是肾功能损害者。

（7）硝酸甘油（nitroglycerine）：扩张静脉和选择性扩张冠状动脉与大动脉，特别适用于有中度血压增高的 ACS 或心肌缺血的患者。起始 5 μg/min 静脉滴注，若无效，可每 3 ~ 5 min 速度增加 5 ~ 20 μg/min，最大速度可达 200 μg/min。不良反应包括头痛、心动过速、恶心、呕吐、面部潮红等。青光眼禁用，连续使用 24 h 以上可产生耐受性。

2. 降压治疗原则

（1）高血压脑病（hypertension encephalopathy）是指既往血压正常或高血压个体血压突然或短期内明显升高，以舒张压升高为主，常高于 120 mmHg，甚至达 140 ~ 180 mmHg，突破脑血管的自身调节机制，脑灌注过多，液体渗出引起脑水肿。高血压脑病唯一肯定的诊断指标是抗高血压治疗后病情迅速好转。应注意高血压脑病、出血性脑卒中和缺血性脑卒中的鉴别，排除脑卒中后才可以诊断为高血压脑病。

（2）恶性高血压（malignant hypertension）是指极其显著的血压增高（舒张压常高于 140 mmHg）并伴有弥漫性动脉损害，主要有视网膜病变（视神经盘水肿、视网膜出血和严重渗出）。治疗初期，一般给予静脉降压药。当肾功能受损出现水钠潴留时，配合给予利尿剂。应注意：降压不宜过快、过低，以免影响肾脏灌注，加重肾缺血。

（3）高血压合并心脏损害：高血压合并主动脉夹层分离、急性左心衰、ACS，以及冠脉搭桥术后的严重高血压危象需要以急症降压。

（4）肾功能不全：在 24 ~ 48 h 内将血压降至正常范围之内，需遵循以下几项原则：①选用增加或不减少肾血流量的降压药；②避免使用有肾毒性作用的降压药；③经肾排泄或代谢的降压药，剂量应控制在常规用量的 1/3～1/2，最好根据药物的血浆半衰期和患者内生肌酐清除率决定用药剂量及方法；④血压不宜降得过低，一般以降至（150～160）/（90～100）mmHg 为宜，以免降低肾血流量，加重肾损害。

（5）嗜铬细胞瘤：对于以下高血压患者要考虑本病的可能：血压波动明显，阵发性血压增高伴有心动过速、头痛、出汗、苍白等症状；对一般降压药无反应，高血压伴有高代谢表现和体重减轻、糖代谢异常，以及对诱导麻醉和降压药治疗的升压反应。进一步的诊断需证实患者血浆或尿中儿茶酚胺或其代谢产物的浓度增高，经 CT、核素检查或血管造影对肿瘤进行定位。尽快降血压至正常范围，首选酚妥拉明。

（6）围术期高血压：处理的关键是要判断产生高血压的原因并去除诱因，如疼痛、膀胱过度充盈、低氧血症、高碳酸血症、血容量过多、血容量过低、持续呕吐及焦虑等，应首先对以上情况进行矫正。去除诱因后血压仍高者，要降压处理。原则上是在 12 h 内使血压降至正常。应根据患者的心、肾等功能选择合适的药物，术后患者不宜常规使用硝苯地平。

【抢救流程】

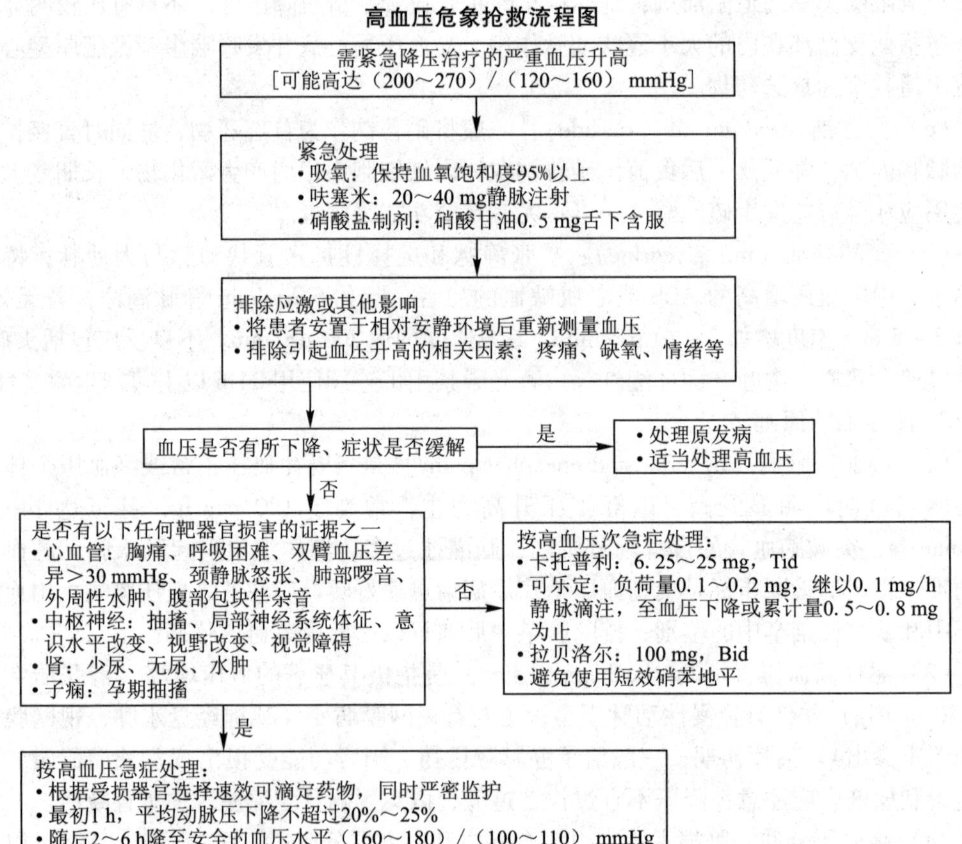

（李　莉）

第二节　呼吸衰竭及相关疾病的诊断和处理

一、呼吸衰竭的诊断与处理

【疾病概述】

呼吸衰竭是各种原因引起的肺功能严重受损，在呼吸空气时，产生缺氧和（或）二氧化碳潴留，导致一系列生理功能和代谢紊乱的临床综合征。呼吸衰竭按发病缓急分为急性和慢性。急性呼吸衰竭既往无呼吸道疾病，由于突发因素，如脑炎、电击、药物麻醉或中毒等直接或间接抑制呼吸中枢，或神经-肌肉疾患，如急性感染性神经根炎、重症肌无力等，均可影响通气不足，乃至呼吸停止，呼吸功能突然衰竭，因机体缺少足够时间代偿，出现急性缺氧和二氧化碳潴留，需要及时救治。

【诊断要点】

1. 诊断标准　临床常用的急性呼吸衰竭诊断标准包括以下 4 条中的任何 2 条：①急性呼吸困难的存在；②呼吸室内空气时，$PaO_2 < 50$ mmHg；③$PaCO_2 > 50$ mmHg；④动脉血 pH 降低，有明显的呼吸性酸中毒。另有人提出第 5 条标准：⑤意识状态的改变，加上上述任何 1 条或 1 条以上标准。

2. 临床表现　呼吸衰竭的主要病理生理改变是缺氧和二氧化碳潴留（高碳酸血症），因此临床表现也以这两方面为主。

（1）低氧血症的临床表现：轻度缺氧可无明显临床表现，随着病情程度加重可出现呼吸中枢驱动增加的表现，如呼吸增快或呼吸困难；同时可有交感兴奋的表现，如焦虑、不安或出汗等。低氧血症可引起外周动脉血管舒张、静脉收缩，出现心率增快，严重的心律失常亦可发生。低氧时肺动脉表现为收缩，致使右心后负荷增加，导致肺源性心脏病，可出现颈静脉充盈、重力依赖性（如下肢）浮肿。严重缺氧时可致心肌受损，随后可发生心搏骤停。缺氧可损害中枢神经系统功能，表现为头痛、判断力失常、谵妄、癫痫样抽搐发作，严重者可致昏迷。慢性缺氧时机体的耐受力较强，一般表现为昏睡、注意力不集中、疲劳、反应迟钝等。

（2）二氧化碳潴留的临床表现：二氧化碳潴留的效应变异较大，与体内二氧化碳水平相关性较差有关，主要取决于其发生的速度。其临床表现主要是因影响了心肌收缩力、呼吸肌收缩能力、颅内血流增加等所致。轻至中度者可刺激呼吸中枢引起呼吸加快、短促，但严重者（一般认为 $PaCO_2$90～100 mmHg）可抑制呼吸中枢。在心血管系统方面表现为心率增快、多汗、球结膜充血水肿等。神经系统方面可表现为头痛、反应迟钝、嗜睡，甚至神志不清、昏迷；扑翼样震颤是二氧化碳潴留的特征性体征。

除此之外，呼吸衰竭所合并的基础病多种多样，临床上亦有其相关症状和体征。因呼吸衰竭而致机体内环境紊乱（如酸碱平衡紊乱等）也可引起一系列的临床表现。

（3）呼吸衰竭的临床评估：评估的内容应包括：①意识状态，意识状态改变常常是病情严重的重要临床指征。②心率和呼吸频率，呼吸困难是判断病情严重程度的主要指标之一。排除了病情改善的原因，当呼吸频率出现由快转慢时，则预示有可能发生呼吸停止或死亡。③呼吸形式，浅快呼吸、呼吸辅助肌参与呼吸运动等均是呼吸负荷加重的表现，而胸腹矛盾运动则为膈肌疲劳的先兆。④皮肤、唇、舌、甲床的检查，判断发绀的程度，以反映缺氧的严重程度。⑤心肺听诊检查、心电图等，可判断呼吸衰竭对心脏等功能的影响。⑥肺源性心脏病的体征，如下肢浮肿、颈静脉充盈、肝－颈静脉征等，反映了呼吸衰竭对心脏的影响及心脏的代偿情况。

【治疗原则】

1. 支持性治疗

（1）合理氧疗，改善通气：迅速增加吸氧浓度（FiO_2），维持血氧饱和度（SaO_2）≥90%，PaO_2 >60 mmHg（1 mmHg = 0.133 kPa）。Ⅰ型呼吸衰竭患者开始时可给予较高浓度氧，以便尽快纠正严重缺氧，以后根据血气分析结果调整吸氧浓度（FiO_2），以保持 PaO_2 60～80 mmHg 为理想水平。Ⅱ型呼吸衰竭患者，为避免氧疗过程中二氧化碳的潴留，通常采用持续低流量控制性氧疗。对于某些急性严重缺氧状态，应给予必需的 FiO_2 以迅速纠正低氧血症达目标值（SaO_2 >90%），然后再来评估和解决氧疗对 CO_2 潴留的不利影响。在某些临床情况，被动地给予补氧，不能达到 SaO_2 的目标值，此时需考虑采用其他方法复张萎陷的肺泡，让其参加气体交换。改善通气的方法，主要是保持气道通畅，鼓励患者咳嗽排痰，解除气道痉挛。

（2）呼吸兴奋剂的应用：中枢性呼吸兴奋剂的适应证主要是呼吸中枢化学感受器异常引起的中枢性呼吸麻痹，如睡眠呼吸暂停综合征、特发性肺泡低通气综合征、药物中毒性呼吸中枢麻醉等。常用的呼吸兴奋剂有：①尼可刹米：在气道通畅，控制气道痉挛后试用尼可刹米 1.875～3.75 g（5～10 支）加入 5% 葡萄糖液 500 mL 中持续静脉滴注，然后密切观察患者神志、呼吸情况和监测动脉血气，若 $PaCO_2$ 下降，患者呼吸改善说明有效，可继续用药，若经过 4～12 h 未见效，出现呼吸肌疲劳征象、$PaCO_2$ 升高而 PaO_2 升高不明显，或出现肌肉抽搐等严重不良反应时应该停药。②阿米替林，可刺激颈动脉体、主动脉体外周化学感受器，间接兴奋呼吸中枢，增加肺泡通气量。用法：阿米替林 50～100 mg 口服，可以长期口服。不良反应少，偶可出现胸闷、上腹部不适、恶心、头痛、手足麻木等。③纳洛酮为阿片样物质的阻滞剂，具有中枢性呼吸兴奋作用。本药无依赖性，比较安全。但作用时间短，不适于长期应用。目前国内多用于酒精中毒、麻醉药和镇静药中毒的抢救等。可以肌内注射，也可静脉注射。另外，本药尚有升高血压等心血管效应。

因为呼吸衰竭患者存在低氧血症，末梢化学感受器已接近于最大限度的兴奋，给予中枢兴奋剂可能无益，有时甚至有害。所以中枢性呼吸兴奋剂的临床应用要根据患者的具体病情而定。

一般不用中枢性呼吸兴奋剂的情况：①已应用机械通气的患者；②由气道阻塞、胸廓畸形、呼吸肌无力、气胸等引起的呼吸衰竭；③哮喘、肺栓塞、神经肌肉功能障碍所致的呼吸衰竭；④肺尘埃沉着病或肺纤维化；⑤严重心脏病、心律失常、心力衰竭；⑥脑外伤、脑水肿、癫痫或其他诱因的惊厥发作。

（3）呼吸支持技术：在严重呼吸衰竭的救治中，正确应用呼吸支持技术十分重要，它虽然不能治疗呼吸衰竭的病因，但为纠正病因争取时间和创造条件。呼吸支持技术范围广泛，临床上应用最多，效果也较好的是正压通气技术。根据是否建立人工气道，通常将正压通气分为无创正压通气（经面罩或鼻罩进行通气）和有创正压通气（经气管插管或气管切开进行通气），根据临床需要来选择。

（4）营养支持：每日补给的营养应达到患者基础能量的需要。每天能量的需要，可根据患者的体重（kg）计算，还需考虑患者的应激因素。若欲达正氮平衡和增加患者体重，除补充每日能量的需要外，需另外增加 500～1 000 kcal/d 的能量。每日能量的补充，可给予碳水化合物 40%～60%，其余给予脂肪、氨基酸或蛋白质。过多地补充碳水化合物会增加 CO_2 产量，从而加重呼吸负荷。

2. 基础疾病的治疗

（1）针对呼吸衰竭病因的治疗：在进行支持性治疗的同时，应根据呼吸衰竭的不同原因采取不同的治疗。只有去除呼吸衰竭的病因，才能使呼吸衰竭得到有效纠正。

（2）抗感染治疗：针对各种不同严重感染和可能的致病菌，开始时经验性选药，抗生素的选用应遵循“联合、足量、交替”的原则，在有培养结果后，根据细菌培养和药敏试验结果及初始的临床治疗效果调整抗菌药物。行气管插管或气管切开、机械通气者，吸痰应严格无菌操作，管道及时消毒，以防止发生呼吸机相关性肺炎。

（3）解除支气管痉挛，促进排痰：存在支气管痉挛时应给予有效的支气管舒张药物。常用药物有 β 受体激动剂（沙丁胺醇、特布他林等）、茶碱类药（氨茶碱、喘定等）。必要时可应用肾上腺皮质激素（琥珀酸氢化可的松、地塞米松、泼尼松龙等）。近年强调雾化吸入给药，尤其是 β 受体激动剂雾化吸入，起效快，作用强，可减轻全身副作用。

痰液黏稠不易咳出者可应用祛痰药物，如必嗽平 8～16 mg，每日 3～4 次；3% 氯化铵棕色合剂 10 mL，每日 3～4 次。或氨溴索（沐舒坦）30 mg/次，每日 3 次。也可静脉注射或雾化吸入给药。给予气道湿化，并辅以翻身拍背，促进排痰。气管插管或气管切开者，可在气管内滴入生理盐水或 2% 碳酸氢钠，每次 2～3 mL。

3. 并发症的治疗

（1）纠正酸碱失衡和电解质紊乱：呼吸衰竭通常伴有呼吸性酸碱失衡，以原发性 $PaCO_2$ 的改变为特点，肾的代偿作用是调整体内的 HCO_3^- 以减小 $PaCO_2$ 变化对 pH 的影响。①呼吸性酸中毒：是通气不足而导致 $PaCO_2$ 升高和 pH 降低。发生急性呼吸性酸中毒的原因就是导致高碳酸血症呼吸衰竭的病因，治疗的目标是改善通气及其基础疾病的去除。②呼吸性碱中毒：以原发性 $PaCO_2$ 降低为特征，肾的代偿作用是降低体内的 HCO_3^-。原发性呼吸性碱中毒患者的肺泡－动脉氧分压差（A－aDO_2）可以正常或升高。呼吸性碱中毒的治疗主要是针对病因，临床上很少需要直接治疗呼吸性碱中毒的情况。③代谢性酸碱失衡：代谢性酸中毒多因缺氧情况下无氧代谢增加，导致乳酸增多和无机盐的积聚。纠正严重代谢性酸中毒可用碱性药物，单纯代酸时首选碳酸氢钠，但合并呼吸性酸中毒时宜选用三羟甲基氨基甲烷（THAM），因为碳酸氢钠进入体内后形成更多 CO_2，加重呼吸负荷。代谢性碱中毒主要由低钾低氯所致，可补充氯化钾、谷氨酸钾、精氨酸、氯化铵等。④电解质紊乱：呼吸衰竭患者常出现的电解质紊乱有低钠血症、高钾血症、低氯血症、低镁血症，应及时予以纠正。

（2）心力衰竭：呼吸衰竭常合并心力衰竭，治疗原则应以利尿、扩血管药物为主，强心剂为辅。利尿剂的使用也以缓慢利尿为宜，以避免电解质紊乱和痰液黏稠，不易咳出。需使用强心剂时，宜用较小剂量（为常规剂量的50%～60%）和短效制剂，如毛花苷 C（西地兰）、地高辛等。

（3）胃肠道大出血：严重胃肠道大出血的发生率约为5%，主要是危重症所致“应激性”溃疡或原来的胃肠道疾病，如食管静脉曲张、消化性溃疡等引起出血。应用大剂量肾上腺皮质激素可促进溃疡的发生。治疗应激性溃疡应首先纠正应激性溃疡的各种诱因，如纠正缺氧、低血压、休克或酸中毒等。常用的防治措施有：用制酸剂中和胃酸，应用组胺 H_2 受体阻滞剂（如西咪替丁或雷尼替丁）减少胃酸的分泌，硫糖铝不减少胃酸但可保护胃黏膜。

（4）多器官功能障碍综合征（MODS）的防治：呼吸衰竭逐渐进展为多脏器功能障碍临床十分常见，且常为呼吸衰竭的死因。故呼吸衰竭治疗过程中，一定要注意保护心、肝、肾、脑等重要脏器的功能，发现问题及时处理，是降低呼吸衰竭死亡率的重要环节。

【抢救流程】

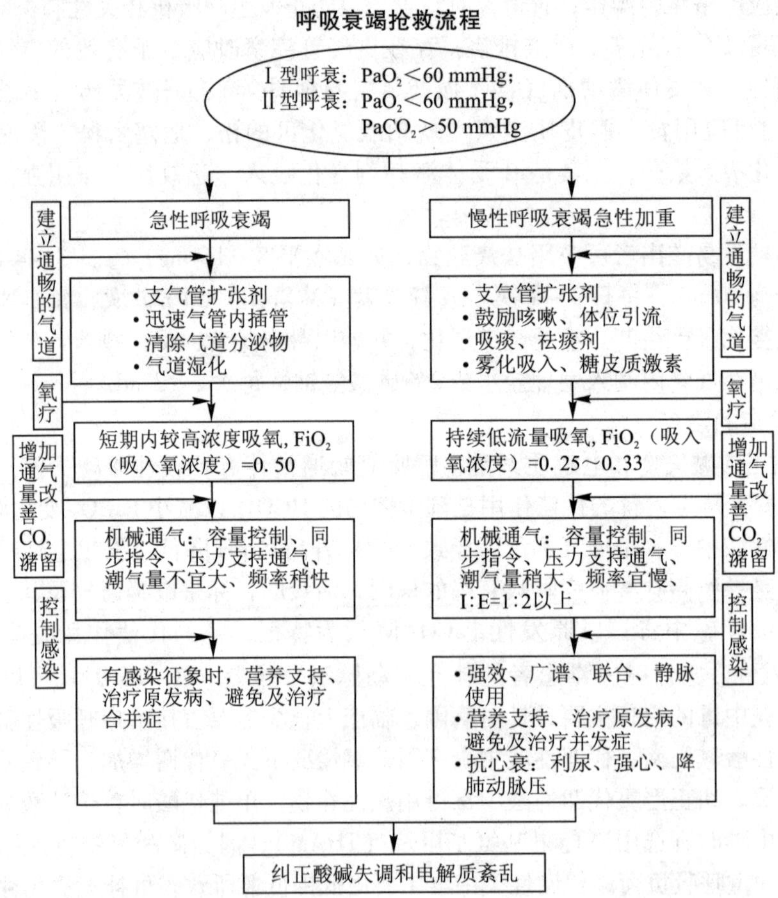

【经验体会】

（1）急性呼吸衰竭的治疗原则为在保证气道通畅前提下尽快改善和纠正低氧血症、CO_2潴留和代谢功能紊乱，同时积极治疗原发病。

（2）机械通气是急性呼吸衰竭最重要的治疗手段之一。在临床应用中，往往存在两个突出问题，一是过分强调机械通气的指征，而有关指征又局限于呼吸生理指标，对于危重症患者来说，难以确定恰当的机械通气时机，使不少患者痛失早期治疗的有利时机，二是通气治疗的目的不明确，导致治疗缺乏个体化，使机械通气未能获得积极的疗效。明确有创机械通气的生理和临床目标，既有助于解决指征问题，以免延误治疗，同时又能使机械通气治疗实现个体化，获得良好疗效。

参考文献

［1］刘大为．实用重症医学．北京：人民卫生出版社，2010.

［2］邱海波．ICU 主治医师手册．2 版．南京：江苏科学技术出版社，2007.

［3］邱海波，杨毅．重症医学：规范·流程·实践．北京：人民卫生出版社，2011.

［4］刘大为，邱海波，严静．中国重症医学专科资质培训教材．北京：人民卫生出版社，2013.

［5］万献尧．实用危重症医学．北京：人民军医出版社，2008.

（王宝玉）

二、慢性阻塞性肺疾病急性加重期

【疾病概述】

慢性阻塞性肺疾病急性加重期（AECOPD）是一种急性起病的过程，慢性阻塞性肺疾病（COPD）患者呼吸系统症状出现急性加重［典型表现为呼吸困难、咳嗽、痰量增多和（或）痰液呈脓性］，超出日常的变异，并且需要改变药物治疗。AECOPD 是一种临床除外诊断，临床和（或）实验室检查没有发现其他可以解释的特异性疾病。通过治疗，呼吸系统症状的恶化可能改善。AECOPD 发病与气道炎症加重有关。细菌、病毒感染以及空气污染均可诱发急性加重，肺部病毒细菌的感染和寄植常伴随慢阻肺气道炎症的加剧。

【诊断要点】

1. 根据临床表现判断　COPD 急性加重是患者就医住院的主要原因，但目前尚无明确的判断标准。一般来说，是指原有的临床症状急性加重，包括短期咳嗽、咳痰、痰量增加、喘息和呼吸困难加重，痰呈脓性或黏液脓性，痰的颜色变为黄色或绿色预示有细菌感染，有些患者会伴有发热、白细胞升高等感染征象。此外亦可出现全身不适、下肢水肿、失眠、嗜睡、日常活动受限、疲乏抑郁和精神紊乱等症状。

2. 辅助检查

（1）肺功能测定：急性加重期患者，常难以满意地完成肺功能检查。当 FEV_1 < 50%预计值时，提示为严重发作。

（2）动脉血气分析：静息状态下在海平面呼吸空气条件下，PaO_2 < 60 mmHg 和（或）SaO_2 < 90%，提示呼吸衰竭。如 PaO_2 < 50 mmHg，$PaCO_2$ > 70 mmHg，pH < 7.30 提示病情危重，需进行严密监护或入住 ICU 行无创或有创机械通气治疗。

（3）胸部X线影像、心电图（ECG）检查：胸部X线影像有助于 COPD 加重与其他具有类似症状的疾病相鉴别。ECG 对心律失常、心肌缺血及右心室肥厚的诊断有帮助。螺旋 CT、血管造影和血浆 D－二聚体检测在诊断 COPD 加重患者发生肺栓塞时有重要作用，低血压或高流量吸氧后 PaO_2 不能升至 60 mmHg 以上可能提示肺栓塞的存在，如果临床上高度怀疑合并肺栓塞，则应同时处理 COPD 和肺栓塞。

（4）血液分析：血红细胞计数及血细胞比容有助于了解有无红细胞增多症或出血。部分患者血白细胞计数增高及中性粒细胞核左移可为气道感染提供佐证。但通常白细胞计数并无明显改变。

（5）细菌学检查：对 COPD 急性加重，有脓性痰者，在给予抗生素治疗的同时应进行痰培养及细菌药物敏感试验，若患者对初始抗生素治疗反应不佳时，可根据痰培养结果和药敏试验，及时换用敏感的抗菌药物。

3. COPD 严重程度分级 COPD 严重程度评估分级需根据患者的症状、肺功能改变程度、是否存在合并症（呼吸衰竭、心力衰竭）等确定，其中反映气流受限程度的 FEV_1 下降有重要参考意义。根据肺功能检测结果，将 COPD 严重性分为4级。

（1）Ⅰ级（轻度 COPD）：其特征为轻度气流受限，患者的 FEV_1/FVC < 70%，但 $FEV_1 \geq 80\%$ 预计值，通常可伴有或不伴有咳嗽、咳痰。此时患者本人可能还没认识到自己的肺功能是异常的。

（2）Ⅱ级（中度 COPD）：其特征为气流受限进一步恶化，$50\% \leq FEV_1 < 80\%$ 预计值，并有症状进展和气短，运动后气短更为明显。此时，由于呼吸困难或疾病的加重，患者常会去医院就诊。

（3）Ⅲ级（重度 COPD）：其特征为气流受限进一步恶化，$30\% \leq FEV_1 < 50\%$ 预计值，气短加剧，并且反复出现急性加重，影响患者的生活质量。

（4）Ⅳ级（极重度 COPD）：为严重的气流受限，FEV_1 < 30%预计值，或者合并有慢性呼吸衰竭。此时，患者的生活质量明显下降，如果出现急性加重则可能有生命危险。

【治疗原则】

1. 控制性氧疗 氧疗是 COPD 急性加重期住院患者的基础治疗。无严重合并症的 COPD 急性加重期患者氧疗后易达到满意的氧合水平（PaO_2 > 60 mmHg 或 SaO_2 > 90%）。但宜给予低浓度吸氧，吸入氧浓度一般不超过35%，吸入氧浓度过高，可能发生潜在的 CO_2 潴留及呼吸性酸中毒。给氧途径包括鼻导管或 Venturi 面罩，其中 Venturi 面罩能更精确地调节吸入氧浓度。氧疗 30 min 后应复查动脉血气，以确认氧合满意，且未引起 CO_2 潴留及（或）呼吸性酸中毒。

2. 抗感染治疗 COPD 急性加重多由细菌感染诱发，故抗生素治疗在 COPD 急性加重期治疗中具有重要地位。当患者呼吸困难加重，咳嗽伴有痰量增多及脓性痰时，应根据 COPD 严重程度及相应的细菌分布情况，结合当地常见致病菌类型及耐药流行趋势和药物敏感情况尽早选择敏感抗生素。如对初始治疗方案反应欠佳，应及时根据细菌培养及药敏试验结果调整抗生素。

通常 COPD Ⅰ级（轻度）或Ⅱ级（中度）患者加重时，主要致病菌多为肺炎链球菌、流感嗜血杆菌及卡他莫拉菌；Ⅲ级（重度）及Ⅳ级（极重度）COPD 急性加重时，除以上常见细菌外，尚可有肠杆菌科细菌、铜绿假单胞菌及耐甲氧西林金黄色葡萄球菌。发生铜绿假单胞菌的危险因素有：近期住院、频繁应用抗菌药物、以往有铜绿假单胞菌分离或定植的历史等。要根据细菌可能的分布采用适当的抗菌药物治疗。抗菌治疗应尽可能将细菌负荷降低到最低水平，以延长 COPD 临床缓解期的持续时间。长期应用广谱抗生素和糖皮质激素易继发深部真菌感染，应密切观察真菌感染的临床征象并及时采用防治真菌感染的措施。

3. 支气管舒张剂的应用　短效 β_2 受体激动剂较适用于 COPD 急性加重期的治疗，若效果不显著，可加用抗胆碱能药物，如异丙托溴铵、噻托溴铵等。对于较严重的 COPD 急性加重者，可考虑静脉滴注茶碱类药物，由于茶碱类药物血药浓度个体差异较大，治疗窗较窄，监测血清茶碱浓度对于评估疗效和避免不良反应的发生都有一定意义。β_2 受体激动剂、抗胆碱能药物及茶碱类药物由于作用机制不同，药代及药动学特点不同，且分别作用于不同大小的气道，所以联合应用可获得更大的支气管舒张作用，但联合应用 β_2 受体激动剂和茶碱类药物时，应注意心脏方面的不良反应。

4. 糖皮质激素的应用　COPD 急性加重期住院患者宜在应用支气管舒张剂的基础上，口服或静脉滴注糖皮质激素，激素的剂量要权衡疗效及安全性，建议口服泼尼松 30～40 mg/d，连续 7～10 d 后逐渐减量停药；也可以静脉给予甲泼尼龙 40 mg，每天 1 次，3～5 d 后改为口服。延长给药时间或加大激素用量不能增加疗效，反而会使不良反应增加。

5. 无创性机械通气（NIPPV）　COPD 急性加重期患者应用 NIPPV 可增加潮气量，提高 PaO_2，降低 $PaCO_2$，减轻呼吸困难，从而降低气管插管和有创机械通气的使用，缩短住院天数，降低患者病死率。使用 NIPPV 要注意掌握合理的操作方法，提高患者依从性，避免管路漏气，从低压力开始逐渐增加辅助吸气压和采用有利于降低 $PaCO_2$ 的方法，从而提高 NIPPV 的效果。

（1）NIPPV 的适应证（至少符合其中 2 项）：①中至重度呼吸困难，伴辅助呼吸肌参与呼吸，并出现胸腹矛盾运动；②中至重度酸中毒（pH 7.30～7.35）和高碳酸血症（$PaCO_2$ 45～60 mmHg）；③呼吸频率 >25 次/min。

（2）NIPPV 的禁忌证（符合下列条件之一）：①呼吸抑制或停止；②心血管系统功能不稳定，如出现低血压、心律失常、心肌梗死等；③嗜睡、神志障碍及不合作者；④易误吸者（吞咽反射异常，严重上消化道出血）；⑤痰液黏稠或有大量气道分泌物，不易自行排出者；⑥近期曾行面部或胃食管手术者；⑦头面部外伤，固有的鼻咽部异常；⑧极度肥胖；⑨严重的胃肠胀气。

（3）NIPPV 临床应用要点：

1）呼吸机的选择：要求能提供双水平正压通气（BiPAP）模式，提供的吸气相气道压力（IPAP）可达 20～30 cmH_2O，能满足患者吸气需求的高流量气体（>100 L/min）。

2）通气模式：持续气道正压通气（CPAP）和 BiPAP 是最常用的两种通气模式，后者最为常用。BiPAP 有两种工作方式：自主呼吸通气模式［S 模式，相当于压力支持通气（PSV）+PEEP］和后备控制通气模式（T 模式，相当于 PCV+PEEP）。ACPE 患者应首选 CPAP，如果存在高碳酸血症或呼吸困难不缓解时可考虑换用 BiPAP。

3）参数调节：IPAP、EPAP 均从较低水平开始，患者耐受后再逐渐上调，直到达满意的通气和氧合水平。IPAP 10～25 cmH_2O；EPAP 3～5 cmH_2O；吸气时间 0.8～1.2 s；后备控制通气频率（T 模式）10～20 次/min。

4）及时改为有创通气时机：应用 NPPV 1～2 h（短期），动脉血气和病情不能改善应转为有创通气。

6. 有创性机械通气

（1）有创机械通气的应用指征：①严重呼吸困难，辅助呼吸肌参与呼吸，并出现胸腹矛盾运动；②呼吸频率>35 次/min；③危及生命的低氧血症（PaO_2<40 mmHg 或 PaO_2/FiO_2<200 mmHg）；④严重的呼吸性酸中毒（pH<7.25）及高碳酸血症；⑤呼吸抑制或停止；⑥嗜睡、神志障碍；⑦严重心血管系统并发症（低血压、心律失常、心力衰竭）；⑧其他并发症，如代谢紊乱、脓毒症、肺炎、肺血栓栓塞症、气压伤、大量胸腔积液等；⑨无创通气失败或存在无创通气的禁忌证。

（2）有创机械通气临床应用要点：①采用经鼻气管插管，可改善患者的耐受性和降低气管切开的概率。②使用最广泛的三种通气模式为辅助控制通气（A－CMV）、同步间歇指令通气（SIMV）与 PSV 联合模式（SIMV+PSV）、压力支持通气（PSV）。③因COPD 患者广泛存在内源性呼气末正压（PEEPi），为减少因 PEEPi 所致吸气功耗增加和人机不协调情况，可常规加用一适度水平（约为 PEEPi 的 70%～80%）的外源性呼气末正压（PEEP）。④气道压应严密监测，限制气道峰压（<35～40 cmH_2O）和平台压（<30 cmH_2O），以避免气压伤的发生。对于 AECOPD 患者，若在机械通气过程中出现气道峰压和平台压的同步增加，提示患者气道阻力的增加，必须解除气道痉挛或阻塞，调节呼吸机参数，防治气胸等气压伤。⑤通常采用 SIMV+PSV，或者单纯 PSV 模式撤机，再拔出气管插管。⑥掌控 IPPV 转为 NPPV 的切换点，有创—无创序贯机械通气被用于帮助脱机和拔出气管插管患者，避免再次气管插管的可能。插管时间延长可并发呼吸机相关性肺炎（VAP）。⑦充分进行痰液引流、加强营养支持、增强机体免疫功能、合理应用抗生素，为脱离呼吸机及拔出气管插管，奠定良好基础。

（3）有创正压通气的撤离条件：①呼吸衰竭的诱发因素得到有效控制；②神志清楚；③自主呼吸能力有所恢复；④通气及氧合功能良好：氧合指数 PaO_2/FiO_2 > 250 mmHg，PEEP<5～8 cmH_2O，pH>7.35，$PaCO_2$ 达缓解期水平；⑤血流动力学稳定：无活动性心肌缺血，未使用升压药治疗或升压药剂量较小。

7. 其他治疗措施 在严密监测出入量和血电解质的情况下，适当补充液体和电解质，注意维持液体和电解质平衡；注意补充营养，对不能进食者需经胃肠补充要素饮食或给予静脉高营养；对卧床、红细胞增多症或脱水的患者，无论是否有血栓栓塞性疾病病史，均需考虑使用肝素或低分子肝素，预防深静脉血栓形成和肺栓塞；注意痰液引流，采用物理方法排痰和应用化痰排痰药物，积极排痰治疗；识别并治疗冠心病、糖尿病、高血压等伴随疾病和其他并发症，如休克、弥散性血管内凝血、上消化道出血、胃肠功能不全等。

【抢救流程】

AECOPD 机械通气流程

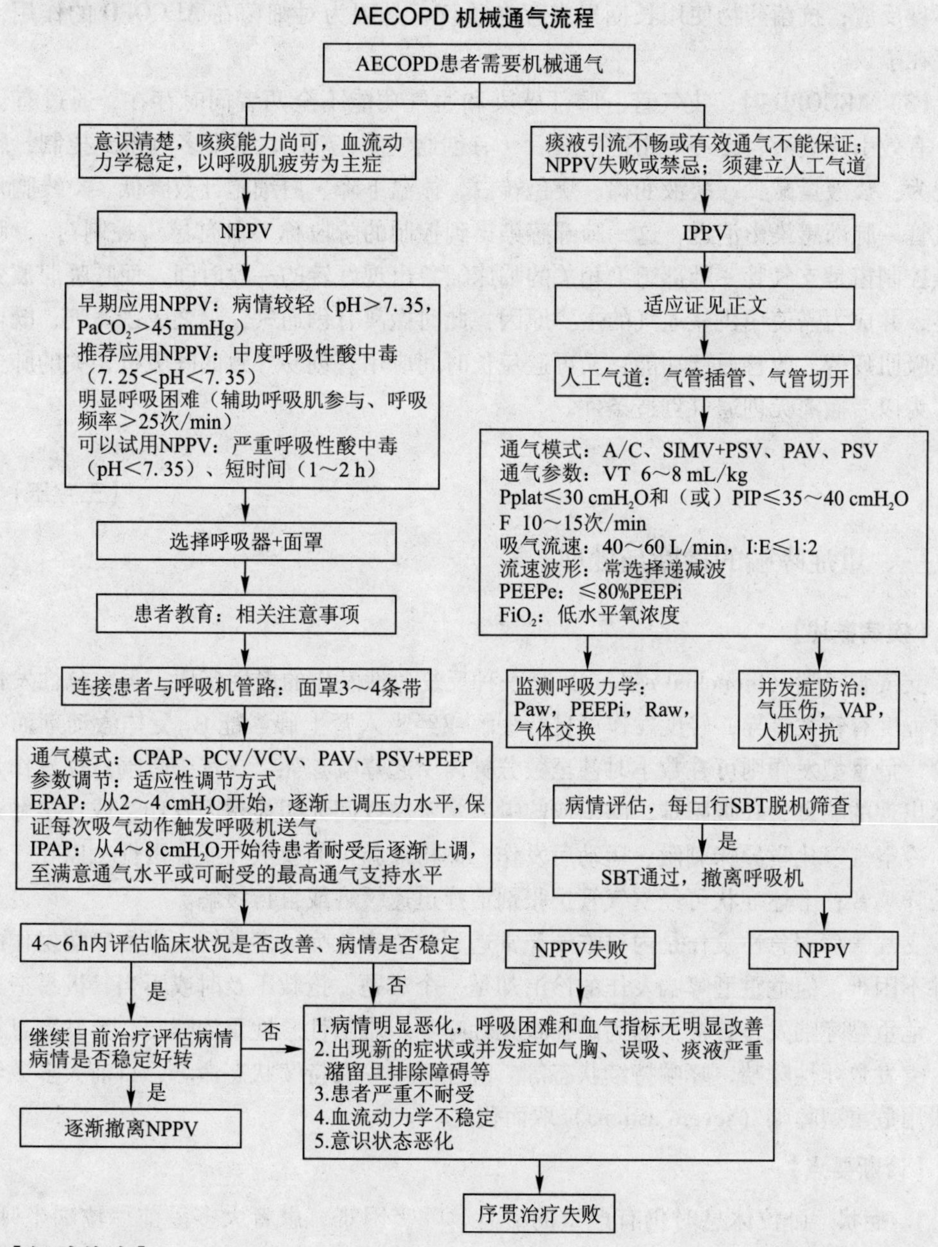

【经验体会】

（1）AECOPD 的诊断主要根据患者急性起病和症状加重的临床表现（呼吸困难、咳嗽、多痰）超出了正常日间变异。AECOPD 需要一个或一组生物标记进行更精确的诊断。

（2）AECOPD 的药物治疗最常用的三大类药物是支气管扩张剂、糖皮质激素和抗菌药物。对支气管扩张剂的使用主要是定量吸入与雾化吸入，其中两者哪个效果更好并不确切；糖皮质激素使用能够缩短康复时间，改善肺功能（FEV_1）和动脉氧分压（PaO_2），并降低早期复发的危险性，降低治疗失败率和缩短住院时间，但有血糖升高等不良反应；抗菌药物使用长期以来存在争议，是因为对细菌在 AECOPD 的作用，一直存在争议。

（3）AECOPD 时，支气管 - 肺部感染和通气功能不全两者同时存在，通过有创通气、有效引流痰液、合理应用抗生素后（有创通气 5 ~ 7 d），感染多可得到控制，临床表现为：痰液量减少、痰液变稀、痰色转白、体温下降、白细胞计数降低、X 线胸片上支气管 - 肺部感染影消退，这一肺部感染得到控制的阶段称"肺部感染控制窗"，肺部感染控制窗是支气管 - 肺部感染相关的临床征象出现好转的一段时间，而呼吸肌疲劳仍明显，并成为需使用机械通气的主要原因，此时撤离有创通气，继之无创通气，既可缓解呼吸肌疲劳，改善通气功能，又可避免长时间应用有创易导致的呼吸机相关的肺炎发生，为以后撤离无创通气创造条件。

（王宝玉）

三、重症哮喘的诊断与处理

【疾病概述】

支气管哮喘（bronchial asthma）是一种反复急性发作的慢性疾病，每次急性发作的严重程度有较大差异，轻度发作可自行缓解或经吸入肾上腺素能 β_2 受体激动剂而迅速缓解，危重型发作则可在数小时甚至数分钟内引起哮喘猝死。支气管哮喘急性发作是指突然出现的喘息、呼吸困难、胸闷或咳嗽，常常在夜间无明显诱因发作，或在接触过敏原、冷空气、化学异味刺激、运动后发作；体检双肺可闻及散在或弥漫性、以呼气相为主的哮鸣音；上述症状可经支气管扩张剂治疗迅速缓解或自行缓解。

支气管哮喘急性发作是内科临床经常遇到的临床急症，多数轻、中度哮喘发作的处理并不困难，但危重型哮喘发作的诊治却是一个难题，抢救不及时或不当，极易造成死亡。危重型哮喘发作曾被命名为潜在致死性哮喘、难治性急性重症哮喘、突发窒息性哮喘、突发致死性哮喘、哮喘持续状态等。既往多以哮喘持续状态命名，目前大多数学者主张用危重型哮喘（severe asthma）取而代之。

【诊断要点】

1. 症状 卧位休息时仍有严重的喘息、呼吸困难，患者大多呈前弓位端坐呼吸、大汗淋漓、只能说出单个字，干咳，或咳大量白色泡沫痰，随着病情加重则完全不能讲话，在夜间及凌晨发作和加重是其特征。精神焦躁不安，甚至是嗜睡或意识模糊。

2. 体征 患者呼吸急促，呼吸频率大于 30 次/min，口唇、甲床发绀，有明显的三凹征或胸腹矛盾呼吸；双肺广泛的哮鸣音，但哮鸣音并非是估计气道阻塞严重程度的可靠体征，如“静胸（silent chest）”型哮喘，实际上是一种病情极严重的哮喘，患者疲惫不堪，小气道被黏液严重栓塞，听诊不仅听不到哮鸣音，而且呼吸音很低；心率大于 120 次/min，或伴严重的心律失常；常有肺性奇脉，吸气与呼气期肱动脉收缩压差大于 25 mmHg。

3. 诊断标准　对危重型哮喘尚无绝对统一的标准，可根据患者的哮喘病史和临床的症状、体征，结合动脉血气分析及肺功能检查结果做出判断。目前标准：气短（休息时），体位（端坐呼吸），讲话方式（单字），精神状态（焦虑、烦躁、嗜睡、意识模糊），出汗（大汗淋漓），呼吸频率 >30 次/min，三凹征，哮鸣音（响亮、弥漫、无），心率 >120 次/min，PaO_2 <60 mmHg，$PaCO_2$ >45 mmHg，SpO_2 ≤90%，pH <7.35。

4. 动脉血气分析　哮喘发作时，由于气道阻塞和通气/血流比例失调，导致 PaO_2 降低，又因通气量增加，$PaCO_2$ 下降，但随着病情的加重，通气功能进一步下降，CO_2 潴留加重，$PaCO_2$ 增加，$PaCO_2$ >45 mmHg，pH <7.30。

5. 肺功能监测　呼气峰值流速（PEF）是一项很有诊断价值的指标。重症哮喘患者常规应用支气管舒张剂后喘息症状不缓解，PEF 小于预计值的 50%；PEF 昼夜变异率 >30% 时，提示气道反应性增高，有发生致命性重度哮喘发作的危险性；PEF < 100 L/min 为重度哮喘发作；PEF <60 L/min 时，提示气道阻塞的严重程度已足以引起窒息。

【治疗原则】

1. 基础治疗

（1）氧疗：为尽快改善患者的缺氧状态，立即经鼻导管或鼻塞吸入较高浓度的氧气（4 ~6 L/min）。但病情危重，已出现二氧化碳潴留的患者则应按照Ⅱ型呼吸衰竭的氧疗原则给予持续低流量吸氧，一般不采用面罩供氧。

（2）补液：重症哮喘发作时患者张口呼吸，过度通气，呼吸道水分蒸发量增多，加上出汗，饮水困难及氨茶碱、利尿剂的应用等，机体失水明显，脱水使呼吸道黏膜干燥，痰液黏稠，导致支气管管腔狭窄，甚至形成痰栓堵塞小气道，更增加了通气障碍，影响呼吸功能。因此，积极补液对于纠正脱水，改善循环，湿化气道，促进排痰，增加通气，减轻缺氧有着至关重要的作用。首先在快速补液的同时应兼顾输液顺序，要保证激素及支气管扩张药的持续滴入，并注意药物的配伍禁忌。注重抢救初期 2 个小时内快速补液，以达到及时稀释痰液的目的，一般无明显心功能不全患者以 800 ~1 000 mL/h 的速度补液，老年患者及有心肺功能并发症者，输液量应适当减少，增加经口补液量。其次是严密监测补液前后病情变化，如心率、肺底啰音的变化及尿量情况。最后，在大量补液后痰液得到稀释，而患者因呼吸肌疲劳无力咳嗽，应及时协助清除痰液，保持呼吸道通畅，避免窒息。

（3）解痉平喘：

1）糖皮质激素：糖皮质激素的使用原则是早期、足量、短程、静脉用药和（或）

雾化吸入。目前认为对危重型哮喘发作应及早全身应用糖皮质激素与支气管舒张剂做联合治疗。因为糖皮质激素抗炎作用起效较慢，通常需经 4 ~6 h 才显效。因此，两者联合使用可以达到即时舒张支气管平滑肌，继而控制气道变应性炎症的作用。全身治疗的建议剂量为琥珀酸氢化可的松 400 ~1 000 mg/d；甲基强的松龙 80 ~160 mg/d，静脉注射或静脉滴注；普米克令舒溶液 1 ~2 mL/次，3 ~4 次/d 雾化吸入。

2）$β_2$ 受体激动剂：$β_2$ 受体激动剂是最有效的支气管扩张剂，广泛用于哮喘的临床治疗。如吸入型沙丁胺醇、特布他林。

3）茶碱类：氨茶碱加入葡萄糖溶液中，缓慢静脉注射［注射速度不宜超过 0.25 mg/（kg · min）］或静脉滴注，适用于哮喘急性发作且近 24 h 内未用过茶碱类药物的患者，负荷剂量为 4 ~6 mg/kg，维持剂量为 0.6 ~0.8 mg/（kg · h）。

4）抗白三烯类药物：对于阿司匹林诱导的哮喘，变应原、冷空气、运动所引发的哮喘作为首选预防用药。孟鲁司特成人每次 10 mg，1 d 1 次，晚饭时或晚饭后服用；扎鲁司特成人每次 20 mg，1 d 2 次，饭前 1 h 或饭后 2 h 服用。

5）抗胆碱药物：吸入型抗胆碱药物多作为哮喘治疗的辅助用药，对夜间哮喘发作有一定的预防作用。代表产品有异丙托溴铵、噻托溴铵。

6）抗组胺药物：抗组胺药物是治疗哮喘的辅助用药，对合并过敏性鼻炎的季节性哮喘有一定的平喘作用，适用于轻度过敏性哮喘及夜间哮喘的防治。

7）免疫治疗：免疫治疗手段还包括针对 IgE 及多种细胞因子的单克隆抗体技术、DNA 疫苗和反义核酸、细胞因子受体调节剂。

（4）纠正酸碱失衡：若呼吸性酸中毒时 pH <7.20，或出现代谢性酸中毒（BE < -3 mmol/L，HCO_3^- <21 mmol/L），即为补碱指征，可用 5% 碳酸氢钠 2 ~4 mL/kg 静脉滴注，以后复查血气再酌情给予。

（5）抗生素早期感染症状不明显又没有细菌学证据时，首选大环内酯类抗生素。据报道，大环内酯类抗生素对哮喘患者具有调控变态反应、抗气道炎症、节约类固醇等作用。以后参考痰培养结果调整使用抗生素。

2. 呼吸支持 虽然机械通气可能挽救危重型哮喘患者的生命，但也可能导致严重甚至致命的并发症发生，因此认真掌握危重型哮喘的机械通气适应证十分重要。机械通气连接人 - 机的方式有两种：鼻罩或口鼻面罩的无创通气连接方式和建立人工气道的有创通气连接方式。

（1）无创性通气：一般采用双水平气道正压通气（BiPAP）模式，它具有两种可调节的气道压力水平，在吸气时可使用较高的压力，减少呼吸肌做功；呼气末气道正压可使萎陷的肺泡复张并促进分泌物排出，减轻气道阻力，改善肺泡通气。通常选择使用自主呼吸/时间控制（S/T）双水平气道正压通气，设定呼吸频率为 12 ~16 次/min，吸气压力（IPAP）为 14 ±6 cmH_2O，呼气末正压（EPAP）4 ~8 cmH_2O，吸气时间（TI）0.8 ~1.2 s，吸氧浓度（FiO_2）40% ~60%，并定期监测血气来调节有关参数。

但下述情况下禁忌使用无创通气：①自主呼吸微弱、昏迷；②严重感染，气道分泌物多、排痰困难；③严重低氧血症/酸中毒者；④误吸可能性极高者；⑤合并其他器官功能衰竭，如血流动力学不稳定、严重脑部疾病等；⑥精神极度紧张不合作者；⑦面部创伤、术后或畸形者。

（2）气管插管和机械通气：

1）气管插管和机械通气的适应证：危重型哮喘经过积极恰当的药物治疗，只有少数患者需要机械通气。危重型哮喘患者是否进行和何时进行气管插管是临床医生最难决定的问题之一，动脉血气分析是帮助临床医生判断是否需要气管插管的重要检测指标之一。

2）通气模式：危重型哮喘患者早期机械通气时通气量的调节原则是低通气、慢频率、长呼气。为便于实施控制性低通气，一般应用容量控制（CV）、同步间歇指令通气模式（SIMV）。设定呼吸频率以10～12次/min为宜；潮气量（VT）：8～10 mL/kg；吸气流速（VI）：20～40 L/min，应用高VI，可缩短吸气时间，从而增加呼气时间。对危重型哮喘患者是否加用PEEP的问题，目前尚缺乏统一认识，下列情况下可考虑加用PEEP：①哮喘合并其他急性肺损伤；②血流动力学稳定，自主呼吸伴有显著呼吸困难感觉的患者；③常规药物治疗和常规通气治疗后患者哮喘症状仍无明显缓解，若想试用PEEP的气道扩张作用的话，即应遵循以下原则，所加PEEP小于内源性PEEP；加用PEEP时应严密监测动态肺过度充气和内源性PEEP是加重还是减轻，呼吸音是否加强，哮鸣音是否减少。观察时间不超过30 min，若无效则应弃用。

3）镇静剂及肌肉松弛剂的使用：镇静剂可以减轻患者痛苦及气管插管带来的气道高反应，减少呼吸做功，保持人机协调，可根据患者对抗程度选用安定、咪达唑仑、丙泊酚，通常应该结合短效和中效镇静剂联合应用，如丙泊酚0.5～4.0 mg/（kg·h），静脉泵入，咪达唑仑0.01～0.2 mg/（kg·h），每天定期唤醒，评价神志。

4）人工气道的管理：掌握指征按需吸痰，避免频繁吸痰对气道的刺激，降低气道感染的机会，根据痰液黏滞度湿化气道。湿化气道除呼吸机加湿加温外，在吸气时应向气管导管内滴入生理盐水，一般每2～4 h滴入3～5 mL，痰液较多时，可在接机送气2～4次后吸痰。

（3）机械通气的撤离：

1）撤机的基本条件：纠正机体的病理生理状态；维持酸碱平衡和水、电解质平衡；改善营养；改善肝肾功能，特别是心功能。内环境的稳定和营养的供应可保证呼吸功能的恢复；良好的循环功能既可保障机体对氧的运输，又可避免呼吸衰竭的复发。

2）掌握撤机的时机：①哮喘及其诱发因素基本控制；②生命体征稳定；③呼吸中枢和神经－呼吸肌维持适当功能；④有一定的残存肺功能；⑤气体交换指标恢复到缓解期水平；⑥心率在100次/min以下，停机后心率上升在20次/min以下。

3）常用撤离机械通气的方法很多，基本是在PSV和SIMV两种方式下脱机。有相当部分患者在白天可完全达到脱机要求，而夜间则出现中枢性低通气（如老年患者的发生率较高），此时若患者仍存在一定的通气负荷增加（如感染未完全控制，气道黏膜的充血、水肿），则容易发生呼吸衰竭和所谓“撤机”失败。为避免“撤机”失败，可应用有创和无创机械通气序贯治疗。

【抢救流程】

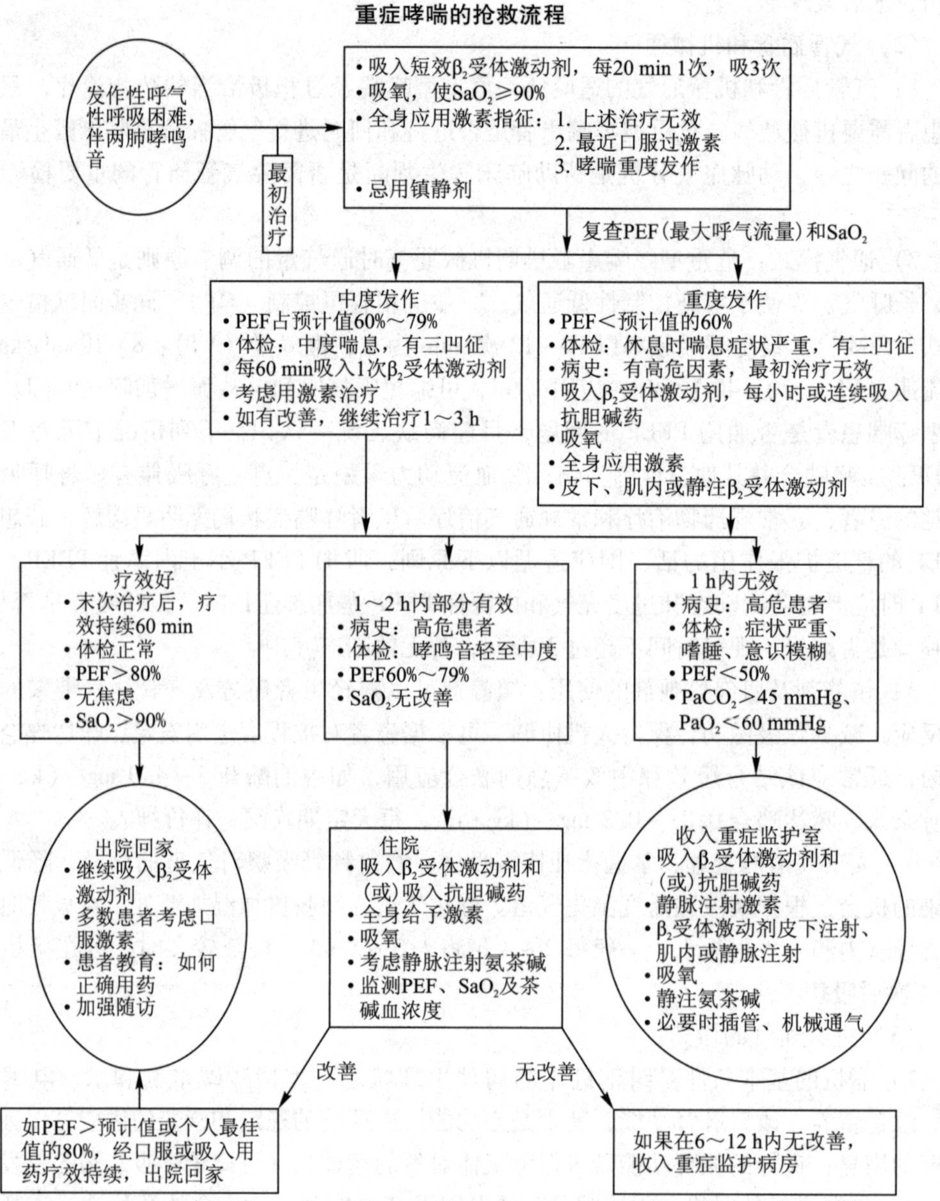

【诊治体会】

（1）急性支气管哮喘在急性发作期需要规范化管理，规范化管理目标是：尽快缓解症状，解除气流受限和低氧血症；预防哮喘再次急性发作。

（2）在规范化处理中存在的问题及对策：对哮喘发作严重程度认识不足，临床医生往往低估哮喘急性发作的严重程度，导致贻误诊疗和抢救；在不同判定指标之间存在不同评估结果常使临床医生无所适从。当存在多项指标不一致时，应采取“就高不就低”原则；对于缺氧和呼吸困难症状没有改善，而出现肺部哮鸣音减轻或消失，心率突然变慢且节律异常患者，应高度警惕，视为病情恶化或出现并发症，应积极查找病因，挽救患者生命。

（3）呼吸（肌）衰竭、张力性气胸和黏液痰栓阻塞气道，是重症哮喘急性发作时常见的3种并发症，患者也常常因此而治疗失败。对于规范化治疗无效的急性发作性哮喘，不应盲目加大抢救药物的剂量，而应通过严密观察患者的病情变化，借助于必要的实验室检查（如动脉血气分析、床边拍片等）及时发现并处理并发症，挽救患者的生命。

四、急性肺损伤和急性呼吸窘迫综合征

【疾病概述】

急性肺损伤（ALI）/急性呼吸窘迫综合征（ARDS）是一种常见危重症，病死率极高，严重威胁重症患者的生命并影响其生存质量。ALI/ARDS是在严重感染、休克、创伤及烧伤等非心源性疾病过程中，肺毛细血管内皮细胞和肺泡上皮细胞损伤造成弥漫性肺间质及肺泡水肿，导致的急性低氧性呼吸功能不全或衰竭。以肺容积减少、肺顺应性降低、严重的通气/血流比例失调为病理生理特征，临床上表现为进行性低氧血症和呼吸窘迫，肺部影像学上表现为非均一性的渗出性病变。

【诊断要点】

1. 诱因　与ARDS发病有关的临床相关状况有100多种，一般多在原发致病因子（如休克、感染、创伤、胃内容物误吸等）发生后，经过一短暂的相对稳定期（也被称为潜伏期，24～48 h）出现下述呼吸困难等症状，但也有时起病急骤（24 h内）、迅即出现严重呼吸衰竭者（即暴发型），也有时起病较缓渐者（损伤发生数日内）。潜伏期发生的原因可能与表面活性物质的代谢或与白细胞的动员有关。

2. 临床表现　早期患者的症状和体征局限于肺部。患者表现严重的呼吸困难。体检包括鼻翼煽动，辅助呼吸肌运动增强以及低氧血症的体征：口唇、甲床明显发绀，心动过速，气促，呼吸频率增速可达30～50次/min且常规氧疗无法缓解。但肺部体征常不如症状明显，肺部呼吸音可增强，有时可闻及哮鸣音或少量湿啰音。

3. 实验室检查结果　常规实验室检查无特异性，重要的特征表现为顽固低氧血症。动脉血氧分压降低，吸入氧气浓度大于50%（$FiO_2 > 0.5$）时，PaO_2仍低于8.0 kPa（60 mmHg），$PA-aO_2$显著增加，当$FiO_2 = 1.0$时，PaO_2低于46.7 kPa（350 mmHg），计算QS/QT常超过30%，或$PaO_2/PaO_2 \leqslant 0.2$。$PaCO_2$可正常或降低，至疾病晚期方增高。pH可升高、正常或降低，这要取决于低血压和代谢性酸中毒是否出现。

4. 影像学检查　胸部X线早期可无明显变化或只表现肺纹理增粗，常迅速出现双侧弥漫性浸润性阴影，且受治疗尤其通气治疗干预影响很大。

5. 呼吸功能检查　可发现每分通气量明显增加，可超过20 L/min。肺静态总顺应性可降至153～408 mL/kPa（15～40 mL/cmH_2O）。功能残气量显著下降。肺动静脉分流增加。

6. 血流动力学监测　漂浮导管进行血流动力学监测时，肺毛细血管楔压

(PCWP) ≤2.13 kPa (16 mmHg) 是一项重要的诊断指标，但当合并左心功能不全或应用呼气末正压通气（PEEP）治疗时，可观察到肺血管阻力增加，肺动脉压上升，而肺毛细血管楔压仍保持正常，所以应当注意它们对 PCWP 测量结果的影响。其他检测可见血管外肺水增加有的可达 3 000 mL 以上。

7. 诊断 既往 ALI/ARDS 诊断采用 1994 年欧美联席会议提出的诊断标准：①急性起病；②氧合指数（PaO_2/FiO_2）≤300 mmHg［不管呼气末正压（PEEP）水平］；③正位 X 线胸片显示双肺均有斑片状阴影；④肺毛细血管楔压≤18 mmHg，或无左心房压力增高的临床证据。

如 PaO_2/FiO_2 ≤300 mmHg 且满足上述其他标准，则诊断为 ALI。目前 ALI/ARDS 诊断标准多采用柏林标准，该标准主要是基于流行病学证据、生理学概念及相关临床研究结果，由欧美等国重症医学专家协商制定，主要是从起病时间、低氧血症程度、肺水肿来源、X 线胸片及其他生理学紊乱 5 个方面进行描述，该标准是对之前各个标准的总结，相对较为全面。具体见下表（表 6-2-1）：

表 6-2-1 ARDS 柏林诊断标准

柏林标准	ARDS		
	轻度	中度	重度
起病时间	1 周之内急性起病的已知损伤或者新发的呼吸系统症状		
低氧血症	PaO_2/FiO_2：201～300 并且 PEEP≥5	PaO_2/FiO_2 ≤200 并且 PEEP≥5	PaO_2/FiO_2：≤100 并且 PEEP≥10
肺水肿来源	不能被心功能不全或液体过负荷解释的呼吸衰竭*		
X 线胸片	双侧浸润影**	双侧浸润影**	至少累积 3 个象限的浸润影**

注：*如果没有危险因素，需要客观指标的评估；**通过专业影像学培训后阅读胸片，浸润影不能被胸腔积液、结节、肿块、肺叶塌陷所完全解释。

【治疗原则】

1. 常规治疗 ARDS 起病急骤，发展迅速，损害广泛，病死率高。要求早期诊断、积极治疗，才可能降低死亡率。主要治疗原则：

（1）正确治疗基础疾病，预防 ARDS 的发生，对可能迅速导致 ARDS 的基础疾病应积极采取各种治疗措施，如脓毒症、细菌性肺炎及时应用有效抗生素；创伤、骨折等应及时处理；休克应迅速纠正。

（2）适当补液：仔细观察患者循环和各脏器血流灌注情况，以尿量、血压、动脉血 pH 及精神状态等评估补液量。通常情况下，ARDS 患者的每日液体入量应限于 2 000 mL 以内，允许适量的液体负平衡。以维持肺毛细血管楔压（PCWP）在 14～16 mmHg 为理想。胶体液的补充一般限于血浆低蛋白者。也有主张晶、胶体液之比以 2∶1 为宜。在补充胶体液之后半小时或 1 h，应使用利尿剂以促使液体排出。

（3）肾上腺皮质激素：ARDS 患者是否应用激素至今仍无一致意见。皮质激素的推荐用法是：甲基泼尼松龙，每日 1～2 mg/kg，分次静脉滴注。如果氧合改善，X 线胸片肺浸润影减轻或消失，即说明临床有效，通常在用药 3～5 d 后明显。在临床出现明显疗效后，皮质激素可逐渐减量，在 1～2 周内逐渐减至每日 0.5～1 mg/kg，维持到拔管。如果初始对激素无明确疗效，则可停用。

（4）抗感染：抗感染治疗宜尽早开始，选用广谱有效抗生素，并给予足够的剂量和疗程。最常见感染部位有肺部、腹部和创伤伤口，常见致病菌有革兰氏阴性杆菌，如铜绿假单胞菌、大肠埃希菌、肺炎克雷伯杆菌，或厌氧菌等；有时为革兰氏阳性球菌，如金黄色葡萄球菌（简称金葡菌）等。晚期可有真菌等继发感染。对于顽固性感染，如果怀疑是少见的特殊致病菌所致，或为了排除肺感染，有些学者主张进行纤维支气管镜检查和支气管肺泡灌洗，以便明确病因诊断，更有针对性地进行病因治疗。

（5）加强营养支持：可采用鼻饲和静脉补充营养的方法，成人一般每日需要量 20～30 kcal/kg，蛋白 1.5～3 g/kg，脂肪占总热量的 20%～30%。

（6）肺表面活性物质替代疗法和 NO 吸入：婴幼儿 RDS 应用肺表面活性物质已证明有效，在成人中的应用正在研究之中。

（7）合并症的治疗：对严重继发感染、休克、心律失常、DIC、胃肠道出血、肝肾功能损害、气胸等应积极预防，及时发现并给予相应的治疗。

2. ARDS 的呼吸支持　ARDS 通气治疗的基本原则是：在提供患者基本的氧合和通气需要的同时，应尽力避免呼吸机相关肺损伤（VALI）。

（1）无创性通气：急性肺损伤或轻度 ARDS 患者可早期应用无创性通气（noninvasive ventilation，NIV），NIV 期间，应严密观察患者应用 NIV 后的反应，若严重缺氧或气体交换情况无改善，神志状况显示恶化趋势即应及早中断 NIV，进行有创性通气。

（2）有创性通气时的肺保护通气策略：近年来提出了两大通气策略。

1）允许高碳酸血症策略（PHC）：常用潮气量为 5～8 mL/kg，限制吸气平台压 < 30 cmH_2O，$PaCO_2$ 逐渐升高（$PaCO_2$ 的上升速度 5～10 mmHg/h）和血 pH 值的适度降低。维持 $PaCO_2$ 于 80 mmHg 左右。只要 $PaCO_2$ 逐渐升高，血 pH 不降得过快过低，患者通常能较好耐受。CO_2 潴留的主要副作用是对患者心脑血管系统的影响，增加心排血量、增加肺血管阻力、改变支气管运动张力、损害骨骼肌的功能，扩张脑血管和损害中枢神经系统的功能。因此，遇颅压增高（颅内肿瘤或血肿等）、血流动力学不稳定、急性心肌梗死、脑水肿、抽搐、严重心律失常、肺动脉高压和胃肠道大出血的情况应禁用和慎用 PHC。实施 PHC 期间，需应用镇静剂和肌松剂。近年已有随机对照研究显示，允许高碳酸血症策略明显降低患者的死亡率。为避免小 VT 通气进行性加重肺不张和复张后重新萎陷，应同时实施“开放肺”策略。

2）开放肺（open lung）策略：所谓“开放肺”，就是让有萎陷趋势的肺复张并在整个呼吸周期保持复张状态。“开放肺”的好处有：①减少分流，改善氧合，降低 FiO_2 至安全范围；②减小肺泡因潮气性反复开关引起的高剪切力和对肺表面活性物质的“挤奶样”作用，避免 VALI；③减轻生物伤；④减少或阻止肺间质的液体向肺泡内的渗透，减轻肺水肿。

实施“开放肺”方法有：持续肺充气（sustained inflation，SI）、叹气（sigh）、高频振荡通气（HFOV）、俯卧位通气、生物性变化通气（biologically variable ventilation），

或将以上方法（如俯卧位通气与 SI）联合应用等。其基本做法，都是应用一较高的吸气压（或平均气道压）和呼气末正压（PEEP）使萎陷的肺组织开放。大多数肺复张操作方法能改善 ARDS 患者的氧合，但尚无研究来比较各复张方法之间的优劣。有利于肺开放的措施有：①保留自主呼吸；②PCV 模式和吸气晚期的肺复张；③俯卧位通气；④液体通气（液体复张）。

（3）有创机械通气：

1）机械通气的时机选择：ARDS 患者经高浓度吸氧仍不能改善低氧血症时，应气管插管进行有创机械通气。ARDS 患者呼吸功明显增加，表现为严重的呼吸困难，早期气管插管机械通气可降低呼吸功，改善呼吸困难。气管插管和有创机械通气能更有效地改善低氧血症，降低呼吸功，缓解呼吸窘迫，并能够更有效地改善全身缺氧，防止肺外器官功能损害。

2）肺保护性通气：由于 ARDS 患者大量肺泡塌陷，肺容积明显减少，常规或大潮气量通气易导致肺泡过度膨胀和气道平台压过高，加重肺及肺外器官的损伤。对 ARDS 患者实施机械通气时应采用肺保护性通气策略，气道平台压不应超过 30 ~ 35 cmH_2O。

3）PEEP 的选择：ARDS 广泛肺泡塌陷不但可导致顽固的低氧血症，而且部分可复张的肺泡周期性塌陷开放而产生剪切力，会导致或加重呼吸机相关肺损伤。充分复张塌陷肺泡后应用适当水平 PEEP 防止呼气末肺泡塌陷，改善低氧血症，并避免剪切力，防治呼吸机相关肺损伤。应根据静态 P – V 曲线低位转折点压力 +2 cmH_2O 来确定 PEEP。

【抢救流程】

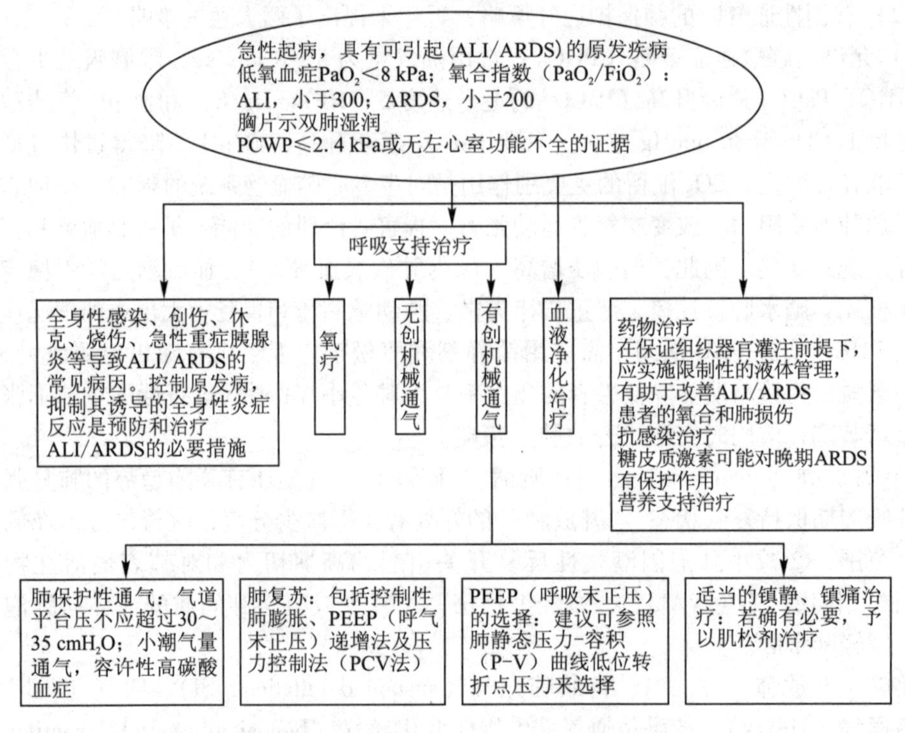

【经验体会】

（1）ARDS 治疗经历了氧疗、机械通气、PEEP、保护性肺通气等，对 ARDS 治疗往往伴随着对本病病理生理的深刻认识，目前已认识到肺通透性增加、炎症因子释放失控、氧化自由基大量产生、炎症细胞内聚集和活化、机械通气剪切伤等参与了肺损伤的病理生理过程以及后期的肺纤维化。实验室所用的动物模型与临床 ARDS 有本质区别，不是严格意义上的肺损伤和 ARDS，不能模拟 ARDS 患者，因此，所有的动物实验，即使结果再好，真正在临床无一不是阴性结果，需要我们更进一步了解 ARDS 本质，指导临床治疗。

（2）ARDS 死亡的原因主要是多器官功能衰竭，包括肾功能、肝功能、血液系统、神经系统等。即使保住了肺功能，如果其他脏器的衰竭不可逆转，最终还是导致死亡。因此，ARDS 的治疗不单纯是呼吸衰竭的治疗，而是 ICU 内重症监护的治疗，需要有一个全局的观念，成功的 ARDS 的抢救与机械通气的选择和实施、抗生素的选择、液体出入量的控制、基础疾病的治疗等都有重要的关系。ARDS 需要动态观察，综合处理。

参考文献

［1］刘大为．实用重症医学．北京：人民卫生出版社，2010.
［2］邱海波．ICU 主治医师手册．2 版．南京：江苏科学技术出版社，2007.
［3］邱海波，杨毅．重症医学：规范·流程·实践．北京：人民卫生出版社，2011.
［4］刘大为，邱海波，严静．中国重症医学专科资质培训教材．北京：人民卫生出版社，2013.
［5］万献尧．实用危重症医学．北京：人民军医出版社，2008.

（王宝玉）

第三节　急性肾损伤的诊断与处理

一、AKI 的诊断与处理

【疾病概述】

急性肾损伤（Acute kidney injury，AKI）是指由导致肾脏结构或功能变化的损伤引起的肾功能突然（48 h 以内）下降，表现为血肌酐绝对值增加 ≥0.3 mg/dL（26.4 μmol/L），或者增加≥50%（达到基线值的 1.5 倍），或者尿量＜0.5 mL/kg/h，持续超过 6 h。

【诊断要点】

2002年，ADQI第二次会议提出了AKI的RIFLE分级诊断标准，将AKI分为三个级别：危险（Risk）、损伤（Injury）、衰竭（Failure）和两个预后级别：肾功能丧失（Loss），终末期肾病（End stage renal disease，ESRD）。RIFLE标准是目前诊断AKI最常用的标准之一。具体分级诊断标准见表6－3－1。

表6－3－1 AKI的RIFLE分级诊断标准

分级	Scr或GFR	尿量
危险（Risk）	Scr≥1.5倍基线值或GFR下降>25%	<0.5 mL/kg/h大于6 h
损伤（Injury）	Scr≥2倍基线值或GFR下降>50%	<0.5 mL/kg/h大于12 h
衰竭（Failure）	Scr≥3倍基线值或GFR下降>75%或Scr≥4 mg/dL并且升高≥0.5 mg/dL	<0.3 mL/kg/h大于24 h或无尿大于12 h
肾功能丧失（Loss）	持续肾衰竭>4周	
终末期肾病（ESRD）	持续肾衰竭>3个月	

【治疗原则】

1. 消除病因，积极治疗原发病 纠正和治疗致AKI的原发病是首要原则。随着人们对AKI认识的提高和血液净化技术的进步，AKI较少死于并发症，而主要死于引起AKI的原发病。因此，对于各种引起AKI的原发病（如严重外伤、严重感染、中毒等），应进行积极妥善的治疗。

2. 维持体液平衡 一般采用“量出为入”的原则，每日进水量为一天液体总排出量加500 mL；具体每日进水量计算方法为：不显性失水量［（981＋141）mL］－内生水［（303＋30）mL］－细胞释放水［（124＋75）mL］＋显性失水量（尿、呕吐物、创面分泌物、胃肠或胆道引流量等），体温每升高1 ℃，成人酌情加入水量60～80 mL/d。

3. 饮食与营养 应尽可能地供给足够的热能，以保证机体代谢的需要，防止机体蛋白质的进一步分解，加重分解代谢状态。每日最少摄入碳水化合物100 g以上，可喂食或静脉补充，以减少糖异生和饥饿性酸中毒。应适当限制蛋白质的摄入，以减少氮质、钾、硫和磷的来源，每日摄入蛋白质的量宜在0.5 g/kg以下，应优选动物蛋白如鸡蛋、牛奶、鱼肉或瘦肉等，因其含有较丰富的必需氨基酸（EAA）。若患者行透析治疗，则透析后每日热量、蛋白质和食物的其他成分可不严格控制，如蛋白质可给予1 g/（kg·d）。

4. 注意钾平衡，防高钾血症 要严格限制食物及药品中钾的摄入，彻底清创，防止感染，如已出现高钾血症应及时处理，处理措施包括：①10%葡萄糖酸钙溶液10 mL，缓慢静脉注射；②25%葡萄糖液300 mL加胰岛素15 U，静脉滴注；③钠型离子交换树脂20～30 g加入25%山梨醇溶液100～200 mL做高位保留灌肠，1 g钠型树脂约可交换钾0.85 mmol；④纠正酸中毒，促使细胞外钾向细胞内转移；⑤重症高钾血症应及时做透析疗法。

5. 纠正酸中毒 根据血气、酸碱测定结果，当CO_2CP<15 mmol/L或pH<7.2，可

适当静脉补充碱性药物。在紧急情况下，可先输入 5% 碳酸氢钠液按 3～5 mL/kg 计算（150～250 mL），以后酌情补之。对严重酸中毒，应立即开始透析。

6. 积极控制感染　感染既是 AKI 的常见并发症，也是主要死亡原因之一。预防感染非常重要，如严格床边无菌操作和隔离，注意口腔、皮肤、阴部的清洁。不主张预防性应用抗生素，以避免在患者抵抗力低下时有抗药性细菌侵入繁殖，致治疗困难。一旦发生感染，尽可能选用对肾脏无毒性或毒性较小的抗生素治疗，其剂量应根据肾功能损害的程度而定，但应足量。

7. 血液净化治疗　可选用血液透析（IHD）、腹膜透析（PD）、血液滤过或持续肾脏替代疗法（CRRT）。透析指征包括：①急性肺水肿；②高钾血症，血钾 6.5 mmol/L，经内科保守治疗无效；③无尿 2 d 或少尿达 4 d 以上；④CO_2 结合力在 15 mmol/L；⑤血尿素氮 28.56 mmol/L（80 mg/dL），或每日上升 10.7 mmol/L（30 mg/dL）无尿或少尿 2 d 以上，而伴有下列情况之一者：持续呕吐，体液过多，出现奔马律或中心静脉压持续高于正常；⑥烦躁或嗜睡，出现精神症状；⑦血肌酐 >707.2 μmol（8 mg/dL）。

透析一般依患者的病情和当地的具体技术设备条件来决定，参见本书下一页“重症患者的血液净化治疗”。

8. 多尿期的治疗　多尿期开始时，由于肾功能还没有完全恢复，仍应按少尿期的治疗原则处理。尿量明显增多后，要特别注意水及电解质的监测，尤其是钾的平衡。尿量过多，可适当补给葡萄糖、林格液，用量为尿量的 1/3～2/3，并给予足够的热量及维生素，适当增加蛋白质，以促进康复。

【抢救流程】

AKI 的抢救流程

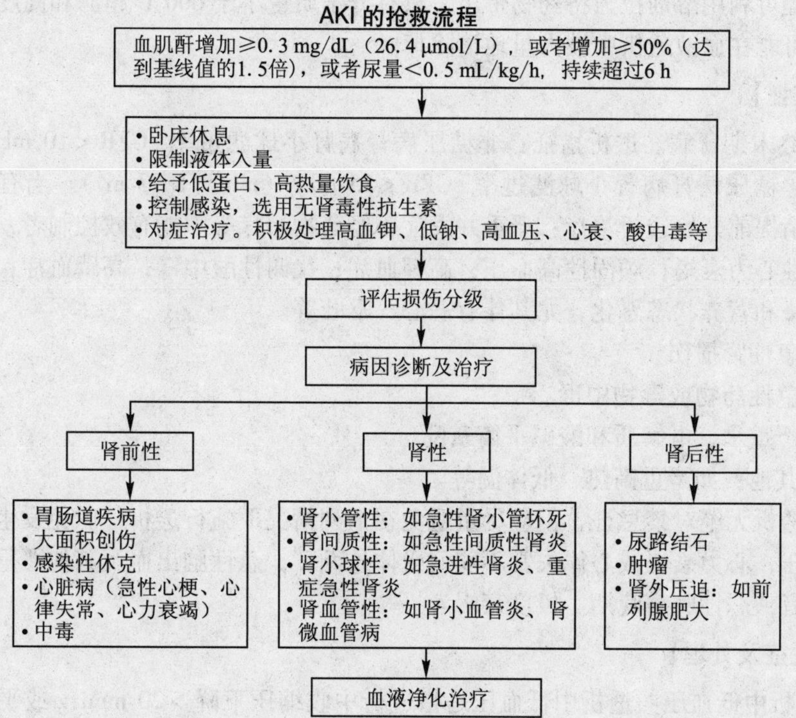

【经验体会】

AKI 治疗的体会：

1. 关于利尿剂的使用 利尿剂虽能增加尿量，但无助于改善 AKI 进程及预后，若利尿剂使用后仍无法达到改善体液容积过多的目的时，更须及早停药以减少不良反应；渗透性利尿剂如甘露醇等更不宜在中毒性 AKI 使用，否则会有加重病情的危险。

2. 关于血管活性药物的使用 临床常用去甲肾上腺素维持肾灌注压，但如不适时减低外周阻力，长期使用此药并不利于 AKI 病情；而多巴胺类药物，即便早期小剂量使用所谓“肾脏剂量”［1～3 g/（kg · min）］，临床亦未见对改善 AKI 预后有何效果，且常有心律失常、心肌缺血等不良反应，目前多不主张应用。

3. 关于血液净化治疗 目前已公认该方法对清除血液中有害物质有显著作用，包括内源性代谢产物和外源性毒物，并有助于纠正水、电解质紊乱，维持机体内环境稳定，尤其对于中毒性肾损伤，它既是对症处理也是对因治疗。

二、重症患者的血液净化治疗

血液净化疗法（hemopurification）已有近 60 年历史，是现代医学常用的替代治疗手段，常用的主要有以下种类：血液透析、血液滤过、血液灌流、血浆置换等。

（一）血液透析

血液透析（hemodialysis）是将血液引入透析器中，利用半渗透膜两侧溶质浓度差，利用扩散的原理，达到清除代谢产物及毒性物质的目的，而若是于半透膜的血液端加压，可使溶剂（水分）由血液端进入透析液端达到微过滤（microfiltration）的效果，微过滤的过程可利用溶剂拉力将药物带出。只有分子质量小于 600 U 超滤和高度水溶性的毒物才有可能在血液透析中被大量地清除掉。

【适应证】

（1）终末期肾病。透析指征：非糖尿病肾病肾小球滤过率 eGFR < 10 mL/（min · 1.73 m^2）；糖尿病肾病肾小球滤过率 eGFR < 15 mL/（min · 1.73 m^2）。当有下列情况时，可酌情提前开始透析治疗：严重并发症，经药物治疗等不能有效控制者，如容量过多包括急性心力衰竭；顽固性高血压；高钾血症；代谢性酸中毒；高磷血症；贫血；体重明显下降和营养状态恶化，尤其伴有恶心、呕吐等。

（2）急性肾损伤。

（3）急性药物或毒物中毒。

（4）严重水、电解质和酸碱平衡紊乱。

（5）其他：如严重高热、低体温等。

血液透析无绝对禁忌证，但应尽量避免在下列情况下施行透析，以免发生意外：休克或低血压，心力衰竭或心律失常不能耐受体外循环，急性脑出血及其他严重出血，异常不合作者，恶性肿瘤晚期、极度衰竭者。

【并发症及处理】

1. 透析中低血压 透析中低血压是指透析中收缩压下降 > 20 mmHg 或平均动脉压

降低 10 mmHg 以上，并有低血压症状。其处理程序如下：

（1）紧急处理：①采取头低位；②停止超滤；③补充生理盐水 100 mL，或 20% 甘露醇，或白蛋白溶液等；④如上述处理后血压仍快速降低，则需应用升压药物治疗，并停止血透，必要时可以转换治疗模式，如单纯超滤、血液滤过或腹膜透析。

（2）积极寻找透析中低血压原因，为紧急处理以及预防提供依据。

2. 肌肉痉挛　肌肉痉挛多出现在每次透析的中后期，一旦出现应首先寻找诱因，然后根据原因采取处理措施。

（1）寻找诱因：是处理的关键。透析中低血压、低血容量、超滤速度过快及应用低钠透析液治疗等导致肌肉血流灌注降低是最常见原因；电解质紊乱和酸碱失衡也可引起肌肉痉挛，如低镁血症、低钙血症、低钾血症等。

（2）治疗：根据诱发原因酌情采取措施，可快速输注生理盐水、高渗葡萄糖溶液或甘露醇溶液，对痉挛肌肉进行外力挤压按摩也有一定疗效。

3. 溶血　表现为胸痛、胸部压迫感、呼吸急促、腹痛、发热、畏寒等。一旦发生应立即寻找原因，并采取措施予以处置。

（1）明确病因：①血路管相关因素，如狭窄或梗阻等引起对红细胞的机械性损伤。②透析液相关因素，如透析液钠过低，透析液温度过高，透析液受到污染。③透析中错误输血。

（2）处理：①重者应终止透析，夹闭血路管，丢弃管路中血液。②及时纠正贫血，必要时输新鲜全血。③严密监测血钾，避免发生高钾血症。

4. 空气栓塞　一旦发现应紧急处理，立即抢救。①立即夹闭静脉血路管，停止血泵。②采取左侧卧位，并头和胸部低、脚高位。③心肺支持，包括吸纯氧，采用面罩或气管插管。④如空气量较多，有条件者可予右心房或右心室穿刺抽气。

（二）血液滤过

血液滤过（hemofiltration，HF）是依照肾小球滤过功能设计的一种模拟装置。其特点主要有：①对尿素氮、肌酐等小分子物质的清除略逊于血液透析，但对中分子物质的清除，纠正水、电解质及酸中毒，治疗肺水肿、心包炎、脑水肿却优于血透。②可明显改善贫血及甘油三酯血症，使高血压易控制。③血液透析与滤过联用谓之血液透析滤过，可提高血液净化的效率及缩短透析时间。④缺点是大量置换液的输入，易污染而致发热反应及败血症。

【适应证】

①高血容量所致心力衰竭；②顽固性高血压；③低血压和严重水、钠潴留；④尿毒症心包炎；⑤急性肾衰竭；⑥肝昏迷。

【并发症】

1. 置换液污染　由于置换液输入量大、污染机会多，故有可能发生败血症。

2. 氨基酸与蛋白质丢失　氨基酸平均分子质量 140，每次血液滤过治疗平均丢失氨基酸 5 ~ 6 g，蛋白质丢失量 3 ~ 14 g。

3. 激素丢失　滤液中发现有胃泌素、胰岛素、抑胃泌素、生长激素刺激素 B 和甲状旁腺激素，但对血浆浓度影响不大。

4. 血压下降 主要是液体平衡掌握不好，脱水速度过快所致。

（三）血液灌流

血液灌流（hemoperfusion，HP）是将患者动脉血引入储有吸附材料的血液灌流装置，通过吸附剂的吸附作用清除体内的外源性或内源性物质、药物，然后再回输体内，以达到净化目的。

【适应证】

①急性药物或毒物中毒，虽尚缺乏循证医学证据，但其清除百草枯的作用已基本达成共识；②重症肝炎，特别是暴发性肝衰竭导致的肝性脑病、高胆红素血症；③感染性疾病；④尿毒症，尤其是顽固性瘙痒、难治性高血压；⑤急进性肾炎；⑥狼疮性肾炎；⑦β_2-微球蛋白相关淀粉样变；⑧其他方面的应用，如精神分裂症、银屑病、系统性红斑狼疮、高脂血症、甲状腺危象等。

血液灌流能有效去除血液内肌酐、尿酸、中分子物质、酚类、胍类、吲哚、有机酸及多种药物，但不能去除水分及电解质，因此治疗AKI时，一般应与血透或血滤联用。

【并发症及处理】

1. 生物不相容性及其处理 吸附剂生物不相容的主要临床表现为灌流开始后0.5～1 h患者出现寒战、发热、胸闷、呼吸困难、白细胞或血小板一过性下降（可低至灌流前的30%～40%）。一般不需要终止灌流治疗，可适量静脉推注地塞米松、吸氧等处理；如果经过上述处理症状不缓解并严重影响生命体征而确系生物不相容导致者应及时终止灌流治疗。

2. 吸附颗粒栓塞 治疗开始后患者出现进行性呼吸困难、胸闷、血压下降等，应考虑是否存在吸附颗粒栓塞。在进行灌流治疗过程中一旦出现吸附颗粒栓塞现象，必须停止治疗，给予吸氧或高压氧治疗，同时配合相应的对症处理。

3. 出凝血功能紊乱 活性炭进行灌流吸附治疗时很可能会吸附较多的凝血因子，如纤维蛋白原等，特别是在进行肝性脑病灌流治疗时易导致血小板的聚集而发生严重的凝血现象；而血小板大量聚集并活化后可以释放出大量的活性物质，进而诱发血压下降。治疗中应注意观察与处理。

4. 贫血 通常每次灌流治疗均会导致少量血液丢失。因此，长期进行血液灌流的患者，特别是尿毒症患者，有可能诱发或加重贫血现象。

5. 空气栓塞 主要源于灌流治疗前体外循环体系中空气未完全排除干净、治疗过程中血路连接处不牢固或出现破损而导致气体进入体内。患者可表现为突发呼吸困难、胸闷气短、咳嗽，严重者表现为发绀、血压下降，甚至昏迷。一旦空气栓塞诊断成立，必须立即停止灌流治疗，采取头低左侧卧位吸入高浓度氧气、必要时可静脉应用地塞米松，严重者及时进行高压氧治疗。

（四）血浆置换

血浆置换（plasma exchange，PE）是将患者血液抽出体外后，将血浆中的致病成分选择性地分离后弃去，然后将血浆的其他成分以及补充的平衡液或白蛋白输回体内，以清除血浆内的致病物质。

【适应证】

①免疫复合物性肾小球肾炎和抗肾小球基底膜肾小球肾炎，如肺出血－肾炎综合征等；②风湿性疾病和系统性红斑狼疮、结节性动脉周围炎和类风湿关节炎等；③血液系统疾病，如自身免疫溶血性贫血、溶血性尿毒症综合征和血栓性血小板减少性紫癜等；④重症肌无力、格林－巴利综合征；⑤消化系统疾病，如重症肝炎、严重肝衰竭、肝性脑病、胆汁淤积性肝病、高胆红素血症等；⑥药物中毒药物过量（如洋地黄中毒）、与蛋白结合率高的毒物中毒，不建议将血浆置换应用于血中百草枯清除；⑦自身免疫性皮肤疾病，如大疱性皮肤病、天疱疮、坏疽性脓皮病、重症银屑病；⑧肾移植后急性排异反应。

【并发症及处理】

1. 过敏和变态反应　系大量输入异体血浆所致，表现为皮疹、皮肤瘙痒、畏寒、高热，严重者出现过敏性休克。可在血浆输入前适量应用糖皮质激素预防；出现上述症状时减慢或停止血泵，停止输入可疑血浆或血浆成分，予以糖皮质激素、抗组胺类药物治疗，出现过敏性休克的按休克处理。

2. 低血压　与置换液补充量不足、血管活性药物清除或过敏反应有关，根据不同的原因进行相应处理，考虑置换液补充量不足者，应正确计算需要补充的血浆量，治疗开始时，减慢放血速度，阶梯式增加，逐渐至目标流量，对于治疗前已经有严重低蛋白血症患者，根据患者情况可酌情使用人血白蛋白、血浆，以提高血浆胶体渗透压，增加有效血容量，管路用生理盐水预充。考虑血管活性药物清除所致者，必要时适量使用血管活性药物。考虑过敏者按过敏处理。

3. 溶血　查明原因，予以纠正，特别注意所输注血浆的血型，停止输注可疑血浆，严密监测血钾，避免发生高钾血症。

4. 重症感染　在大量使用白蛋白置换液进行血浆置换时，导致体内免疫球蛋白和补体成分缺乏。高危患者可适量补充新鲜血浆或静脉注射免疫球蛋白。

5. 出血倾向　血浆置换过程中血小板破坏、抗凝药物过量或大量使用白蛋白置换液置换血浆导致凝血因子缺乏。对于高危患者及短期内多次、大量置换者，必须补充适量新鲜血浆。

（五）连续性肾脏替代治疗

连续性肾脏替代治疗（continuous renal replacement therapy，CRRT）是指一组体外血液净化的治疗技术，是所有连续、缓慢清除水分和溶质治疗方式的总称。目前主要包括以下技术：①缓慢连续超滤（slow continuous ultrafitration，SCUF）。②连续性静脉－静脉血液滤过（continuous venovenous hemofiltration，CVVH）。③连续性静脉－静脉血液透析滤过（continuous venovenous hemodiafiltration，CVVHDF）。④连续性静脉－静脉血液透析（continuous venovenous hemodialysis，CHFD）。⑤连续性高通量透析（continuous high flux dialysis，CHFD）。⑥高容量血液滤过（high volume hemofiltration，HVHF）。⑦连续性血浆滤过吸附（continuous plasma filtration adsorption，CPFA）。

【适应证】

1. 肾脏疾病　①重症急性肾损伤（AKI）：伴血流动力学不稳定和需要持续清除过

多水或毒性物质，如AKI合并严重电解质紊乱、酸碱代谢失衡、心力衰竭、肺水肿、脑水肿、急性呼吸窘迫综合征（ARDS）、外科术后、严重感染等。②慢性肾衰竭：合并急性肺水肿、尿毒症脑病、心力衰竭、血流动力学不稳定。

2. 非肾脏疾病 ①多器官功能障碍综合征（MODS）、ARDS、挤压综合征。②水、电解质、酸碱失衡：乳酸酸中毒、严重液体潴留、需要大量补液。③慢性心力衰竭、肝性脑病、药物或毒物中毒。

【并发症及处理】

CRRT并发症种类同血液透析和血液滤过等技术，但由于CRRT治疗对象为危重患者，血流动力学常不稳定，且治疗时间长，故一些并发症的发病率较高，且程度较重，处理更为困难。如低血压、低血钾、高钾血症、低钙血症、酸碱失衡、感染以及机械因素相关并发症。另外，由于治疗时间长，肝素等抗凝剂应用总量较大，容易发生出血或出血倾向；但如血流量较低、血细胞比容较高或抗凝剂剂量不足，则容易出现凝血。如治疗时间较长，则可导致维生素、微量元素和氨基酸等丢失，应适当补充。

【血液净化治疗流程】

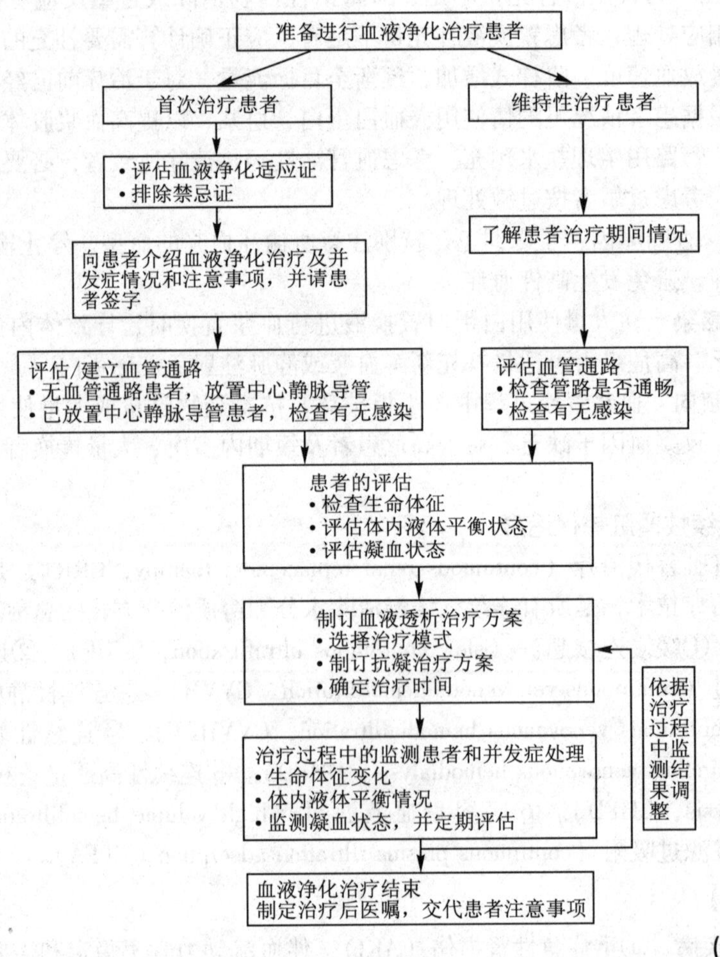

（刘卫国）

第四节　重症消化系统疾病的诊断与处理

一、重症患者肠功能障碍的临床表现与诊断

重症患者的救治通常面临多系统器官的诸多问题，重症医学发展到今天，我们对呼吸、循环以及肾替代治疗等都有较成熟的方案。然而，一组我们过去认为与急救关系不太密切的问题——胃肠道问题开始困扰着急诊 ICU 医务工作者，包括腹胀、腹泻、便秘、应激性溃疡、无结石性胆囊炎和肠源性感染等渐渐开始进入急诊 ICU 医生的视野，基于对多脏器功能障碍综合征（MODS）的认识，学者往往喜欢把这一组的重症患者胃肠问题笼统称为“胃肠功能障碍”，并把它当作是 MODS 的一部分。

肠功能障碍的临床表现的常见类型包括：消化吸收功能障碍、肠黏膜屏障受损、肠道动力障碍、应激性溃疡等。

1. 消化吸收障碍　临床主要表现为腹泻或对肠内营养不耐受，急诊 ICU 患者腹泻的发生率高达 30.7%。他们往往都有相同的病理生理基础，包括：肠黏膜结构改变；消化酶活力减弱；肠系膜血流减少等。还有其他影响因素包括：低蛋白血症、肠道水肿、菌群紊乱，以及不适当的肠内营养制剂和输注方式等。

2. 肠道动力障碍　临床上几乎每例重症患者都存在不同程度的腹胀、肠鸣音减弱及大便不通，急诊 ICU 患者腹胀的发生率高达 60.9%。胃肠动力障碍可引起腹腔内压力增高，并对全身各系统功能产生重要的影响。影响胃肠动力最重要的因素包括：①腔内炎症/感染：包括出血，急性胰腺炎等。②食物消化吸收不良。③电解质紊乱，特别是低血钾。④肠系膜血流减少，休克。⑤肠道菌群改变。⑥颅内压增高。⑦药物：镇静剂、钙离子拮抗剂、抗胆碱类。

3. 黏膜屏障损伤　临床上主要表现为肠道细菌、内毒素易位、肠源性感染等。正常情况下，肠道的蠕动是肠道非免疫防御的重要机制，正常肠蠕动功能的意义不仅在于参与食物的消化、吸收和排泄，也是肠腔内环境的“清道夫”，尤其是消化间期的肠蠕动，可防止肠内有害物质（包括内毒素）的积聚，限制细菌生长。肠蠕动过慢、过弱或肠梗阻可引起肠内细菌过度生长而导致“小肠细菌污染综合征”。

4. 应激性溃疡　应激性溃疡（stress ulcer，SU），又称急性胃黏膜病变（AGML）、急性糜烂性胃炎、急性出血性胃炎，应激性溃疡是急诊 ICU 患者上消化道出血常见原因之一。可单独发生，也可伴随其他器官功能障碍同时出现，被视为 MODS 的一部分或胃肠功能衰竭的表现之一，与患者的预后密切相关。急诊 ICU 患者合并应激性溃疡后平均增加急诊 ICU 滞留时间 4～8 d，病死率高达 50%～77%。

最常见临床表现为出血，表现为呕血、肉眼看到的出血、胃管吸出“咖啡样”液体，便血或黑便起初黏膜病变浅而少，继而引起血流动力学的改变。出血一般发生在应激后 5～10 d，出血时不伴疼痛。出血是间歇性的，有时两次间隔数天，可能由于病灶分批出现，同时有旧病灶愈合和新病灶形成。

临床表现特点包括：①急性病变，通常有应激源；②多发性的；③病变散布在胃体及胃底含壁细胞的泌酸部位，胃窦部少见；④不伴高胃酸分泌。

应激性溃疡与胃部其他的黏膜病变或溃疡有区别：酒精、激素及非激素类抗炎制剂（如阿司匹林、吲哚美辛等）引起的急性黏膜病变不伴随严重感染、外伤等应激情况。病灶是多发性浅表糜烂，发生部位与应激性溃疡相似，但限于黏膜，不侵及肌层，愈合后不留疤痕。一般出血量小，可自行停止。

二、肠功能障碍的预防和治疗

在危重症患者中，胃肠功能障碍被认为是 MODS 的启动因素之一，及早治疗胃肠功能障碍是防止病情发展的关键。治疗原则如下：

1. 改善机体的灌注和组织氧供 组织低灌注是重症患者普遍存在的问题，是多器官功能障碍综合征发生发展的重要环节之一，现已明确低灌注也是应激性溃疡、肠道通透性增加的重要原因之一。不能想象在持续低灌注的患者中能有良好胃肠动力和屏障功能。因此，维持机体良好的组织灌注和氧供是重症患者治疗的基本原则，也是重症患者维护胃肠功能的基本要求。组织的氧输送涉及呼吸、循环和血液等系统，与氧分压、心脏前负荷、心排血量、血红蛋白等因素密切相关。改善组织灌注和氧供，需要适当的液体负荷、理想的氧分压、心肌收缩力和血红蛋白等，临床上通常通过液体复苏、氧疗/机械通气、血管活性药物和正性肌力药物等环节实现这一目标。

2. 肠内营养 尽管肠道黏膜屏障功能已受到广泛重视，但如何改善与维持肠屏障功能还没有完整、满意的治疗措施。肠内营养可改善肠黏膜屏障功能，还有较肠外营养优越的地方：促使肠蠕动功能的恢复、加速肝门静脉系统的血液循环、促进胃肠道激素的分泌，为肠黏膜细胞提供必需的直接养分、营养物质中的营养因子直接进入肝脏等。因此，肠内营养不但能直接供给营养，而且能改善肠道的各种功能，这是单纯肠外营养所不具备的作用。相反，长期的胃肠外营养不但带来肝脏酶学异常、胆汁淤积、胆囊炎和胆结石等并发症的发生，更重要的是造成肠黏膜的失用性萎缩。肠内营养新型给予途径的建立、肠内营养制剂的进步和输注技术的进步，使重症患者在胃肠功能障碍的条件下进行肠内营养成为现实。

3. 肠黏膜特殊营养物

（1）谷氨酰胺：谷氨酰胺是人体重要的氨基酸，是肠道的主要供能物质。危重症患者机体内谷氨酰胺含量可明显减少至正常人的 20% ~80%，而且持续时间可达 20 ~ 30 d。肠内给予谷氨酰胺可以预防肠道细菌易位，减少肠管通透性，改善生存，通过改善葡萄糖、钠等物质的吸收而最大限度增加肠道功能，这种药理作用对吸收不良、腹泻伴脱水及进行性营养不良的患者有着重要的临床意义。

（2）膳食纤维：饮食中水溶性和非水溶性纤维素，对小肠、大肠的黏膜生长和细胞增殖均有刺激和促进作用。非水溶性纤维（如纤维素）可增加粪便容积，加速肠道运送；而特异性水溶性纤维（如果胶）则可延缓胃排空，减慢肠道运送时间，因而具有抗腹泻作用，可以减少应用液体配方饮食者排水样便的次数。

（3）生长激素（GH）和胰岛素样生长因子 - 1（IGF - 1）：外源性给予 GH 及其类

似物可以促进广泛肠切除后残存肠管的黏膜增生，从而影响适应性代偿改变；增加结肠的容积和生物机械强度，从而增进结肠的贮积功能和蠕动，延长肠道运行时间；调节肠腔内氨基酸的吸收，促进水、钠转运；增加黏膜刷状缘功能性载体的数目，从而增加小肠内氨基酸的转运。IGF－1 受 GH 的调节，可增加小肠和大肠的重量和长度，增加氮的吸收，促进广泛肠切除后残存肠管的增生和代偿。

三、应激性溃疡的预防

1. 高危人群 对于应激性溃疡的高危患者应进行严密的胃肠监护，并采取预防措施。应激性溃疡的高危人群包括：①高龄（年龄≥65 岁）；②严重创伤（颅脑外伤、烧伤，胸、腹部复合伤、困难大手术等）；③合并休克或持续低血压；④严重全身感染；⑤并发 MODS、机械通气＞3 d；⑥重度黄疸；⑦合并凝血机制障碍；⑧脏器移植术后；⑨长期应用免疫抑制剂与胃肠道外营养；⑩1 年内有溃疡病史。

2. 积极的预防措施 包括积极处理原发病，消除应激源；维护组织的灌注和氧供，防治组织低氧。抗感染、抗休克，防治颅内高压，保护心、脑、肾等重要器官功能。

3. 药物预防

（1）抑酸药：

1）术前预防：对拟做重大手术的患者，估计术后有并发应激性溃疡可能者，可在围手术前一周内应用口服抑酸药或抗酸药，以提高胃 pH 值。常用的药物有：质子泵阻滞剂（PPI）奥美拉唑 20 mg，1 次/d；组胺受体阻滞剂：法莫替丁 20 mg，2 次/d；雷尼替丁 150 mg，2 次/d；西咪替丁 400 mg，2 次/d。

2）对严重创伤、高危人群的预防，应在疾病发生后静脉滴注 PPI，使胃内 pH 迅速上升至 4 以上，如奥美拉唑（40 mg，2 次/d）。

（2）抗酸药有：氢氧化铝、铝碳酸镁、5% 碳酸氢钠溶液等，可从胃管内注入，使胃内 pH≥4。

（3）黏膜保护剂：硫糖铝、前列腺素 E 等。

四、应激性溃疡并发消化道出血的治疗

一旦发现呕血或黑便等消化道出血症状，提示应激性溃疡已发生，此时除继续治疗原发病外，还必须立即采取各种止血措施及治疗应激性溃疡。

（1）立即输血补液，维持正常的血液循环。

（2）迅速提高胃内 pH，使之≥6，以促进血小板聚集和防止血栓溶解，创造胃内止血必要的条件。

1）推荐的用药是 PPI 注射剂（奥美拉唑，首剂 80 mg，以后 40 mg，q 8 h 维持）。

2）H_2 受体阻滞剂针剂，法莫替丁（40 mg）、西咪替丁（800 mg）静脉滴注，每日 2 次。

3）胃内灌注碱性药物（如氢氧化铝等），使胃液 pH 在 6 以上。

4）条件许可，也可考虑使用生长抑素类药物。

（3）对烧伤等合并有细菌感染者，为防止菌群移位，应加强黏膜保护剂和抗生素

的应用。

(4) 对合并有凝血机制障碍的患者，可输注血小板悬液、凝血酶原复合物等，以及其他促进凝血的药物。

(5) 药物治疗后，仍不能控制病情者，若病情许可，应立即做紧急胃镜检查，以明确诊断，并可在内镜下做止血治疗。

(6) 经药物和内镜介入治疗，仍不能有效止血者，为抢救患者的生命，在情况许可下，也可考虑外科手术治疗。

(7) 出血停止后，应继续应用抗溃疡药物，直至溃疡愈合。推荐使用的药物有 PPI、H_2 受体阻滞剂等，疗程为 4~6 周。

五、消化道出血

急性消化道出血是危及生命的常见临床急症之一，其中又以来源于 Treitz 韧带以上部位的上消化道出血（upper gastrointestinal bleeding，UGIB）更为常见，而来源于 Treitz 韧带以下部位的出血被称为下消化道出血（lower gastrointestinal bleeding，LGIB），其发病率远低于 UGIB，但诊断和治疗也更为复杂。消化道出血患者的处理原则是迅速对患者的血流动力学状态进行评估，并尽快启动必要的循环复苏，在保证血流动力学稳定的条件下迅速开始后续的诊治步骤，包括判定出血来源、选择适当的止血措施和预防再出血。

【临床表现】

消化道出血的临床表现通常有以下几种：

1. 呕血 指呕吐物中有血性成分，颜色可为鲜红色或咖啡色。

2. 黑便 血液中的血红蛋白在肠道内被细菌降解为正铁血红素和其他血红蛋白后形成的黑色柏油样大便。

3. 血便 指由肛门排出的鲜红色或暗红色大便，血液可与大便混合，或血液包裹在成形大便外周，或排出不含大便的血性液体。

4. 粪便潜血阳性 大便性状正常但通过特定的实验室检查证实其中含有血液成分，常常为消化道慢性、少量出血的特点。

5. 血容量不足 为血容量不足引起的全身症状，包括乏力、头晕、昏厥、气短、心悸、心绞痛乃至休克表现。在慢性消化道出血或部分急性出血患者早期，血液还未排出体外时。

急性 UGIB 常以呕血和黑便为主要表现，然而，粪便颜色是由出血速度、出血量和血液在肠道内停留时间共同决定的，UGIB 患者出血过大或出血速度快，有时也可出现鲜血便，而急性 LGIB 的患者在出血量不大或血液在肠道内停留时间较长的情况下，也可以黑便为首发症状。

【临床诊断】

1. 病史和体格检查 一旦患者血流动力学恢复稳定，还是应该尽快进行完整的病史询问和体格检查。包括有无慢性腹痛腹胀、出血诱因（饮酒、服药、粗糙食物摄入、剧烈呕吐等）、排便习惯及其性状变化、体重改变、既往出血史、基础病史（肝炎、溃疡病、出凝血障碍、肿瘤等）、手术史、药物服用史（尤其阿司匹林、激素、抗凝药及非甾体抗炎药）、饮酒史、家族史等在内的病史采集对明确病因还是有较大帮助。

体格检查中对诊断有帮助的莫过于皮肤黏膜的变化，如肝硬化的皮肤改变（肝病面容、蜘蛛痣、肝掌和腹壁静脉曲张）、肿瘤伴发的皮肤表现（胃腺癌的黑棘皮病、类癌综合征、黑色素瘤、Peuz - Jeghers 综合征），自身免疫病的皮肤表现（神经纤维瘤病的咖啡色斑点、系统性硬化性皮肤变薄、钙化和毛细血管扩张，皮肌炎的向阳疹和 Gotren 结节、过敏性紫癜和荨麻疹、弹性假黄瘤的丘疹和斑块等）以及血管性疾病的皮肤改变（毛细血管扩张、血管瘤和橡皮样蓝痣等）。其他可能有意义的阳性体征包括淋巴结肿大和腹部包块（肿瘤）、腹部压痛（消化性溃疡、胰腺炎、溃疡型结肠炎）、肝脏表面结节感和脾大以及痔（肝硬化、肝门静脉高压症等），直肠指检对炎症性肠病、痔疮、肛周疾病和直肠肿瘤的诊断都有一定价值。

2. 内镜检查　随着内镜本身和附件设备的不断更新，内镜诊断和治疗技术有了很大发展。目前，内镜检查成为诊断出血来源最为有力的手段，检查同时可对出血病灶进行相应的内镜下治疗，内镜提供的资料还能协助评估患者预后，对 UGIB 应尽可能在出血后 48 h 内行胃镜检查。随着急诊结肠镜开展越来越多，现在认为清洁肠道后的急诊结肠镜检查诊断急性 LGIB 的阳性率能够达到 72% ~86%，需要注意的是出血量过大患者肠腔内的血迹可能会影响内镜的观察，清洁的肠道是提高结肠镜检查诊断准确率的前提，消化道出血患者的内镜准备应该在血流动力学稳定以后开始。出血量不大的 LGIB 患者也可以在出血停止以后择期进行结肠镜检查。

3. 选择性血管造影　选择性血管造影操作迅速、定位准确，对消化道大出血有一定的诊断价值，部分患者还可能通过介入治疗止血，因而有一定治疗意义。当出血迅猛，患者血流动力学状态不允许进行胃镜检查或者视野暴露不满意时，血管造影是另一种选择，可以协助定位出血，并能够向血管内泵入血管紧张素或进行出血血管栓塞治疗，达到止血目的。

4. 核素显像　静脉注射 ^{99m}Tc 标记的红细胞，然后进行核素扫描显像简便、无创，是目前最常用于定位消化道出血源的方法，在 LGIB 诊断方面应用更多。与内镜和血管造影相比，其敏感性更高，但对检查的设备、技术和结果分析的要求也更为严格。

【预防】

对于消化道出血的高危患者应进行严密的胃肠监护，并采取预防措施。

（1）注意监测消化道出血的高危人群。

（2）胃肠道监护，插入胃管，可定期定时检测胃液 pH 或做 24 h 胃 pH 检测，并定期检测粪便隐血。对原有溃疡史者，在重大手术的围手术期前可做胃镜检查，以明确有否合并溃疡。

（3）预防措施：积极的预防措施包括积极处理原发病，消除应激源；维护组织的灌注和氧供，防止组织低氧。抗感染、抗休克，防治颅内高压，保护心、脑、肾等重要器官功能。药物预防包括抑酸药、抗酸药和黏膜保护剂。尽早恢复肠内营养也是预防应激性溃疡的重要措施。

【临床治疗】

一旦发现呕血或黑便等消化道出血症状，提示 SU 已发生，此时除继续治疗原发病外，还必须立即采取各种止血措施及治疗应激性溃疡。

（1）立即输血补液，维持正常的血液循环。

（2）迅速提高胃内 pH，使之≥6，以促进血小板聚集和防止血栓溶解，创造胃内止血必要的条件。

1）推荐的用药是 PPI 针剂（奥美拉唑，首剂 80 mg，以后 40 mg，q 8 h 维持）。

2）H_2 阻滞剂针剂，法莫替丁（40 mg）、西咪替丁（800 mg）静脉滴注，每日 2 次。

3）胃内灌注碱性药物（如氢氧化铝等），使胃液 pH 在 6 以上。

4）条件许可，也可考虑使用生长抑素类药物。

（3）应加强黏膜保护剂和抗生素的应用。

（4）对合并有凝血机制障碍的患者，可输注血小板悬液、凝血酶原复合物等，以及其他促进凝血的药物。

（5）药物治疗后，仍不能控制病情者，若病情许可，应立即做紧急胃镜检查，以明确诊断，并可在内镜下做止血治疗。

（6）经药物和内镜介入治疗，仍不能有效止血者，为抢救患者的生命，在情况许可下，也可考虑外科手术治疗。

（7）出血停止后，应继续应用抗溃疡药物，直至溃疡愈合。推荐使用的药物有 PPI、H_2 受体阻滞剂等，疗程为 4～6 周。

附：急性上消化道出血诊治流程和急性下消化道出血诊治流程

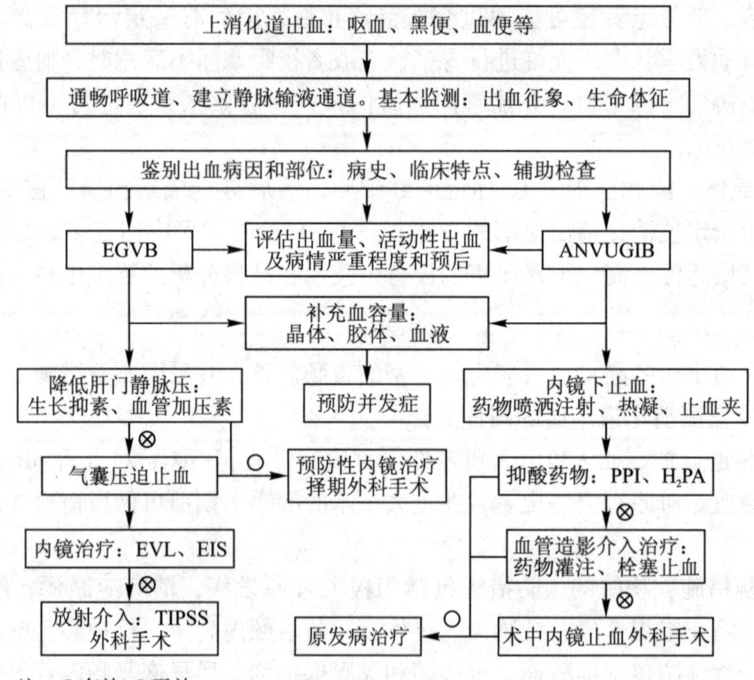

上消化道出血（ANVUGIB、EGVB）急诊救治流程图

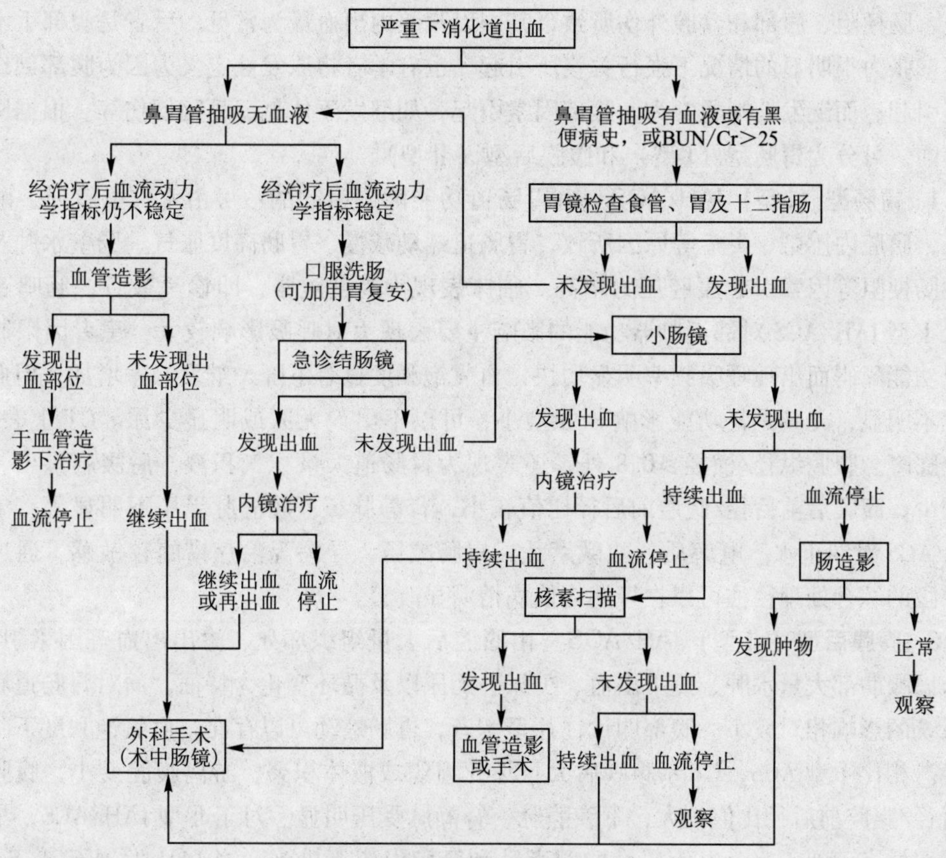

下消化道出血急诊救治流程图

六、腹腔高压与腹间隔室综合征

近年来，临床医生对重症患者腹胀等胃肠道症状的重视，很大程度是关注腹腔内的压力升高对循环、呼吸和腹内脏器功能的影响。1984 年，Kron 等第一次提出了腹腔间隔室综合征（abdominal compartment syndrome，ACS）这一名词，用来描述腹内压增高后所导致的心血管、肺、肾、胃肠以及颅脑等多器官系统的功能障碍。

【定义】

腹内压（intra－abdominal pressure，IAP）正常情况下为 0 到 1 个大气压，大多数学者认为 IAP≥10 mmHg 即为腹腔高压（intra－abdominal hypertension，IAH）。

【诊断分级】

根据 IAP 的高低，可将 IAH 分为 4 级。①Ⅰ级：IAP 10～14 mmHg。②Ⅱ级：IAP 15～24 mmHg。③Ⅲ级：IAP 25～35 mmHg。④Ⅳ级：IAP＞35 mmHg。

腹内压增高并导致循环、肺、肾、胃肠以及颅脑等多器官系统的功能障碍的，成为腹腔间室综合征（ACS），ACS 被认为是腹腔高压后期的表现。

【临床分型】

根据 IAP 增高的原因和方式又可将 ACS 分为原发性 ACS 和继发性 ACS。前者由腹膜炎、肠梗阻、腹部和盆腔外伤所致，其中以腹腔内出血最为常见。后者是腹部手术后在腹壁张力很明显的情况下强行关腹所引起。也有学者将原发性定义为因为腹部创伤或病变引起；而继发性则通常为非腹部因素引起，如继发于休克、颅脑创伤等。根据原因的不同，可分为胃肠型（Ⅰ型）和腹膜后型（Ⅱ型）。

1. 胃肠型（Ⅰ型）IAH/ACS 由胃肠道功能障碍引起的：可由水、电解质、酸碱紊乱，腹腔内感染、炎症等原因所致，胃肠道蠕动减慢、胃肠高度胀气、肠壁水肿及麻痹性肠梗阻等因素引起腹腔压力增高。临床表现为高度腹胀，叩诊呈鼓音，肠鸣音消失。Ⅰ型IAH/ACS对邻近脏器功能的影响主要表现为对呼吸影响较大，患者因限制性呼吸功能障碍而出现呼吸频率明显增快，血氧饱和度显著下降，继发心率增加，但血压变化不明显，尤其是肾功能影响较Ⅱ型小，可以不出现无尿或明显少尿。CT上表现：腹腔膨隆、腹腔纵径/横径≥0.8外，还表现为胃肠道大量积气积液，后腹膜渗出、积液较少，腹膜后前后径/腹腔前后径比值较小，肾静脉、下腔静脉受压不明显等。Ⅰ型IAH/ACS对纠正水、电解质、酸碱紊乱，胃肠减压，导泻等治疗措施较敏感，通过以上手段的综合处理往往可以在短期内使病情明显改善。

2. 腹膜后型（Ⅱ型）IAH/ACS 由腹腔后大量组织坏死、渗出出血等因素引起，临床以腰肋部大量水肿、皮下出血、少尿、无尿以及循环变化为特征，而对胃肠道和呼吸系统的影响相对较小。腹部叩诊往往呈实音，胃肠蠕动可以存在，血氧饱和度下降不明显。相比Ⅰ型ACS，CT示腹膜后大量坏死组织或液体积聚，游离腹腔变小，腹膜后前后径/腹腔前后径比值较大，下腔静脉、肾静脉受压明显。对于Ⅱ型IAH/ACS，早期可采取抗炎，纠正水、电解质、酸碱紊乱和穿刺引流等措施；当IAH发展至ACS时，则需要积极的手术减压。

（一）临床诊断

ACS的诊断通常包括：①IAP≥25 mmHg或30 cmH_2O。②出现以下1个或1个以上临床表现：气道压增加、低氧血症、少尿/无尿、心排血量下降、低血压和酸中毒。③经腹腔减压后能改善症状（证实）。

病史和体征对ACS的诊断提供有价值的线索。大多数患者都有严重腹部创伤史或手术史，有严重腹腔疾病，如腹主动脉瘤和肠梗阻病史，腹腔感染（胰腺炎、腹膜炎、肠瘘等），凝血功能障碍腹腔出血、行腹腔填塞等；少数则有大剂量液体复苏、大面积烧伤、颅脑损伤等高危致病因素存在。ACS典型的临床表现有腹部膨胀，腹壁张力明显增加。呼吸道阻力增加、肺顺应性下降，高碳酸血症，心排血量减少、周围循环阻力增加，IAP增高，少尿甚至无尿。早期可表现为呼吸道阻力增加伴少尿，后期体征是腹胀、少尿或无尿、呼吸衰竭、肠道和肝脏血流量降低以及低心排综合征。少尿时液体复苏、多巴胺、袢利尿剂均无效。合并有IAP增高时，甚至有昏迷、精神症状等脑缺血改变出现。临床上有下述表现者往往提示可能存在ACS：①急性腹胀和腹壁紧张；②液体复苏后心率加快和（或）血压下降；③IAP逐步增加、出现低氧血症必须增加吸入氧浓度；④出现少尿或无尿，液体复苏后应用利尿剂无效。

（二）腹腔间隔室综合征的预防

液体复苏过程中，在维持尿量、心排血量等基本稳定的前提下，尽量减少液体尤其是晶体液输入量可减少由于脏器水肿、血管内液体向组织间隙渗漏增加导致的IAP增高趋势。对于可疑ACS，尤其是大量液体复苏的患者，当晶体液输入量>1 000 mL和输注红细胞>10 U者，应常规监测ICP。ACS中部分是因为强行关腹所致，当存在发生ACS的风险时，应全层缝合而不是分层缝合腹壁，当需要腹腔减压时可迅速拆除缝线，及时有效降低IAP。

其他的预防措施还包括腹腔出血时选择合适的腹腔填塞材料和方法避免过度填塞，脏器移植时选择合适的供体器官，及时纠正休克、凝血功能障碍等。对于腹裂或腹壁巨大切口疝的患者采取分期关腹手术有助于减少术后IAH/ACS的发生。

（三）腹腔间隔室综合征的处理

1. 监测　通常在急诊ICU内进行监护与治疗，常用措施包括：生命体征、IAP和血流动力学监测。

2. 液体复苏　液体复苏对器官功能的维护是十分重要的。利尿剂对IAH/ACS有害而无益。一般情况下，肺毛细血管楔压（PCWP）和CVP升高，CO下降，提示液体过多，应予立即利尿。但在IAH/ACS时则相反，要求给予液体输入，而不是利尿。

3. 机械通气　任何原因不明的呼吸功能衰竭都要想到IAH/ACS的可能。由于气管内压力升高，患者易发生高碳酸血症、肺泡萎陷、功能残气量下降，肺内分流（Qs/Qt）升高。因此，要求降低患者的潮气量，并采用压力控制机械通气，推荐使用呼气末正压（positive end expiratory pressure，PEEP）。应用PEEP可以有效改善ACS时的呼吸功能障碍。但是在采用较高的PEEP时，应注意避免气压伤和对循环功能的不利影响。此时胸腔压力可能进一步提高，因此将导致回心血量进一步减少而加重循环功能障碍。

4. 奥曲肽和肌松药物　最近的研究表明，腹腔减压时使用奥曲肽不仅可以减少胃肠道消化液分泌从而降低IAP，还可以通过抑制中性粒细胞浸润而减轻腹内脏器再灌注时的氧化损伤。也有人尝试采用肌松药物，通过松弛腹壁来降低IAP。尽管近期效果较好，IAP明显降低，但是患者此后死于严重的感染和心肺并发症。

5. 穿刺引流　患者存在明显的腹腔内积液时可在CT或超声的引导下进行腹腔穿刺。存在明显的腹膜后液体积聚时，也可行腹膜后穿刺引流。

6. 血液滤过的作用　血滤可以通过对流或吸附降低炎症介质浓度和减轻机体炎症反应。同时通过超滤作用来减轻腹腔内脏器和腹壁水肿从而可以降低IAP。

7. 剖腹减压手术　有学者认为当IAP>25 mmHg时通常要考虑行腹部减压术；而当IAP>35 mmHg时，应当立即进行腹部减压手术，同时还要进行腹部探查，但近年国内外的实践表明，剖腹减压手术有很多并发症，同时有相当一部分的ACS可通过非手术治疗。剖腹减压手术是不得已而为之的治疗，在非手术治疗尚有效果，或在严密观察病情没有继续恶化的情况下，需要慎重考虑，而不应该依靠单一的IAP测量数据决定手术，通常腹膜后型的ACS，特别是腹膜后出血应该积极手术，而胃肠型的ACS的手术更应慎重。

附：腹腔高压诊治流程

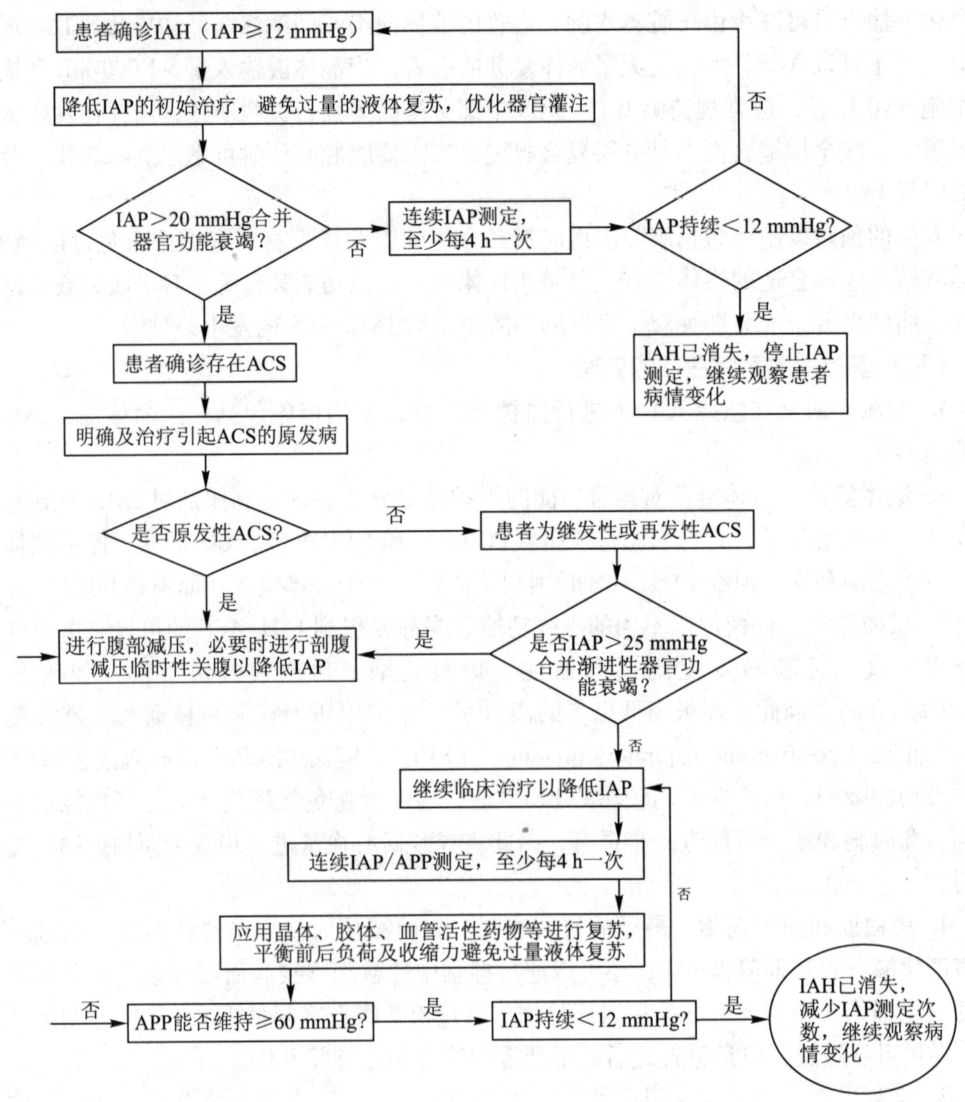

七、重症急性胰腺炎

【疾病概述】

重症急性胰腺炎（severe acute pancreatitis，SAP）是急性胰腺炎中的严重类型。发病急，进展迅速，病情变化快，常继发感染、腹膜炎、严重内环境失衡、ARDS、休克、多器官功能不全（multiple organs dysfunction，MODS）及多器官衰竭（multiple organs failure，MOF）等多种并发症。胰酶增高（胰淀粉酶、胰脂肪酶）、CT 显示胰周广泛渗出、胰腺坏死、胰腺脓肿以及伴发 MODS 及 MOF 是重症胰腺炎的三大特点。

【诊断要点】

1. 诱因　发病前可有饮酒史，或大量摄取高脂肪、高蛋白食物史；患者可能存在胆系梗阻因素；严重休克、严重中毒；或行经内镜逆行胰胆管造影术（ERCP）等。

2. 临床症状　多数突然发病，表现为剧烈的上腹痛，可向肩背部放射，上腹及腰背部可有“束带感”；早期恶心呕吐，但呕吐后腹痛不缓解；可出现发热、黄疸等，发热程度与病变严重程度多一致。少数患者发病急骤，很快发生休克或死亡。

3. 查体　可有血压下降，脉搏、呼吸加快；肠麻痹、腹胀；并发胰腺囊肿或脓肿，可有局限性隆起。个别患者可见腰肋部皮下瘀斑征（Grey－Turner 征）和脐周皮下瘀斑征（Cullen 征）。腹部压痛、反跳痛与肌紧张可因病变程度和部位不同而各异，腹腔渗液多时，常为全腹压痛、反跳痛和肌紧张。叩诊：肠胀气腹部叩诊呈鼓音，有大量渗液时可出现移动性浊音。腹部听诊肠鸣音多减弱甚至肠鸣音消失。

4. 辅助检查

（1）实验室检查：

1）血清淀粉酶：约 75% 患者在起病 24 h 内淀粉酶超过正常值上限 3 倍，并持续 3～5 d 或更长时间，一般 6～12 h 开始升高，48 h 达高峰，而后逐渐下降，此时尿淀粉酶开始升高。

2）血清脂肪酶：通常起病后 24 h 内升高，持续时间较长（7～10 d）。其特异性较血清淀粉酶高，在血清淀粉酶活性已经下降至正常，或其他原因引起血清淀粉酶活性增高时，脂肪酶测定有互补作用。

3）胸腹水淀粉酶测定：胰性腹水和胸水淀粉酶比血中高，尤其是在血清淀粉酶降至正常时更有临床诊断意义。

4）其他标志物：血清胰腺非酶分泌物可以在急性胰腺炎时增高，如胰腺相关蛋白（PAP）、胰腺特异蛋白（PSP）和尿胰蛋白酶原活性肽（TAP）。

5）C 反应蛋白（CRP）、降钙素原（PCT）检查：动态监测很重要，对 SAP 的诊断及预后判断有重要临床意义。PCT 对继发感染的诊断及治疗有指导性意义。

6）血清钙与空腹血糖及血脂检查：血清钙可明显降低（<1.88 mmol/L），空腹血糖明显升高（>11.2 mmol/L）。SAP 可导致甘油三酯升高，但要注意，高甘油三酯血症也可能是导致 SAP 的原因。

7）血常规：白细胞总数明显升高常超过 16×10^9/L，核左移，血细胞比容增高（大量补液后可降低），当出现微循环障碍时血小板可明显降低。

8）肝、肾功能：可伴有高胆红素血症（尤其伴有胆道系统疾病时）；血清转氨酶、乳酸脱氢酶和碱性磷酸酶增高。严重患者人血白蛋白降低、尿素氮升高、血肌酐增高。

9）凝血常规及 DIC 相关检查：SAP 早期即可出现微循环障碍，因此，应及时检查凝血常规及 DIC 相关检查。

10）动脉血气检查：可出现代酸合并呼碱，血中乳酸若 >4 mmol/L 表明微循环障碍明显；若 >9 mmol/L 表明微循环已经衰竭，预后不良。

Ranson评分对SAP严重程度评估有重要意义（详见第四章）。

（2）影像学检查：

1）腹部CT扫描：是急性胰腺炎诊断和鉴别诊断、病情严重程度评估的最重要检查，而3 d后动态CT增强扫描对诊断胰腺坏死非常重要。CT下可见胰腺增大、胰周脂肪炎症改变、胰内及胰周液体积聚，可发现胰腺脓肿、假性囊肿。

2）腹部超声检查：腹部超声检查受肠胀气影响大，诊断价值有限。可作为常规初筛检查。

3）腹部平片：可排除胃肠穿孔、肠梗阻等急腹症，同时提供支持急性胰腺炎的间接证据。

4）胸部CT：当出现呼吸急促、呼吸困难时，胸部CT是甄别是否发生ARDS的重要检查之一。

（3）血流动力学监测：了解有效循环量、微循环灌注情况。并可作为容量治疗的监控指标。必要时可做微循环灌注情况检查。

【治疗原则】

1. 基础治疗

（1）支持及监控措施：禁食、持续胃肠减压，建立静脉通道，有条件应行深静脉置管，心电血氧监护，尿量监测，对呼吸困难者可先试用无创呼吸支持技术，缺氧无明显改善者应及时给予气管插管呼吸机辅助呼吸。

（2）容量治疗：SAP早期容量复苏有积极意义，由于大量渗出，造成血容量丢失和血液浓缩，又由于毛细血管渗漏存在，要注意晶胶比例，以减少组织间隙液体潴留。在容量复苏中输液量及速度应充分考虑心功能、尿量（一般维持在0.5 mL/kg/h），并动态监测CVP或PWCP及HCT及生命体征作为扩容指导。对发生ALI（氧合指数在201～300）以及ARDS（氧合指数小于200）时，应限制液体量，必要时应用CRRT对容量进行控制调节。

（3）对伴发休克的重症患者，在容量复苏的同时应考虑及时输注人血白蛋白，或新鲜血浆，HCT低于25%同时应考虑输注红细胞。人血白蛋白每天输注10～20 g。增加血浆胶体渗透压对减轻组织间隙水肿，阻止多器官损伤有意义。

（4）镇静止痛：对烦躁不安可选用咪达唑仑5～10 mg肌内注射/静脉注射，对疼痛明显可选用盐酸哌替啶25～50 mg，肌内注射。一般不建议使用吗啡。

2. 持续血液滤过（CRRT） 目前CRRT作为SAP的重要治疗手段已得到共识。具有清除炎症因子，调节水、电解质、酸碱平衡功能，维持内环境稳定，减轻间质水肿、改善危重症的器官功能等作用，已成为治疗SAP的重要手段。

患者入EICU后，即应考虑行CRRT，一般应用PORT配方，根据患者水、电解质及酸中毒情况加减。对有明显出血倾向者，可采用无肝素方法，但对滤器应进行充分肝素浸泡处理，脱水量应根据患者血流动力学监测情况进行调整。在行CRRT前先行血液灌流（树脂或活性炭吸附罐）清除血中大量脂质，对下一步CRRT顺利治疗很重要。在行CRRT过程中应动态监测血电解质及动脉血气情况。

3. 胰酶抑制剂及抗炎性治疗

（1）生长抑素：强调首剂负荷量，持续维持量的原则。抑制胰酶释放与活化，松弛 Oddi 括约肌，刺激单核吞噬细胞系统，保护细胞功能，调节免疫功能等。目前常用的有奥曲肽（生长抑素八肽）和施他宁（生长抑素十四肽）。奥曲肽是生长抑素的长效制剂。用法：施他宁，首次负荷量 0.1 mg，静脉注射，持续维持量 250 μg/h；奥曲肽，首次负荷量 1 mg，持续维持量为 25 ~ 50 μg/h，可持续静脉滴注或泵入治疗。连续 5 ~ 7 d，停药指征为：症状改善、腹痛消失，和（或）血清淀粉酶活性降至正常。

（2）乌司他丁：广谱酶抑制剂，抑制炎性介质和细胞因子，调节血管内皮细胞功能，改善微循环，减轻组织损伤，对 SAP 抢救治疗安全有效。用法：10 万 ~ 20 万单位加入 5% 葡萄糖注射液 250 mL，静脉滴注，2 ~ 3 次/d；连续 5 ~ 10 d。

（3）血必净：抗炎性反应，保护血管内皮细胞，改善微循环功能，尤其是在微循环障碍时应考虑应用。用法：50 ~ 100 mL 加入生理盐水中静脉滴注，2 ~ 3 次/d。

（4）质子泵抑制剂：抑制胃酸分泌后，胰酶及胆囊收缩素分泌减少，从而减少胰腺分泌；预防应激性溃疡发生等。用法：奥美拉唑（洛赛克）40 mg 静脉注射或静脉滴注，1 ~ 2 次/d。连续 3 ~ 5 d。

（5）甲磺酸加贝酯：抑制胰蛋白酶激活及其级联反应。降低血清淀粉酶及磷脂酶 A 水平，解除 Oddi 括约肌痉挛等，有报道应用甲磺酸加贝酯对 SAP 预后无明显作用，但可减轻患者症状及并发症发生。用法：0.3 g 加入 5% 葡萄糖注射液中静脉滴注，2 次/d。3 d 后改为 1 次/d。持续 5 ~ 10 d。

4. 感染治疗　当白细胞增高、MODS、CT 示胰腺坏死大于 30% 时建议使用抗生素。同时应动态监测 PCT。选择主要针对肠源性革兰氏阴性杆菌，易通过血胰屏障、广谱、脂溶性强的抗生素。疗程为 7 ~ 14 d，特殊情况下可延长。同时注意有无胰腺外器官继发细菌、真菌感染。首选方案：亚胺培南 0.5 ~ 1.0 g，q 8 ~ 12 h，静脉滴注（注意每次静滴时间大于 30 min）；或左氧氟沙星 0.4 g，静脉滴注，1 次/d；+ 甲硝唑 0.5 g，静脉滴注，2 次/d（或替硝唑 0.4 ~ 0.8 g，静脉滴注，1 次/d）。次选方案：三代头孢 + 甲（替）硝唑。治疗中一旦存在真菌感染证据，应及时加用抗真菌药物。

5. 中药治疗　芒硝腹部外敷：500 ~ 1 000 g，纱布包裹后敷于腹部，每天 1 ~ 2 次；生大黄 50 g，捣碎后加 100 mL 水煮沸 10 min，滤渣后取其液，冷却至约 40 ℃时灌肠，持续 40 ~ 60 min。1 次/d。目前有相关报道对减轻患者症状，恢复肠道功能有意义。

6. 营养支持　发病 48 h 后应及时给予营养支持。早期一般给予肠外营养（parenteral nutrition，PN），但目前有研究表明在发病后 3 ~ 7 d 后可考虑肠内营养（enteral nutrition，EN）可减少住院天数和降低死亡率。

方法：热卡计算：25 ~ 35 kcal/kg/d；PN 热卡配比原则：碳水化合物与脂肪比：（50 ~ 60）∶（40 ~ 50）（葡萄糖与脂肪乳热卡比）；EN 热卡配比：碳水化合物 50% ~ 60%、脂类 20% ~ 30%、蛋白质 15% ~ 20%（目前有相应的制剂，具体选择及应用详见第八章）。营养支持过程中应动态监测血糖及血脂变化，并做出相应调整。

7. 内镜及外科治疗　当怀疑有胆石性病因或有明确的胆管炎、梗阻性黄疸、胆管扩张及病情恶化，应及时进行内镜治疗（推荐 24 ~ 48 h 内行 ERCP 检查）。一旦内镜治疗失败，应及时改手术治疗，解除病因。

SAP 早期一般不宜手术治疗。但当出现以下状况时应及时手术治疗：①不能排除其他原因的急腹症。②经积极治疗，病情不能控制，且影像检查显示胰腺周围渗出增加。③合并胃肠穿孔、出血。④内镜治疗失败。⑤合并难以控制的腹腔感染、胰周脓肿、腹腔间隔室综合征。

【抢救流程】

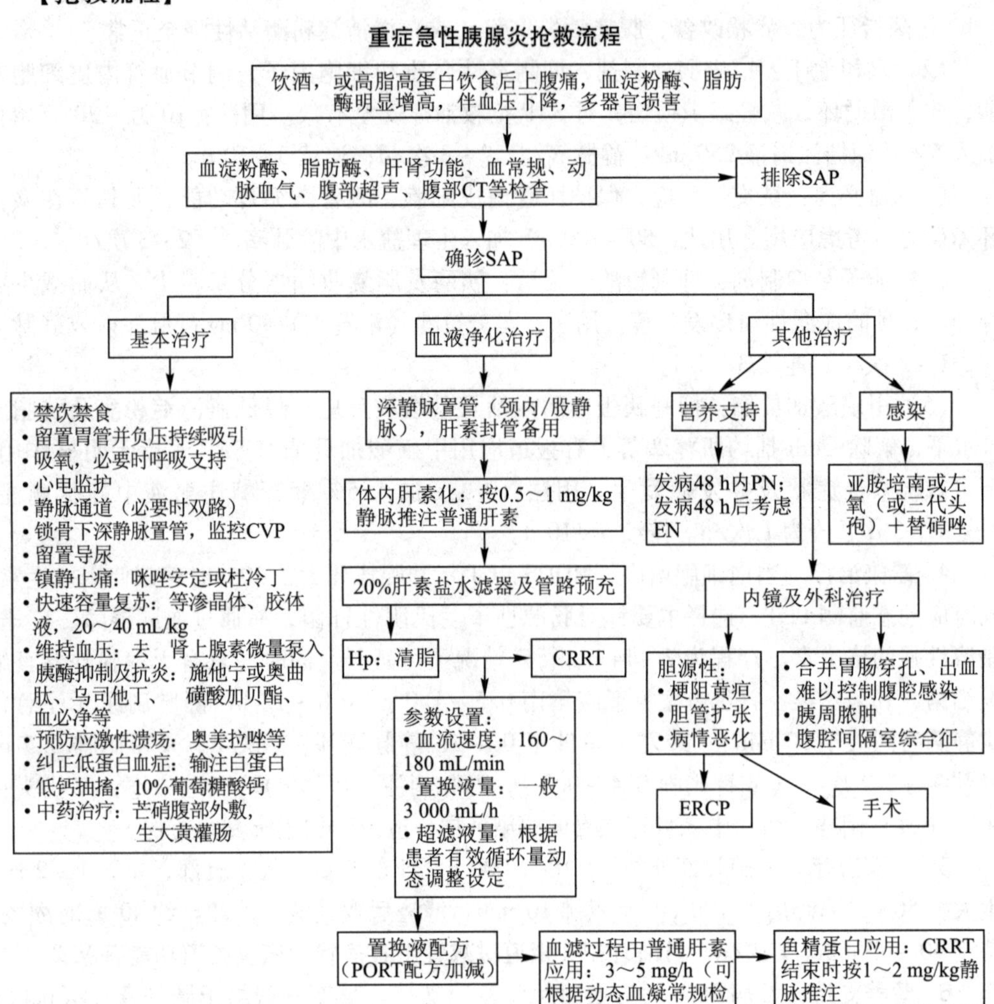

【经验体会】

（1）SAP 早期即可能出现血流动力学障碍，因此，进行有效液体复苏是缓解和阻止内环境继续恶化的重要措施。但有时单靠静脉液体复苏很难达到维持内环境作用，因此配合 CRRT 治疗能收到很好的效果，尤其是对减轻间质水肿，阻止脏器功能恶化，排除体内代谢中各种负性产物有重要意义。

（2）对于血小板减少明显（小于 50×10^9/L）时，先输注 2 ~ 4 个单位血小板后，再行深静脉置管术，以减少置管处渗血及血肿发生。

（3）CRRT 是对 SAP 治疗的重要措施。由于胰脂肪酶对自身组织分解，导致严重脂血发生，因此在行 CRRT 治疗前应充分应用树脂或活性炭吸附罐的灌流方法清除血中脂肪，以保证 CRRT 治疗中不堵塞滤器，使 CRRT 顺利进行。在脱水量设置中，应参考静脉输液量、心肺功能、CVP、尿量以及皮肤弹性等进行动态调节。

（4）抑制胰酶活性及抗感染治疗是对 SAP 的关键治疗手段，但在应用奥曲肽或施他宁时，要注意首剂负荷量，否则不能达到有效血液浓度，影响临床治疗效果。

（5）SAP 并发感染会导致非常严重的后果，在治疗过程中除常规监测体温、血常规、CRP 外，应严密动态关注 PCT，当大于 0. 5 ng/ mL 时（梅里埃 VIDDAS），应考虑有细菌感染发生。另外应动态关注血小板变化，如持续下降则可能发生微循环衰竭或并发严重感染。

（6）对胆源性 SAP，伴有明确的梗阻性黄疸、胆管扩张，应及时行 ERCP 检查。对有合并胃肠穿孔、难以控制的腹腔感染、胰周脓肿、腹腔间隔室综合征等应及时转手术治疗。

（冯亚民）

八、急性肝功能衰竭

【疾病概述】

急性肝功能衰竭（acute liver failure，ALF）是指既往肝功能正常的患者在短期内出现肝脏功能急剧恶化，导致其合成、解毒、排泄和生物转化等功能发生严重障碍或失代偿，出现以凝血功能障碍、黄疸、肝性脑病、腹水等为主要表现的一组临床症候群。导致 ALF 的原因主要有严重肝炎病毒感染、急性中毒、严重感染、自身免疫性肝病、妊娠脂肪肝以及遗传代谢和先天性疾病。在 EICU 多见于严重感染以及急性药物、农药和其他化学品中毒。亚急性肝功能衰竭、慢加急性肝功能衰竭以及慢性肝功能衰竭不在此讨论。

【诊断要点】

1. 诱因 发病前可能发生或存在肝炎病毒（甲肝、乙肝、丙肝、戊肝等）感染、误服或自杀服用大量药物（如对乙酰氨基酚类）、其他急性中毒（百草枯、有机磷等农药；磷化锌及其他生物和化学品中毒）、严重感染（严重脓毒症休克），以及其他自身免疫和遗传性代谢性疾病。

2. 临床表现

（1）症状：可为极度乏力、厌食、腹胀或伴恶心呕吐等；短期内黄疸进行性加深；可出现牙龈出血、皮肤瘀斑等出血倾向；可能出现性格改变及情绪变化、精神错乱甚至昏睡、昏迷等，也可能出现癫痫样发作、肌肉痉挛等症状。

（2）查体：巩膜/皮肤黄染，蜘蛛痣及腹壁静脉曲张和腹水（原有肝硬化时较多见），皮肤可见出血点或穿刺部位瘀斑，四肢水肿［伴低蛋白或（和）肝肾综合征时］，急性中毒者可能触及肿大肝脏及肝区叩痛，原有肝硬化患者可能肝脏缩小不能触及，但脾脏可肿大触及，出现肝性脑病时可有神经系统阳性体征。Wilson 病患者可能发现角膜边缘出现的黄色或棕褐色色素环（Kayser－Fleischer 环）。

（3）实验室检查：

1）血清生化检查：①血清胆红素进行性增高，TBil≥171 μmol/L 或每日上升≥17.1 μmol/L；②谷丙转氨酶与谷草转氨酶明显升高；③谷草转氨酶/谷丙转氨酶＞1.73 时，预后可能较差；④胆酶分离：血清胆红素持续上升，而转氨酶下降，对诊断及预后有重大意义；⑤血清胆固醇低于 2.6 mmol/L 及胆固醇脂下降，提示预后不良；⑥血清胆碱酯酶水平下降；⑦血清蛋白早期可正常，但随着病情发展逐渐降低；⑧血清电解质：了解内环境情况及监测病情极为重要；⑨血氨及氨基酸测定对肝性脑病的诊断及治疗有意义。

2）凝血因子及凝血常规检查：Ⅱ、Ⅴ、Ⅶ、Ⅸ、Ⅹ因子可明显减少；凝血酶原时间明显延长（可作为病情发展及治疗效果的指标之一）。

3）肝炎病毒标志物检测：包括甲、乙、丙、戊及其他病毒抗体检测。

4）血清铜蓝蛋白及尿铜检查：大多数 Wilson 病患者血清铜蓝蛋白降低，尿铜增加。

【治疗原则】

1. 一般治疗

（1）卧床休息；高碳水化合物、低脂、适量优质蛋白、高维生素饮食（不能进食者应通过静脉补给相应物质。每日热卡不少于 35 kcal/kg），肝性脑病患者应限制肠道摄入；深静脉置管检测 CVP、保留尿管并记录每小时尿量，有条件可行颅内压监测。加强口腔护理，预防院内感染发生。

（2）完善检查：肝肾功能、血电解质、血氨；凝血常规；血、尿、粪常规；肝炎病毒标志物；动脉血气（包含血乳酸）；必要时检查血清铜蓝蛋白、自身免疫性肝病抗体；腹部超声以及胸部 X 线和心电图等。

（3）纠正水、电解质及酸碱平衡紊乱，特别注意纠正低钠、低氯、低钾血症和碱中毒。

（4）预防应激性溃疡：奥美拉唑 40 mg，静脉输注，1 次/d，3～5 d。

（5）护肝治疗：还原性谷胱甘肽 1.2 g，静脉输注，1 次/d；B 族维生素及维生素 C。

（6）纠正低蛋白血症：输注人血白蛋白，10～20 g/d，静脉输注。

（7）改善和纠正凝血功能及防止出血：维生素 K_1 20 mg，静脉滴注，1 次/d；凝血功能障碍并明显出血倾向：冷沉淀（或新鲜血浆）2～4 个单位，静脉输注；血小板＜50×10^9/L，应考虑输注血小板。

（8）促肝细胞再生治疗：促肝细胞生长素，80～100 mg 加入 10% 葡萄糖液 250 mL，静脉滴注（缓慢），1 次/d。

2. 血液净化治疗（人工肝支持） 血液净化治疗 ALF 是 EICU 的重要手段，主要有分子吸附再循环系统（molecular adsorbent recycling system，MARS），血浆置换（plasma exchange，PE）、血液灌流（hemoperfusion，HP）、血液透析（hemodialysis，HD）与持续血液滤过。根据病情将不同的方法组合，以达到更好的治疗效果。具体操作方法可参见相关章节。

（1）伴肝性脑病：可选 PE + HD，主要清除血中与蛋白结合胆红素及代谢中有害分子。

（2）伴肾功能障碍/水电解质酸碱平衡紊乱：可选 PE + CRRT。

（3）高胆红素血症：可选 PE/HP（胆红素吸附罐）。

3. 针对病因和发病机制治疗

（1）对 HBVDNA 阳性的肝衰竭患者，尽早使用核苷类抗病毒药物。拉米夫定：0.1 g，口服，1 次/d；或替比夫定：0.6 g，口服，1 次/d；或恩替卡韦：0.5 mg，口服，1 次/d；带状疱疹病毒（或疑似）所致 ALF，阿昔洛韦，5 ~ 10 mg/kg，静脉滴注，8 h 1 次；甲肝及戊肝目前尚无有效的抗病毒治疗方法。

（2）药物中毒所致 ALF（口服药物中毒一般处理详见中毒章节）：其明确为对乙酰氨基酚（扑热息痛），N－乙酰半胱氨酸 8.0，40 mL 注射用水溶解后，10% 葡萄糖 250 mL稀释，静脉滴注，1 次/d。

（3）毒蕈中毒导致 ALF：水飞蓟素片：140 mg，口服，3 次/d；青霉素 G 针 400 ~ 800 万 U，静脉点滴，1 次/d。

（4）妊娠急性脂肪肝/HELLP 综合征所致 ALF：立即终止妊娠；对 HELLP 综合征要严密监测血小板及 DIC 发生。

4. 并发症治疗

（1）肝性脑病：①限制蛋白饮食；②谷氨酸钾 12.6 ~ 25.2 g/谷氨酸钠注射液 11.5 ~ 23 g，加入 5% 葡萄糖注射液 250 mL 中静脉点滴，1 ~ 2 次/d；③精氨酸 10 g 加入 5% 葡萄糖注射液中，静脉滴注，2 次/d；④支链氨基酸，250 ~ 500 mL，静脉滴注，1 次/d；⑤乳果糖/拉克替醇口服或高位灌肠；⑥可试用氟马西尼改善症状；⑦人工肝支持。

（2）脑水肿：①甘露醇 125 ~ 250 mL，快速静滴，q 12 h；呋塞米 10 ~ 20 mg，静脉注射，q 12 h，可交替使用；②冰帽、冰毯，适当降低体温；③人工肝支持。

（3）感染：①一旦确定感染证据，早期应根据经验选择强效或联合抗菌药物。②可适当应用糖皮质激素。③应注意防止真菌二重感染。

（4）急性肾损伤及肝肾综合征：①限制液体入量（每日液体入量：尿量加 500 ~ 700 mL/d）；②血液净化技术；③静脉输注白蛋白（在血液净化过程中使用，减轻肾脏间质水肿，改善器官功能有明显效果）。

（5）肝肺综合征：PaO_2 < 80 mmHg 时应给予氧疗，①鼻导管或面罩给予低流量氧（2 ~ 4 L/min）；②缺氧改善不明显的患者，给予无创/有创呼吸支持。

（6）肝门静脉高压出血：①生长抑素：施他宁，首次负荷量 0.1 mg，静脉注射，持续维持量 250 μg/h；或奥曲肽：首次负荷量 1 mg，持续维持量为 25 ~ 50 μg/h；或垂体后叶素 0.4 U/min，硝酸甘油 30 μg/min，静脉持续滴注。期间应严密观察出血情况。

②消化内镜套扎/硬化治疗。③三腔两囊管压迫止血（应注意其止血可靠性）。④介入治疗（经皮门－肝静脉分流术，TIPS)。

【抢救流程】

急性肝衰竭抢救流程

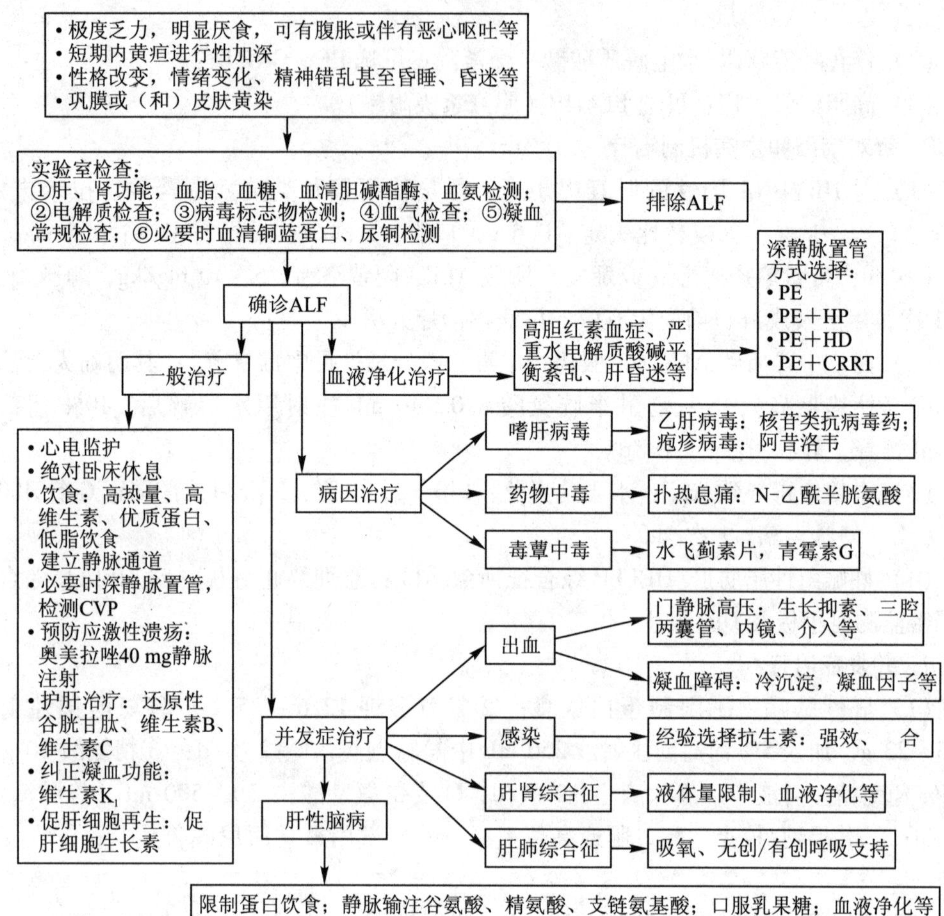

【经验体会】

（1）ALF 病因治疗是整体治疗的重要组成部分，因此，在基础抢救治疗的基础上尽早确定 ALF 病因是诊治链中的关键步骤之一。

（2）对肝外原因所致 ALF，由于肝脏双重血供和强大再生能力的特点，动态观察肝功能变化以及凝血常规是了解病情发展和转归的重要手段。

（3）维持内环境稳定和改善微循环功能是防止肝细胞继续破坏以及得以再生的关键措施，及时行 CRRT 是 EICU 的关键手段之一。

（4）人工肝支持中，如有条件可尽早实施 MARS，但通常受条件限制。在 EICU 可及时进行 PE 或应用胆红素吸附罐灌流后，继续进行 CRRT，也能得到较好的治疗效果。

（5）在血液净化治疗中，要关注患者凝血功能，调整好肝素用量或采用无肝素血液净化技术。

（6）对肝性脑病抽搐时的药物选择时，应选择短效药物，并可先半量使用，认真观察效果后再决定增加剂量。

（7）对肝门静脉高压食管胃底静脉曲张出血时，血压控制在保证灌注的前提下即可，增高可能增加出血量；在应用三腔两囊管止血时，事先必须检测两囊充气量及漏气情况，以及充气后气囊的位置（如气囊偏移可能影响止血效果），止血过程中应定期监测胃内出血情况。

参考文献

[1] 刘大为. 北京协和医院重症医学科诊疗常规. 北京：人民卫生出版社，2013.

[2] 邱海波，于凯江. 重症医学. 北京：人民卫生出版社，2012.

[3] 邱海波，杨毅. 重症医学：规范·流程·实践. 北京：人民卫生出版社，2013.

[4] 中华医学会消化病学分会胰腺疾病学组. 重症急性胰腺炎内科规范治疗建议. 中华消化杂志，2009，29（2）：75－78.

[5] 中华医学会感染病学分会肝衰竭与人工肝学组，中华医学会肝病学分会重型肝病与人工肝学组. 肝衰竭诊治指南（2012年版）. 中华临床感染病杂志，2012，5（6）：321－327.

[6] 王宇明，李兰娟.《肝衰竭诊治指南（2012年版）》治疗进展与探讨. 中华临床感染病杂志，2013，6（2）：77－80.

[7] 李静. 重症急性胰腺炎的治疗策略. 中华急诊医学杂志，2012，21（10）：1183－1184.

（冯亚民）

第五节　中枢神经系统的重症疾患诊断与处理

一、重症患者急性意识障碍

【疾病概述】

意识障碍（disturbance consciousness）是指人对周围环境及自身状态的识别和觉察能力出现障碍。可分为觉醒度下降和意识内容变化两方面。可表现为嗜睡、昏睡、昏迷、意识模糊和谵妄等。引起意识障碍的疾病很多，有颅内疾病，如急性脑血管病、颅内占位性疾病、颅脑外伤、静脉窦血栓形成、中枢神经系统感染等；也有颅外疾病，如中毒性脑病、败血症、肝昏迷、肺性脑病、水电解质紊乱、药物中毒、日射病等。

【诊断要点】

1. 判断是否有意识障碍 可以询问患者，昏迷的患者询问第一目击者，从而了解患者意识清晰程度、言语、行为和表现。问诊时注意询问有无与意识障碍相关的疾病史或诱因，有无头痛、呕吐、意识障碍等提示危重急症的伴随症状。言语刺激不能引起醒反应者，可以压眼眶、捏皮肤，观察患者有无反应及反应程度。

2. 判断意识障碍的程度及类型

（1）意识内容变化，多为大脑皮层受损所致，可表现为意识模糊和谵妄。

1）意识模糊：患者可保持简单的精神活动，但注意力减退，定向力障碍，情感反应淡漠，活动减少。

2）谵妄：患者定向、认知、注意力、记忆功能受损，感觉错乱，躁动不安，言语杂乱。

（2）觉醒度下降，多为脑干上行网状激活系统受损所致，可表现为嗜睡、昏睡、昏迷。

1）嗜睡：为一种病理性倦睡，患者表现为睡眠时间过度延长，但能被叫醒，醒后能正确回答和做出各种反应，停止刺激后又继续入睡。

2）昏睡：是接近于人事不省的意识状态，患者处于熟睡状态，不易唤醒，须经高声呼唤或压迫眶上神经等较强烈刺激方可唤醒，醒时答话含糊，或答非所问。停止刺激后很快又入睡。

3）昏迷：是一种最严重的意识障碍，表现为意识持续的中断或完全丧失，按其程度，分为三个阶段。①浅昏迷：对周围事物及声、光等刺激无反应，对疼痛刺激尚可出现痛苦表情或肢体退缩等反应。角膜反射、咳嗽反射、瞳孔对光反射、吞咽反射仍存在。②中昏迷：对周围事物及外界的正常刺激均无反应，对剧烈刺激的防御反射、角膜反射减弱，瞳孔对光反射迟钝。③深昏迷：对各种刺激全无反应，全身肌肉松弛，深浅反射均消失，眼球固定、瞳孔散大，大小便多失禁。生命体征有明显变化，血压下降，呼吸不规则。

意识障碍的程度可用标准的评分来测量，国际上通用的是格拉斯哥昏迷评分（GCS）标准，该评分法主要通过检查患者的睁眼动作、语言反应和运动反应三项内容，对患者的意识障碍程度做出综合评定，根据患者对三项检查内容反应的不同可划分为15 级，每级计 1 分，满分为 15 分。最好结果为 15 分，最差为 3 分，8 分以下为昏迷。

3. 判断意识障碍的病因

（1）年龄越大，脑血管病越多见，年龄越小，感染性疾病越多见，中年人中毒多见。

（2）伴随症状：

1）伴皮肤黏膜改变：出血点、淤斑和紫癜见于严重感染性和出血性疾病，口唇呈樱桃红见于CO中毒。

2）伴偏瘫：见于脑出血、脑梗死及颅内占位性疾病。

3）伴发热：先发热后有意识障碍，见于重症感染性疾病；先意识障碍后有发热，见于脑出血、蛛网膜下隙出血、巴比妥类药物中毒。

4）伴脑膜刺激征：见于脑膜炎及蛛网膜下隙出血。

5）伴高血压：见于高血压脑病、脑血管意外及肾炎。

6）伴低血压：见于各种原因引起的休克伴呼吸缓慢，见于呼吸中枢受抑制的疾病，如吗啡、巴比妥类、有机磷农药中毒，银环蛇咬伤。

7）伴瞳孔散大：见于颠茄类、酒精类中毒及癫痫、低血糖状态和脑疝。

8）伴瞳孔缩小：见于吗啡类、巴比妥类、有机磷类药物中毒及脑干病变。

9）伴心动过缓：见于颅内高压征、房室传导阻滞及吗啡类中毒。

（3）辅助检查：

1）血液检查：立即做血糖、全血细胞计数、尿素及电解质检查，依据实际情况，做药物、毒素检验及测定肝功、血氨、酒精水平，血培养，测定甲状腺功能及血气。

2）头颅CT及MR：可了解有无脑出血、脑挫裂伤，颅内占位性、感染性病变。注意：单侧幕上病灶如未引起脑组织的移位，则不可能引起昏迷。

3）腰椎穿刺：了解有无颅内感染、出血及颅内压的高低。

4）脑电图：这对弥漫性脑病的诊断是有价值的（出现弥漫性双侧慢波），局灶性慢波提示局灶占位性损害，并提示需做CT或MR。在代谢性昏迷和药物诱发的昏迷中，在症状还较轻时，早期脑电图就会出现慢波。脑电图也可出现非惊厥的癫痫持续状态。

5）心电图：心电图可提供有关的心律失常和新近心肌梗死的证据。注意：一个患者的昏迷原因可为多种因素所致。

【治疗】

1. 急诊治疗

（1）去枕平卧，通畅气道。

（2）如果咳嗽反射差或通气不好，必要时行气管插管改善通气。

（3）建立静脉通路，采血查全血细胞计数，查尿、电解质、血糖、肝功、药物、毒素化验，要同时留取血清、血浆以备以后诊断用。

（4）低血糖时，给予50 mL 50%葡萄糖静脉注射。

（5）颅高压者给予降颅压药物应用，如20%甘露醇、甘油果糖、呋塞米，必要时行急诊微创侧脑室穿刺外引流。

（6）如果为阿片类药物过量，给予纳洛酮静脉注射，必要时血液净化治疗。

（7）应用地西泮、苯巴比妥等控制癫痫。

（8）纠正水、电解质紊乱，补充营养。

（9）控制高血压和过高体温。

（10）进行神经系统和体格全面检查，对创伤进行仔细检查，包括头、颈、腹部等。

（11）插导尿管并记录液体出入量。

（12）进一步行辅助检查，如胸部X线、头颅X线、心电图、CT扫描和脑电图等。

2. 病因治疗 尽早寻找出导致意识障碍的病因。脑肿瘤及脑出血导致的昏迷，及时实施外科手术；中毒所致的昏迷须应用解毒剂，必要时应用血液滤过；感染性疾病所致的昏迷须及时有效地进行抗感染治疗；水、电解质紊乱引起的昏迷须维持水、电解质平衡。

3. 其他治疗

（1）促醒：常应用纳洛酮、甲氯芬酯、醒脑静注射液等。

（2）促进脑功能恢复：可用脑细胞代谢复活剂，如辅酶A、胞二磷胆碱、ATP等。

（3）预防感染：昏迷患者易合并感染，故一般应用抗生素预防感染。

（4）止血：脑出血、脑外伤失血患者均应适当给予止血药物，如酚磺乙胺、氨甲环酸、6-氨基己酸等。

（5）维持水、电解质平衡与营养支持。

（6）加强护理：防止吸入性肺炎、深静脉血栓及压疮的发生。

【经验体会】

几种特殊情况意识障碍的急诊处理：

1. 镇静催眠类药物中毒 镇静催眠类药物是中枢神经系统抑制药，过多剂量可麻醉全身，包括中枢。急性中毒患者，首先维持患者生命功能，昏迷者保持气道通畅，维持血压、心电监护，应用葡萄糖、维生素B_1、纳洛酮等促进意识恢复，然后清除毒物，洗胃，必要时应用血液透析、血液灌流，碱化尿液、利尿。苯二氮䓬类中毒可应用特效解毒剂氟马西尼注射液。

2. 肝昏迷 为严重肝病所引起，是以代谢紊乱为基础的以意识障碍为主要表现的中枢神经系统功能紊乱。在肝病的基础上，因消化道大出血、大量利尿、高蛋白饮食，使用安眠镇静药物、感染等诱发。药物治疗时首先治疗诱因，避免肝性脑病的进一步发展，然后减少氨的产生、增加氨的代谢。可以负氮饮食、白醋灌肠导泻、口服乳果糖、口服抗生素。

3. 急性CO中毒 急性CO中毒主要引起组织缺氧，缺氧时，脑内酸性代谢产物蓄积，使血管通透性增加而产生脑细胞间质水肿。脑血循环障碍可造成血栓形成、缺血性坏死以及广泛的脱髓鞘病变。应迅速给予患者吸氧，注意保暖，保持呼吸道通畅，有条件者早期联系高压氧治疗，药物应用以防治脑水肿、促进脑细胞代谢、防治并发症为主。

4. 糖尿病酮症酸中毒 为糖尿病患者急性并发症，多见于未经治疗的1型糖尿病患者，尤其是儿童和青少年，在感染、应激状态下容易诱发。主要表现为深大呼吸、呼吸中有酮臭味，患者脱水、休克、意识障碍。治疗上小剂量胰岛素应用，补液纠正休克及电解质紊乱，有条件时迅速进行床旁血液滤过。

【抢救流程】

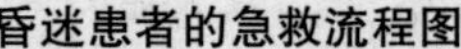

昏迷患者的急救流程图

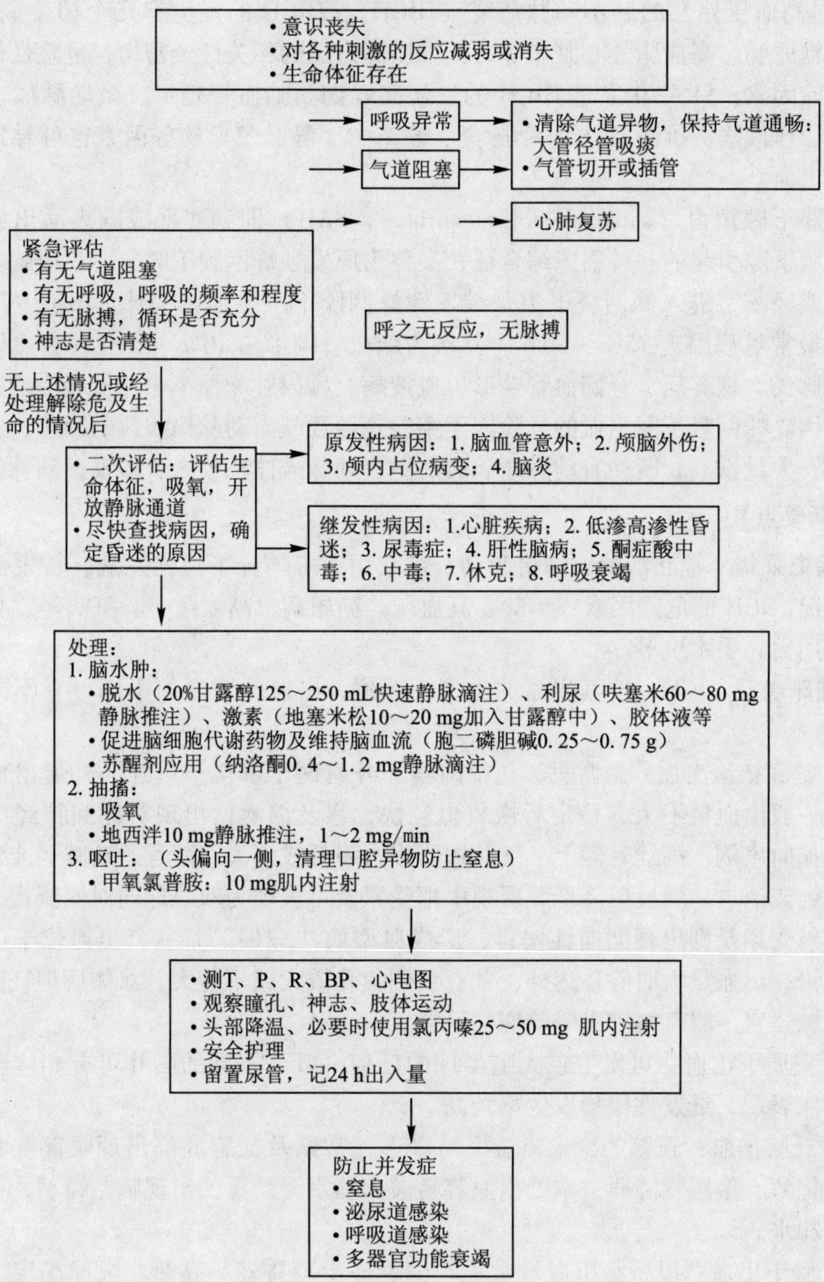

- 意识丧失
- 对各种刺激的反应减弱或消失
- 生命体征存在

→ 呼吸异常 → • 清除气道异物，保持气道通畅：大管径管吸痰 • 气管切开或插管

→ 气道阻塞 → • 清除气道异物，保持气道通畅：大管径管吸痰 • 气管切开或插管

→ 呼之无反应，无脉搏 → 心肺复苏

紧急评估
- 有无气道阻塞
- 有无呼吸，呼吸的频率和程度
- 有无脉搏，循环是否充分
- 神志是否清楚

无上述情况或经处理解除危及生命的情况后 ↓

- 二次评估：评估生命体征，吸氧，开放静脉通道
- 尽快查找病因，确定昏迷的原因

→ 原发性病因：1. 脑血管意外；2. 颅脑外伤；3. 颅内占位病变；4. 脑炎

→ 继发性病因：1.心脏疾病；2. 低渗高渗性昏迷；3. 尿毒症；4. 肝性脑病；5. 酮症酸中毒；6. 中毒；7. 休克；8. 呼吸衰竭

↓

处理：
1. 脑水肿：
   - 脱水（20%甘露醇125～250 mL快速静脉滴注）、利尿（呋塞米60～80 mg静脉推注）、激素（地塞米松10～20 mg加入甘露醇中）、胶体液等
   - 促进脑细胞代谢药物及维持脑血流（胞二磷胆碱0. 25～0. 75 g）
   - 苏醒剂应用（纳洛酮0. 4～1. 2 mg静脉滴注）
2. 抽搐：
   - 吸氧
   - 地西泮10 mg静脉推注，1～2 mg/min
3. 呕吐：（头偏向一侧，清理口腔异物防止窒息）
   - 甲氧氯普胺：10 mg肌内注射

↓

- 测T、P、R、BP、心电图
- 观察瞳孔、神志、肢体运动
- 头部降温、必要时使用氯丙嗪25～50 mg 肌内注射
- 安全护理
- 留置尿管，记24 h出入量

↓

防止并发症
- 窒息
- 泌尿道感染
- 呼吸道感染
- 多器官功能衰竭

（石金河）

二、急性脑出血

【疾病概述】

脑出血（intracerebral hemorrhage，ICH）又称脑溢血，是指脑实质内血管破裂引起

的出血，多发生于基底核区，其次是桥脑与小脑。自发性脑内出血多指脑内血管动脉硬化病变为基础，动脉血管管壁脆性增加，以大脑深部小动脉出血最为多见，绝大多数（90%）是高血压伴发的脑小动脉病变（HICH），HICH 的发生有几个相关危险因素：高血压、糖尿病、高血脂、心脏病等，其中以高血压的相关性最密切，危险性最大，是独立的危险因素，51～70 岁是 HICH 的发病高峰期。脑血管畸形、微动脉瘤、脑淀粉样血管病、血液病、抗凝/溶栓、动脉炎、瘤卒中、静脉窦血栓等因素也可导致脑血管动脉破裂出血。

蛛网膜下隙出血（subarachnoid hemorrhage，SAH）即脑底部或脑表面出血，血液进入蛛网膜下隙引起的一种临床综合征，又称为原发性蛛网膜下隙出血；而脑实质出血直接破入或经脑室进入蛛网膜下隙是继发性蛛网膜下隙出血。SAH（10%～20%）以动脉瘤为最常见病因占 75%～80%，其次为脑血管畸形占 10%～15%，高血压动脉硬化、脑动脉炎、烟雾病、脊髓血管畸形、血液病、颅内肿瘤性卒中、抗凝治疗并发症等为少见病因。蛛网膜下隙出血的危险因素主要是导致颅内动脉瘤破裂的因素，包括高血压、吸烟、大量饮酒、既往有动脉瘤破裂病史、动脉瘤体积较大、多发性动脉瘤等。

【诊断要点】

1. 病史采集 常在活动、情绪激动、突然用力等情况下急性发病，首发症状及症状进展情况，ICH 的危险因素：年龄、高血压、糖尿病、高血脂、心脏病等，目前有抗凝药物应用史、手术史等。

2. 临床表现 ICH：按其出血的类型、部位、出血的速度的不同可有不同的临床表现。

（1）基底核区出血：最常见，包括内囊和外囊两个部位，单纯的外囊出血临床症状较轻，一般出血量不大，稳定后恢复也较快，累及内囊就出现对侧面神经中枢性面瘫，伸舌偏向患侧，病灶对侧上、下肢体肌张力降低或消失，随意运动减弱或消失和各种感觉迟钝或消失，腱反射降低，凝视中枢受累及可表现为双眼球向对侧凝视，内囊后肢的视辐射受累及则出现同向性偏盲，形成典型的“三偏”症状，出血位于优势半球的则有失语，出血量大时除昏迷外，常有双侧瞳孔散大或不等大、双侧病理征阳性甚至出现去大脑强直、叹气样呼吸等脑疝症候群。

（2）皮质下出血：可发生在大脑半球的任何一叶，不同的脑叶可有相应脑叶的神经缺失临床表现，继发性癫痫发生率较高。

（3）丘脑出血：丘脑的少量出血极易昏迷，常累及丘脑底部出现眼部症状，累及内囊出现偏瘫、偏感觉障碍，本处出血容易破入脑室，严重的出现脑室铸型，引起急性梗阻性脑积水。

（4）脑干出血：以桥脑出血最常见，少量即出现昏迷、高热、眼球固定、针尖样瞳孔，严重的短时间内即出现中枢性呼吸衰竭、应激性溃疡、中枢性高热。

（5）小脑出血：多数患者起病时即出现枕顶部剧痛、眩晕、频繁呕吐、眼球震颤和肢体的共济失调；部分患者起病时头痛、眩晕后四肢迟缓性瘫痪，常因出血破入第四脑室使病情急转直下。

（6）脑室出血：单纯脑室出血的少见，大多是基底核、丘脑、小脑出血破入脑室，患者常有较剧烈的头痛、呕吐等高颅压症状，可缺少神经系统定位征，危重者出现脑室铸型表现为双侧瞳孔散大或不等大、双侧病理征阳性甚至出现去大脑强直、叹气样呼吸等脑疝症候群。

（7）SAH：发病急骤，常有剧烈头痛、恶心呕吐，面色苍白、全身冷汗，半数患者可有一过性意识障碍和有精神症状如烦躁不安、意识模糊、定向力障碍等，部分患者出现眩晕、颈背部痛，重症患者出现昏迷、抽搐、中枢性高热、呼吸不规则、应激性溃疡等严重的临床征象。脑膜刺激征（颈强直）明显。6% ~20% 患者出现一侧动眼神经麻痹，表现为两侧瞳孔不等大，20% 患者可出现轻度的偏瘫表现，10% ~20% 的患者可出现视力、视野障碍。

3. 辅助检查

（1）电子计算机断层摄影扫描（CT）：安全、准确和快速简单，尤其目前的多排螺旋 CT 可谓“金标准”，可确定出血的部位、类型、血肿量、形态、中线结构和脑室的关系等，使诊断趋于简单化，又为治疗选择方法，同时为治疗效果和预后提供有意义的参考价值。但是 5% ~10% SAH 可 CT 阴性，腰椎穿刺脑脊液化验可协助诊断。

（2）磁共振成像（MRI）：与 CT 一样可以做到准确诊断，但是由于成像时间长，费用高，MRI 室又缺乏抢救条件，对急危重症患者不适宜，但是对微小量脑出血和颅内血管钙化的鉴别具有临床意义，同时还可发现颅内有无陈旧性出血，协助病因诊断。

（3）电子计算机数字减影脑血管成像（DSA）和 CT 血管成像用于排除脑动脉瘤、血管畸形、脑瘤并出血的病因诊断。

（4）腰椎穿刺：简单易行，均匀血性脑脊液见于蛛网膜下隙出血、脑室出血、脑室型丘脑出血，但在高颅压情况下容易诱发脑疝而加重病情，术前一般不主张施行。

【治疗原则】

1. 非手术治疗 脑出血患者不需要手术或不具备外科手术条件时，非手术治疗是挽救患者生命和降低病残程度的唯一方法，适用于Ⅰ级和大部分Ⅱ级的患者。

（1）治疗原则：全面监测生命体征和维持生命功能，严密监测颅内压、血压、脑电、脑灌注压和神经影像学改变，控制高颅压、高血压、脑水肿、脑缺血的发生，完善护理措施和预防并发症，积极尽早康复治疗和二级预防。

（2）治疗基本要点：

1）通过病史资料对患者进行病情评估并全面生命体征监测：意识、瞳孔、体温、心率、呼吸、血压、血氧饱和度等。尤其是血压的实时监测尤为重要，血压过高或过低对病情均不利，最佳的水平依据既往血压水平、年龄、出血时间、颅内压等而定，一般来讲 SBP < 180 mmHg，DBP < 105 mmHg 暂不予药物降压。

2）降低颅内压：抬高头位，20° ~30°头高位；应用甘露醇、甘油果糖、利尿剂，必要时应用人血白蛋白脱水降颅压。

3）畅通气道并供氧，保持安静和头偏高位，防止情绪激动、用力咳嗽、排便，必要时气管插管或气管切开。

4）保持营养和水、电解质平衡：对清醒无呕吐者，可试进流食；意识不清者，病情平稳可鼻饲；有呕吐者应禁食，经静脉补充营养及维持水、电解质平衡，以免加重病情。

5）完善护理措施，防治并发症：防治泌尿系统感染、应激性溃疡、坠积性和吸入性肺炎及压疮等并发症。

2. 外科治疗 根据出血量、出血部位及病因决定。

（1）小脑出血量：出血量 > 10 mL 或直径 > 3 cm，或神经功能继续恶化、脑干受压、脑室梗阻引起脑积水。

（2）基底核出血：中量出血（壳核出血 > 30 mL，丘脑出血 > 15 mL）可选择微创穿刺血肿清除术；大量出血需去骨瓣减压 + 血肿清除术挽救生命。

（3）脑叶出血：血肿较大危及生命，或疑诊血管畸形所致需外科治疗。

（4）脑室出血：重症全脑室出血（脑室铸型）需脑室穿刺引流 + 腰椎穿刺放液治疗。

3. SAH 治疗

（1）一般治疗：安静休息，绝对卧床 4 ~ 6 周，头痛、烦躁、兴奋时及时给予镇静止痛药物，监测生命体征。

（2）控制血压：保持收缩压 < 140 mmHg，降压治疗需要考虑再出血、缺血性脑卒中和低脑灌注。

（3）预防脑血管痉挛：持续泵入尼莫地平或法舒地尔。

（4）降低颅内压：降低颅内压，应用甘露醇、甘油果糖、利尿剂，必要时应用人血白蛋白脱水降颅压。

（5）畅通气道并供氧，保持安静和头偏高位，防止情绪激动、用力咳嗽与排便，必要时气管插管或气管切开。

（6）保持营养和水、电解质平衡：对清醒无呕吐者，可试进流食；意识不清者，病情平稳可鼻饲；有呕吐者应禁食，经静脉补充营养及维持水、电解质平衡，以免加重病情。

（7）完善护理措施，防治并发症：防治泌尿系统感染、应激性溃疡、坠积性和吸入性肺炎及压疮等并发症。

（8）止血用抗纤溶药物：如氨基己酸、氨甲环酸。

（9）防治脑积水：乙酰唑胺，脑室外引流术或脑室分流术。

（10）外科手术/介入栓塞治疗动脉瘤。

【经验体会】

脑出血治疗中几种处理经验：

1. 脱水降颅压 甘露醇是治疗脑出血致高颅压和脑水肿常用药。甘露醇的应用误区：①考虑颅内病变，首先给予 20% 甘露醇应用。②不了解颅内压，甘露醇用量过大。③甘露醇用时过长。④甘露醇静脉滴注，越快越好。⑤脱水时，不注意水、电解质平衡，过度脱水。⑥甘露醇含糖量高，静脉滴注可致血糖升高。急性颅内高压，可出现头痛、恶心、喷射样呕吐、意识障碍，视神经盘水肿一般在急性颅内高压 3 ~ 4 d 出现，7 d达高峰；Cushing 综合征：呼吸、脉搏减慢，血压升高，是中度和重度颅内高压的表现，均应使用甘露醇。颅内活动性出血者禁用（开颅手术除外），除非有脑疝迹象，最初几个小时内不用或慎用甘露醇。甘露醇一般滴数以 10 mL/min 为宜，一般应用 5～7 d。导致急性肾衰竭时，采取小剂量甘露醇与甘油果糖联用，小剂量多巴胺，即用量 2～5 μg/（kg·min），必要时血液净化，以达到治疗甘露醇性肾病的目的。

2. 自发性多灶性脑出血　是指非外伤原因所致的脑内同时或几乎同时（48 h 内）出现 2 个或 2 个以上部位的脑出血。由于发病率低，临床缺乏对病因的深入认识，并且自发性多灶性脑出血往往病情危重，死亡率高，针对特有病因进行及时治疗和预防是最合理的处理策略。病因包括高血压病、血管炎、血管畸形、脑淀粉样血管病、血液系统疾病、使用抗凝溶栓药物、脑肿瘤、多灶性脑梗死继发出血、颅内静脉窦血栓形成等。

3. 并发症的防治　脑出血时机体处于应激状态可引起多种并发症，如肺部感染、压疮、泌尿系统感染、失用综合征、脑疝、上消化道出血等，不仅加重原发病，还是造成死亡的重要原因。脑出血并发症的防治十分重要，此外，还需要给予患者充足的营养，以促进患者的快速恢复。

【抢救流程】

脑出血的急救流程

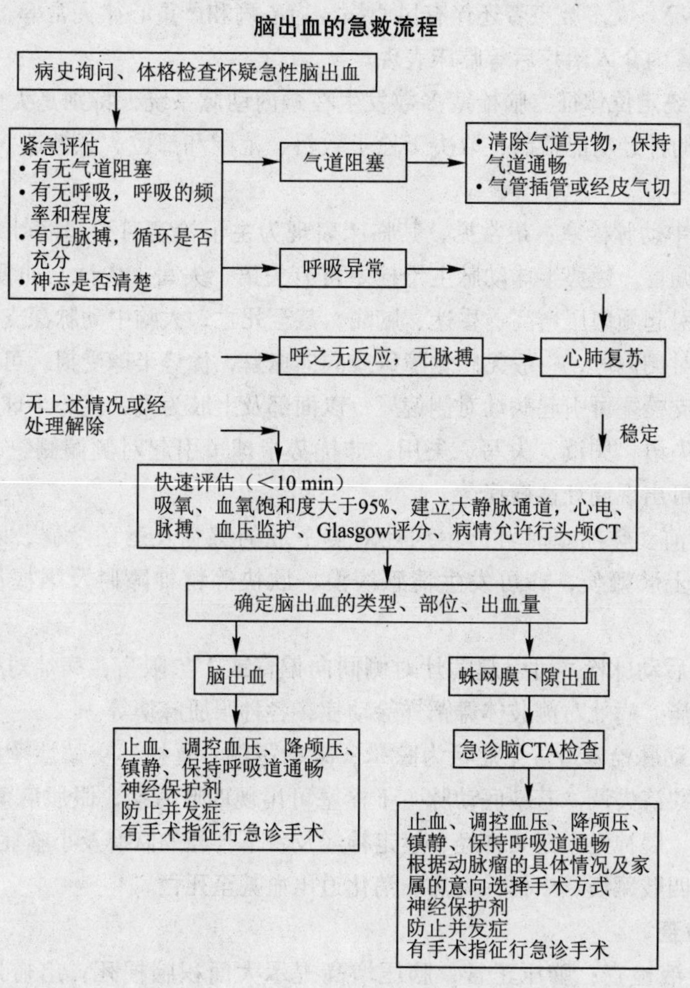

（石金河）

三、急性脑栓塞

【疾病概述】

急性脑栓塞又称为栓塞性脑梗死。是指人体血液循环中某些异常的固体、液体或气体等栓子物质，随血流进入脑动脉或供应脑的颈部动脉，使血管腔急性闭塞，引起局部脑血流中断，造成局部脑组织缺血、缺氧甚至软化、坏死，故而出现急性脑功能障碍的临床表现。脑栓塞常发生于颈内动脉系统，椎－基底动脉系统相对少见。

【诊断要点】

1. 发病情况 急骤起病是主要特点，是发病最急的疾病之一，大多数患者起病前无任何前驱症状，活动中突然起病，绝大多数症状在数秒或数分钟内病情发展到最高峰。少数患者在数天内呈阶梯样或进行性恶化。约半数患者起病时有意识障碍，但持续时间短暂。

2. 其他情况 大多数患者还伴有风心病、冠心病和严重心律失常等，或心脏手术、长骨骨折、血管内介入治疗后等临床表现。

3. 神经系统定位体征 脑栓塞多数发生在颈内动脉系统，特别是大脑中动脉最常见。栓塞引起的神经功能障碍，取决于栓子数目、范围和部位。急性起病时可有头痛、头晕或局限性疼痛。

（1）大脑中动脉栓塞：最常见，其临床表现为主干栓塞时引起病灶对侧偏瘫、偏身感觉障碍和偏盲。优势半球动脉主干栓塞可有失语、失写、失读。如梗死面积大时，病情严重者可引起颅内压增高、昏迷、脑疝，甚至死亡；大脑中动脉深支或豆纹动脉栓塞可引起病灶对侧偏瘫，一般无感觉障碍或同向偏盲，优势半球受损，可有失语。大脑中动脉各皮质支栓塞可引起病灶对侧偏瘫，以面部及上肢为重，优势半球可引起运动性失语、感觉性失语、失读、失写、失用；非优势半球可引起对侧偏侧忽略症等体象障碍。少数患者可出现局灶性癫痫。

（2）大脑前动脉栓塞时可产生病灶对侧下肢的感觉及运动障碍，对侧中枢性面瘫、舌肌瘫及上肢瘫痪，亦可发生情感淡漠、欣快等精神障碍及强握反射，可伴有尿潴留。

（3）大脑后动脉栓塞可引起病灶对侧同向偏盲或上象限盲，病灶对侧半身感觉减退伴丘脑性疼痛。病灶对侧肢体舞蹈样徐动症，各种眼肌麻痹等。

（4）基底动脉栓塞最常见症状为眩晕、眼球震颤、复视、交叉性瘫痪或交叉性感觉障碍、肢体共济失调。若基底动脉主干栓塞可出现四肢瘫痪、眼肌麻痹、瞳孔缩小，常伴有面神经、展神经、三叉神经、迷走神经及舌下神经的麻痹及小脑症状等，严重者可迅速昏迷、四肢瘫痪、中枢性高热、消化道出血甚至死亡。

4. 辅助检查

（1）脑脊液检查：脑压正常，脑压增高提示大面积脑梗死，出血性梗死脑脊液（CSF）可呈血性或镜下红细胞；感染性脑栓塞如亚急性细菌性心内膜炎，CSF细胞数增高（200×10^9/L 或以上），早期中性粒细胞为主，晚期淋巴细胞为主；脂肪栓塞 CSF 可见脂肪球。

（2）血、尿、便常规及生化检查：主要与有栓子可能来源的感染，风心病、冠心病和严重心律失常，或心脏手术，长骨骨折，血管内介入治疗等相关，其他根据患者情况可选择如高血压、糖尿病、高血脂、动脉粥样硬化等方面的检查。

（3）影像学检查：检查的目的是不仅明确脑栓塞的部位、范围及水肿情况，有无出血等，而且应尽量寻找栓子的来源，如心源性、血管源性及其他栓子来源的检查，即明确脑栓塞的病因。

1）针对脑栓塞的辅助检查：①脑 CT 扫描；②脑 MRI 检查；③DSA、MRA、经颅多普勒超声检查；④脑电地形图、脑电图等检查。

2）针对栓子来源的辅助检查：①心电图或 24 h 动态心电图；②超声心动图检查；③颈动脉超声检查；④X 线检查；⑤眼底检查等。

【治疗原则】

脑栓塞的治疗应包括对于原发病即栓子来源器官病变的治疗和脑栓塞的治疗两部分。脑栓塞的治疗主要在于改善脑循环，减轻缺血缺氧所致的脑损害。各种治疗措施与脑梗死大致相同，由于脑栓塞极易发生梗死后出血，故抗凝治疗必须慎重。

1. 一般处理　①卧床及镇静处理；②保持呼吸道通畅和心脏功能；③注意营养状况，保持水和电解质的平衡；④加强护理防止肺炎、泌尿系统感染和压疮等并发症的发生。

2. 脱水降颅内压　是治疗脑栓塞的主要措施之一，目的在于减轻脑水肿，防止脑疝形成，以降低病死率。常用的是高渗脱水剂、利尿药和肾上腺皮质激素。

3. 抗血小板聚集剂　阻止血小板的聚集，有助于预防心内新血栓的形成，防止血管内血栓继续增殖扩展，故在脑栓塞发病后就必须重视使用抗血小板聚集剂。

4. 抗凝及溶栓治疗　应用抗凝及溶栓疗法，比动脉粥样硬化性脑梗死的适应证更严格，考虑溶栓剂易发生出血的并发症，应特别慎用。由于临床上心源性脑栓塞最多见，为预防心内形成新血栓以杜绝栓子的来源，同时防止脑血管内的栓子或母血栓继续增大，以避免脑梗死范围扩大，多采用抗凝治疗。炎症性病变所致的脑栓塞，如亚急性感染性心内膜炎等，禁忌应用。通常在严格观察出、凝血时间，凝血酶原活动度和时间的条件下，先给予肝素钙（低分子肝素）治疗，也可选用双香豆素乙酯，剂量应随时调整。

5. 神经保护剂　常用的神经保护剂有：①钙通道阻滞药；②兴奋性氨基酸受体拮抗药；③自由基清除剂；④神经营养因子；⑤神经节苷脂等。

6. 康复治疗　宜早期开始，病情稳定后，积极进行康复知识和一般训练方法的教育，鼓励患者树立恢复生活自理的信心，配合医疗和康复工作，争取早日恢复，同时辅以针灸、按摩、理疗等，以减轻病残率提高生存质量。

7. 其他治疗　①调整血压；②脑代谢赋活剂；③抗感染治疗；④气栓处理。

【抢救流程】

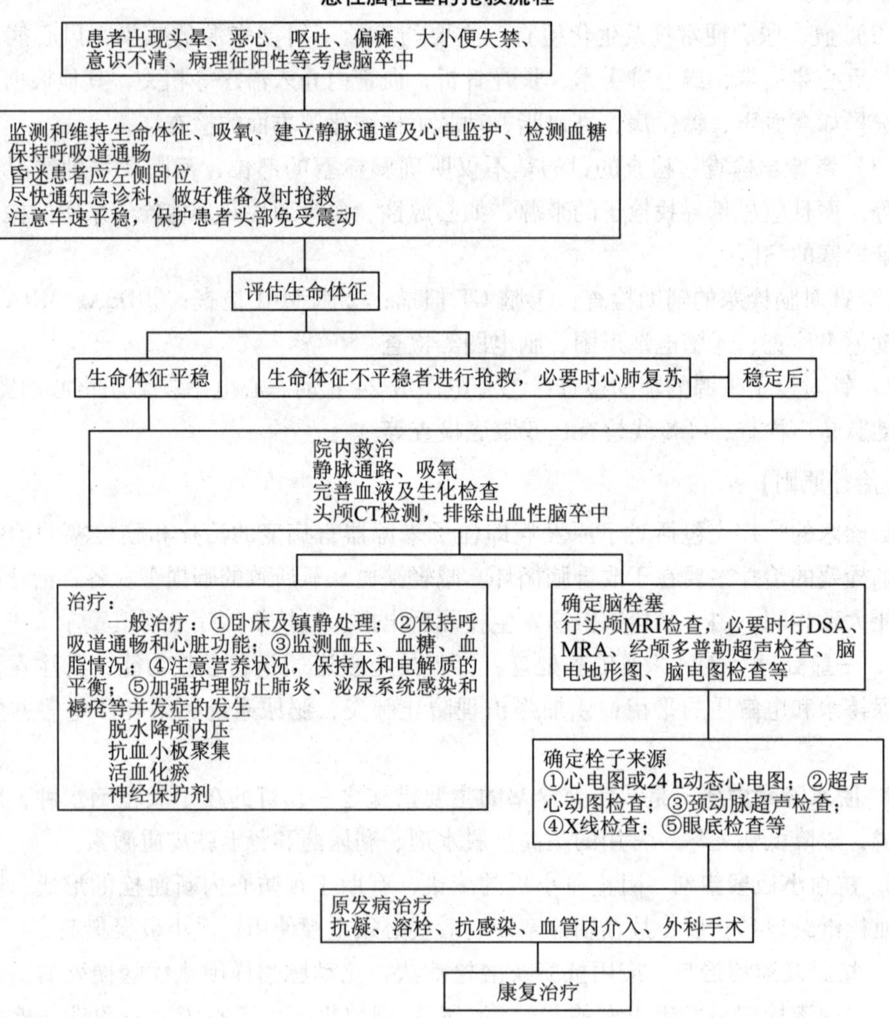

【经验体会】

（1）栓子来源可分为：心源性栓子占脑栓塞的60%～75%，风湿性心脏病伴心房颤动脑栓塞位居首位，约占半数以上；非心源性栓子常见于动脉粥样硬化斑块脱落、细菌性栓子、脂肪栓子、空气栓子，其他如支气管扩张、肺脓肿等形成的栓子，肿瘤物质脱落形成的瘤栓子、寄生虫或虫卵、羊水等均可引起脑栓塞；还有部分脑栓塞利用现代手段和方法，虽经仔细检查也未能找到栓子来源称为栓子来源不明者。

（2）脑栓塞患者多数病因为慢性心房纤颤，及时行心电图、心脏彩超等了解患者心脏结构及功能情况。

（3）脑栓塞的预后取决于栓塞脑血管的大小、部位和栓子的数量，以及原发病的严重程度。脑栓塞急性期病死率为5%～15%，多死于严重脑水肿、脑疝、肺部感染和心力衰竭。心肌梗死所致脑栓塞预后较差，存活的脑栓塞患者多遗留严重后遗症。如栓子来源不能消除，10% ~20%的脑栓塞患者可能在病后10 d内再发，反复发作的脑栓塞的死亡率高于首次发作者，预后不好。

(4) 由于栓子顺血流流动，根据流动的部位不同，可以引起相应器官的梗死，所以临床上常有其他部位栓塞的征象。如肺栓塞（气急、发绀、胸痛、咯血和胸膜摩擦音等），肾栓塞（腰痛、血尿等），肠系膜栓塞（腹痛、便血等），皮肤栓塞（出血点或瘀斑）等症状、体征。

（石金河）

四、急性颅脑损伤

【疾病概述】

急性颅脑损伤（acute craniocerebral injury）是一种常见外伤，可单独存在，也可与其他损伤复合存在。其分类根据颅脑解剖部位分为头皮损伤、颅骨损伤与脑损伤，三者可合并存在。头皮损伤包括头皮血肿、头皮裂伤、头皮撕脱伤。颅骨骨折包括颅盖骨线状骨折、颅底骨折、凹陷性骨折。脑损伤包括脑震荡、弥漫性轴索损伤、脑挫裂伤、脑干损伤。按损伤发生的时间和类型又可分为原发性颅脑损伤和继发性颅脑损伤。按颅腔内容物是否与外界交通分为闭合性颅脑损伤和开放性颅脑损伤。

颅脑损伤始于致伤外力作用于头部所导致的颅骨、脑膜、脑血管和脑组织的机械形变。损伤类型则取决于机械形变发生的部位和严重程度。原发性脑损伤主要是神经组织和脑血管的损伤，表现为神经纤维的断裂和传出功能障碍，不同类型的神经细胞功能障碍甚至细胞的死亡。继发性脑损伤包括脑缺血、脑血肿、脑肿胀、脑水肿、颅内压升高等，这些病理生理学变化是由原发性损伤所导致的，反过来又可以加重原发性脑损伤的病理改变。

【诊断要点】

1. 头部外伤史　患者有头部外伤史。

2. 临床表现

(1) 意识障碍：绝大多数患者伤后即出现意识丧失，时间长短不一。意识障碍由轻到重表现为嗜睡、朦胧、浅昏迷、昏迷和深昏迷。

(2) 头痛、呕吐：是伤后常见症状，如果不断加剧应警惕颅内血肿。

(3) 瞳孔：如果伤后一侧瞳孔立即散大，光反应消失，患者意识清醒，一般为动眼神经直接原发损伤；若双侧瞳孔大小不等且多变，表示中脑受损；若双侧瞳孔极度缩小，光反应消失，一般为桥脑损伤；如果一侧瞳孔先缩小，继而散大，光反应差，患者意识障碍加重，为典型的小脑幕切迹疝表现；若双侧瞳孔散大固定，光反应消失，多为濒危状态。

(4) 生命体征：伤后出现呼吸、脉搏浅弱，节律紊乱，血压下降，一般经数分钟及十多分钟后逐渐恢复正常。如果生命体征紊乱时间延长，且无恢复迹象，表明脑干损伤严重；如果伤后生命体征已恢复正常，随后逐渐出现血压升高、呼吸和脉搏变慢，常暗示颅内有继发血肿。

3. 根据格拉斯哥昏迷评分（GCS）进行临床分类 GCS 是广泛用于脑功能异常评价的简单且重复性好的方法。即便在轻微创伤的情况下，出现意识状态的任何改变均应怀疑 TBL 的可能，并应迅速进行神经系统评价，尤其是老年患者或接受抗凝治疗的患者。早期发现继发性颅脑损害是防止出现永久性神经系统损伤的最佳手段，因此，对神经系统功能反复进行评估非常重要，而且可能指导后续治疗。

4. 辅助检查

（1）X 线平片检查：包括正位、侧位和创伤部位的切线位平片，有助于颅骨骨折、颅内积气、颅内骨片或异物诊断，但遇有伤情重笃患者不可强求。颅骨线性骨折时注意避免与颅骨骨缝混淆。

（2）CT 检查：可以快速如实反映损伤范围及病理，还可以动态观察病变的发展与转归，但诊断等密度、位于颅底或颅顶、脑干内或体积较小病变尚有一定困难。

1）头皮血肿：头皮软组织损伤的最主要表现是帽状腱膜下血肿，呈高密度影，常伴凹陷骨折、急性硬膜下血肿和脑实质损伤。

2）颅骨骨折：CT 能迅速诊断颅骨线性骨折或凹陷骨折伴有硬膜外血肿或脑实质损伤。CT 骨窗像对于颅底骨折诊断价值更大，可以了解视神经管、眼眶及鼻旁窦的骨折情况。

3）脑挫裂伤：常见的脑挫裂伤区多在额、颞前份，易伴有脑内血肿，蛛网膜下隙出血等表现，呈混杂密度改变，较大的挫裂伤灶周围有明显的水肿反应，并可见脑室、脑池移位变窄等占位效应。

4）颅内血肿：①急性硬膜外血肿典型表现为颅骨内板与脑表面有一双凸透镜形密度增高影。②急性硬膜下血肿表现为在脑表面呈新月形或半月形高密度区。慢性硬膜下血肿在颅骨内板下可见一新月形、半月形混杂密度或等密度影，中线移位，脑室受压。③脑内血肿表现为在脑挫裂伤附近或深部白质内可见圆形或不规则高密度或混杂密度血肿影。

表 6－5－1 颅脑损伤的 Marshall CT 分级系统与病死率的关系

损伤分级	CT 表现	病死率（%）
Ⅰ	正常 CT 表现	9.6
Ⅱ	脑池存在：移位 <5 mm	13.5
Ⅲ	脑池受压/消失：移位 <5 mm	34
Ⅳ	脑池受压/消失：移位 >5 mm	56.2

（3）MRI 检查：对于等密度的硬膜下血肿、轻度脑挫裂伤、小灶性出血、外伤性脑梗死初期及位于颅底、颅顶或后颅窝等处的薄层血肿，MRI 检查有明显优势，但不适于躁动、不合作或危急患者。

（4）颅内压监测：通过蛛网膜下隙、硬膜孔、脑室内和脑实质内四种插管方法与测压仪连接测压。

5. 脑疝分类与诊断 脑疝是因累积占位效应或弥漫性颅内压升高导致的直接机械

压迫引起。所有脑疝综合征患者均出现进行性嗜睡，突发高血压伴心动过缓（Cushing 反射）。以下是几种幕上脑疝综合征：

（1）镰下疝：最常见于占位性病变增大导致同侧大脑半球向内侧移位，此时额叶扣带回被推向大脑镰下。发生镰下疝时可能出现对侧下肢肌张力增高或瘫痪。

（2）跨小脑幕中心疝：特点为基底核和大脑半球向下方移位，间脑和中脑被推过小脑幕切迹。这通常是由位于颅顶和额枕极部位的病变引起的，初始表现为垂直凝视和双侧神志姿势。

（3）钩回疝：这种类型的损伤涉及钩回内缘及海马回向中线移位，跨过同侧小脑幕裂孔的边缘，造成中脑受压，而同侧或对侧第三对脑神经可能受到牵拉或压迫。在损伤早期，患者表现瞳孔不对称扩大，逐渐发展为明显的同侧瞳孔扩大伴对侧偏瘫。有时也可表现为同侧偏瘫，对侧瞳孔扩大，此时为假性定位体征。

（4）小脑上疝：这种少见，损害的特点为小脑蚓部和小脑半球通过小脑幕裂孔上移，通常因幕下占位病变（如脑瘤、血肿和水肿）引起。影像学显示上环池扩大，第四脑室受压，以及四叠体、中脑和中脑水管向前向上移位，导致幕上脑积水。如果病变未经处理，将压迫延髓而导致心动过缓和呼吸停止。

【治疗原则】

1. 一般治疗

（1）保持呼吸道通畅：立即清除口、鼻腔的分泌物，调整头位为侧卧位或后仰，15°～30°头偏向一侧。必要时气管内插管或气管切开，以保持呼吸道的通畅，若呼吸停止或通气不足，应连接简易呼吸器做辅助呼吸。

（2）制止活动性外出血：头皮血运极丰富，单纯头皮裂伤有时即可引起致死性外出血，开放性颅脑损伤可累及头皮的大小动脉，颅骨骨折可伤及颅内静脉窦，同时颅脑损伤往往合并有其他部位的复合伤，均可造成大出血，引起失血性休克，而导致循环功能衰竭。

2. 维持有效的循环功能　单纯颅脑损伤的患者很少出现休克，往往是因为合并其他脏器的损伤、骨折、头皮裂伤等造成内出血或外出血而致失血性休克，引起循环功能衰竭。但在急性颅脑损伤时为防止加重脑水肿而不宜补充大量液体或生理盐水，因此及时有效地止血，快速地输血或血浆是防治休克，避免循环功能衰竭的最有效的方法。

3. 局部创面的处理　以防止伤口再污染、预防感染、减少或制止出血为原则，可在简单清除创面的异物后用生理盐水或凉开水冲洗后用无菌敷料覆盖包扎，并及早应用抗生素和破伤风抗毒素。

4. 防止和处理脑疝　颅脑损伤患者出现昏迷及瞳孔不等大，则是颅脑损伤严重的表现，瞳孔扩大侧通常是颅内血肿侧，应静推或快速静脉点滴（15～30 min 内）20% 甘露醇 250 mL，同时用呋塞米 40 mg 静脉推注后立即转送，并注意用药后患者意识和瞳孔的变化。

5. 颅内高压的处理

（1）一般措施：无论损伤的类型或严重程度如何，所有 TBL 患者治疗的通常目标均为维持心肺功能稳定以及高渗性正常血容量。除特殊治疗手段外，应采取常规治疗措施以减小高颅内压（ICP）和脑灌注压（CPP）降低的发生率。

1）应使头部保持于中线位置，并抬高 30°～45°，以利于静脉回流。头部抬高还会降低脑平均动脉压（MAP），从而降低 CPP。因此，当 CPP 得到控制且患者头部抬高时，监测全身动脉压的传感器应位于外耳道口水平进行校零。另外，应注意使用合适的颈托以防止压迫静脉回流。应注意转动头部可能阻碍静脉回流而使 ICP 升高。

2）伤后最初 7 d 应用苯妥英钠预防癫痫。

3）监测胸腔内压和腹腔内压的升高。

（2）镇静和镇痛：充分镇静和镇痛是治疗高 ICP 的重要措施。治疗目的是在不影响临床检查的前提下，达到充分的镇静和镇痛。应用短效镇痛药物如硫酸吗啡和枸橼酸芬太尼，以及短效镇静药物如异丙酚，可达到最佳效果。麻醉药物主要通过降低脑代谢率（CMR）及 CBF 而降低 ICP，不应作为高 ICP 的主要治疗。

（3）呼气末正压（PEEP）：对于肺顺应性良好的患者，PEEP 可能升高 ICP。PEEP 的血流动力学效应取决于胸腔内压，后者会受到肺和胸壁顺应性的影响。肺实质疾病（如肺炎、误吸或急性呼吸窘迫综合征）能够降低肺顺应性，减少气道压力的传导，从而减少中等水平 PEEP（≤10 cmH_2O）对血流动力学的影响。顺应性正常或增高的肺（如肺气肿）更容易将压力传导至胸腔；应用 PEEP 时，静脉回流减少，心排血量降低。

（4）过度通气：过度通气通过血管收缩诱导的碱中毒降低 ICP。ICP 下降伴随脑血容量（CBV）减少。长时间的血管收缩将导致 CBF 降低从而造成缺血。过度通气的作用短暂，随后需要更低的 PCO_2 水平才能控制 ICP。因此，动脉血二氧化碳分压（$PaCO_2$）降低至 28 mmHg 以下仅作为紧急措施，最长不应该超过 30 min，直至开始更确切的治疗。

（5）渗透剂：渗透剂可以使体液从水肿的间质和细胞内间隙转移到血管内间隙。

1）甘露醇：仅用于根据 ICP 进行指导的治疗。常用剂量为 0.5～1.0 g/kg 经静脉注射，每 4～6 h 1 次，以达到 10～20 mOsm/（kg·H_2O）的渗透压梯度，渗透压梯度超过 20 mOsm/（kg·H_2O）将导致肾脏损耗。应用甘露醇时应注意维持正常血容量。尽管高血钠和高渗透压并不是甘露醇治疗的绝对禁忌证，但当血钠水平超过 160 mEq/L 或渗透压超过 320 mOsm/（kg·H_2O）后，渗透治疗的效果将降低，甘露醇治疗可能的不良反应包括高渗性肾前性肾衰竭、低钾血症、脱水和低血压。

2）高渗盐水：也是有效的渗透剂，多用于有甘露醇禁忌证的患者，肯定的不良反应包括桥脑脱髓鞘、癫痫、充血性心力衰竭（CHF）、低钾血症、高氯性酸中毒、凝血功能异常、静脉炎和肾衰竭。输注 3% NaCl 125～250 mL，每 6 h 1 次；或以 0.5～1.0 mL/（kg·h）持续输注；或输注 23.4% NaCl 30 mL，每 6 h 1 次，以达到目标 ICP。血钠浓度超过 160 mEq/L 时应停止高渗治疗。

3）袢利尿剂：如呋塞米（10～20 mg IV，每 4～6 h 1 次），可用于颅内高压的亚急性治疗，可能机制为减轻血管源性水肿以及减少 CSF 的生成。可能的不良反应包括低血容量、氮质血症、代谢性碱中毒、电解质异常、肾毒性和耳毒性。

6. 代谢治疗　巴比妥类药物是代谢治疗的首选药物。巴比妥类药物通过降低脑氧代谢率（$CMRO_2$）、CBF 和 CBV，从而降低 ICP。戊巴比妥：负荷剂量为 3～5 mg/kg，在30 min内注射，随后当ICP升高时给予50～200 mg经IV注射。戊巴比妥半衰期为15～48 h（单次注射时）。硫喷妥钠：250 mg硫喷妥钠经IV注射可在数秒内降低ICP，维持时间仅15～20 min。多次重复用药会明显延长其半衰期。

7. 外科干预　通过脑室外引流行CSF引流，也是评价整体ICP水平的最可靠手段。引流指征包括脑积水或大量脑室内出血（IVH），CSF引流也可作为ICP升高的一线治疗手段。脑室外引流并发感染的危险率为6%～12%。当采用最大限度的内科治疗患者反应仍然不佳时，可考虑进行开颅手术（表6－5－2）；然而，近期临床研究显示，开颅手术也可作为高ICP患者的最初治疗手段。

表6－5－2　创伤后开颅手术的指南

年龄 <55岁（相对适应证）
非致死性原发性脑损伤
CT显示非对称性或局灶性脑肿胀
顽固性颅内高压
最大治疗限度的内科治疗±脑脊液引流无效
应用巴比妥类药物前

8. 皮质激素　对于单纯颅脑损伤的患者，使用皮质激素治疗不能降低ICP。

【抢救流程】

急性颅脑损伤的急诊服务流程

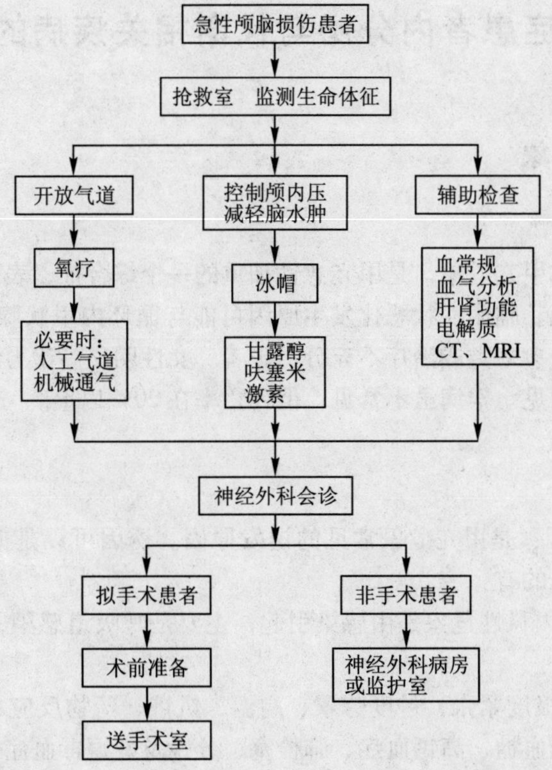

【经验体会】

至今，重型颅脑损伤仍有较高的死亡率，平均为 30% ~40%。其主要死亡原因为急性顽固性高颅压、大面积脑缺血、脑水肿。目前最有效的治疗方法为手术。手术往往是主观的、经验性的，如何掌握手术指征和制订合理的手术方案直接关系到患者的生存和预后。随着医学发展，20 世纪 90 年代欧美神经外科学术界按照循证医学的要求，制定了各自的颅脑创伤方面的救治指南。我国近几年也有关于颅脑创伤救治规范及手术治疗指南方面的专著：江基尧等编写《颅脑创伤临床救治指南》，只达石等编写《重型颅脑损伤救治规范》，刘伯运、江基尧、张赛等编写《急性颅脑创伤手术指南》。这些专著的出版为规范我国颅脑创伤救治起到良好作用。

参考文献

[1] Luca. M. Bigatello. 麻省总医院危重病医学手册 . 2 版 . 杜斌，译 . 北京：人民卫生出版社，2009.

[2] 刘大伟 . 实用重症医学 . 北京：人民卫生出版社，2010.

（刘　毅）

第六节　重症患者内分泌与代谢相关疾病的诊断与治疗

一、甲状腺危象

【概述】

甲状腺危象又称甲亢危象，是甲亢急性加重的一个综合征，表现为发热、高动力循环、心衰和精神错乱。临床症状恶化发生原因可能与循环内甲状腺激素水平增高有关。多发生于较重甲亢未愈之类或治疗不充分的患者。女性明显高于男性，可发生于任何年龄，在老年人中较常见。本病虽不常见，但死亡率在 20% 以上。

【诊断要点】

1. 发病诱因

（1）内科性诱因：是甲亢危象常见的诱发原因。诱因可以是单一的，也可由几种原因合并引起。常见的有：

1）感染：多数内科性危象是由感染引起，主要是呼吸道感染，其次是胃肠和泌尿道感染。

2）应激：精神极度紧张、过度劳累、高温、饥饿、药物反应、心绞痛、心衰、糖尿病酮症酸中毒、低血糖、高钙血症、肺栓塞、分娩及妊娠毒血症等均可导致甲状腺突然释放大量甲状腺激素，引起甲亢危象。

3）不适当停用抗甲状腺药物：突然停用碘剂，原有的甲亢表现可迅速加重，不规则地使用或停用磺脲类抗甲状腺药也会引起甲亢危象，但并不多见。

4）少见原因：放射性碘治疗甲亢引起的放射性甲状腺炎。甲状腺活体组织检查以及过多过重触摸甲状腺均可使大量的甲状腺激素在短时间内释放入血中，引起病情突然增重。

（2）外科性诱因：甲亢患者在术后 4 ~ 16 h 内发生危象者，要考虑危象与手术有关。而危象在 16 h 以后出现者，尚须寻找感染病灶或其他原因。甲状腺本身的外伤、手术或身体其他部位的急症手术均能诱发危象。手术引起甲亢危象的原因有：

1）甲亢未被手术控制而仓促手术：甲亢患者术前未用抗甲状腺药准备或准备不充分，或虽用抗甲状腺药但停用过久，手术时甲状腺功能仍处于亢进状态，或是用碘剂做术前准备时，用药时间长，作用逸脱，甲状腺又能合成及释放甲状腺激素。

2）术中释放甲状腺激素：手术本身的应激，手术挤压甲状腺，使大量甲状腺激素释放入血中，另外，采用乙醚麻醉时也可使组织内的甲状腺激素进入末梢血中。

一般来说，内科原因诱发的甲亢危象，其病情较外科原因引起的甲亢危象更为常见，程度也更严重。

2. 临床特点　典型的甲亢危象临床表现为高热、大汗淋漓、心动过速，频繁的呕吐及腹泻、谵妄甚至昏迷，最后多因休克、呼吸及循环衰竭以及电解质失衡而死亡。

（1）体温升高：本症均有体温急骤升高，高热常在 39 ℃以上，大汗淋漓、皮肤潮红，继而可汗闭、皮肤苍白和脱水。

（2）中枢神经系统：精神变态、焦虑很常见，也可有震颤，极度烦躁不安、谵妄、嗜睡，最后陷入昏迷。

（3）循环系统：心动过速，常可达 160 次/min 以上，与体温升高程度不成比例。可出现心律失常，也可以发生肺水肿或充血性心力衰竭，最终血压下降，陷入休克。一般来说，伴有甲亢性心脏病者，容易发生甲亢危象，当发生甲亢危象后，促使心功能进一步恶化。

（4）消化系统：食欲极差、恶心、呕吐频繁、腹痛、腹泻明显。恶心和腹痛常是本病早期表现。病后体重锐减，肝脏可肿大，肝功能不正常，随病情的进展，肝细胞功能衰竭，出现黄疸，预后不良。

（5）电解质紊乱：由于进食差，吐泻以及大量出汗，最终出现电解质紊乱，约 50% 患者有低钾血症，20% 的患者血钠减低。

临床上，有一小部分患者的症状和体征不典型，突出的特点是表情淡漠、木僵、嗜睡、反射降低、低热，明显乏力，心率慢，脉压小及恶病质，甲状腺常仅轻度肿大，最后陷入昏迷，甚至死亡。这种类型临床上称为“淡漠型”甲亢危象。

3. 实验室检查　甲亢危象患者的血中甲状腺激素测量结果可以与临床表现不一致，测定血中甲状腺激素对甲亢危象的诊断帮助不大。只有当检测甲状腺激素水平显著高于正常时，对诊断和判断预后有一定意义。

4. 诊断标准　任何一个甲亢患者，当病情突然加重，均应想到有甲亢危象的可能，患者的甲亢病史、家族史和一些特殊体征，如突眼、甲状腺肿大或伴血管杂音以及胫骨前黏液性水肿等资料和表现对诊断有帮助。临床上怀疑有甲亢危象时，可先取血备查甲状腺激素。

目前甲亢危象无统一诊断标准，Burch 和 Wartofsky 总结前人的经验，于 1993 年提出以半定量为基础的临床诊断标准，分为甲亢危象、甲亢危象前期及无危象，以便于尽早诊断（表 6－6－1）：

表 6－6－1　甲亢危象的诊断标准

	分数	心血管系统	分数
体温（℃）		心率（次/min）	
37.5	5	99～109	5
37.8	10	110～119	10
38.3	15	120～129	15
38.9	20	130～139	20
39.4	25	≥140	25
≥40	30		
中枢神经系统症状		充血性心衰	
无	0	无	0
轻（焦虑）	10	轻度（脚肿）	5
中度（谵妄、精神病、昏睡）	20	中度	10
重度（癫痫、昏迷）	30	重度（水肿）	15
消化系统		心房纤颤	
无	0	无	0
中度（腹泻、腹痛、恶心、呕吐）	10	有	10
重度（不能解释的黄疸）	20		
		诱因	
		无	0
		有	10

注：分数≥45：甲亢危象；分数 25～44：危象前期；分数 <25：无危象

【治疗原则】

甲亢危象前期或甲亢危象诊断以后，不需要等待化验结果，应尽早开始治疗。治疗的目的是纠正严重的甲状腺毒症和诱发疾病。其中占很重要地位的是保护机体脏器，防止功能衰竭的支持疗法，应在 EICU 进行监护治疗。

1. 针对诱因治疗　如有感染应予抗感染治疗，有引发危象的其他疾病，应进行处理。

2. 抑制甲状腺激素合成　首选 PTU（丙硫氧嘧啶）600 mg 口服或经胃管注入，以后给予 200 mg 每 6 h 一次，待症状缓解后减至一般治疗剂量。

3. 抑制甲状腺激素释放　服 PTU 1 h 后再加用复方碘口服溶液 5 滴，每 8 h 1 次，或碘化钠 1.0 g 加入 10% 葡萄糖盐水溶液中静脉滴注 24 h，以后视病情逐渐减量，一般使用 3 ~ 7 d，如果对碘剂过敏，可改用碳酸锂 0.5 ~ 1.5 g/d，分 3 次口服，连用数日。

4. 抑制组织中 T_4 转换为 T_3 和抑制 T_3 与细胞受体结合　PTU、碘剂、β 受体阻滞剂和糖皮质激素均可抑制组织中 T_4 转换为 T_3；大剂量碘剂还可抑制 T_3 与细胞受体结合。如无哮喘或心功能不全，应加用普萘洛尔 20 ~ 40 mg，每 6 ~ 8 h 口服 1 次，或 1 mg 经稀释后缓慢静脉注射，视需要可间歇给 3 ~ 5 次，氢化可的松 100 mg 加入 5% ~ 10% 葡萄糖盐水中静脉滴注，每 6 ~ 8 h 1 次，氢化可的松除抑制 T_4 转换为 T_3，阻滞甲状腺激素释放，降低周围组织对甲状腺激素的反应外，还可增强机体的应激能力。

5. 降低循环中甲状腺激素水平　在上述常规治疗效果不满意时，可选用血液透析或血浆置换等措施迅速降低血浆甲状腺激素浓度。

6. 降温　高热者给予物理降温，必要时可用中枢性解热药，如对乙酰氨基酚等，避免用乙酰水杨酸类药物，因为水杨酸盐可置换与蛋白结合的甲状腺激素，引起血游离甲状腺激素浓度升高。利舍平 1 mg，每 6 ~ 8 h 肌内注射 1 次，必要时可试用异丙嗪、哌替啶各 50 mg 静脉滴注。

7. 支持对症治疗　应监护心、肝、肾、脑功能。迅速纠正水、电解质和酸碱平衡紊乱，补充足够的葡萄糖、盐量和多种维生素，供氧、防治感染等，积极治疗多种并发症。

8. 防止再次发生　待危象控制后，应根据具体病情选择适当的甲亢治疗方案，防止危象再次发生。

二、糖尿病酮症酸中毒

【概述】

糖尿病酮症酸中毒（DKA）是由于糖尿病患者体内胰岛素绝对或相对不足，引起以高血糖、高酮血症和代谢性酸中毒为主要特征的临床综合征。DKA 是糖尿病最为常见的急性并发症，约占住院糖尿病患者的 14%。目前即使在有经验的医院，病死率仍达 5% 以上。

【诊断要点】

1. 病因与诱因　DKA 多见于 1 型糖尿病，据统计约 1/3 的 1 型糖尿病患者以酮症酸中毒为首发表现。2 型糖尿病患者尤其晚期患者在一定诱因作用下也可导致酮症酸中毒。常见的诱因有：

（1）感染：是 DKA 最常见的诱因，占 37%。以泌尿系统感染和肺部感染最多见，其次有上感、化脓性皮肤感染、肠道感染、胆道感染、腹膜炎等。

（2）治疗依从性差，如胰岛素治疗突然减量或中断。

（3）严重应激状态：如外伤、手术、麻醉、急性心肌梗死、心力衰竭、精神紧张等。

（4）妊娠。

（5）某些药物影响：如糖皮质激素、甲状腺激素、噻嗪类利尿剂等可使血糖升高。

（6）其他：如脱水、电解质紊乱、甲亢等也可诱发 DKA。

2. 临床表现特点

（1）症状：多数患者在发生意识障碍前数天有多尿、烦渴多饮和乏力等原有糖尿病症状加重的表现，随着病情发展，出现食欲减退、恶心、呕吐、腹痛、头痛、嗜睡、烦躁、昏迷。

（2）体征：由于脱水和酸中毒可以出现尿量减少、皮肤干燥、弹性差、心动过速、血压下降、呼吸深快、呼气中有烂苹果味，有时可有腹部压痛，易误诊为急腹症，进一步发展导致各种反射消失，昏迷。少数患者可表现为烦躁、谵妄。

3. 辅助检查

（1）尿常规：尿糖、尿酮体强阳性可出现蛋白尿或管型尿。肾功能严重受损时可使尿糖、尿酮减少，甚至阴性。

（2）血常规：大多数患者可有白细胞总数增多，而且血酮浓度成比例，可达 $15\,000 \sim 30\,000/mm^3$。中性粒细胞增高，由于脱水血红蛋白及血细胞比容可升高。

（3）血糖：多在 16.7 ~ 33.3 mmol/L，有时高达 55.5 mmol/L 以上。重度酸中毒血糖可以低到 10 mmol/L（如如果患者最近在使用胰岛素，在出现脱水时仅使用胰岛素不足以纠正酸中毒）。

（4）血酮：定性强阳性，定量一般在 5 mmol/L 以上可确诊，有时高达 30 mmol/L。

（5）血电解质：血钠大多小于 135 mmol/L，少数正常，偶可升高，血钾可正常或偏低，当少尿、无尿和严重酸中毒时，血钾可升高，血磷、血镁可低于正常。

（6）血气分析：血 pH 小于 7.35，重者小于 7.0；二氧化碳结合力（CO_2CP）常小于 13.38 mmol/L，碱剩余（BE）及实际碳酸盐（AB）降低，阴离子间隙（AG）增加。

（7）血尿素氮、肌酐可因失水、循环衰竭及肾功能不全而升高。

（8）血淀粉酶常增高，但 DKA 伴胰腺炎罕见。

4. 诊断注意事项 根据患者临床表现及血糖、血气分析及尿酮体或血酮体检查，一般不难诊断。但要注意某些无糖尿病病史，而以酮症酸中毒为首发症状者易被误诊或漏诊。DKA 尚需与糖尿病、高血糖高渗状态、低血糖危象、脑血管意外、尿毒症及肝性脑病等鉴别。通过详细询问病史及进一步检查可以明确诊断。还有一些患者主要表现为腹痛，易误诊为急腹症，应加以注意。

【治疗原则】

治疗原则是尽快补充血容量，纠正脱水，降低血糖（胰岛素应用是关键），纠正电解质及酸碱平衡失调，积极寻找和消除诱因，防治并发症，降低死亡率。

一般措施：

禁食至少 6 h（胃轻瘫常见），神志不清者下鼻胃管（避免呕吐和误吸），中心静脉插管补液，监测血气、血钾、血糖，如果出现少尿或血肌酐升高则插尿管。如果怀疑感染，应用广谱抗生素。

（1）小剂量胰岛素持续静脉滴注，一般采用小剂量胰岛素治疗，以 0.1 U/kg，静脉滴注或微量泵给药，每小时静脉给药 4～8 U，使血糖每小时下降 4.2～5.6 mmol。血糖降至 13.9 mmol/L 后，可给予 5% 葡萄糖或糖盐水，并逐渐减少胰岛素用量。如酮体消失，可改为皮下注射胰岛素，如血糖降低不明显，可使胰岛素剂量翻倍。也可首先给予负荷量 10～20 U 胰岛素静脉注射，而后给予小剂量胰岛素持续静脉滴注，目标是血糖每小时下降 5 mmol/L（而且纠正酸中毒和血浆碳酸氢盐水平）。在第一个 24 h 或酮症酸中毒得到纠正前输注 5% 葡萄糖，使血糖浓度维持 >10～14 mmol/L，可根据表 6－6－2 的比例稳定血糖浓度。

表 6－6－2　胰岛素输注

血糖（mmol/L）	（每小时）胰岛素输注（U/h）
0.0～2.0	停止输注－通知医生
2.1～4.0	通知医生
4.0～7.0	0.5 或 1
7.1～11.0	2
11.1～20.0	4
>20.07	通知医生

（2）补液治疗：补液治疗不仅有利于纠正脱水，也有助于血糖的控制及酮体的消除。

1）补液总量：一般约为患者体重的 10%，或根据酮症酸中毒发生前体重减去发生后体重估计补液量，一般为 4～8 L，于 24 h 内予以恢复。

2）补液种类：一般以生理盐水为主，如血糖降至 13.9 mmol/L 后，输入 5% 葡萄糖或糖盐水，如同时合并高渗状态，可适当使用 0.45% 低渗盐水。

3）补液速度：开始补液速度宜快，尤其前 6 h。根据患者情况，如无心衰，第 1 h 可补液 500～1 000 mL，第 2～3 h 补液 1 000 mL，前 4 h 内补液达总失水量的 1/3～1/2，前 12 h 内补液达总量的 2/3，24 h 内补足。

4）补液途径：一般以静脉为主，患者神志清楚者可鼓励患者自己饮用，补液量大，神志不清者可鼻饲。

5）纠正电解质紊乱：除患者已是高血钾或无尿，肾功能不全暂缓补钾外，一般开始即需补钾，补钾每小时不超过 20 mmol，24 h 氯化钾总量 6～10 g，病情恢复后可改口服，一般需补钾一周左右，治疗过程中注意监测血钾水平，及时调整补钾速度与剂量，另外酌情补镁。

（3）纠正酸中毒：在纠正代谢紊乱过程中，酮症酸中毒也常常得到改善，补碱并非必要，然而严重的酸中毒可降低胰岛素的敏感性，抑制心肌收缩力，因此，当 pH 低于 7.1 时，应给予补碱，当 pH 大于 7.2 时，应停止补碱。常用 5% 碳酸氢钠 100～

200 mL静脉滴注，不用乳酸钠，以免加重可能存在的乳酸酸中毒。

（4）清除诱因防止并发症：及时控制感染，补液防止过多过快，从而诱发肺水肿，降糖过快可诱发脑水肿，加重病情。

（5）治疗过程中的评估：注意使任何患者的生化检查结果快速恢复正常都是有害的，谨慎和保持低于最佳值要比狂热和危险更明智，每小时测一次快速血糖，4 h 测一次实验室血糖，开始治疗 2 h 后，检测血电解质水平，然后 4 h 测一次，主要危险是低钾血症。在病情得到持续改善或正常前，4 h 测一次动脉血气分析，4 h 测一次血浆渗透压，监测心电变化，观察 T 波变化，注意监测磷酸盐、血镁浓度。

三、低血糖症（昏迷）

【概述】

低血糖症是一组多种病因引起的以血糖浓度过低，临床上以交感神经兴奋和脑细胞缺糖为主要特点的综合征。以血糖低于 2.8 mmol/L 为低血糖标准。低血糖昏迷通常发生于血糖浓度 <1.5 mmol/L。常见的病因如下：①碳水化合物摄入量不足；②胰岛素及磺脲类过量摄入；③肝功能衰竭致糖原储存量减少；④酒精；⑤肾上腺功能减退（包括 Addison 病）和垂体功能减退；⑥奎宁和阿司匹林、β 受体阻滞剂；⑦糖尿病肾病；⑧处方错误（如将氯丙嗪误写为氯磺丙脲）；⑨脓毒症、疟疾；⑩胰岛细胞瘤、腹膜后肉瘤。

【评估】

（1）在得到证实前所有的意识丧失患者都要考虑是否有低血糖，立即查快速血糖，且用实验室检查以证实。

（2）糖尿病患者昏迷的最常见原因是药物所致的低血糖，长效磺脲类药物如格列本脲比短效药物更容易发生低血糖。

（3）对于未诊断糖尿病但发生低血糖的患者在给予葡萄糖前应该查静脉血糖，而且保留血清查胰岛素和 C 肽以排除其他疾病（胰岛细胞瘤或人为用药）。

【临床表现】

交感神经过度兴奋	脑功能障碍
（血糖 <3.6 mmol/L）	（血糖 <2.6 mmol/L）
· 心动过速、出汗、焦虑	· 意识错乱、言语不清
· 心悸、面色苍白、颤抖	· 精神症状
· 四肢冰凉、软弱无力	· 昏迷

低血糖临床表现的严重程度取决于：①低血糖的程度；②低血糖发生的速度及持续时间；③机体对低血糖的反应性；④年龄。

低血糖症状在不同的个体变异中较大，但在同一个体可基本相似。长期慢性低血糖多有一定的适应能力，临床表现不太显著，以中枢神经功能障碍表现为主。糖尿病患者由于血糖快速下降，即使血糖高于 2.8 mmol/L，也可出现明显的交感神经兴奋症状，称为“低血糖反应”。部分患者虽然低血糖但无明显症状，往往不被察觉，极易进展成严重低血糖症，陷于昏迷或惊厥称为未察觉低血糖症。

低血糖对大脑的早期发育有害。5 岁以下儿童反复发生低血糖症会对智商产生永久性损伤。对于病情重笃的患者，有肝、肾、心、脑等多器官功能损害者，应重视低血糖症的发生。患者可因年老衰弱，意识能力差，常无低血糖症状，慢性肾上腺皮质功能减退、营养不良、感染、败血症等均易导致低血糖症，应格外关注。

【诊断要点】

根据低血糖典型表现可确定：①低血糖症状；②发作时血糖低于 2.8 mmol/L；③供糖后低血糖症状迅速缓解。少数空腹血糖降低不明显或处于非发作期的患者，应多次检测有无空腹或吸收后低血糖。

评价低血糖症的实验室检查：

（1）血浆胰岛素测定：低血糖发作时，应同时测定血浆葡萄糖、胰岛素和 C 肽水平，以证实有无胰岛素和 C 肽不适当分泌过多。血糖 <2.8 mmol/L 时相应的胰岛素浓度≥36 pmol/L，C 肽≥3 mU/L；放射免疫法，灵敏度为 5 mU/L，或胰岛素浓度≥18 pmol/L，C 肽≥3 mU/L，ICMA 法灵敏度≤1 mU/L 提示低血糖为胰岛素分泌过多所致。

（2）胰岛素释放指数：为血浆胰岛素（mU/L）与同一血标本测定的血糖值（mg/dL）之比。正常人该比值 <0.3，多数胰岛素瘤患者 >0.4，甚至 1.0 以上，血糖不低时比值 >0.3 无临床意义。

（3）血浆胰岛素原和 C 肽测定：血糖 <3.0 mmol/L，C 肽 >300 pmol/L，胰岛素原 >20 pmol/L，应考虑胰岛素瘤。胰岛素瘤患者血浆胰岛素原比总胰岛素值常大于 20%，可达 30% ~90%，说明胰岛素瘤可分泌较多胰岛素原。

（4）48 ~72 h 饥饿试验：少数未察觉的低血糖或处于非发作期以及高度怀疑胰岛素瘤的患者应在严密观察下进行，试验期应鼓励患者活动。

（5）延长（5 h）口服葡萄糖耐量试验：主要用于鉴别 2 型糖尿病早期出现的餐后晚发性低血糖症，可判断有无内源性胰岛素分泌过多，有助于低血糖症的鉴别诊断。

注意：实验室测得的血糖浓度低于 2.2 mmol/L 被定义为重度低血糖，昏迷通常发生于血糖浓度 <1.5 mmol/L，低 C 肽和高胰岛素水平提示为外源性胰岛素所致，高 C 肽和高胰岛素水平提示为内源性胰岛素所致（如口服用磺脲类药物或胰岛细胞瘤）。

【治疗原则】

1. 紧急措施　牢记给予葡萄糖前取血检测血糖、胰岛素和 C 肽水平，如果有慢性饮酒或营养不良史，静脉注射维生素 B_1 1 ~2 mg/kg，避免诱发 Wernicke 脑病，如果患者有意识且能合作，给予 50 g 口服葡萄糖或者其相当量（如牛奶和糖）。如果患者不能口服液体，给予 50% 葡萄糖 50 mL 静脉注射。如果不能开通静脉通路，给予胰高血糖素 1 mg 肌内注射，然后给患者口服葡萄糖以阻止低血糖反复发生。胰高血糖素对酒精引起的低血糖效果较差。如果病因是应用长效磺脲类药物或长效胰岛素，则让患者住院，然后开始持续输注 10% 葡萄糖（1 L/8 h）且每小时或每 2 h 检测血糖。

2. 进一步治疗 患者应该在 10 min 内恢复意识，尽管认知功能完全恢复可以延迟 30 ~ 45 min，重复检测血糖前不要进一步给予静脉葡萄糖。如果患者 10 min 后没有醒过来，重复测血糖，要考虑引起昏迷的其他原因，如低血糖时发生的头部损伤，长时间严重低血糖（ >4 h）可以导致永久性大脑功能丧失。服用磺脲类药物的患者在 CVA 或其他阻止摄取足够食物的疾病后可以发生低血糖。反复发生的低血糖预示着糖尿病肾病的出现，因为糖尿病肾病降低了胰岛素的需求，胰岛素部分通过肾脏降解。回顾患者最近的用药史，检查家里的所有药物。如果是患者自身造成的低血糖，考虑精神病治疗史。

3. 肝脏功能不全和反复发生的低血糖症 当出现昏迷时（原因是肝衰竭而不是低血糖），低血糖症在急性肝功能衰竭中常见。慢性肝脏疾病中重度低血糖少见。对于慢性酒精中毒的患者，建议在静脉注射葡萄糖前给予静脉注射维生素 B_1（1 ~ 2 mg/kg），以免诱发神经系统损害。急性过量饮酒也可以抑制肝糖异生。对重度低血糖和疑似低血糖昏迷的患者，应及时测定血糖，及时给予 50% 葡萄糖 60 ~ 100 mL 静脉注射，继以 5% ~ 10% 葡萄糖静脉滴注，必要时加以氢化可的松 100 mg 或胰高血糖素 0.5 ~ 1 mg 肌内注射或静脉注射。神志不清者切忌喂食以避免呼吸的窒息。

参考文献

[1] 王辰，席修明．危重症医学．北京：人民卫生出版社，2012.

[2] 中华医学会心血管病学分会，中国生物医学工程学会心律分会，中国医师协会循证医学专业委员会，等．心律失常紧急处理专家共识．中华心血管病杂志，2013，41（5）：363 – 376.

[3] 张文武．急诊内科手册．北京：人民卫生出版社，2014.

[4] 程龙献，刘承云．心血管疾病循证治疗学．湖北：武汉大学出版社，2011.

[5] 刘大为．实用重症医学．人民卫生出版社，2010.

[6] 邱海波．ICU 主治医师手册．2 版．江苏科学技术出版社，2013.

[7] 邱海波．杨毅．重症医学：规范·流程·实践．北京：人民卫生出版社，2016.

[8] 刘大为，邱海波，严静．中国重症医学专科资质培训教材．北京：人民卫生出版社，2013.

[9] 万献尧．实用危重症医学．北京：人民军医出版社，2008.

[10] 张文武．急诊内科学．2 版．北京：人民卫生出版社，2007.

[11] 蒋芬，陈源汉，梁馨苓，等．急性肾损伤 RIFLE 与 AKIN 标准在重症监护病房患者的应用比较．中国危重病急救医学，2011，23（12）：759 – 762.

[12] 于学忠．协和急诊医学．北京：科学出版社，2011.

[13] 陈香美．血液净化标准操作规程．北京：人民军医出版社，2010.

[14] 中国医师协会急诊医师分会．急性百草枯中毒诊治专家共识（2013）．中国急救医学，2013，33：484－490.
[15] 梁旭光，孟晓峰，吴健．神经外科重症监护与疾病治疗．长春：吉林科学技术出版社，2014.
[16] 中华医学会．临床诊疗指南急诊医学分册．北京．人民卫生出版社，2009.

（张传耀）

第七章　EICU 重症感染与抗菌药物应用

第一节　急诊重症感染的相关概念

一、院内感染的定义

院内感染，又称医院感染、医院内获得性感染（hospital infection，nosocomial infection或 hospital acquired infection）是指住院患者在医院内获得的感染，包括在住院期间发生的感染和在医院内获得出院后发生的感染；但不包括入院前已开始或入院时已存在的感染。医院工作人员在医院内获得的感染也属于院内感染。

1. 下列情况属于院内感染

（1）无明确潜伏期的感染，规定入院 48 h 后发生的感染为院内感染；有明确潜伏期的感染，自入院时起超过平均潜伏期后发生的感染为院内感染。

（2）本次感染直接与上次住院有关。

（3）在原有感染基础上出现其他部位新的感染（脓毒血症迁徙灶除外），或在原感染已知病原体基础上又分离出新的病原体（排除污染和原来的混合感染）的感染。

（4）新生儿在分娩过程中和产后获得的感染。

（5）由于诊疗措施激活的潜在性感染，如疱疹病毒、结核分枝杆菌等的感染。

（6）医务人员在医院工作期间获得的感染。

2. 下列情况不属于院内感染

（1）皮肤黏膜开放性伤口只有细菌定植而无炎症表现。

（2）由于创伤或非生物性因子刺激而产生的炎症表现。

（3）新生儿经胎盘获得（出生后 48 h 内发病）的感染，如单纯疱疹、弓形虫病、水痘等。

（4）患者原有的慢性感染在医院内急性发作。

二、细菌感染的监测

抗菌药物的广泛应用，使得致病菌菌谱、分布及耐药性都在不断发生变化和蔓延，已成为全球性的问题。为提高感染性疾病治疗成功率，正确掌握致病菌的细菌学特征、流行病学特征、抗菌药物耐药性等信息十分重要，细菌感染监测的作用举足轻重。

1. 全球细菌监测概况　全球对细菌感染性疾病越来越重视，特别关注早期的预防和治疗中选择药物的准确性。1992 年美国医学研究所（IOM）提出潜发性感染性疾病（potential infectious diseases）的概念。潜发性感染，即在人群中 20 年内发病增加或不久的将来预示发病增加的、新的、再度出现的或耐药的感染性疾病。动态细菌核心监测（ABCs）是潜发性感染计划项目网络中的一个分支项目，它评估获得侵入性细菌感染对社会造成的负担，特别是表现为败血症和脑膜炎的细菌感染。ABCs 执行人群的监测，搜集隔离菌株，履行在 1.7 千万 ~3 千万人群中进行肺炎链球菌、A 族链球菌、B 族链球菌、脑膜炎奈瑟球菌、流感嗜血杆菌导致的侵入性感染的研究，并用分子生物学和微生物学描述这些致病菌的特征。在欧洲和北美还有一些全国范围的取样和单个医院的监测系统监测细菌对抗生素耐药的模式。

2. 目前的监测范围

（1）人群基础的监测：多为大范围的监测，多中心合作和全国范围的抽样调查。人群基础的监测主要描述、报告和分析大范围的发病率情况，影响发病的危险因素等总体宏观信息，能够很好地反映感染和耐药趋势总的情况，甚至能发现一些社会因素对感染及耐药的影响。虽然人群基础的监测能够通过性别、年龄等的校正，但不能完全代表目标人群，尤其是未被抽样到的目标人群。由于感染病原菌及其耐药性的地区、时间差异，这种大面积的监测结果，并不能反映个案的情况。

（2）病例基础的监测：多为小范围的监测，一般为单个医院或医疗中心对本医院或本地区患者群的监测。病例的纳入常常以临床医生的判断和实验室检查（最多的是病原菌培养阳性）为主，多数是回顾性研究，能很好地反映监测范围内的变化和趋势。由于是以病例为基础，最大的局限性就是依赖临床医生的经验，因此资料的可靠性欠佳。但作为最易执行的监测方法，它依然有优点。首先在小范围地区和单个医院或医疗中心的监测中，这样的监测结果能够特异地表达该区域的情况，更能有方向性地帮助该区域的临床医生改善治疗方案，而且能监测到除治疗外的医源性危险因素的效果。

（3）实验室基础的监测：是感染监测中最重要的手段之一。最基本的实验室监测内容还是病原菌的分离和药敏试验。细菌分型在病原菌流行病学特征描述中的应用也十分广泛，监测细菌致病及耐药的亚型十分重要，区别出致病的和非致病的亚型，耐药的和不耐药的流行病学特征，能更仔细更准确地掌握致病菌和药敏的情况。病原体分型技术包括表型分型（抗菌药物敏感性试验）、生物分型、特异性分型（血清分型、噬菌体分型、细菌素分型、分子分型）。常规微生物学实验室能开展表型分型及简单的生物分型。分型方法众多，但各有长处与短处，要普遍应用于病原菌的监测还很困难。

微生物病原学及药敏的监测不仅能给抗生素治疗的决定提供重要的信息，而且能够反映监测范围内的病原学及抗生素药敏的变化和趋势，还能提供预警系统来鉴别和发现新耐药病原菌以及为相关的科学研究提供新假说和新方向。

三、侵袭性真菌感染

【概述】

侵袭性真菌感染（invasive fungal infection，IFI）系指真菌侵入人体组织、血液，并在其中生长繁殖引起组织损害、器官功能障碍、炎症反应的病理改变及病理生理过程。IFI 起病隐匿，临床表现不典型，治疗手段有限，死亡率和致残率高。ICU 内危重患者是 IFI 高危人群。对 IFI 的及早正确诊断和适宜治疗是改善其预后的关键。

【诊断】

重症患者 IFI 的诊断分 3 个级别：确诊、临床诊断和拟诊。IFI 的诊断一般由危险（宿主）因素、临床特征、微生物学检查、组织病理学四部分组成。组织病理学是诊断的金标准。

1. 确诊 指获自感染部位的组织病理学或细胞病理学检测到真菌菌丝并伴组织损害，或自正常情况下无菌部位，现为感染部位取得的标本真菌培养阳性，或血培养阳性者（需除外污染）。对于深静脉留置的导管行体外培养，当导管尖端（长度 5 cm）半定量培养菌落计数 >15 CFU/mL，或定量培养菌落计数 >102 CFU/mL，且与外周血培养为同一致病菌，并除外其他部位的感染，可确诊导管相关性真菌血症。

2. 临床诊断 至少符合 1 项危险（宿主）因素，具有可能感染部位的 1 项主要或 2 项次要临床特征，并同时具备至少 1 项微生物学检查的阳性结果。

3. 拟诊 至少符合 1 项危险（宿主）因素，具备 1 项微生物学检查的阳性结果，或者具有可能感染部位的 1 项主要或 2 项次要临床特征。

（一）诊断 IFI 的参照标准

1. 危险（宿主）因素

（1）无免疫功能抑制的患者，经抗生素治疗 72 ~ 96 h 仍有发热等感染征象，具有老年（年龄 >65 岁）、营养不良、肝硬化、胰腺炎、糖尿病、慢性阻塞性肺疾病等肺部疾病、肾功能不全、严重烧伤/创伤伴皮肤缺损、肠功能减退/肠麻痹或存在念珠菌多部位定植或某一部位持续定植等患者自身因素，或进行各种侵入性操作、长期应用抗生素或激素、高危腹部外科手术等治疗相关因素之一者为高危患者。

（2）存在免疫功能抑制的患者，当出现体温 >38 ℃或 <36 ℃，满足下述条件之一的为高危人群：

1）存在免疫功能抑制的证据，具备下述情况之一：①中性粒细胞缺乏（ $<0.5\times10^9/L$）且持续 10 d 以上；②之前 60 d 内出现过中性粒细胞缺乏并超过 10 d；③之前 30 d 内接受过或正在接受免疫抑制治疗或放疗（口服免疫抑制剂 >2 周或静脉化疗 >2 个疗程）；④长期应用糖皮质激素［静脉或口服相当于泼尼松 0.5 mg/（kg · d）以上 >2 周］。

2）高危的实体器官移植受者：①肝移植伴有下列危险因素：再次移植、术中大量出血、移植后早期（3 d 内）出现真菌定植、较长的手术时间、肾功能不全、移植后继发细菌感染等。②心脏移植伴有下列危险因素：再次手术、巨细胞病毒（CMV）感染、移植后需要透析、病区在 2 个月内曾有其他患者发生 IFI 等。③肾移植伴有下列危险因素：年龄 >40 岁、糖尿病、CMV 感染、移植后伴细菌感染、术后出现中性粒细胞减少症等。④肺移植伴有下列危险因素：术前曲霉菌支气管定植、合并呼吸道细菌感染、CMV 感染、糖皮质激素治疗等。

3）满足上述无免疫功能抑制的患者中所述的任意 1 条危险因素。

2. 临床特征

（1）主要特征：有相应部位感染特殊影像学改变的证据。

（2）次要特征：满足下述可疑感染部位的相应症状、体征、至少 1 项支持感染的实验室证据（常规或生化检查）。

1）呼吸系统：近期有呼吸道感染症状或体征加重的表现；呼吸道分泌物检查提示有感染或影像学出现新的、非上述典型的肺浸润影。

2）腹腔：具有弥漫性/局灶性腹膜炎的症状或体征，可有/无全身感染表现；腹腔引流管、腹膜透析管或腹腔穿刺液标本生化或常规检查异常。

3）泌尿系统：具有尿频、尿急或尿痛等尿路刺激症状；下腹触痛或肾区叩击痛等体征，可有/无全身感染表现；尿液生化检查及尿淀渣细胞数异常（男性 WBC >5 个/HP，女性 >10 个/HP）；对于留置尿管超过 7 d 的患者，当有上述症状或体征并发现尿液中有絮状团块样物漂浮或沉于尿袋时亦应考虑。

4）中枢神经系统：具有中枢神经系统局灶性瘢状或体征；脑脊液检查示生化或细胞数异常，未见病原体及恶性细胞。

5）血源性：当出现眼底异常、心脏超声提示瓣膜赘生物、皮下结节等表现而血培养阴性时，临床能除外其他的感染部位，亦要高度怀疑存在血源性真菌感染。

6）微生物学检查：①血液、胸腹水等无菌体液隐球菌抗原阳性；②血液、胸腹水等无菌体液直接镜检或细胞学检查发现除隐球菌外的其他真菌（镜检隐球菌可确诊）；③未留置尿管情况下，连续 2 份尿样培养呈酵母菌阳性或尿检见念珠菌管型；④直接导尿术获得的尿样培养呈酵母菌阳性；⑤更换导管前后两次获得的 2 份尿样培养呈酵母菌阳性；⑥气道分泌物（包括经口、气管导管、支气管肺泡灌洗、PSB 等手段获取的标本）直接镜检/细胞学检查发现菌丝/孢子或真菌培养阳性；⑦经胸、腹、盆腔引流管/腹膜透析管等留取的引流液直接镜检/细胞学检查发现菌丝/孢子或真菌培养阳性；⑧经脑室引流管留取的标本直接镜检/细胞学检查发现菌丝/孢子或培养阳性；⑨血液标本半乳甘露聚糖抗原（GM）或 $\beta-1,3-D$ 葡聚糖（G 试验）检测连续两次阳性。

【治疗】

提倡分层治疗，包括预防性治疗、经验性治疗、抢先治疗和目标性治疗。

1. 预防性治疗　首先要治疗原发病，并尽可能保护并早日恢复解剖生理屏障；注意灭菌消毒、洗手以及加强环境监控；对免疫功能抑制的重症患者应进行抗真菌药物的预防治疗，如高危的粒细胞缺乏患者，接受免疫抑制治疗的高危肿瘤患者，细胞和器官移植的患者等；对 ICU 内无免疫功能抑制的重症患者一般不建议进行抗真菌药物预防治疗。

2. 经验性治疗　针对的是拟诊 IFI 的患者，在未获得病原学结果之前进行经验性治疗，但可能导致显著的过度治疗和医疗消费。需同时积极寻找诊断依据。

3. 抢先治疗　是经验性治疗的一部分或延伸，针对的是临床诊断 IFI 的患者。对有高危因素的患者开展连续监测，包括每周 2 次胸部摄片、CT 扫描、真菌培养及真菌抗原检测等。如发现阳性结果，立刻开始抗真菌治疗。抢先治疗在保证对 IFI 患者早期治疗的同时，还可减少不合理的经验性治疗所致的抗真菌药物的过度使用。

4. 目标治疗 针对的是确诊 IFI 的患者。以获得致病菌的药敏结果为依据，采用有针对性的治疗，也可适当根据经验治疗的疗效结合药敏结果来调整给药。

（二）器官功能障碍患者抗真菌药物治疗

常用抗真菌药物几乎都有肝肾毒性和其他不良反应。针对脏器功能不全或衰竭的重症患者，应慎重选择抗真菌药物的种类和调整剂量，以免加重器官损害。肝功能不全患者应用唑类抗真菌药物应密切监测肝功能。转氨酶升高达正常 5 倍以上并出现肝功能不全的临床表现时，应考虑停药，并应密切监测肝功能。

肾功能不全患者应用氟康唑时，肌酐清除率 >50 mL/min，不需调整，<50 mL/min 剂量减半；应用伊曲康唑肌酐清除率 <30 mL/min 时，不推荐静脉给药；伏立康唑肌酐清除率 <50 mL/min 时不推荐静脉给药。卡泊芬净主要在肝代谢，肾功能障碍患者无须调整剂量。延迟两性霉素 B 脱氧胆酸盐的输注时间可减少肾毒性。

血液滤过时应用两性霉素 B 含脂制剂不需调整剂量。血液透析和血液滤过时伏立康唑、卡泊芬净不需调整剂量，但氟康唑能够被清除，因此应用氟康唑治疗时，每次透析后应按常规剂量给药一次。血液透析不影响静脉或口服伊曲康唑的半衰期和清除率，但 β - 环糊精可以经血液透析清除，故血液透析时伊曲康唑给药剂量不变，只需在血液透析前给药。

重症 IFI 的治疗还包括联合应用抗真菌药物、免疫调节治疗、手术治疗等。

四、抗生素的发展史及分类

（一）抗生素的发展

抗生素（antibiotics）系由细菌、真菌或其他微生物在生活过程中所产生的具有抗病原体或其他活性的一类物质。纵观抗生素的发展史，抗生素的研究、生产大体可分为三个发展阶段：天然抗生素发展阶段、半合成抗生素发展阶段和药理活性物质发展阶段。1928 年，英国科学家 Alexander Fleming 偶然发现了青霉素（penicillin），之后一系列新抗生素如链霉素（1945）、氯霉素（1947）、金霉素（1948）、新霉素（1949）、土霉素（1950）相继被发现，第一代大环内酯类抗生素于 20 世纪 50 ~ 70 年代相继问世。随着抗生素的广泛应用，细菌对抗生素的耐药问题也日显严重。通过对抗生素结构修饰改善了天然药物的性能，推动了抗生素进一步发展。1958 年发现了青霉素的活性母核 6 - 氨基青霉烷酸（6 - APA），通过酰化反应合成了一系列新的青霉素。随后对头孢菌素 C 结构进行改造研究，分离出母核 7 - 氨基头孢霉烷酸（T - ACA），经结构修饰头孢菌素已由第一代发展到第四代，抗菌谱陆续扩展，对 β - 内酰胺酶的稳定性也愈益提高。通过对四环素类、氨基糖苷类、大环内酯类、利福平类抗生素等相继进行化学改造，获得了大量具有抗菌谱广、抗菌活性强、稳定、毒性小、易吸收等优点的半合成抗生素。20 世纪 80 年代后又出现了抗生素发展的第三个高峰，这一时期发现的新抗生素的特点是酶抑制剂、免疫调节剂、抗肿瘤活性物质、杀虫剂等药理活性物质占相当大的比例。

现今抗生素发展趋势主要是针对耐药菌。新开发的碳青霉烯类及头孢菌素类药物主要是针对耐甲氧西林金黄色葡萄球菌（MRSA）及耐万古霉素金黄色葡萄球菌（VRSA）有效，其中多尼培南抗菌谱广泛，可治疗复杂感染，托莫培南可对抗 MRSA 和多重耐药铜绿假单胞菌。还有一些新类别的抗菌药物出现，如利奈唑胺对葡萄球菌属、肠球菌属、链球菌属均有效，包括其中的耐药菌。新糖肽类抗生素如达巴凡星主要是能抗万古霉素耐药的葡萄球菌。新型的喹诺酮类药，加强了抗革兰氏阳性菌活性（包括 MRSA），同时对厌氧菌、支原体等效果确切。达托霉素可治疗复杂感染，2001 年首先获准进入临床应用的泰利霉素为代表的第三代大环内酯类抗生素——酮内酯类抗生素（ketolides），如赛红霉素（cethromycin，ABT－773）、氟代酮内酯类抗菌药（solithromycin，CEM－101）等，除此外对大环内酯类耐药菌株有效。并正在研发桥酮类抗生素（bicyclolides）和酰内酯类抗生素（acylides）等。

抗生素为保障人类健康做出了重大贡献。但随着广泛应用，尤其是滥用，导致出现细菌耐药性逐年增加和一些非致病菌成为条件致病菌等问题，需不断提供新药，以适应防治需要。但是，寻找到优于现有抗生素与抗菌药的新药和开发出对现有抗生素与抗菌药耐药菌有效的新药难度很大，且需要一定的时间。因此，合理使用现有抗生素与抗菌药，杜绝滥用有十分重要的意义。

（二）分类

（1）β－内酰胺类：是指分子中含有 β－内酰胺环的抗生素，青霉素和头孢菌素均属此类。还包括 β－内酰胺酶抑制剂、氧头孢烯类、碳青霉烯类等。

（2）氨基苷类：如链霉素、庆大霉素、卡那霉素、小诺霉素、阿司米星等。

（3）四环素类。

（4）氯霉素类。

（5）大环内酯类。

（6）林可霉素类。

（7）其他主要抗细菌的抗生素：如去甲万古霉素、杆菌肽、多黏菌素、磷霉素等。还有卷曲霉素、利福平等抗结核病药物。

（8）抗真菌抗生素。

（9）抗肿瘤抗生素：如丝裂霉素、放线菌素 D、博来霉素、阿霉素等。

五、抗生素的药动学与药效学

抗菌药物是目前临床应用最广泛的一类药物，抗菌药物与其他药物不同之处在于其靶点不是人体的组织器官，而是致病菌。药物－人体－致病菌是确定给药方案的三要素。药代动力学（pharmacokinetics，PK）与药效学（pharmacodynamics，PD）是决定三要素相互关系的重要依据。

（一）抗菌药物的 PK/PD 参数

1. 药代动力学参数 药物代谢动力学简称药代动力学，是研究药物在机体内的吸收、分布、代谢和排泄过程的速度规律，并以数学公式或图解表示。药代动力学模型描述了一定剂量的药物在体液中浓度的经时变化过程。根据其特点，可将机体模拟为数学模型（房室模型）来描述血药浓度变化的规律，计算出药代动力学的基本参数：生物利用度、峰浓度（C_{max}）、达峰时间、半衰期和血药浓度、时间－曲线下面积（AUC）等。

2. 药物效应动力学 药物效应动力学简称药效学，是研究药物对机体产生的作用及作用机制，其内容为药物的剂量对效应的影响，以及药物对疾病的效果，即药物对机体的影响。抗菌药物常用的药效学参数有最低抑菌浓度（minimum inhibitory concentration，MIC）和最低杀菌浓度（minimum bactericidal concentration，MBC）、累积抑菌百分率曲线、杀菌曲线、联合抑菌指数（fractional inhibitory concentration index，FIC）、抗生素后效应（post antibiotic effects，PAE）、首剂效应（first exposure effect）和亚 MIC 效应、防耐药变异浓度（mutant prevention concentration，MPC）等。

（二）抗菌药物 PK/PD 参数的临床应用

1. 抗菌药物 PK/PD 分类

（1）浓度依赖性：该类抗菌药物对致病菌的杀菌作用取决于 C_{max}，而与作用时间关系不密切，浓度越高，抗菌作用越强，因而可以通过提高 C_{max} 来提高临床疗效，但不能超过最低毒性剂量。PK/PD 评价参数主要有 AUC 0～24 h/MIC 和 C_{max}/MIC。属于浓度依赖性的抗菌药物有氨基糖苷类、氟喹诺酮类、达托霉素、酮内酯、甲硝唑、两性霉素 B。

（2）时间依赖性（短 PAE）：该类抗菌药物的作用与细菌接触时间密切相关，而与 C_{max} 无关。主要评价参数为大于最低抑菌浓度时间占 2 次给药间隔的百分比（T>MIC）。临床观察 T>MIC 达给药间隔时间的 50% 以上时可取得较好的杀菌作用。属于短 PAE 时间依赖性抗菌药物有青霉素、头孢菌素类、氨曲南、红霉素、克拉霉素、克林霉素、噁唑烷酮类、氟胞嘧啶等。

（3）时间依赖性（长 PAE）：主要 PK/PD 评价参数是 AUC 0～24 h/MIC。该类药物虽然为时间依赖性药物，但由于 PAE 较长，因此给药间隔可适当延迟，也可通过增加给药剂量来提高 AUC 0～24 h/MIC。属于长 PAE 时间依赖性抗菌药物有链阳霉素、四环素、万古霉素、替考拉宁、氟康唑、阿奇霉素。

2. PK/PD 参数对给药方案的临床指导意义

（1）氨基糖苷类日剂量单次给药的意义：

1）提高抗菌活性：氨基糖苷类属浓度依赖性抗生素。其 C_{max} 与 MIC 的比值与临床疗效呈正相关。在日剂量不变的情况下，日单次给药可以获得比日多次给药更大的 C_{max}，从而明显提高抗菌活性和临床疗效。

2）降低耐药性发生：日单次给药和长间隔给药可通过减少药物与细菌的接触时间，降低钝化酶的产生。

3）降低肾、耳毒性：氨基糖苷类的耳毒性主要是由于血液中药物谷浓度较高而缓慢渗入内耳淋巴液造成药物蓄积和接触时间延长所致。如果一日多次给药或持续静脉滴注时，尽管血药峰浓度相对较低，但维持时间长，因而有较高比例的药物被肾皮质摄取，造成蓄积中毒。日单次给药可降低耳毒性的发生。

（2）喹诺酮类抗菌药物：喹诺酮类抗菌药物也属于浓度依赖性抗菌药物，具有较长的 PAE。研究表明左氧氟沙星对革兰氏阴性菌的 24 h AUC/MIC 比值应在 100 以上，对肺炎链球菌的 24 h AUC/MIC 比值应达 25～30。

（3）β-内酰胺类抗生素：β-内酰胺类抗生素为时间依赖性抗菌药物。当药物浓度达到较高水平后，再增加浓度，并不能增加其杀菌作用。β-内酰胺类抗生素对大多数细菌的 PAE 较小（碳氢霉烯类除外），因此使用这类抗生素时，T>MIC 是评定该类药物临床疗效的重要参数。

六、细菌耐药性的类型和基本机制

（一）细菌耐药性概念与类型

对某种抗菌药物敏感的细菌变成对该药物耐受称为细菌耐药性（Resistance to Drug）。耐药性根据其发生的原因可分为固有耐药性和获得性耐药。固有耐药性又称天然耐药性，是通过细菌染色体 DNA 突变而致，代代相传，不会改变。获得性耐药往往是由质粒、噬菌体及其他遗传物质携带外来 DNA 片段导致细菌产生的耐药性。目前认为后一种方式是产生耐药菌的主要方式。

（二）细菌产生耐药性的基本机制

1. 产生抗感染药的灭活酶　通过产生灭活酶将药物灭活是微生物产生耐药的最重要的机制之一。这些灭活酶可由质粒和染色体基因表达。例如：

（1）β-内酰胺酶：是细菌对 β-内酰胺类抗生素耐药主要作用机制。该酶是多种不同类型以 β-内酰胺类为底物的降解酶，它水解药物 β-内酰胺环使酰胺键断裂而失去抗菌活性，其水解效率是细菌耐药性的主要决定因子。依其主要水解对象可分为青霉素酶、头孢菌素酶、广谱酶和超广谱酶 4 类。

（2）钝化酶：

1）氯霉素乙酰转移酶或硝基还原酶：细菌对氯霉素耐药的主要机制是当细菌获得了编码产生氯霉素转乙酰基转移酶（CAT）的质粒，编码产生 CAT 灭活氯霉素。

2）氨基糖苷类钝化酶：是细菌对氨基糖苷类抗生素获得性耐药主要机制，此酶是通过质粒介导由革兰氏阴性菌或部分阳性菌产生的钝化酶，能使氨基糖苷类抗生素的结构改变而失去抗菌活性。主要有磷酸转移酶、乙酰转移酶和核苷转移酶等，其中磷酸转移酶对抗生素的耐药性最高。

3）红霉素酯酶和其他灭活酶：通过产生红霉素酯酶或通过 2-磷酸转移酶催化的磷酸化反应破坏大环内酯类药物的脂环是导致对红霉素高度耐药的肠杆菌耐药原因。

2. 抗生素作用靶位改变

（1）改变细菌细胞内膜上与抗生素结合部位的靶蛋白，降低与抗生素的亲和力，使抗生素不能与其结合，导致抗菌失败。如肺炎链球菌对青霉素的高度耐药就是通过此机制产生的。

（2）细菌与抗生素接触之后产生一种新的、原来敏感菌没有的靶蛋白，使抗生素不能与新的靶蛋白结合，产生高度耐药。如耐甲氧西林金黄色葡萄球菌（MRSA）较敏感的金黄色葡萄球菌的青霉素结合蛋白组成多一个青霉素结合蛋白-2a（PB-2a）。

（3）靶蛋白数量的增加，即使药物存在时仍有足够量的靶蛋白可以维持细菌的正常功能和形态，使细菌继续生长、繁殖，从而对抗菌药物产生耐药。如肠球菌对 β-内酰胺类的耐药性则是既产生 β-内酰胺酶又增加青霉素结合蛋白的量，同时降低青霉素结合蛋白与抗生素的亲和力，形成多重耐药性。

3. 细胞壁改变或降低细菌外膜通透性

（1）革兰氏阳性细菌细胞壁作为抗生素的通透屏障通常并不明显，但是分枝杆菌如结核分枝杆菌的细胞壁含有丰富肽聚糖－糖脂复合体，其中大量的脂肪酸和分枝菌酸与阿拉伯半乳聚糖以共价键连接形成独特的低通透屏障，并与多重药物外排泵协同作用，介导了分枝杆菌的天然耐药性。脂糖肽类的达托霉素通过与细胞膜的作用抗金葡菌或肠球菌，有关耐药机制尚未完全清楚，但细胞壁增厚或其他改变可导致达托霉素耐药性。

（2）对革兰氏阴性菌而言，外膜的通透性对药物进出菌体至关重要。外膜通透屏障和药物主动外排泵发挥协同作用，介导了细菌的天然耐药性，因为它们可以减低到达药物作用靶位的药物量。这些机制的进一步改变可进而介导获得耐药性。外膜通透性改变可能与通道蛋白（porin）改变或缺乏有关。细菌接触抗生素后，可以通过改变通道蛋白的性质和数量来降低细菌的膜通透性，阻止抗菌药进入菌体而产生获得性耐药。

4. 影响主动外排系统 某些细菌的外膜上还有特殊的药物泵出系统，使菌体内的药物浓度不足以发挥抗菌作用而导致耐药。外排系统广泛存在于革兰氏阳性菌（如金黄色葡萄球菌）、革兰氏阴性菌（如大肠埃希菌、铜绿假单胞菌、空肠弯曲菌等）、真菌及哺乳类细胞（如癌细胞）中。由于这种主动外排系统的存在及它对抗菌药物有选择性的特点，能对多种抗生素发生作用，是细菌对四环素、大环内酯类等抗生素耐药的主要机制，也是金黄色葡萄球菌对喹诺酮耐药的机制。

细菌耐药的机制非常复杂，某些细菌可具有一种以上耐药机制，其中细菌对抗菌药物通透性的改变及产生灭活酶是最常见的。

参考文献

[1] 医院感染管理办法起草小组．医院感染管理办法释义及使用指南．北京：中国法制出版社，2006.

[2] 古锐，余加林．新生儿细菌感染的监测现状．中华流行病学杂志，2006，27（1）：76－78.

[3] 中华医学会重症医学分会．重症患者侵袭性真菌感染诊断与治疗指南（2007）．中华内科杂志，2007，46（11）：960－966.

[4] 刘大为，邱海波，严静．中国重症医学专科资质培训教材．北京：人民卫生出版社，2013.

[5] 张婴元．侵袭性真菌感染的正确诊断和合理治疗是当前值得重视的问题．中华感染与化疗杂志，2007，7（1）：1－3.

[6] 曾小龙，陈振强．抗生素的发展与应用．广东教育学院学报，2003，23（2）：78－81.

[7] 姚晓英，张永信．大环内酯类抗生素的发展和研究近况．上海医药，2011，32（7）：319－321.

[8] 张艳军．呼吸内科抗生素应用现状及发展前景．中国现代药物应用，2014，8（22）：202－203.

[9] 陈新谦，金有豫，汤光．新编药物学．北京：人民卫生出版社，2011.

[10] 王爱霞．抗菌药物临床合理应用．北京：人民卫生出版社，2008.
[11] 李大魁，彭名炜，王汝龙．临床药学．北京：中国协和医科大学出版社，2007.
[12] 李显志，张丽．细菌抗生素耐药性：耐药机制与控制策略．泸州医学院学报，2011，34（5）：445－455.
[13] 杨世杰．药理学．北京：人民卫生出版社，2005.

（成怡冰）

第二节　急诊重症感染的治疗与监测

一、急诊重症感染的特点

急诊重症监护室（EICU）患者由于存在来源较为复杂，包括直接自急诊、门诊收治的危重患者，以及从其他医院转入的经治患者，既有社区获得性感染也有院内获得性感染，年龄大、并发症多且基础疾病严重，机体免疫功能低下，救治难度大，住院时间长等原因，发生细菌感染的概率很高。另大多数危重患者均需要经气管插管或气管切开进行机械通气呼吸支持，这些侵入性操作破坏了机体的呼吸道屏障，降低了呼吸系统的防御能力，导致下呼吸道感染增加，菌株来源以下呼吸道最为多见。

EICU 是医院感染的高发科室，其收治的患者基础疾病严重、侵入性诊疗操作多、大量使用抗菌药物、老年患者免疫功能低下等均是造成医院内感染的危险因素，应采取综合性干预对策，以切实降低感染率，提高抢救成功率。有研究表明医院感染前三位为呼吸道（65.63%）、泌尿道（28.13%）、深静脉（6.25%）；医院感染病原菌前三位为金黄色葡萄球菌、铜绿假单胞菌、鲍氏不动杆菌。

二、抗生素应用存在的问题和应用的基本原则

1. 抗菌药物的应用原则（包括抗菌效率和耐药问题）　包括：①选用适合的抗生素（最有效、不良反应最少）；②在“规定的时间内”应用足够的剂量以达到最佳的抗菌效果；③最大限度地减缓细菌耐药性的发生。要达到以上所有条件，在临床工作中并不容易，因为很多时候应用抗菌药物是靠医生的经验用药。

2. 抗菌药物使用中存在的问题

（1）不熟悉抗菌药物的抗菌谱以及同类抗生素作用的差别，不了解医院内常见感染菌和耐药状况，不分轻重缓急将二、三线抗生素作为一线药物使用。

（2）滥用抗感染药物、无指征或无依据地盲目选用对病原体感染无效或疗效不强的药物或根据经验用药。

（3）剂量不足或过大，给药途径和间隔时间不正确，过早停药或不及时停药。

（4）产生耐药二重感染时未能及时更换敏感抗生素，或单一用药能解决的感染盲目采用联合用药，需要联合用药时未能及时给予有效的联合用药。

（5）忽视了原发病的治疗与控制，如局部病灶清除、脓肿的切开引流等。

（6）抗感染时不注意整体治疗、提高机体免疫力和维持内环境稳定、改善患者的营养状况。

（7）无指征和指征不明确的预防用药。

3. 抗菌药物临床应用的基本原则

（1）诊断为细菌性感染者，方有指征应用抗菌药物：根据患者的症状、体征及血、尿常规等实验室检查结果，初步诊断为细菌性感染者以及经病原检查确诊为细菌性感染者，方有指征应用抗菌药物；由真菌、结核分枝杆菌、非结核分枝杆菌、支原体、衣原体、螺旋体、立克次体及部分原虫等病原微生物所致的感染亦有指征应用抗菌药物。缺乏细菌及上述病原微生物感染的证据，诊断不能成立者，以及病毒性感染者，均无指征应用抗菌药物。

（2）尽早确立感染性疾病的病原诊断：开始用药前先取相应标本分离病原并进行细菌药敏试验。抗菌药物种类的选用原则上应根据病原菌种类及病原菌对抗菌药物敏感试验的结果而定。危重患者在送验标本后，根据患者的发病情况、发病场所、原发病灶、基础疾病等推断最可能的病原菌，并结合当地细菌耐药状况立即给予抗菌药物经验治疗，获知细菌培养及药敏结果后，对疗效不佳的患者调整给药方案。

（3）按照药物的抗菌作用特点及其体内过程特点选择用药：临床医生应根据各种抗菌药物的药效学和药代动力学特点，按临床适应证正确选用抗菌药物。根据病原菌、感染部位、感染严重程度和患者的生理、病理情况制定抗菌药物治疗方案，包括抗菌药物的选择、剂量、给药次数、给药途径、疗程及联合用药等。

（4）抗菌药物的联合应用指征：①病原菌尚未查明的严重感染，包括免疫缺陷者的严重感染。②单一抗菌药物不能有效控制的混合感染。③单一抗菌药物不能有效控制的严重感染。④需长时间治疗，但病原菌易对某些抗菌药物产生耐药性的感染，如结核病、深部真菌感染。⑤降低毒性大的抗菌药物剂量，如两性霉素 B 与氟胞嘧啶联合治疗时，前者的剂量可适当减少，从而减少其毒性反应。

联合用药时宜选用具有协同或相加抗菌作用的药物，抗菌谱应尽可能广，如青霉素类、头孢菌素类等其他 β 内酰胺类与氨基糖苷类联合，两性霉素 B 与氟胞嘧啶联合。联合用药通常采用 2 种药物联合，3 种及 3 种以上药物联合仅适用于个别情况，如结核病的治疗。此外必须注意联合用药后药物不良反应将增多。

（5）疗程：抗菌药物疗程因感染不同而异，一般宜用至体温正常、症状消退后 72～96 h。但是，败血症、感染性心内膜炎、化脓性脑膜炎、伤寒、骨髓炎、深部真菌感染、结核病等需较长的疗程方能彻底治愈，并防止复发。

4. 抗菌药物在特殊病理状况患者中的应用原则

（1）肝功能减退患者抗菌药物的应用：由于肝具有较大的代偿能力，因此往往在肝功能严重受损时才发生药代动力学的改变。由于药物在肝脏代谢过程复杂，不少药物的体内代谢过程尚未完全阐明，因此准确地判断肝功能减退时抗菌药物在体内过程的影响程度以及代谢物发生毒性反应的可能性是很难的。根据现有资料，肝功能减退时选用抗菌药物时做如下考虑。

1）药物主要由肾排泄，肝功能减退者不需调整剂量。氨基糖苷类抗生素属此类。

2）主要由肝清除的药物，但并无明显毒性反应发生，仍可正常应用，但需谨慎，必要时减量给药，治疗过程中需严密监测肝功能。红霉素等大环内酯类（不包括酯化物）、林可霉素、克林霉素属此类。

3）应避免使用氯霉素、利福平、红霉素酯化物等药物。

4）药物经肝、肾两途径清除，但药物本身的毒性不大，青霉素类、头孢菌素类均属此类。严重肝病患者，尤其肝、肾功能同时减退的患者在使用此类药物时需减量应用。

（2）老年患者抗菌药物的应用：由于老年人组织器官呈生理性退行性变和免疫功能减退，导致药物在体内蓄积，血药浓度增高，容易发生药物不良反应。因此对老年患者，尤其是高龄患者接受主要自肾排出的抗菌药物时，应按轻度肾功能减退情况减量给药，可用正常治疗量的1/2～2/3，同时选用毒性低并具杀菌作用的抗菌药物，青霉素类、头孢菌素类和其他β内酰胺类的大多数品种即属此类情况。毒性大的氨基糖苷类、万古霉素、去甲万古霉素等药物应尽可能避免应用，有明确应用指征时，在严密观察下慎用，同时应进行血药浓度监测，据此调整剂量，使给药方案个体化，以达到用药安全、有效的目的。

（3）肾功能减退患者抗菌药物的应用：肾功能减退的感染患者接受抗菌药物治疗时，主要由肝胆系统排泄或由肝代谢，或经肾和肝胆系统同时排出的抗菌药物用于肾功能减退者，可以维持原治疗量或剂量略减。主要经肾排泄的抗菌药物应根据感染的严重程度、病原菌种类及药敏试验结果等选用无肾毒性或肾毒性低的抗菌药物，尽量避免长时间应用具有潜在肾毒性的药物，尽可能根据血药浓度监测调整药物剂量，达到个体化给药。不能监测血药浓度时也可参考肾功能减退程度（以内生肌酐清除率为准）减量给药。内生肌酐清除率计算公式：内生肌酐清除率（mL/min）＝［（140－年龄）×标准体重（kg）］／［血肌酐值（mg/dL）×72］；对女性患者应乘以系数0.85。

根据内生肌酐清除率判断肾功能损害的程度，在这个基础上调整抗菌药物的剂量。①轻度损害：正常剂量的1/3～1/2。②中度损害：正常剂量的1/5～1/2。③重度损害：正常剂量的1/10～1/5。

表7－2－1　肾功能减退表现

肾功能试验	正常值	肾功能减退		
		轻度	中度	重度
内生肌酐清除率（mL/min）	90～120	>50～80	10～50	<10
血肌酐（μmol/L）	53～106	133～177	177～442	>442
血尿素氮（nmol/L）	2.8～6.4	7.1～12.5	12.5～21.4	>21.4
血非蛋白氮（nmol/L）	14.3～25	28.6～42.8	42.8～71.4	>71.4

（4）接受持续肾替代治疗（CRRT）患者抗菌药物的应用原则：CRRT技术大多用于EICU急性肾损伤和多器官功能不全的患者，而该技术对药物的清除，尤其是抗菌药

物的清除一直是 EICU 医生关注的问题。由于危重患者本身器官功能不全所致的药代学的改变，CRRT 不同的治疗模式和不同的设备状态下抗菌药物的浓度变化差异很大，所以仅根据药物的清除率来准确药物剂量是很困难的，仅有一些基本的原则可遵循。

1）首次剂量根据血浆靶目标浓度和药物分布容积来给予，不需要考虑清除量，对于蛋白结合率高和非肾排泄的药物也无须调整剂量。

2）参考肾功能损伤程度调整维持量。

3）提倡针对不同抗生素的抗菌效果而增加药物剂量（浓度依赖抗菌剂）或减少药物间隔时间（时间依赖性抗菌剂）。

最终要提出的是血浆药物浓度监测是一个最可靠调整药物剂量的方法，并且应提倡实时监测，尤其是对于抗菌谱窄的药物如万古霉素和氨基糖苷类抗生素。临床医生更喜欢对毒性低的药物超量使用，而对治疗窗窄、毒性高的药物需要根据药物的血药浓度来调整。

三、急诊重症病房耐药菌的特点

近年对我国 EICU 感染病原菌构成的动态变化调查显示，EICU 感染优势菌为肺炎克雷伯菌、大肠埃希菌、铜绿假单胞菌、鲍氏不动杆菌、金黄色葡萄球菌、表皮葡萄球菌、白色念珠菌、光滑念珠菌。

1. 肺炎克雷伯菌和大肠埃希菌 研究显示肺炎克雷伯菌和大肠埃希菌对三、四代头孢菌素及喹诺酮类抗菌药物的耐药率逐年上升，对碳青霉烯类敏感性较高，且鉴于大肠埃希菌和肺炎克雷伯菌的耐药性作用机制主要为细菌产生 ESBLs、质粒介导的 AmpC 等。建议一般感染选用 β-内酰胺酶抑制剂类，严重感染则选择碳青霉烯类，不推荐应用三、四代头孢及喹诺酮类抗菌药物。

2. 铜绿假单胞菌 2004—2008 年对铜绿假单胞菌耐药谱调查显示，耐药率 <30% 的药物有亚胺培南、阿米卡星、头孢他啶和哌拉西林/他唑巴坦，可推荐用于治疗铜绿假单胞菌的感染。对 EICU 呼吸机相关性肺炎（VAP）病原菌分析结果表明，铜绿假单胞菌除对亚胺培南、美罗培南、头孢哌酮/舒巴坦较敏感外，对头孢吡肟、喹诺酮类尚有一定敏感性。故碳青霉烯类抗生素仍被列为高效广谱抗生素，除嗜麦芽窄食单胞菌对其天然耐药外，对多种严重感染有良好的治疗作用，为此我们应加强对其合理使用，以免产生新的耐药菌株。

3. 鲍曼不动杆菌 国外研究显示，鲍曼不动杆菌已有逐渐取代铜绿假单胞菌而成为最主要致病菌的趋势。临床上鲍曼/溶血不动杆菌中多重耐药菌株高达近 80%，其对氨基糖苷类和二、三代头孢菌素、氨苄西林等传统抗菌药物耐药率较高，对亚胺培南（1.4%）和头孢哌酮/舒巴坦（14.6%）耐药率较高。替加环素对泛耐药鲍曼不动杆菌亦具有很好的体外敏感性。因此，碳青霉烯类及 BL/BLI 复合制剂可作为抗鲍曼不动杆菌的推荐用药。多黏菌素、替加环素可能成为未来治疗广泛耐药鲍曼不动杆菌的有效药物。

4. 革兰氏阳性菌 耐药球菌的发生率很高，且多为耐甲氧西林金黄色葡萄球菌（MRSA）感染，2010 年中国细菌耐药性监测协助组（CHINET）的数据显示，中国 14

所医院金葡菌中 MRSA 的平均检出率为 51.7%。国内外对阳性球菌的耐药谱研究结论相对一致，其对青霉素类、头孢霉素类、喹诺酮类、大环内酯类、氨基糖苷类抗菌药物耐药性较高，而对万古霉素、替考拉宁、利奈唑胺和达福普汀/奎奴普丁敏感。因此，在 EICU 中对于存在下呼吸道感染 MRSA 危险因素的患者，如高龄（>70 岁）、低蛋白血症、慢性肺病、机械通气、意识障碍、长期住院护理，在经验性选择抗生素时更须兼顾金葡菌感染，应首选万古霉素、替考拉宁、利奈唑胺。

5. 真菌　EICU 患者侵袭性真菌感染（IFI）的发病率不断增加，已经超过革兰氏阳性球菌成为另一优势菌。EICU 患者 IFI 感染仍以白色念珠菌为主，常用抗真菌药物的敏感性均较好，如制霉菌素、酮康唑、伊曲康唑、氟康唑，故临床选药难度不大，但光滑念珠菌对氟康唑存在耐药性。

EICU 患者病情危重，经过病情评估，及早给予广谱覆盖、强有力的经验性治疗十分重要（“猛击原则”）。一旦获得可靠的病原学诊断，即改用针对性的、相对窄谱的治疗（“降阶梯治疗”）。“猛击原则”在重症肺炎要求覆盖铜绿假单胞菌、不动杆菌、MRSA 和肠杆菌科细菌如肺炎克雷伯菌。根据国内外 EICU 感染革兰氏阴性杆菌的耐药情况显示，碳青霉烯类抗生素的抗菌效果依然最佳，多数革兰氏阴性细菌对 BL/BU 复合制剂有较好的敏感性，对三、四代头孢菌素、喹诺酮类尚有一定敏感性。为防止碳青霉烯类抗生素过度使用和耐药，其一般不作为重症感染的一线用药，仅在下列情况为一线选择：①重症感染导致器官功能损害，威胁生命；②高急性生理与慢性健康状况（APACH）评分；③严重产 ESBLs 菌感染，特别是已应用过多种抗生素；④严重免疫抑制患者并发重症感染。对存在感染 MRSA 危险因素患者，首选万古霉素。

因此，在药敏结果出来之前，重症感染患者可据此进行经验性用药。只有及时掌握本医院 EICU 感染致病菌的流行分布、耐药状况，选用合理经验性治疗方案，早期控制感染，预防感染进一步恶化，才能有望提高患者的治愈率，降低死亡率。

四、三种院内感染的监测与处理

医院感染控制体系的建立始于 20 世纪中期的葡萄球菌感染暴发流行，其中包括 EICU 在内的 ICU 的感染管理近年来尤其引起人们的重视。1976 年，美国疾病控制与预防中心（CDC）曾发起了一项关于医院感染控制效益的研究，在部分医院，通过感染控制部门开展对临床医疗护理的系统监测和积极干预，感染控制方法的培训，保证一定比例的感控专职人员与患者人数，及时将手术感染发生率反馈给外科医生等措施，最终使这些医院感染发病率下降了 32%，而在相对未施行以上措施的医院，5 年内医院感染发病率上升了 18%。此研究结果有力地证实了建立医院感染管理制度的必要性和紧迫性。

完善的监测系统是有效管理 EICU 医院感染的重要基础。其有利于潜在流行性医院感染源的早期发现，便于及时干预及对该措施感染预防的有效性评估。监测工作的内容包括连续系统地收集相关信息，汇总后统计分析，并将 EICU 医院感染发生率等信息及时反馈临床和上报。及时的信息反馈和积极的干预是医院感染管理成功的关键之一，因此需要感控和 EICU 专职人员相互协作，交流信息，以达到控制 EICU 医院感染的目标。

监测工作需要大量查阅病史，在人力、物力资源有限的条件下，通常采用目标性（集中）监测的方法。即由医院感染管理人员和EICU专职人员根据某种感染的发病率和（或）死亡率、既往的发生频率、患者中易感人群的比例、干预措施可能达到有效预防的程度，以及该感染在EICU可能引发的严重后果，共同决定EICU医院感染监测的常规目标。

医生常常在疑诊阶段就开始进行抗生素治疗，为了保证监测结果的准确性，感控专职人员必须更加精确地掌握各项医院感染临床诊断标准，才能正确判断真正的医院感染。1996年美国CDC提出的医院感染诊断标准已广为采用，2004年在原有基础上做了进一步修订。

传统的监测手段是翻阅病史，回顾微生物学、影像学及尸检结果等，近年来计算机专家系统和医学信息学在医院感染监测中的应用则有望减少病史翻阅的工作量，提高确诊率，并可能发现更多用于干预和预防的信息。

1. 血管导管相关性血流感染 EICU内患者病情复杂而严重，中心静脉导管和肺动脉导管留置的机会大大增加，因而各种并发症的危险性也随之增加，尤其是感染，以导管相关性血流感染最为常见。美国每年此类感染约达80 000例。由此导致住院天数的延长、医疗费用以及广谱抗生素用量的增加。

导管相关性血流感染的发病机制包括：①正常皮肤定植菌群经皮下导管通道迁移入侵。②导管使用过程中微生物污染注射口，随后造成管腔内定植及生物膜形成定植。③输入污染的液体而感染。

常见致病菌依次为凝固酶阴性葡萄球菌、肠球菌、金黄色葡萄球菌、念珠菌等，近年来超广谱β-内酰胺酶（ESBL）的肠杆菌（尤其是肺炎克雷伯菌）感染比例有所上升。其危险因素与导管种类、插管部位、被研究的患者人群以及致病菌毒力有关。与股静脉和颈静脉相比，锁骨下静脉插管的感染性并发症和血栓性静脉炎的发生率较低。此外多项感染控制措施都可有效预防血管导管相关性感染，导管护理前后仔细洗手，保证无菌敷料完整覆盖插管处，插管时尽可能做好消毒防护准备，包括无菌手术衣、手套、外科口罩、帽子和手术布单，插管前用2%的氯己定溶液局部消毒而非10%的碘伏或70%的酒精等。

血管导管相关性血流感染预防和控制措施可概括如下：

（1）置管时：

1）严格执行无菌技术操作规程。置管时应当遵守最大限度的无菌屏障要求。置管部位应当铺大无菌单（巾）；置管人员应当戴帽子、口罩、无菌手套，穿无菌手术衣。

2）严格按照《医务人员手卫生规范》，认真洗手并戴无菌手套后，尽量避免接触穿刺点皮肤。置管过程中手套污染或破损应当立即更换。

3）置管使用的医疗器械、器具等医疗用品和各种敷料必须达到灭菌水平。

4）选择合适的静脉置管穿刺点，成人中心静脉置管时，应当首选锁骨下静脉，尽量避免使用颈静脉和股静脉。

5）用皮肤消毒剂消毒穿刺部位皮肤，自穿刺点由内向外以同心圆方式消毒，消毒范围直径>15 cm。消毒后皮肤穿刺点应当避免再次接触。皮肤消毒待干后，再进行置管操作。

6）患疖肿、湿疹等皮肤病或患感冒、流感等呼吸道疾病，以及携带或感染多重耐药菌的医务人员，在未治愈前不应当进行置管操作。

（2）置管后：

1）尽量使用无菌透明、透气性好的敷料覆盖穿刺点，对于高热、出汗、穿刺点出血与渗出的患者应当使用无菌纱布覆盖。

2）定期更换置管穿刺点覆盖的敷料。更换间隔时间为：无菌纱布为 1 次/2 d，无菌透明敷料为 1～2 次/周，如纱布或敷料出现潮湿、松动、可见污染时应当立即更换。

3）医务人员接触置管穿刺点或更换敷料时，应当严格执行手卫生规范。

4）保持导管连接端口的清洁，注射药物前，应当用 75% 酒精或含碘消毒剂进行消毒，待干后方可注射药物。如有血迹等污染时，应当立即更换。

5）告知置管患者在沐浴或擦身时，应当注意保护导管，不要把导管淋湿或浸入水中。

6）在输血、输入血制品、脂肪乳剂后的 24 h 内或者停止输液后，应当及时更换输液管路。外周及中心静脉置管后，应当用生理盐水或肝素盐水进行常规冲管，预防导管内血栓形成。

7）严格保证输注液体的无菌。

8）紧急状态下的置管，若不能保证有效的无菌原则，应当在 48 h 内尽快拔除导管，更换穿刺部位后重新进行置管，并做相应处理。

9）怀疑患者发生导管相关感染，或者患者出现静脉炎、导管故障时，应当及时拔除导管。必要时应当进行导管尖端的微生物培养。

10）每天对保留导管的必要性进行评估，不需要时应当尽早拔除导管。

11）导管不宜常规更换，特别是不应当为预防感染而定期更换中心静脉导管和动脉导管。

2. 尿路感染　美国国家医院感染监测系统的一项包括了 112 个重症监护室的调查结果显示，泌尿道感染占全部医院感染的 31%，是医院感染的最常见类型，导尿管留置则是重症患者泌尿道感染的最主要原因。可无明显临床症状，部分患者在拔管后自愈，仅不到 1% 的患者继发血流感染。其致病菌多样，如大肠埃希菌、肺炎克雷伯菌、奇异变形杆菌、肠球菌、铜绿假单胞菌及念珠菌等。潜在可纠正的危险因素包括使用开放引流装置，长期的和（或）不必要的导尿管留置。相应感染控制措施有采用密闭引流装置，及时拔除导尿管，对于脊髓功能损伤伴有膀胱排空障碍者给予间断插管，并且导尿管护理前后洗手和无菌操作等。导尿管相关尿路感染的预防与控制措施可概括如下：

（1）置管前：

1）严格掌握留置导尿管的适应证，避免不必要的留置导尿。

2）仔细检查无菌导尿包，如导尿包过期、外包装破损、潮湿，不应当使用。

3）根据患者年龄、性别、尿道等情况选择合适大小、材质等的导尿管，最大限度降低尿道损伤和尿路感染。

4）对留置导尿管的患者，应当采用密闭式引流装置。

5）告知患者留置导尿管的目的、配合要点和置管后的注意事项。

（2）置管时：

1）医务人员要严格按照《医务人员手卫生规范》，认真洗手后，戴无菌手套实施导尿术。

2）严格遵循无菌操作技术原则留置导尿管，动作要轻柔，避免损伤尿道黏膜。

3）正确铺无菌巾，避免污染尿道外口，保持最大的无菌屏障。

4）充分消毒尿道外口，防止污染。要使用合适的消毒剂棉球消毒尿道外口及其周围皮肤黏膜，棉球不能重复使用。男性：先洗净包皮及冠状沟，然后自尿道外口、龟头向外旋转擦拭消毒。女性：先按照由上至下、由内向外的原则清洗外阴，然后清洗并消毒尿道外口、前庭、两侧大小阴唇，最后会阴、肛门。

5）导尿管插入深度适宜，插入后，向水囊注入10～15 mL无菌水，轻拉尿管以确认尿管固定稳妥，不会脱出。

6）置管过程中，指导患者放松，协调配合，避免污染，如尿管被污染应当重新更换尿管。

（3）置管后：

1）妥善固定尿管，避免打折、弯曲，保证集尿袋高度低于膀胱水平，避免接触地面，防止逆行感染。

2）保持尿液引流装置密闭、通畅和完整，活动或搬运时夹闭引流管，防止尿液逆流。

3）应当使用个人专用的收集容器及时清空集尿袋中尿液。清空集尿袋中尿液时，要遵循无菌操作原则，避免集尿袋的出口触碰到收集容器。

4）留取小量尿标本进行微生物病原学检测时，应当在消毒导尿管后，使用无菌注射器抽取标本送检。留取大量尿标本时（此法不能用于普通细菌和真菌学检查），可以从集尿袋中采集，避免打开导尿管和集尿袋的接口。

5）不应当常规使用含消毒剂或抗菌药物的溶液进行膀胱冲洗或灌注以预防尿路感染。

6）应当保持尿道外口清洁，大便失禁的患者清洁后还应当进行消毒。留置导尿管期间，应当每日清洁或冲洗尿道外口。

7）患者沐浴或擦身时应当注意对导管的保护，不应当把导管浸入水中。

8）长期留置导尿管患者，不宜频繁更换导尿管。若导尿管阻塞或不慎脱出，以及留置导尿装置的无菌性和密闭性被破坏时，应当立即更换导尿管。

9）患者出现尿路感染时，应当及时更换导尿管，并留取尿液进行微生物病原学检测。

10）每天评估留置导尿管的必要性，不需要时尽早拔除导尿管，尽可能缩短留置导尿管时间。

11）对长期留置导尿管的患者，拔除导尿管时，应当训练膀胱功能。

12）医护人员在维护导尿管时，要严格执行手卫生。

3. 呼吸机和鼻胃管相关感染 需要机械通气支持的呼吸衰竭是收住 EICU 最常见的指征之一，除气管插管外，双相气道正压通气等无创方法更为常用，鼻胃管则常用于 EICU 患者的胃肠减压和胃肠道营养。这两项操作都要通过呼吸道正常黏膜屏障，因而使患者发生医院获得性鼻窦炎和肺炎的危险性增加。

呼吸机相关肺炎是患者在医院获得性感染中的首要死因，其发生原因多为口咽、胃肠分泌物以及污染的呼吸机冷凝水的吸入。危险因素包括仰卧体位、使用镇静剂、意识障碍和胃液 pH 下降。呼吸机装置的污染可能成为医院获得性肺炎的暴发感染源，空气湿化喷雾器、多药物混合喷雾器等产生气溶胶的装置则与亲水性细菌致病的医院获得性肺炎暴发流行有关。致病菌因感染发生的早晚而具有不同特征。

有关呼吸机相关肺炎预防的指南提出，医护人员在呼吸机操作时需注意手卫生和戴手套、帽子等无菌防护，使机械通气患者半卧位避免误吸，加强营养支持以减少呼吸道和消化道致病菌定植机会，避免麻醉药或抗胆碱能药物使用导致的胃胀气，对呼吸机回路的密闭状态应经常性检查维护。另一项方法即经一种特殊设计的气管内插管对口咽部分泌物进行反复声门下吸引，从而降低呼吸机相关肺炎的发生率。

鼻饲管等鼻咽部异物使 EICU 患者易患上呼吸道感染，尤其是鼻窦炎。但患者的医院获得性鼻窦炎通常难以诊断，原因有：其典型症状体征——鼻旁窦区疼痛、压痛及发热等，在插管和使用镇静剂患者中常较隐匿；而鼻旁窦引流液吸引检查常不可行。医院获得性鼻窦炎的相关危险因素有经鼻气管插管、经鼻胃管鼻饲，以及意识障碍。其致病菌多样化，以铜绿假单胞菌和金黄色葡萄球菌最为常见。预防措施包括避免经鼻气管插管，使用口胃饲管及尽可能减少镇静剂的使用。

呼吸机和鼻胃管相关感染预防和控制措施可概括如下：

（1）严格掌握气管插管或切开的适应证，优先选择无创通气。

（2）如果插管，尽量使用经口的气管插管，气囊压力应保持在 20 cmH_2O 以上。

（3）使用 ETT 管，进行声门下吸引。

（4）若无禁忌证，床头抬高 45°。

（5）每日进行口腔护理≥4 次。

（6）吸痰时应严格遵循无菌操作原则，吸痰前、后，医务人员应做手卫生。

（7）定期清洁呼吸机设备；及时清除管路中的冷凝水，防止倒流；湿化水应使用无菌水，每天更换。

（8）避免频繁更换呼吸机管路，呼吸机螺纹管和湿化器每周更换 1 次，有明显分泌物污染时及时更换。

（9）当转运患者、改变患者体位或插管位置、气管有分泌物积聚时，应及时吸引气道分泌物。

（10）如无应激性溃疡的高危因素，应避免使用 H_2 受体阻滞剂和质子泵抑制剂；避免长时间留置经鼻胃管；需要长时间进行胃肠营养的患者应考虑经皮胃造瘘或使用空肠营养。

（11）尽量减少镇静治疗。

（12）每天评估呼吸机及气管插管的必要性，尽早脱机或拔管。

(13) 对医务人员包括护工，进行有关预防措施及手卫生的教育。

参考文献

[1] 徐伟，陶然居. 急诊监护病房肺部感染患者的细菌学调查. 实用诊断与治疗杂志，2007，22（6）.

[2] 郝璐，黄杨. 急诊重症监护病房医院感染临床分析. Journal of Nursing Science，2007，22：9.

[3] 张敬，丁宁. 急诊重症监护病房医院感染危险因素与干预措施. 中华医院感染学杂志，2009，19（8）：953－955.

[4] 宋晓莉，侯莹. 急诊监护病房医院感染病原学调查. 中华医院感染学杂志，2006（6）.

（刘德智）

第八章　急诊重症患者的营养支持

第一节　急诊重症患者营养状态

一、急诊危重疾病状态下机体代谢改变

1. 蛋白质代谢的改变　急危重症患者机体的蛋白质合成与分解代谢均增强，肌肉和血浆蛋白等结构蛋白分解增加，和急性期反应有关的由肝脏合成的血浆纤维蛋白、球蛋白和 α_2 前降钙素及 C 反应蛋白（C－reactire protein，CRP）合成增加，而平时由肝脏合成的前白蛋白、白蛋白和转铁蛋白减少，总体上出现负氮平衡，表现为净蛋白丢失，导致免疫系统受损，脏器功能损害。此时单纯用增加摄入的方法并不能纠正负氮平衡，因低血容量和缺氧加速了细胞内的分解代谢，所以迅速纠正低血容量和增加氧输送是减少蛋白分解的重要方法。

2. 糖代谢的改变　胰岛素抵抗出现血糖升高。主要原因是：①肾上腺髓质分泌儿茶酚胺增加导致肝糖原和肌糖原分解增加；②肾上腺激素的抗胰岛素作用；③儿茶酚胺促使糖异生增加；④儿茶酚胺抑制胰岛素分泌；⑤糖皮质激素和生长激素的作用。

血糖升高是机体对应激的重要代谢反应，其意义在于为重要脏器和创伤修复提供营养和能源。但糖异生的增强是以消耗机体蛋白和能量储备为代价的，最终会导致肌肉消耗、体重减轻。

3. 脂肪代谢的改变　脂肪的氧化水平增加。体内脂肪分解是机体能量的主要来源，约占热量供应的 80%。给予患者葡萄糖供应并不能抑制脂肪的氧化水平。但同时机体的脂肪动员也大大增加，而且脂肪动员大于脂肪的氧化从而引起体内游离脂肪酸水平升高。游离脂肪酸的另一来源是乳糜微粒和极低密度脂蛋白（very low density lipoprotein，VLDL）的水解。脂肪组织灌注减少也可导致输送游离脂肪酸的蛋白减少，从而导致血中游离脂肪酸升高。

4. 微量营养素的变化　急危重症患者常常因为摄取不足造成微量营养素缺乏。

二、营养不良的评估

常规的营养状态评估对重症患者的应用价值有限。24 h 尿素氮测定是判定损伤严重程度的最佳指标，但不适于少尿的患者。评估方式包括人体测量、实验室检查和机体功能测量。

（一）人体测量

1. 体重（body weight，BW）与体重指数（body mass index，BMI） 体重是临床最常用的营养状况判定指标，但对于重症患者，短期内的体重变化往往反映体内水钠潴留的情况、体腔大量积液以及严重应激反应的结果，因而往往不能准确地反映患者的实际体重，体重测量过程中应考虑到快速的液体平衡改变，或参考体重指数。

BMI（kg/m^2）＝体重（kg）/身高^2（m^2）

（1）BMI 小于 18：营养不良。

（2）BMI 18～20：潜在营养不良。

（3）BMI 20～25：正常。

（4）BMI 25～30：超重。

（5）BMI 大于 30：肥胖。

2. 肱三头肌皮肤皱褶厚度（triceps skinfold thickness，TSF）测量部位 在肩胛骨喙突和尺骨鹰嘴突终点处，上肢自然放松下垂，捏起皮肤和皮下组织测量。正常值男性为 8.3 mm，女性为 15.3 mm。达正常值 90% 以上为正常，80%～90% 为轻度降低，60%～80% 为中度降低，小于 60% 为重度降低。

3. 臂中点肌肉周径（arm medium circumference，AMC） 即肩峰和尺骨鹰嘴中点的臂围。

AMC＝臂中点周径（arm circumference，AC）－0.34TSF

反映骨骼肌储存情况，以厘米为单位：正常值男性为 24.8 cm，女性为 21.0 cm，达到正常值 90% 以上为正常，80%～90% 为轻度降低，60%～80% 为中度降低，小于 60% 为重度降低。

4. 肌酐/身高指数（creatinine height index，CHI） CHI＝24 h 尿液中肌酐值/身高相应的理想肌酐值，其主要用来评价体内无脂组织群（lean body mass，LBM）。患者的 CHI 与健康成人对比，90% 以上为正常，80%～90% 为轻度降低，60%～80% 为中度降低，小于 60% 为重度降低。

（二）实验室检测

主要通过内脏蛋白测定来评估营养状况。

1. 白蛋白（g/L）

（1）35～50：正常。

（2）28～35：轻度营养不良。

（3）21～27：中度营养不良。

（3）小于21：重度营养不良。

2. 转铁蛋白（g/L）

（1）2～4：正常。

（2）1.5～2：轻度营养不良。

（3）1～1.5：中度营养不良。

（4）小于1：重度营养不良。

3. 前白蛋白（mg/L）

（1）200～400：正常。

（2）100～200：轻度营养不良。

（3）50～100：中度营养不良。

（4）小于50：重度营养不良。

（三）功能测定

功能测定主要有握力、肌电刺激检测、呼吸功能测定和免疫功能测定。

据上可将营养不良的类型分为以下三种：①蛋白质营养不良：主要表现为内脏蛋白和免疫功能降低，通过血清蛋白和免疫功能测定有助于此型营养不良的诊断。②蛋白质－能量营养不良：特点为体重、TSF/AMC 等下降。③混合型营养不良：主要表现为内脏蛋白合成下降，肌肉及皮下脂肪消耗，免疫功能降低。

三、营养支持在急危重症治疗中的作用

1. 危重患者营养支持的目的　供给细胞代谢所需要的能量与营养底物，维持组织器官结构与功能；通过营养素的药理作用调理代谢紊乱，调节免疫功能，增强机体抗病能力，从而影响疾病的发展与转归，这是实现重症患者营养支持的总目标。

2. 危重患者营养时机　对危重症患者来说，维持机体水、电解质平衡为第一需要。在复苏早期、血流动力学尚未稳定或存在严重的代谢性酸中毒阶段，均不是开始营养支持的安全时机，但严重应激后机体代谢率明显升高，延迟的营养支持将导致营养不良，并难以为后期的营养治疗所纠正。

3. 危重患者能量补充原则　合理的热量供给是实现重症患者有效的营养支持的保障。合并全身感染的患者，能量消耗（REE/MEE）第 1 周为 25 $cal \cdot kg^{-1} \cdot d^{-1}$，第 2 周可增加至 40 $cal \cdot kg^{-1} \cdot d^{-1}$。创伤患者第 1 周为 30 $cal \cdot kg^{-1} \cdot d^{-1}$或更高。大手术后能量消耗为基础能量需要（BMR）的 1.25～1.46 倍。但这并非是急性应激状态的重症患者的能量供给目标。应激早期，合并有全身炎症反应的急性重症患者，能量供给在（20～25）$cal \cdot kg^{-1} \cdot d^{-1}$，即所谓“允许性”低热卡喂养。其目的在于避免营养支持相关的并发症。病情稳定后的能量补充需要适当的增加，目标喂养可达 30～35 $cal \cdot kg^{-1} \cdot d^{-1}$。

4. 营养支持途径与选择原则　根据营养素补充途径，临床营养支持分为通过外周或中心静脉途径的肠外营养支持（parenteral nutrition，PN）和通过喂养管经胃肠道途径

的肠内营养支持（enteral nutrition，EN）两种方法。只要胃肠道解剖与功能允许，并能安全应用，应积极采用肠内营养支持。任何原因导致肠内营养不能应用或应用不足，应考虑肠外营养，或联合应用肠内营养。不能耐受肠内营养和肠内营养禁忌的重症患者，应选择TPN途径，此类重症患者主要指：①胃肠道功能障碍的重症患者；②由于手术或解剖问题禁止使用胃肠道的重症患者；③存在有尚未控制的腹部情况者，如腹腔感染、肠梗阻、肠瘘等。

对于胃肠道仅能接受部分营养物质补充的重症患者，可采用部分肠内与部分肠外营养（partial parenteral nutrition，PPN）的联合营养支持方式，目的在于支持肠功能。一旦患者胃肠道可以安全使用时，则逐渐减少至停止PN支持，联合肠道喂养或开始经口摄食。存在以下情况时，不宜给予PN：①早期复苏阶段、血流动力学尚未稳定或存在严重水、电解质与酸碱失衡；②严重肝衰竭，肝性脑病；③急性肾衰竭存在严重氮质血症；④严重高血糖尚未控制。

5. 经肠外补充的主要营养素及其应用原则

（1）碳水化合物：每天需要量>100 g。葡萄糖是肠外营养中主要的碳水化合物来源，一般占非蛋白质热卡的50%～60%，应根据糖代谢状态进行调整。

（2）脂肪乳剂：危重成年患者脂肪乳剂的用量一般可占非蛋白质热量（NPC）的40%～50%，（1.0～1.5）$g \cdot kg^{-1} \cdot d^{-1}$，高龄及合并脂肪代谢障碍的患者，脂肪乳剂补充量应减少。脂肪乳剂须与葡萄糖同时使用。含脂肪的全营养混合液（total nutrients admixture，TNA）应在24 h内匀速输注，如脂肪乳剂单瓶输注时，输注时间应≥12 h。

（3）氨基酸/蛋白质：一般以氨基酸液作为PN蛋白质补充的来源，静脉输注的氨基酸液，含有各种必需氨基酸（EAA）及非必需氨基酸（NEAA）。EAA与NEAA的比例为（1∶1）～（1∶3）。重症患者肠外营养时蛋白质供给量一般为（1.2～1.5）$g \cdot kg^{-1} \cdot d^{-1}$，约相当于氮（0.20～0.25）$g \cdot kg^{-1} \cdot d^{-1}$；热氮比（100～150）kcal∶1 g N。

（4）水、电解质的补充：营养液的容量应根据患者病情及每个患者具体需要，综合考虑每日液体平衡与前负荷状态确定，并根据需要予以调整。

（5）微营养素的补充（维生素与微量元素）：重症患者血清抗氧化剂含量降低，PN和EN时可添加维生素C、维生素E和维生素B、胡萝卜素等抗氧化物质。维生素与微量元素应作为重症患者营养支持的组成部分。

四、肠内营养支持

1. 肠内营养支持（EN）应用指征 重症患者在条件允许情况下，应尽早使用EN。通常早期EN是指"进入ICU 24 h或48 h内"，并且血流动力学稳定、无EN禁忌证的情况下开始肠道喂养。重症患者在条件允许时应尽早开始肠内营养

2. EN禁忌证 当重症患者出现肠梗阻、肠道缺血、肠坏死、肠穿孔、严重腹胀或腹腔间隔室综合征时，应避免使用EN。对于严重腹胀、腹泻，经一般处理无改善的患者，建议暂时停用EN。

3. EN 的管理与肠道喂养安全性评估　重症患者在接受肠内营养（特别经胃）时应采取半卧位，最好达到30°~45°。每6 h抽吸一次腔残留量，调整泵入速度：

（1）潴留量<200 mL：维持原速度。

（2）潴留量≤100 mL：增加输注速度20 mL/h。

（3）潴留量≥200 mL：暂时停止输注或降低输注速度。

对EN耐受不良（胃潴留>200 mL、呕吐）的患者，可应用促胃肠动力药物；EN开始营养液浓度应由低到高；使用动力泵控制速度，输注速度逐渐增加。

4. 不同配方 EN 制剂的特点及其适用患者　①整蛋白配方：胃肠道消化功能正常者。②预消化配方：胃肠道有部分消化功能者。③单体配方：胃肠道消化功能障碍者。④免疫营养配方：创伤患者、大手术后患者。⑤匀浆膳：对肠道的消化吸收功能要求较高基本接近正常。⑥组件膳：补充某一营养成分。⑦低糖高脂配方：适合糖尿病、通气功能受限患者。⑧高能配方：适合限制液体摄入患者。⑨膳食纤维配方：适合便秘或腹泻的重症患者。

第二节　急诊重症患者营养支持选择

重症患者大多无法自主进食，且常合并代谢紊乱与营养不良，机体组织必须消耗自身能量储备以满足机体代谢所需。对于急性应激期的重症患者来说，营养支持的目的是补充营养底物，以维持全身与各组织器官的新陈代谢，但却无法逆转机体的负氮平衡状态。只有通过合理的干预措施，使患者的病情处于恢复阶段，机体的负氮平衡状态才可能逐渐被逆转。因此，营养支持与重症患者的预后密切相关。

对于营养支持，我们首先需了解如下几个概念：

营养支持：是指经口、肠道或肠外途径为患者提供较全面的营养素。目前临床上包括肠内营养（enteral nutrition，EN）和肠外营养（parenteral nutrition，PN）。

肠内营养：是指经消化道给以营养素，根据组成不同分为整蛋白型EN、短肽型EN和氨基酸型EN。根据给予EN途径的不同，分为口服和管饲。

肠外营养：是经静脉为无法经胃肠道摄取或摄取营养物不能满足自身代谢需要的患者提供包括氨基酸、脂肪、碳水化合物、维生素及矿物质在内的营养素，以抑制分解代谢，促进合成代谢并维持结构蛋白的功能。所有营养素完全经肠外获得的营养支持方式称为全肠外营养（total parenteral nutrition，TPN）。

一、急诊危重症患者营养支持原则

（一）急诊危重症患者营养支持的总原则

（1）重症患者进入ICU 24~48h内，就应该实施合理、有效的营养方案。存在营养风险的患者［即ESPEN营养风险筛选（NRS2002）评分≥3或急性生理与慢性健康评分Ⅱ（APACHE－Ⅱ）>10]，或者连续 5～10 d 无法通过经口摄食达到营养需要量的患者，应当给予营养支持。尽早进行营养支持有助于改善重症患者的预后。相反，延迟的营养支持将导致重症患者迅速出现营养不良，且难以被后期的营养治疗所纠正；同时，患者血源性感染的机会也明显增加，这都会严重影响重症患者的预后。但是，对于低营养风险、ICU 留住时间短的重症患者，不建议早期给予肠外营养或（和）静脉补充大剂量葡萄糖制剂。

（2）患者生命体征（呼吸功能、血流动力学）稳定、不存在严重的代谢性酸中毒，是确保营养支持安全的前提。

（3）维持机体水、电解质平衡，控制血糖水平≤110～150 mg/dL，纠正严重肝功能障碍、肝性脑病、严重氮质血症，是营养支持效果的决定因素。

（4）营养支持要充分考虑重症患者受损器官的耐受能力、代谢状态及其对营养物质的利用能力。如患者的肝肾功能受损时，机体对营养物质的代谢与排泄均被抑制，过多的营养物质补充会加重机体代谢紊乱与脏器功能损伤。

（5）在胃肠道解剖与功能允许的情况下，应首选肠内营养支持。肠内营养与人体的生理活动相一致，其对肠道功能屏障有着很好的保护作用，可阻止肠道内细菌、毒素的移位，并能改善肠源性高代谢状态。研究显示：早期施行肠内营养能明显降低患者死亡率及感染率，促进营养吸收，减少医疗资源浪费。

（6）在重症患者的急性应激期，所供给能量应控制在 20～25 kcal/（kg·d），即所谓“允许性低热卡”喂养，这有利于避免高血糖、高碳酸血症、淤胆与脂肪沉积等发生；在患者应激与代谢状态稳定后，所供给能量需提高到 30～35 kcal/（kg·d），这有利于纠正低蛋白血症。按照以上标准实施营养支持，是确保营养支持获得成功的关键。

（7）患者可耐受肠内营养，并且肠内营养所提供的能量能满足目标热卡时，仅采用肠内营养途径即可；当患者胃肠道因各种原因不能使用时，应采用肠外营养途径；在通过严格控制血糖达标、应用促胃肠道蠕动药物、给予空肠营养等方法，肠内营养所提供的能量仍不能满足目标热卡时，应采用肠内外营养联合应用；对于肠外营养支持患者，应不断尝试给予肠内营养支持，只有在肠内营养供能占总能量的 60% 后才可停止肠外营养。

（8）所有接受营养支持治疗的重症患者应当常规给予抗氧化维生素及微量元素。非水溶性纤维应避免在重症患者中应用，水溶及非水溶性纤维均应避免在有肠道缺血及严重胃肠动力障碍的重症患者中应用。

（9）重症患者不建议皮下给予胰岛素。除长期稳定不间断肠内营养的患者外，不建议使用长效胰岛素。此外，营养液的输注应以持续、匀速的原则，以避免血糖的波动。

（二）急诊危重症患者营养支持流程

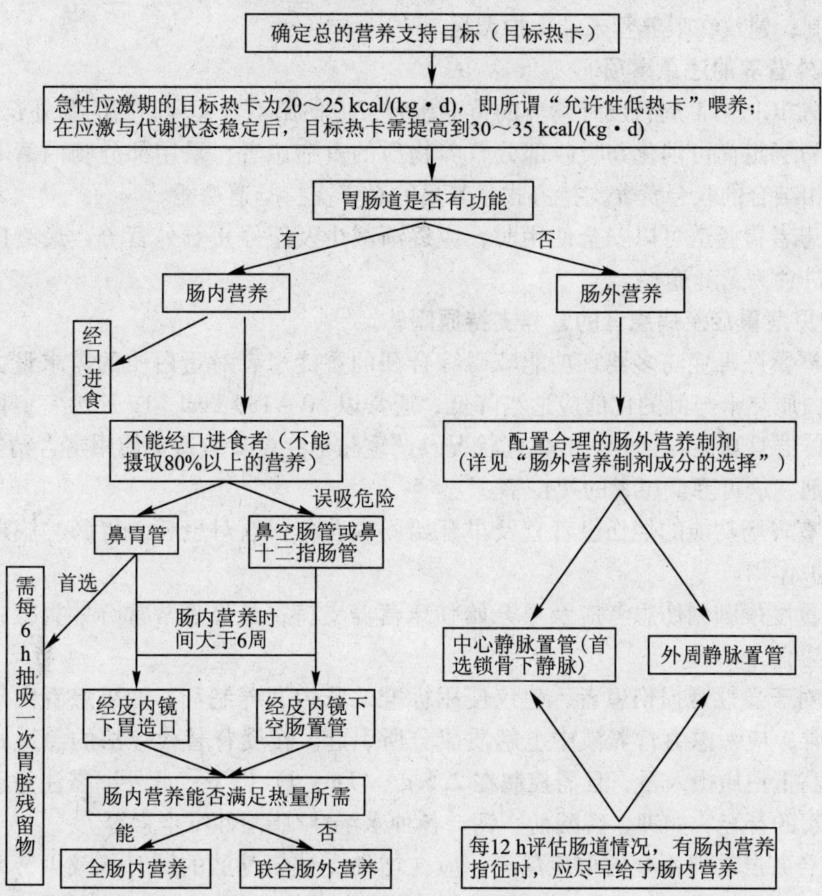

（三）急诊危重症患者营养支持的注意事项

1. 肠内营养的注意事项

（1）在开始肠内营养前，应对患者入院前的体重情况、营养状况、胃肠道功能、基础疾病情况及其严重程度进行评估。

（2）存在严重胃潴留或胃食管反流的患者，可应用胃动力药物改善胃肠道动力。不耐受鼻胃管喂养的高风险患者，肠内营养应选择持续输注的方法，尽量使用肠内营养输注泵。

（3）重症患者在接受肠内营养时，应采用 30°～45°的半卧位，这有利于减少患者误吸及其相关肺部感染的机会。重症患者常听不到肠鸣音，但肠道吸收功能却并无障碍，故不能把肠鸣音作为开始或调整肠内营养的依据。

（4）改善重症患者肠内营养治疗效果的方法：通过抽吸的方式，每隔 6 h 测定一次重症患者的胃腔残留量，有助于减少经胃喂养患者误吸的风险、改善肠内营养的治疗效果。

（5）对肠内营养耐受不好（胃潴留 > 200 mL、呕吐）的患者，要使用促胃肠蠕动药物。

（6）由稀到浓逐渐提高肠内营养液的浓度；输注速度应逐渐提高，建议使用动力泵进行控制；建议在喂养管末端夹加温器。

2. 肠外营养的注意事项

（1）入 ICU 第 1 周行肠外营养的重症患者，应使用不含大豆脂肪的肠外营养制剂。

（2）胃肠道尚可消化并吸收部分营养物质的重症患者，采用部分肠内营养与部分肠外营养相结合的联合营养支持方式，其目的在于支持肠道功能。

（3）患者胃肠道可以安全使用时，应逐渐减少及至停止肠外营养，最终以肠内营养或经口进食为营养途径。

3. 常见危重症疾病患者的营养支持原则

（1）严重脓毒症与多器官功能障碍综合征的重症患者对蛋白质的需求量大，营养液中非蛋白质热卡与氮的比值应适当降低，通常以 80～130 kcal∶1g N 为宜；同时应密切监测机体器官功能与营养素的代谢状况。严重脓毒症患者应避免使用富含精氨酸的免疫营养制剂，这可降低患者的死亡率。

（2）有胃肠功能的烧伤患者宜及早开始肠内营养，这对患者的胃肠黏膜屏障有着很好的保护作用。

（3）重度颅脑创伤患者应及早开始临床营养支持；且患者常常合并胃瘫，应以经空肠营养为宜。

（4）对于急性肾损伤患者，建议使用标准的肠内营养制剂；如果患者出现明显的电解质异常，应考虑由营养液中电解质成分所引起。接受肾替代疗法的急性肾衰竭患者，应提高蛋白质摄入量，且需控制在 2.5 g/（kg·d）以下；此外，需注意患者额外丢失营养素的补充，如钾、磷酸盐、钙、各种水溶性/脂溶性维生素等。

（5）合并肝功能不全的重症患者，应在增加支链氨基酸的同时，减少芳香族氨基酸的供给，以降低肝性脑病的发病率。对于非蛋白质热卡的补给，应以糖脂双能源的形式，其中脂类宜选用中长链脂肪乳剂，这有助于改善患者的营养状态及肝病的严重程度。肝移植术后的重症患者，应早期进行肠内营养，这利于增加机体内脏蛋白的合成、降低感染发生率、减轻应激反应、减少营养支持相关并发症。

（6）重症急性胰腺炎（AP）患者，初期复苏后应尽早开始营养支持，并优先考虑经空肠持续输注营养液，这有助于维护肠道结构和肠黏膜屏障的完整性，从而降低感染发生率、促进高血糖的控制。重症 AP 患者如需肠外营养支持，应尽量在入院 5 d 后开始。重症 AP 患者应增加谷氨酰胺的补给，这有助于抑制肠黏膜细胞的萎缩、保护肠黏膜屏障、减少感染等并发症。

（7）慢性阻塞性肺疾病（COPD）合并呼吸衰竭、急性呼吸窘迫综合征（ARDS）的患者，应尽早给予营养支持，且肠内营养为首选，这有助于改善患者的肺功能、血气指标、呼吸肌力，缩短患者的机械通气时间。对于合并 COPD、ARDS 的重症患者，应适度降低非蛋白热卡中碳水化合物的比例，以减少患者的呼吸做功，促进及早撤机。电解质稳定是促进 ARDS 患者康复的重要因素，其中血磷稳定于正常是维持患者呼吸肌运动及膈肌功能的关键，故 ARDS 患者应监测血清磷酸盐水平。此外，在 ARDS 患者的肠内营养液中加入适量的抗炎及抗氧化成分，可明显降低患者的死亡率、改善患者的预后。

(8) 心衰患者的营养支持宜选用热卡密度较高的营养制剂（热卡一般为1.0～1.5 kcal/mL)，其中脂肪宜选用中长链混合脂肪乳剂，同时应给予充足的维生素和微量元素。心衰患者每日所需补充的热卡为20～30 kcal/（kg·d)，其中糖与脂比例通常为7∶3或6∶4，热氮比一般为100～150∶1g N［氮供应量为0.16 g/（kg·d)］。在心衰患者的营养支持治疗中，需严密监测患者的心脏功能，包括心率、血压、中心静脉压、24 h出入液体量等。

(9) 添加益生素成分对移植、腹部手术及严重创伤患者是有益的。

(10) 处于严重应激状态、感染未得到控制或内稳态紊乱的重症患者，生长激素的应用会加重患者的应激反应、感染风险、血流动力学障碍，影响患者的预后。但是对于已度过急性应激期的创伤、大手术后、呼吸机依赖等重症患者，使用生长激素有助于逆转机体的负氮平衡状态、纠正营养不良。

二、肠外营养支持的适应证

1. 肠外营养的适应证　①存在胃肠道功能障碍的重症患者。②因手术或解剖等原因，胃肠道禁止使用的重症患者。③存在有尚未控制的腹部情况，如消化道瘘、肠梗阻、腹腔感染等。④处于高分解代谢状态。⑤严重营养不良。

不能耐受肠内营养和肠内营养禁忌的重症患者，应采用完全肠外营养支持的途径。

2. 肠外营养的禁忌证　①胃肠功能正常或5 d内可恢复肠道功能者。②需急诊手术者，术前不能给予营养支持者。③临终或不可逆昏迷的患者。

3. 存在以下情况时，不宜给予肠外营养支持　①早期复苏阶段、血流动力学尚未稳定。②存在严重水、电解质与酸碱失衡。③有严重肝功能衰竭，肝性脑病。④急性肾衰竭合并严重氮质血症。⑤严重高血糖尚未控制。

三、急诊重症患者肠外营养的选择

（一）肠外营养制剂成分的选择

1. 碳水化合物　乳果糖、山梨醇、木糖醇等碳水化合物作为能量底物时，发生乳酸（果糖、山梨醇）或尿酸（木糖醇）血症的风险增高，所以我们常把葡萄糖作为非蛋白质能量供应的主要成分。

葡萄糖作为蛋白质合成代谢所必需的物质，是维持神经细胞、红细胞活性所必需的能量底物，每日生理需要量为120 g。严重应激时，机体会出现严重的胰岛素抵抗和糖异生增强，血糖往往会升高，大量的补充葡萄糖将导致血糖过高、糖代谢紊乱；此外，葡萄糖代谢所生成的大量CO_2，会增加呼吸肌做功、加重肝脏代谢负担，最终导致全身多脏器功能受损。

目前认为葡萄糖供能占非蛋白质能量的50%～60%相对安全，其供给量需根据糖代谢状态及肝、肺等脏器耐受能力动态调整。

2. 脂肪乳剂　脂肪乳剂作为重要的非蛋白质能量物质，是重症患者必需脂肪酸、脂溶性维生素的重要来源，其可参与细胞膜磷脂的构成，维持细胞的正常生理功能。对于应激与感染状态下的重症患者，长链脂肪乳剂可更有效地促进机体蛋白质合成。

重症患者脂肪乳剂供能占非蛋白质热卡的 40% ~50%，每日需求量为 1 ~1.5 g/kg。高龄或合并脂肪代谢障碍的患者，需减少脂肪乳剂的补充量。此外，美国 CDC 推荐指南明确指出：含脂肪的全营养混合液应在 24 h 内匀速输注，如脂肪乳剂单瓶输注时，输注时间应 >12 h。

3. 蛋白质 蛋白质的合理补充与患者的预后密切相关。平衡型氨基酸溶液内的必需氨基酸与非必需氨基酸比例适中，会产生很好的蛋白质合成效应，在临床中应用最多。

重症患者肠外营养时，蛋白质供给量为每日 1.2 ~1.5 g/kg，热氮比为 100 ~150 kcal∶1g N。高龄及肾功能异常者需根据血清尿素氮及肌酐水平动态调整蛋白质供应量。

4. 水及电解质 重症患者每日所需补充营养液的剂量，是在对患者病情及个体需要评估的基础上，综合考虑每日液体平衡与前负荷情况后得出的。行肠外营养支持的同时，应注意对患者血电解质的监测，尤其是给予连续性肾脏替代治疗的患者。

5. 微营养素的补充 微营养素包括维生素与微量元素，是重症患者营养支持的重要组成元素。研究显示：创伤、感染及急性呼吸窘迫综合征患者，应适当增加抗氧化维生素（维生素 C、维生素 E 和 β – 胡萝卜素等）及硒的补充。

（二）肠外营养支持途径的选择

肠外营养有中心静脉置管（CVC）和外周静脉置管（PVC）两种途径。营养液容量、浓度不高，短期肠外营养及接受部分肠外营养的重症患者，根据病情可选用 PVC。下肢静脉穿刺诱发静脉栓塞、血栓性静脉炎的风险较高，故常规选择上肢远端为 PVC 穿刺部位。

CVC 能更充分地供给肠外营养液中的营养物质；且肠外营养支持预计 >10 ~14 d 时，应使用 CVC 或外周静脉穿刺中心静脉置管（PICC），故重症患者常采用 CVC。CVC 的穿刺部位包括锁骨下静脉、颈内静脉和股静脉及外周中心静脉，其中锁骨下静脉置管发生感染及血栓性并发症的概率最低，是中心静脉置管的首选部位。CVC 时导管尖端应置于上腔静脉内，否则进入右心房可导致猝死，故 CVC 后应常规行 X 线检查，以确保导管安放位置准确；同时，X 线检查可帮助排除穿刺不当所致的气胸。

相比 PVC，CVC 对无菌操作的要求更高，以下建议需引起重视：①穿刺时的局部消毒建议应用 2% 氯己定。②穿刺部位应避免使用抗生素药膏。③输液间期定期给予抗生素 + 肝素冲管，可有效减少导管相关感染的发生。④敷料出现潮湿、松动或者沾污时，应及时更换。⑤穿刺部位出现渗血或出血时，建议使用普通纱布作为敷料。

四、急诊重症患者肠内营养的适应证与禁忌证

1. 肠内营养的适应证 ①经口摄食不能、不足或有禁忌证。②能量的需求量增加，而摄食不足者，如创伤、脓毒症、恶性肿瘤、大面积烧伤等患者。③胃肠道疾病：胃肠道瘘、短肠综合征、炎性肠道疾病、胰腺疾病等。④其他：术前及术后的营养补充，

肝、肾功能不全的患者等。

2. 肠内营养支持的禁忌证　①重症患者合并肠梗阻、肠道缺血或严重腹腔感染时。②存在严重腹胀或腹腔间隔室综合征时。③一般治疗无效的严重腹胀、腹泻患者。

3. 肠内营养输注泵的适应证　①重症患者（如短肠综合征、肠瘘、急性胰腺炎等）、重大手术后患者在刚开始接受肠内营养时。②2～3周及更长时间进行肠内营养支持者，或者6个月及更长时间应用经皮内镜下胃造瘘术进行肠内营养的患者。③血糖波动较大的患者，如低血糖反应、高渗性非酮症性昏迷等。④老年卧床患者进行肠内营养时。⑤需准确控制肠内营养液输注速度的患者。⑥其他：肠内营养液黏度较高（如高能量密度的肠内营养液）；进行直接的十二指肠或空肠饲食者；长期家庭肠内营养支持者。

五、急诊重症患者肠内营养的选择

1. 肠内营养途径的选择　胃内营养为肠内营养的首选部位，鼻胃管是胃内营养管饲的首选方式，适用于胃肠功能正常、非昏迷以及经短时间管饲即可过渡到经口饲食的患者。与经鼻胃管喂养相比，经鼻空肠喂养可减少患者反流与误吸的机会、改善患者肠内营养的耐受性，适用于不耐受胃内营养或误吸高风险（如胃潴留、肠道麻痹、持续镇静或肌松等）的患者。除经鼻胃管、经鼻空肠置管外，还有经皮内镜下胃/空肠造口术、术中胃/空肠造口等其他肠内营养途径。

2. 肠内营养制剂的选择

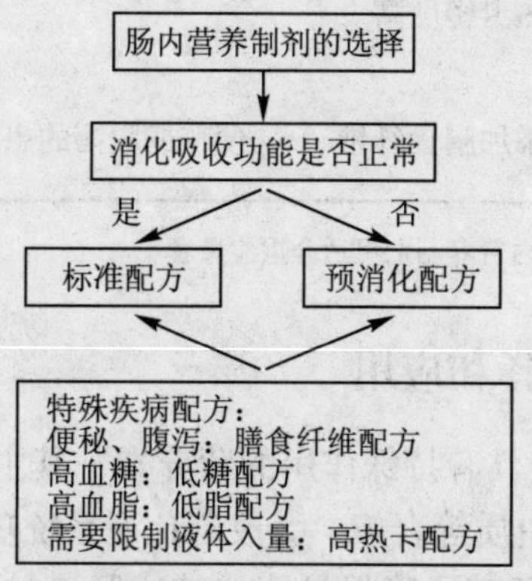

表8－2－1　不同配方肠内营养制剂的特点及其适用人群

配方	主要营养物组成			特点	适用人群	常用商品营养制剂
	碳水化合物	氮源	脂肪			
单体肠内营养配方				由单一营养素组成	需补充单一营养素的患者	立适康（乳清蛋白粉）、Microlipid（脂肪配方）、Moducal（麦芽糊精）、Polycose（葡萄糖多聚体）、Nutrisource（维生素与矿物质）

续表

配方	主要营养物组成			特点	适用人群	常用商品营养制剂
	碳水化合物	氮源	脂肪			
整蛋白配方	双糖	完整蛋白	长链或中链脂肪酸	营养丰富，价格低廉	胃肠道消化功能正常者	安素、瑞素、能全素、能全力
预消化配方	糊精	短肽或短肽+氨基酸	植物油	易消化、吸收，含渣少	胃肠道有部分消化功能者	(1) 以氨基酸为基础的配方：维沃、爱伦多 (2) 以肽类为基础的配方：百普素、百普力、立适康（短肽型）
匀浆制剂	蔗糖	牛奶鸡蛋	植物油	营养成分全面，接近正常饮食	胃肠道消化、吸收功能基本正常者	唯卡能、诺仕、立适康（匀浆膳）
免疫营养配方	双糖	完整蛋白	植物油	添加谷氨酰胺、鱼油等	创伤、癌症、大手术后的患者	瑞能
低糖高脂配方	双糖	完整蛋白	植物油	脂肪所提供的热卡高于50%	糖尿病、通气功能受限的重症患者	益菲佳
高能配方	双糖	完整蛋白	植物油	热卡密度高	限制液体入量的患者	瑞高、倍力安力加
膳食纤维配方	双糖	完整蛋白	植物油	添加膳食纤维	便秘或腹泻的患者	瑞先、能全力

注：目前尚无证据表明以上哪种肠内营养制剂更适合重症患者

六、药理营养素的选择和应用

“药理营养素”是指一些具有特殊作用的营养素，其主要功能如下：①补充机体所需营养及能量，促进体内蛋白质等合成。②改善免疫系统功能，促进免疫应答，提高免疫细胞数量及活性。③构建肠道屏障保护伞，减轻肠道结构及功能损伤，抑制肠内细菌、毒素移位。④减少各组织炎性因子、介质的生成与释放，减轻全身炎性反应。⑤改善组织代谢和分泌功能，维持内环境稳定。

当前常用的免疫营养素，包括中短链脂肪酸、核苷酸、精氨酸、益生菌、膳食纤维、谷氨酰胺、核酸、微量元素等，其中对增强抗炎能力与免疫机能作用较强的，主要是谷氨酰胺、精氨酸及ω-3多不饱和脂肪酸。

1. 谷氨酰胺 谷氨酰胺（Gln）是机体内含量最多的必需氨基酸，是肠黏膜细胞、淋巴细胞、肾小管细胞等快速增殖细胞的能量底物。对重症患者肠外营养支持的研究显示：在创伤、感染等应激状态下，患者血浆及肌肉内Gln含量出现明显下降，外源性补充Gln有助于改善机体免疫功能、调节炎症反应、降低感染的发生率、缩短住院时间。

因此，接受营养支持的重症患者，应及早补充药理剂量的 Gln［肠内营养为 0.16 ~ 0.5g/（kg · d）、肠外营养为 0.2 ~ 0.5g/（kg · d）］。但是对于休克或多脏器功能衰竭的重症患者，不推荐常规应用谷氨酰胺。

2. 精氨酸　精氨酸（Arg）是一种重要的非必需氨基酸，其大多来源于肾合成，少部分由瓜氨酸分解而成。临床研究发现：Arg 具有改善患者免疫功能、提高细胞活性、促进伤口愈合、增强机体抗感染能力、加速蛋白及胶原合成的功能；此外，Arg 可促进多种激素的分泌，如抗利尿激素、催乳素、生长激素、胰岛素、生长抑素、儿茶酚胺等，对机体免疫、应激功能的改善具有重要影响。但是，也有大量研究说明 Arg 有促进一氧化氮合酶和炎性物质释放的不利影响，其提高重症患者的死亡率、治疗时间、炎症反应及感染率的报告频出。目前公认的 Arg 应用建议为：①添加 Arg 的肠内营养制剂对创伤和手术后患者有益。②严重感染的重症患者，肠内营养不应添加 Arg。

3. ω－3 多不饱和脂肪酸　ω－3 多不饱和脂肪酸（ω－3PUFA）是重要的免疫调理营养素，其通过抑制花生四烯酸的释放，产生生物活性较弱的 3 系列前列腺素和 5 系列白三烯产物，从而抑制淋巴细胞增殖，增强巨噬细胞的吞噬功能，减少细胞因子的产生与释放，改善细胞膜的完整性、稳定性，抑制过度的炎症反应。对于急性呼吸窘迫综合征、创伤与腹部感染的重症患者，每日在肠内营养液内添加 0.1 ~ 0.2 g/（kg · d）的 ω－3PUFA，可明显缩短患者住 ICU 时间与住院时间，减少抗生素的用量，降低患者的死亡率。

参考文献

［1］蒋朱明．危重症患者的营养支持．北京：人民卫生出版社，2008.

［2］中华医学会．临床诊疗指南——肠外肠内营养学分册（2008 版）．北京：人民卫生出版社，2009.

［3］刘大为．实用重症医学．北京：人民卫生出版社，2010.

［4］邱海波．重症医学：规范 · 流程 · 实践．北京：人民卫生出版社，2011.

［5］刘大为，邱海波，严静．中国重症医学专科资质培训教材．北京：人民卫生出版社，2013.

（陈培莉　朱志强）

第九章 EICU 重症护理

第一节 导管维护

一、深静脉导管护理

【定义】

1. 中心静脉导管（central venous catheter，CVC） 导管末端位于上腔静脉或下腔静脉的导管，包括颈内静脉、锁骨下静脉、股静脉置管。CVC 可用于任何性质的药物输注、血流动力学监测，但不用于高压注射泵注射造影剂（耐高压导管除外）。

2. 经外周静脉置入中心静脉导管（peripherally inserted central catheter，PICC） 经上肢贵要静脉、肘正中静脉、头静脉、肱静脉、颈外静脉（新生儿还可通过下肢大隐静脉、头部颞静脉、耳后静脉等）穿刺置管，导管尖端位于上腔静脉或下腔静脉的导管。PICC 适用于中长期静脉治疗，可用于任何性质的药物输注，但不用于高压注射泵注射造影剂和血液动力学监测（耐高压导管除外）。

3. 导管相关性血流感染（catheter related blood stream infection，CRBSI） 带有血管内导管的患者或拔除血管内导管 48 h 内的患者出现菌血症或真菌血症，并伴有发热（大于 38 ℃）、寒战或低血压等感染表现，除血管导管外无其他明确的感染源。

【护理要点】

1. 控制导管相关性血流感染

（1）严格执行手卫生。

（2）严格无菌操作。

（3）经输液接头进行输液及推注药液前，使用消毒剂用力擦拭接头的横切面及外围 15 s。

（4）输液完毕后，彻底冲封管，避免管壁残留血液及脂肪乳等，以免滋生细菌导致 CRBSI 的发生。

（5）观察穿刺处皮肤情况，如有发热、红肿、渗出、痒觉等感染症状，立即通知医生，并尽早拔除导管，拔除后导管尖端进行实验室微生物学检查。

2. 导管的使用与维护

（1）经 CVC、PICC 输注药物前应通过抽吸回血来确定导管在静脉内。如果遇到阻力或者抽吸无回血的情况，需进一步确定导管的通畅性。液体滴注不畅时，用肝素盐水（肝素盐水的浓度，PICC 及 CVC 可用 0～10 U/mL）脉冲式冲管，严禁强行冲洗导管，造成压力过大，导管破裂。

（2）血管活性药物应单独输注以免影响泵入速度。

（3）输液时液体不可滴空。由于导管末端位于上腔静脉，患者吸气时，可能产生负压，以防气体进入静脉，甚至引起空气栓塞。

（4）CVC、PICC 冲管和封管应使用 10 mL 以上注射器或者一次性专用冲洗装置脉冲式冲封管。

（5）给药前后或使用两种不同药物之间应用生理盐水脉冲式冲洗导管。

（6）覆盖穿刺部位的无菌透明敷料至少每 7 d 更换一次，无菌纱布敷料至少每 2 d 更换一次。

（7）若穿刺部位发生渗血时，应及时更换敷料；穿刺部位的敷料发生松动、污染等完整性受损时应立即更换。

（8）PICC 在治疗间歇期间至少每周维护一次。

3. A－C－L：导管维护金标准

A（评估）：护士在给予药物和溶液前，作为评估导管功能的一个组成部分，护士应抽吸回血或者冲管来评估导管的通畅性。

C（冲洗）：输液完毕后，冲洗血管通路装置。

L（封管）：输液结束冲管之后，封闭血管通路装置。

4. 观察要点

（1）每日观察穿刺点及周围皮肤，观察有无感染症状。

（2）测量 CVC 置管的刻度、PICC 置管的外露刻度及臂围（定点测量并记录），防止导管脱出。

（3）做好健康宣教，告知患者置管上肢避免过度屈曲、上举等活动，可适当抬高穿刺侧上肢，并定时做握拳动作，以防血栓形成。

（4）粘贴导管标识，注明置管日期、时间及置管深度。在敷料边沿标明敷料更换日期，时间并签名。

（5）评估 CVC 置管留置的必要性，尽早拔除。

二、动脉导管护理

【定义】

动脉置管：直接置入动脉内的穿刺管。常用于实时监测动脉血压、留取动脉血标本，是危重患者血压监测的首选方法。

【护理要点】

1. 置管部位的选择　置管部位首选桡动脉，必需先做 Allen 试验以检测穿刺部位侧肢循环情况，结果呈阴性者方可置管，以免影响远端肢体灌注。

2. 动脉导管的使用及维护

（1）动脉导管如用于监测血压，需不定时进行系统校零，以减小误差。

（2）保持动脉测压管通畅，无漏液、漏气、积血、气泡。肝素盐水加压冲洗动脉导管，加压可选用加压袋（压力为300 mmHg）或微量泵，冲洗速度为3～5 mL/h，每24 h更换一次冲洗液。

（3）从动脉导管抽取血标本后立即用肝素盐水冲洗导管，以免造成血液残留或堵管。若冲管阻力大，回抽无回血，应立即拔除。

3. 观察要点

（1）妥善固定动脉，以防脱管；做好健康宣教，告知患者活动时避免擦碰。

（2）导管标识明确，注明置管日期、时间及刻度。

（3）各接头连接牢固，无漏气，无气泡。

（4）密切观察监护仪动脉血压波形，如有异常应考虑导管不畅或监护仪标尺设定不符。

（5）密切观察穿刺处有无出血、周围有无血肿，同侧肢体皮肤颜色、温度，严防远端肢体循环障碍。

（6）评估动脉置管留置的必要性，尽早拔除，拔除后有效按压，防止局部血肿形成。

第二节　监测技术常见报警及处理

一、监护仪的常见报警及处理

【心电图监测（ECG）】

心律失常主要有以下几种：

（1）窦性心动过缓：成人窦性心率低于60次/min，存在窦性P波，P－R间期≥0.12s，常伴窦性心律不齐（图9－2－1）。

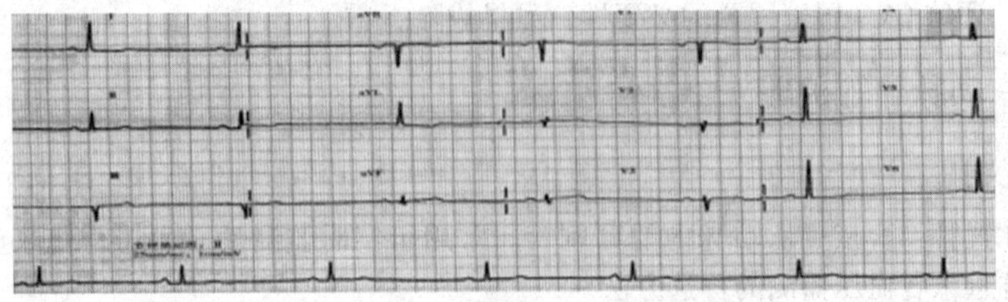

图9－2－1　窦性心动过缓

处理：无症状时动态观察，有症状时可应用药物提高心率或起搏治疗。

（2）窦性心动过速：成人窦性心率高于100次/min，P波存在或正常，RR不一致，PR恒定（≥0.12 s）（图9－2－2）。

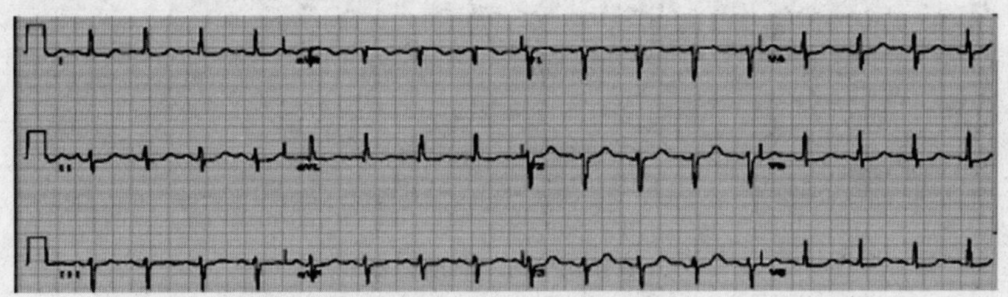

图9－2－2　窦性心动过速

处理：去除诱发因素，如治疗心力衰竭等。必要时应用药物减慢心率。

（3）窦性停搏：窦性P波或P波与QRS波群缺如，出现一个较长的P－P间距，长P－P与窦性周期不呈整倍数关系（图9－2－3）。

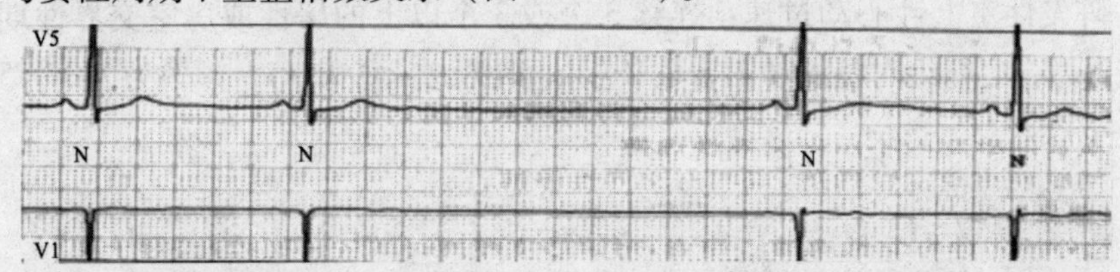

图9－2－3　窦性停搏

处理：无症状时动态观察，有症状时通过药物提高心率或起搏治疗。

（4）心房扑动：P波消失，代以形态、间距及振幅均绝对整齐呈锯齿状F波，频率为250～350次/min，QRS波群形态大多正常，心室率规则或不规则（图9－2－4）。

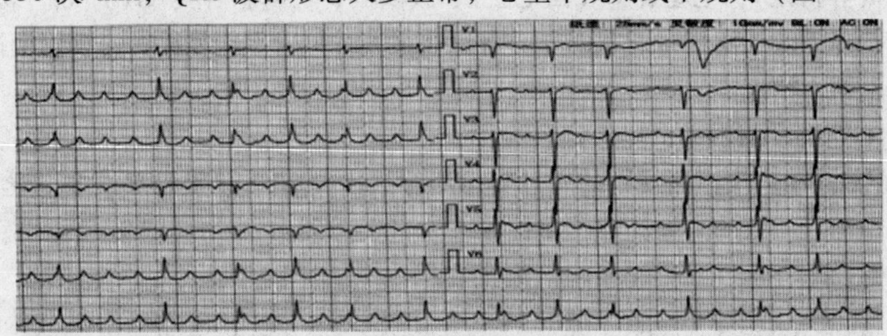

图9－2－4　心房扑动

心律失常的治疗方法为：①同步直流电复律。②心室率过快可给予西地兰静脉注射，使之先变为房颤，再转复窦性心律。③胺碘酮静脉注射或口服。④应用普罗帕酮（心律平）、奎尼丁、内吡胺（双异丙吡胺）、索他洛尔、氟卡尼等可转复房扑。⑤个别慢性房扑用上述方法不能复律者，可口服洋地黄或维拉帕米（异搏定）（除外心衰）控制。⑥经导管射频消融术。

（5）心房颤动：P波消失，代之以大小不等、形态不同的f波；频率在350～600次/min；QRS波群形态多数正常，波幅变化较大，R－R间距不等（图9－2－5）。

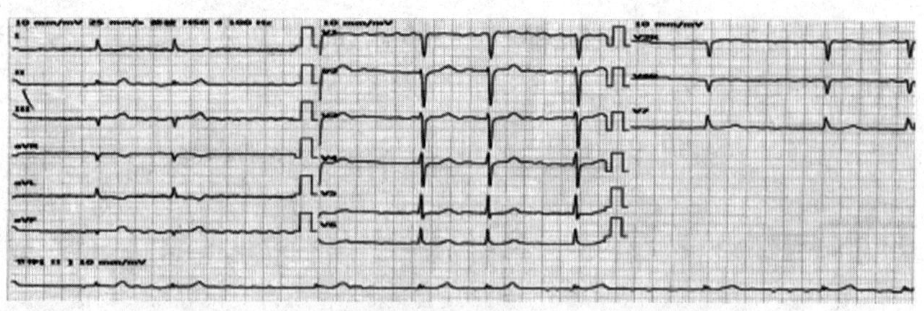

图 9-2-5 心房颤动

心房颤动的治疗方法为：①恢复窦性心律：电动复律（转复窦性心律）、射频消融治疗和外科迷宫手术治疗。②控制快速心室率：β受体阻滞剂、钙通道拮抗剂、洋地黄、胺碘酮。③防止血栓形成和脑卒中：房颤时如不能恢复窦性心律，可应用抗凝药物预防血栓形成和脑卒中的发生。

（6）阵发性室上性心动过速：连续 3 个或 3 个以上的房性或房室交界性期前收缩，QRS 呈室上型，心律绝对整齐（同导联 R-R 间距相差 <0.01 s），频率为 160～250 次/min（图 9-2-6）。

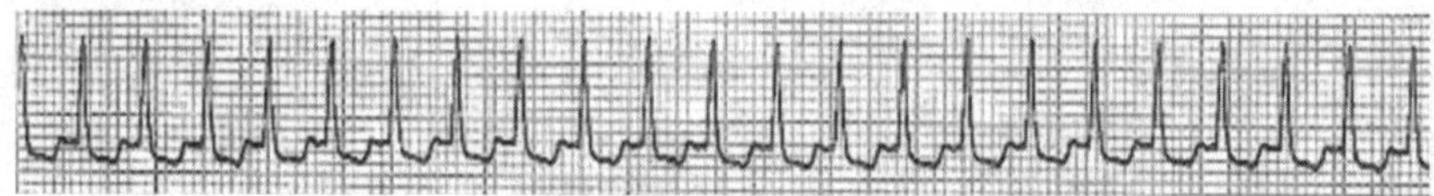

图 9-2-6 阵发性室上性心动过速

阵发性室上性心动过速的治疗方法为：①刺激迷走神经使发作终止。②药物疗法：维拉帕米（异搏定）、毛花苷 C（西地兰）、胺碘酮、三磷腺苷（ATP）等。③电复律：上述方法治疗无效或发作时症状明显，且影响很大时可采用电复律。④食管调搏。⑤经导管射频消融术治疗。

（7）心室扑动与颤动：

1）心室扑动：快速而规则的室性异位心律，P-QRS-T 波群消失，代之以大小、形态和间距相对一致的大振幅波，室性频率为 200～250 次/min（图 9-2-7）。

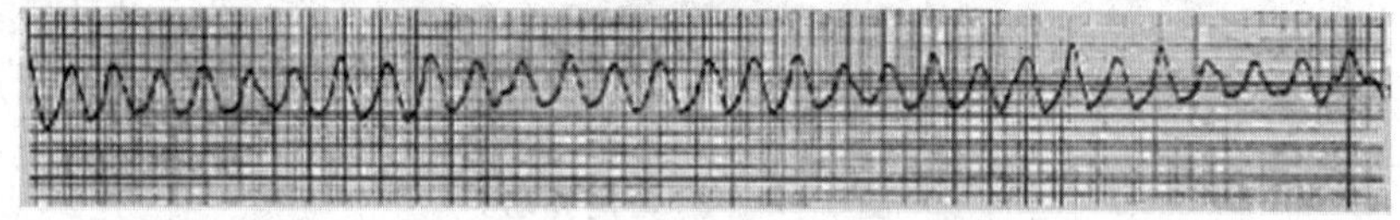

图 9-2-7 心室扑动

2）心室颤动：QRS 波群与 T 波完全消失，代之以形态大小不等、频率不规则的颤动波，频率为 200～500 次/min（图 9-2-8）。

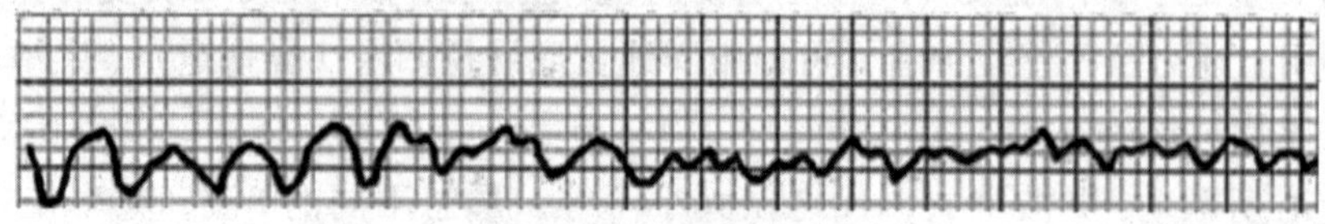

图 9-2-8 心室颤动

3）治疗方法：①直流电复律和除颤为治疗室扑和室颤的首选措施。若身边无除颤器应首先做心前区捶击 2～3 下，捶击心脏不复跳，立即进行胸外心脏按压，至少100～120 次/min。②药物治疗，静脉注射利多卡因或普鲁卡因胺。若是洋地黄中毒引起室颤，应用苯妥英钠静脉注射。③若条件允许亦可插入临时起搏导管进行右室起搏。

（一）心电图显示直线

1. 原因　首先判断患者是否心搏骤停，其次检查电极是否脱落或电极、电缆是否接触不良。

2. 处理　若患者心搏骤停，立即给予心肺复苏；更换电极或电缆。

（二）数值与波形不符

1. 原因　若出现数值是波形的 2 倍，多由于 T 波过高，将 T 波当成 QRS 波，因此心率数值是实际心率的 2 倍。

2. 处理　重新选择导联、调基线。

（三）心电干扰

1. 原因　交流电干扰、皮肤清洁脱脂不彻底、电极固定不良或脱落、导线断裂、导电糊干涸、严重的机电干扰。

2. 处理　清洁皮肤，更换或固定电极，更换导线。

【呼吸】

1. 呼吸参数异常或显示“－？－”　检查电极放置是否正确、有无脱落。与此同时密切观察患者有无窒息、缺氧、呼吸不规则等，及时采取措施，缓解患者呼吸窘迫症状。

2. 呼吸频率高、低限报警　高、低限报警设置不当，呼吸参数在正常范围却出现呼吸报警，此时应重新设置报警界线参数。呼吸报警值的设置：一般低限为 8～10 次/min，高限为 35 次/min。

【血压】

1. 仅气泵充气，无血压值　检查监护仪所选择的模式是否正确，若成人使用儿童模式，则仅气泵充气而无法测出血压；若儿童使用成人模式，则袖带过高压力充气，对儿童造成伤害。检查袖带管路连接处是否漏气，及时更换袖带或接头。

2. 血压高限报警

（1）原因：烦躁、血管活性药物一次进入过多或使用升压药物、病情变化、换能器误差或故障、被测肢体在身体下方、袖带环绕过松。

（2）处理：查找烦躁原因并对因处理，重新调零，更换换能器或电缆线，被测肢体与患者心脏在同一水平线上，袖带环绕松紧适当，以可插入一个手指为宜。

3. 血压低限报警

（1）原因：血管活性药物一次进入过多、病情变化（如血容量不足、心率下降）、被测肢体在身体上方、袖带环绕过紧。

（2）处理：对因处理，被测肢体与患者心脏在同一水平线上，袖带环绕适当松紧，可插入一个手指为宜。

【血氧饱和度】

1. 屏幕上无氧饱和度和脉率值

（1）原因：患者烦躁，移动过度；灌注不良，如肢体温度过低、末梢循环太差；传感器损坏、脱落；血液中有染色剂（如亚甲蓝、荧光素）、皮肤涂色或甲床涂有指甲油；环境中有较强的光源。

（2）处理：密切观察患者病情；使传感器在位且性能良好，连接正常，必要时更换探头或电缆线；注意保暖；避强光。

2. 氧饱和度低限报警

（1）原因：①指端皮肤冰冷，末梢循环差；血管活性药物的影响；②同侧手臂测血压时；③指套松脱；④强光环境对信号的干扰；⑤荧光、太阳光等强光照射；⑥指端皮肤或颜色异常，涂抹指甲油尤其是紫色和蓝色；⑦探头佩戴时间过长；⑧疾病因素，如糖尿病、动脉硬化等，因其搏动血流减少，也会导致脉搏血氧饱和度下降；⑨百草枯中毒患者由于肺损伤所致的氧饱和度降低。

（2）处理：①将指甲清洗干净；②调整好指套位置，时间过长可换另一手指测量；③尽量避免同侧手臂测血压；④积极治疗原发病。

3. 氧饱和度迅速变化，信号强度游走不定

（1）原因：患者移动过度或手术装置干扰操作性能；测量探头或电缆线损坏。

（2）处理：尽量使患者保持安静，远离手术装置；更换探头或电缆线。

【中心静脉压（CVP）】

表9-2-1 CVP和血压变化与临床处理之间联系

CVP	血压	原因	处理
↓	↓	血容量不足	扩容，可快速补液或血浆，直至CVP升至5～12 cmH_2O
↓	正常	心脏代偿功能良好，血容量相对不足	扩容
↑	↓	心排血量降低（常见于心衰），而血容量相对过多	强心、利尿。应用增加心肌收缩力的药物，如西地兰或多巴酚丁胺，并采用利尿剂，严格控制液体入量
↑	正常	容量血管过度收缩，循环阻力增加，血容量过多或血容量正常	适当选用血管扩张剂
↑	↑	水钠潴留（尿毒症，醛固酮增多症）或血管收缩强烈（如嗜铬细胞瘤）	控制液体总量及滴速，或选用α肾上腺受体阻滞剂

二、呼吸机的常见报警及处理

1. 气道高压

（1）原因：①气道阻塞（呼吸对抗）；②咳嗽；③气管插管置入过深；④气管套管

滑入皮下；⑤人机对抗；⑥肺顺应性低（ARDS、肺水肿、肺纤维化）；⑦限制性通气障碍（腹胀、气胸、纵隔气肿、胸腔积液）。

（2）处理：①检查管道通畅度；②吸痰；③听诊肺部呼吸音是否对称、有无痰鸣音、呼吸音低；拍胸片排除异常情况；④检查气管套管位置；⑤适当调整呼吸机同步性；⑥使用呼吸机同步递减性；⑦使用递减流速波形；⑧改用压控模式；⑨应用支气管扩张剂；⑩应用镇静剂。

2. 气道低压

（1）原因：①管道漏气；②气管套管滑出；③呼吸机参数设置不当。

（2）处理：①检查管道漏气情况；②检查气管套管位置；③增加峰值流速或改压力控制模式；④增加潮气量；⑤适当调整报警设置。

3. 低潮气量

（1）原因：①低吸气潮气量：潮气量设置过低；报警设置过高；自主呼吸模式下患者吸气力量较弱；模式设置不当；潮气量传感器故障。②低呼气潮气量：管道漏气。

（2）处理：①检查管道是否漏气；②如患者吸气力量不足可增加 PSV 压力或改 A/C模式；③根据患者体重设置合适的报警范围；④用模肺检查呼吸机送气情况；⑤用潮气量表监测送气潮气量以判断呼吸机潮气量传感器是否准确。

4. 低分钟通气量

（1）原因：①潮气量设置过低；②通气频率设置过低；③报警设置过高；④自主呼吸模式下患者通气不足；⑤管道漏气。

（2）处理：①排除管道漏气；②增加辅助通气参数；③如自主呼吸频率不快可用 MMV 模式并设置合适的每分通气量；④适当调整报警设置。

5. 高分钟通气量

（1）原因：①患者紧张烦躁；②有严重缺氧状况；③呼吸机通气参数设置过高；④呼吸机误触发导致高通气频率。

（2）处理：①排除机器原因后可使用镇静剂甚至肌松剂以防止患者的过度通气；②改善患者的氧合，可增加氧浓度或加用 PEEP；③合理调整通气参数；④如有误触发可降低触发灵敏度，关闭流速触发，检查呼气阀是否漏气。

6. 呼吸反比

（1）原因：①吸气时间过长（送气流速过低、潮气量过大、气道阻力高）；②呼气时间过短；③呼吸频率过高。

（2）处理：①增加吸气流速；②减少压控模式的吸气时间；③改善气道的通畅度；④降低呼吸频率；⑤如需要反比通气可关闭反比通气报警。

7. 窒息

（1）原因：①患者自主呼吸过弱；②患者出现呼吸暂停；③气道漏气。

（2）处理：①提高触发灵敏度；②增加通气频率；③改 A/C 或 SIMV 模式；④检查气道漏气情况。

8. 呼吸机工作异常

处理：①改用呼吸气囊辅助呼吸；②用模肺检查呼吸机送气情况；③关闭机器再打

开，观察故障是否依然存在；④做机器自检以判断故障原因。

三、呼气末 CO_2 浓度（$PETCO_2$）测定的常见报警及处理

【定义】

呼气末 CO_2 浓度或分压（$PETCO_2$）的监测可反映肺通气及肺血流，一定程度上还可反映动脉血二氧化碳（$PaCO_2$）。正常 $PETCO_2$ 为5%，相当于5 kPa（38 mmHg）。呼吸末二氧化碳监测仪可监测 $PETCO_2$ 和呼吸频率。$PETCO_2$ 调节范围：0～9.9 kPa/0～99 mmHg，呼吸频率调节范围：0～150 次/min，均可设置报警限制（图 9－2－9）。根据传感器在气流中的位置不同，常用的取样方法有两种：主流与侧孔取样。主流取样是将传感器连接在患者的气道内；侧孔取样是经取样管从气道内持续吸出部分气体做测定，传感器并不直接连接在通气回路中。

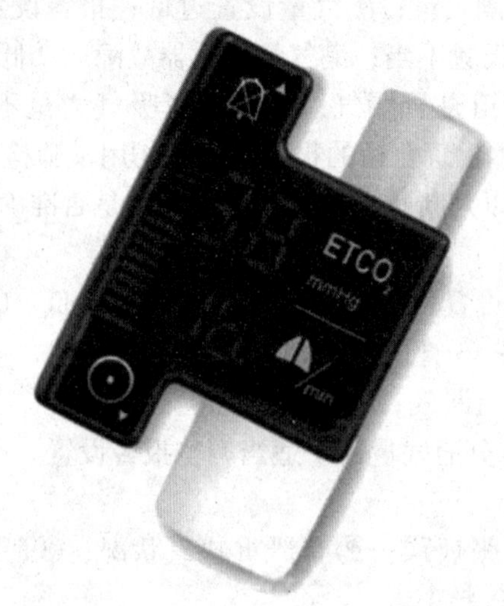

图 9－2－9　便携式呼气末 CO_2 检测仪

【常见异常的判断及处理】

1. 突然降低到零附近

（1）原因：$PETCO_2$ 降为零常预示情况紧急，说明有效的肺循环和通气不足或缺乏。如气管导管插入食管，气道完全脱离呼吸机或气道完全梗阻。

（2）处理：听诊双肺呼吸音是否清晰，确认管道位置，解除气道梗阻。

2. 突然降低至非零浓度

（1）原因：$PETCO_2$ 下降未到零，说明气道不能充分呼气，或代表气道内呼出气时漏气。如呼吸系统漏气；麻醉面罩连接不良。

（2）处理：寻找漏气原因，接回脱落管道。

3. 呈指数降低　呈指数降低在短时间内发生，说明潜在的突发性严重肺灌注不足，预示心搏骤停。可能原因是生理性无效腔通气增加或从组织中扩散到肺内的 CO_2 减少，如低血压、心搏骤停、肺栓塞、严重肺低灌注。

4. 持续低浓度　没有正常平台吸气前肺换气不彻底，呼出气被新鲜气流所稀释（在低潮气量和高气流时发生）。常见支气管痉挛、分泌物增多造成小气道阻塞，可闻及喘鸣音、啰音。

5. $PETCO_2$ 持续降低但肺泡平台良好　提示过度通气，或生理无效腔增大，$PETCO_2$ 与 $PaCO_2$ 之间存在较大的差异，两者唯一的区分方法是行血气分析。通气正常情况下，可见于肺部疾病，如肺炎、小儿肺支气管发育不良等及血容量减少引起的肺动脉灌注不良、高气道压等。

6. $PETCO_2$ 逐渐降低，波形正常

（1）当波形获得正常，但 $PETCO_2$ 在几分钟或几小时内缓慢降低，其原因可能与低体温、过度通气、全麻和（或）肺血容量不足、肺灌注降低有关。

（2）处理：调高室温、给患者加盖被、应用升温毯等复温措施，加快输液速度，保证有效灌注。

7. $PETCO_2$ 逐渐升高，波形正常

（1）当波形未变时，$PETCO_2$ 升高可能原因为：潮气量或者分钟通气量偏低；外源性 CO_2（VCO_2）吸收增加（使用胸腔镜或腹腔镜气腹时）；体温升高。

（2）处理：加大通气量，排出过多的 CO_2。

8. $PETCO_2$ 突然升高　任何能使肺循环的 CO_2 总量急剧升高的原因均可使 $PETCO_2$ 突然短暂上升。常见于静脉注入大量碳酸氢钠、体温升高、突然放松止血带以及恶性高热，这些情况均使 CO_2 产量增多，$PETCO_2$ 增加；且 $PETCO_2$ 迅速增高是恶性高热敏感的早期指标。

四、PICCO 的维护与护理

【定义】

PICCO 是一种利用经肺热稀释技术和脉搏波形轮廓分析技术，进一步进行血液动力监测和容量管理，对重症患者主要血流动力学参数进行检测的工具（图 9－2－10、图 9－2－11）。

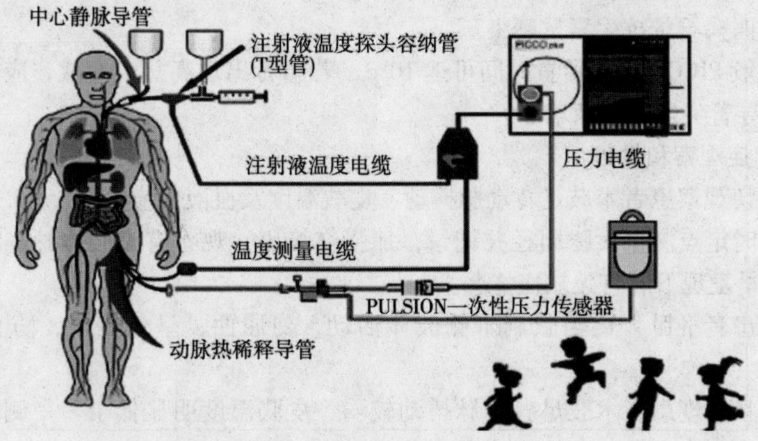

图 9－2－10　PICCO 机器的连接

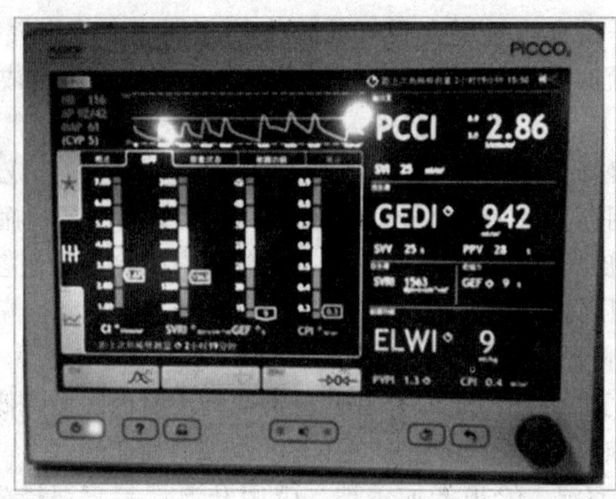

图 9-2-11　$PICCO_2$ 机器

【PICCO 导管的维护】

1. 保证监测的准确性

（1）PICCO 仪定标采用的是“热稀释”法，一般为 8 h 一次。

（2）每次 PICCO 定标至少 3 次以上。

（3）定标的液体一般为冰盐水（要求与血液温度相差 12 ℃）10～15 mL。

（4）4 s 内匀速注入。

（5）定标首次测量前需暂停中心静脉输液 30 s 以上。

（6）心律失常、主动脉瘤、主动脉狭窄、动脉栓塞等会出现特殊的动脉波形导致测量不准确，应及时汇报医生并做好记录。

2. 防止感染

（1）严格遵守无菌操作原则。

（2）动脉导管置入处每日进行碘伏消毒，观察穿刺处有无红肿、渗血；每 2 d 更换敷贴，如有污染、渗血应及时更换。

（3）三通管及换能器接头用无菌治疗巾包好，8 h 更换 1 次。

（4）遵医嘱给予抗生素抗感染。

（5）一般 PICCO 导管留置时间可达 10 d，若患者出现高热、寒战，应立即拔除导管，并留取导管尖端做细菌培养。

3. 并发症观察和护理

（1）密切观察患者术肢足背动脉搏动、皮肤温度及血液供应情况。

（2）定时定点测量大腿周径并记录，加强交接班，观察有无肢体肿胀和静脉回流受阻，以尽早发现下肢有无缺血情况。

（3）嘱患者平卧，适当限制术侧肢体活动，勿屈曲，呈伸展位，防止局部血栓形成。

（4）一旦发现患者术肢足背动脉搏动较弱、皮肤温度明显低于另一侧者，立即采取保温措施。

4. 拔管护理

（1）患者病情稳定，血流动力学各项指标正常，可考虑拔管。

（2）动脉导管拔除后按压 15 ~ 30 min 并加压包扎，予 1.0 ~ 1.5 kg 沙袋压迫 6 ~ 8 h，同时观察肢体温度、颜色及足背动脉搏动情况。

5. 常用参数正常值及其意义（详见第三章“十三、脉搏指示持续心排血量监测术”）

（1）心脏指数（CI）：正常值：3.5 ~ 5.5 L/min/m^2，低于 2.5 L/min/m^2 时可出现心衰，低于 1.8 L/min/m^2 并伴有微循环障碍时为心源性休克。

（2）胸内容量指数（ITBI）：正常值：850 ~ 1 000 mL/m^2，小于低值为前负荷不足，大于高值为前负荷过重。

（3）全舒张末容积指数（GEDI）：正常值：680 ~ 800 mL/m^2，小于低值为前负荷不足，大于高值为前负荷过重。

（4）血管外肺水指数（ELWI）：正常值：3 ~ 7 mL/kg，大于高值为肺水过多，将出现肺水肿。

（5）肺血管通透性指数（PVPI）：正常值：1 ~ 3，反映右心室后负荷大小。

（6）容量反应（每搏输出量变异 SVV，脉搏压力变异 PPV）：正常值：≤10%，反映液体复苏的反应性。

（7）系统性血管阻力指数（SVRI）：正常值：1 200 ~ 2 000 dyn · s · cm^{-5} · m^2，反映左心室后负荷大小；体循环中小动脉病变，或因神经体液等因素所致的血管收缩与舒张状态，均可影响结果。

（8）左心室收缩力指数（dP_{max}）：正常值：1 200 ~ 2 000 mmHg/s，反映心肌收缩力。

五、临时起搏器的护理及常见报警处理

【定义】

人工心脏起搏器由起搏器（脉冲发生器）发放一定的脉冲电流，通过起搏电极传到心肌，局部心肌产生兴奋并向周围传导，最终使整个心室与心脏兴奋收缩，从而代替心脏正常起搏点维持有效心搏（图 9 - 2 - 12）。

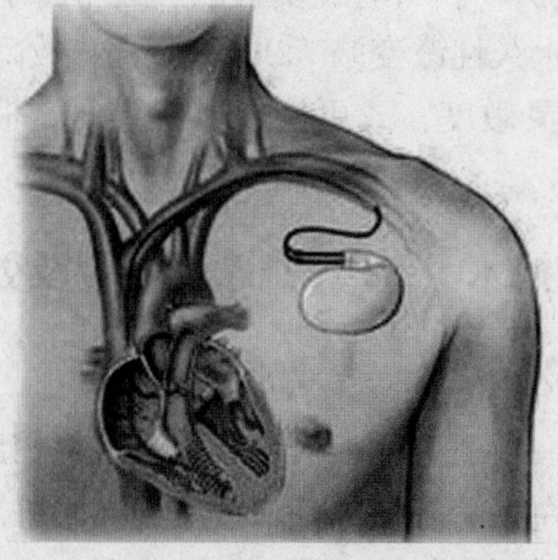

图 9 - 2 - 12　心脏起搏系统示意

【临时起搏器患者的护理】

（1）持续心电监护，密切观察生命体征并观察记录起搏器各项参数，做好交接班（参数设置、起搏效果、置入途径、穿刺部位、其他特殊问题）。

（2）全面了解病情，注意心律与心率的变化，观察心率与起搏频率是否一致。

（3）注意起搏和感知功能是否正常，及时发现并处理与起搏相关的心律失常，以及有无打嗝或腹肌抽动现象。

（4）患者体位要求：穿刺入口的起搏导管尽量固定不动，经股静脉置管者注意预防下肢静脉血栓。

（5）穿刺部位每日更换敷贴，观察有无渗血、血肿、皮肤红肿和渗液等情况。

（6）备好备用电池，出现低电压报警时及时更换。更换电池时应有医生在场，在患者自主心率较快时更换。

（7）避免磁铁、磁疗健身器械等靠近起搏器。

【常见报警及处理】

1. 无刺激脉冲

（1）原因：①如放置磁铁后可解决问题，则其原因多半是过感知或一些起搏功能滞后；②电极导线或起搏器故障；③与起搏器相连的螺丝松动或脱接、电极导线导体故障或电极导线绝缘层破损或电池耗竭。

（2）处理：①降低感知灵敏度；②重新手术旋紧螺丝或更换起搏电极导线或起搏器。

2. 不能夺获

（1）原因：①起搏阈值升高；②电极导线末端电极的输出不能有效刺激与电极相连的心肌，是为传出阻滞；③电极导线故障、电极脱位或电池耗竭。

（2）处理：①可临时提高输出电压，纠正可能引起的原因，如应用激素、纠正电解质紊乱或更换起搏位置；②根据具体原因采取更换或重新放置电极导线或更换起搏器。

3. 不能感知

（1）原因：①心内膜信号太小（电解质紊乱、酸中毒引起的暂时改变或心肌梗死或心肌病引起的局部心内膜永久性改变）；②电极脱位、故障或起搏器故障。

（2）处理：①提高感知灵敏度，或更换起搏位置；②根据具体原因采取重新放置或更换电极导线或起搏器。

六、主动脉内球囊反搏术（IABP）常见报警及处理

【定义】

主动脉内球囊反搏术是一项通过介入治疗起到机械性辅助循环的方法。将一根带球囊的导管放置于降主动脉内左锁骨下动脉开口远端，在心脏舒张期球囊充气，心脏收缩前球囊放气，从而起到辅助循环的作用（图 9－2－13）。

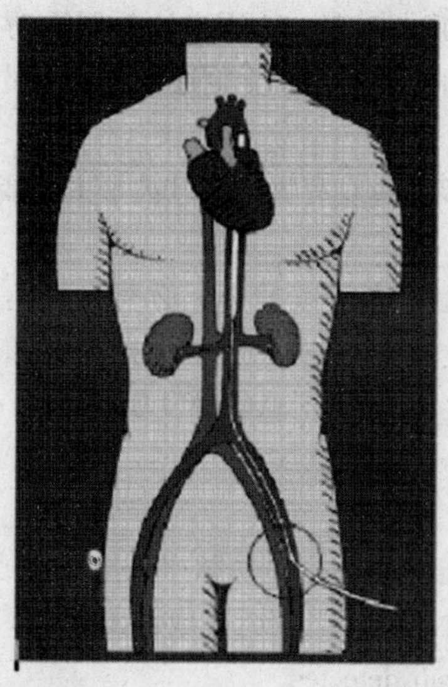

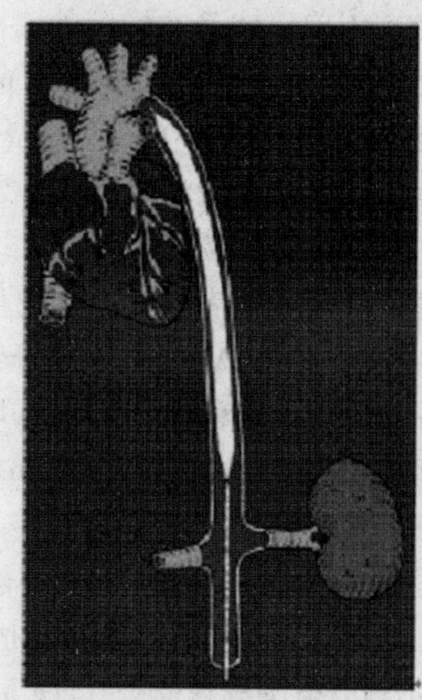

图9-2-13　主动脉内球囊反搏示意

【常见报警及处理】

1. 主机系统故障（system error）

（1）原因：计算机系统激活重置、主机硬件。

（2）处理：先关掉电源开关，再重新开机，若仍报警则需送修。

2. 可能氦气有泄漏情况发生（possible helium leak）

（1）原因：①管路松动或接头漏气；②导管折曲；③管腔内有血液；④放气时间太晚；⑤充气太早；⑥球囊太大；⑦不规则触发或心律不齐。

（2）处理：①检查Balloon连接插头是否插妥，必要时做球囊漏气试验；②确认球囊在护鞘外，排出折曲拉直；③立即拔出，置入新的导管；④先调整反搏比至1∶2，调整Limiting至适当位置上，若仍报警做漏气试验，降低球囊充气量；⑤放气时间提前，变更触发模式PEAK；⑥调整反搏比至1∶2；⑦降低球囊充气量。

3. 侦测到大量的氦气漏气（large helium leak detected）

（1）原因：①球囊快速接头松脱；②导管或T型接头漏气。

（2）处理：①检查Balloon连接插头是否插妥；②检查所有接点再予以修正。

4. 反搏推动失败（purge failure）

（1）原因：①未置入氦气瓶；②氦气不足；③漏失触发信号；④导管没有与主机连接；⑤前次警报状况没有重置。

（2）处理：①置入氦气瓶及开启氦气开关；②置入心电满载气瓶；③检查患者状况，电极片接触，电缆线确认正确的触发信号选择；④将导管与主机连接；⑤检查按熄Reset灯号，重新激活Pump On。

5. 基准线压力太高（high baseline）

（1）原因：①导管折曲；②可能有部分球囊未能完全撑开；③可能Balloon位置不好；④过度充气。

（2）处理：①确认球囊在护鞘外，排出折曲拉直；②用空注射器手动方式将 Balloon 做若干次的充放气；③重新依据 X 光片调整位置；④立刻通知维修人员。

6. 失去心电图触发信号（ecg trigger loss）

（1）原因：①无心电图波形显示；②波形不清或有噪声；③波形太小或双 QRS 波；④触发模式选择不正确。

（2）处理：①检查患者状况、电极片接触、电缆线情形，必要时更换，改变电极极性；②检查监护与 ECGMON 输入端子信号连接，检查患者心电导程选择，检查 ECG 信号来源选择；③更换导程或增大 ECG 增益；④选择正确的触发模式。

7. 失去动脉血压触发信号（pressure trigger loss）

（1）原因：无血压波形显示。

（2）处理：①检查患者状况及全部信号连接处，接回动脉血压信号线或 Flash 一下管路，检查血压信号来源选择。②重新执行血压归零；变更其他触发模式。

8. 侦测不到心电图导程信号（ecg lead fault detected）

（1）原因：①电极接触不良；②电缆线未接妥。

（2）处理：①更换电缆线或电极片改变电极极性；②重新检查电缆线连接。

9. 放气设定超过一个周期（deflation >100%）

（1）原因：放气设定超过一个周期。

（2）处理：将 Deflate 的时机调早一点。

10. 排水失败（drain failure）

（1）原因：①水瓶已满或排水管折曲；②排水阀故障或系统故障。

（2）处理：①排出折曲管；②将集水瓶倾倒干净；③通知维修人员。

11. 电池使用时间不超过 20 min（battery life less than 20，10，5minutes）

（1）原因：蓄电池使用时间不超过 20 min、10 min、5 min。

（2）处理：接上 AC 电源。

12. 主机使用电池电力操作中（system running on battery）

（1）原因：AC 电源脱落或失效。

（2）处理：检查并接上 AC 电源。

13. 蓄电池不能使用（battery inoperative）

（1）原因：电池线路故障。

（2）处理：确认电池保险开关在 ON 的位置；通知维修人员。

14. 时机设定错误（timing error）

（1）原因：充/放气时机设定错误。

（2）处理：重新调整球囊充/放气时机的设定在正确的范围内。

15. 使用 INT trigger mode 时发现心电图信号（ECG waveform detected during internal trigger）

（1）原因：患者有心电信号。

（2）处理：将 trigger mode 更换至 pattern peak 或 AFIB 模式进行 Pumping。

16. 脱离功能已停止（weaning step complete）

（1）原因：脱离功能设定时间已到。

（2）处理：评估患者状况，是否需要继续 Pumping。

17. 氦气供应不足（low helium supply）

（1）原因：①氦气供应低于 100 PSI；②氦气瓶未锁住。

（2）处理：①更换氦气罐；②重新放置氦气瓶。

18. 主机内部 RAM 电池电力不足（low battery for static ram）

（1）原因：主机内 RAM 电池电力不足。

（2）处理：通知维修人员。

七、体外膜肺氧合技术操作中常见的问题及处理

【定义】

ECMO 是体外膜肺氧合（extracorporeal membrane oxygenation）的英文简称。ECMO 的原理是将体内的静脉血引出体外，经过特殊材质在人工心肺旁路氧合后注入患者动脉或静脉系统，起到部分心肺替代作用，维持人体脏器组织氧合血供（图 9－2－14）。

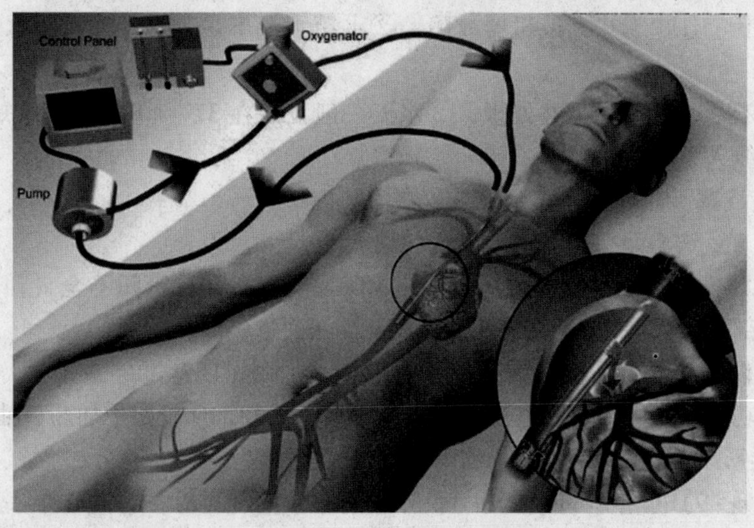

图 9－2－14　ECMO 示意

【常见问题及处理】

1. 膜肺气体出口液体漏出

（1）表现：膜肺气体出口有少量清亮液体滴出。

（2）原因：患者血温与室温的温差所致，是正常现象，不影响气体交换。

（3）处理：开启水箱，用加温的方法（水温≥35 ℃）减小温差。

2. 膜肺气体出口大量泡沫流出

（1）表现：膜肺气体出口有大量淡黄色的泡沫流出。

（2）原因：膜肺因多种因素导致膜结构异常，出现血浆从中空纤维渗漏，量多时

将堵塞气体交换膜，膜肺功能下降。

（3）处理：开大流量（8～10 L/min），用大流量气体冲洗膜肺，无效时需全套更换ECMO系统。

3. 机械原因造成的血尿

（1）表现：患者尿液颜色呈酱红色。

（2）原因：机械因素导致的血细胞破坏。

（3）处理：需更换ECMO系统。

4. 膜肺氧合不良

（1）原因：①气源有无氧气；②空氧混合气内氧浓度与气流量是否合适；③血流量与膜肺气流量是否匹配；④气体管道连接是否正确，有无脱落；⑤膜肺气体出口是否开放，有无阻塞；⑥膜肺气体出口处流出液体是否清亮；⑦膜肺顶端是否有气泡；⑧检查膜肺出入口压力差；⑨膜肺内有无可见的血栓形成。

（2）处理：发现情况迅速报告医生。

5. 变温水箱故障

（1）表现：变温水箱失灵或停止工作。

（2）原因：①电源中断或机器故障；②水箱水量不足，水管连接漏水；③水温设置错误。

（3）处理：①检查原因并处理；②水温一般设定在37～40 ℃；③通知维修人员；④防止电源线人为断开。

6. 空气栓塞

（1）表现：离心泵头、管道内出现气泡。

（2）原因：①预充排气不彻底；②ECMO泵前负压部分密闭不全（插管、三通开关、接头等部位）；③从负压端给药、抽血、测压而进气。

（3）预防及处理：①检查漏气部位及原因，加固密闭；②停泵排气；③MAQUET膜肺有排气功能，打开顶端黄色盖子；④一般不得在ECMO管路中加药、抽血。

7. 血栓形成

（1）表现：①可在ECMO管道、膜肺或离心泵发现血栓；②离心泵头出现异常声音，阻力增加，流量降低；③肺动静脉栓塞；④肢体缺血；⑤脑血管意外；⑥膜肺血浆渗出，气体交换障碍。

（2）原因：①抗凝不足；②凝血机制不稳定；③大量凝血因子消耗；④输血改变；⑤其他活动性出血有待控制；⑥尿量多，超滤改变肝素代谢时间；⑦体温较高，肝素代谢快；⑧人工材料激活凝血机制；⑨ACT监测不及时；⑩转流时间过长，膜肺超时限使用；⑪流量低，膜肺血流过缓；⑫跨膜肺阻力增高；⑬输新鲜血浆和血小板后，肝素用量不足；⑭输库血或血浆时未经过滤，微栓、聚合物进入循环系统。

（3）预防和处理：①抗凝治疗，增加肝素用量；②使用有抗凝涂层的ECMO套包；③密切监测ACT；④避免流量过低；⑤ECMO管路避免死角；⑥出现严重血栓需要更换ECMO套包。

第三节　输血技术

一、各类血制品储存及使用方法

1. 全血　采血后立即与抗凝保存液混匀，尽快放入 4 ℃环境内保存血液。

2. 血液成分及成分输血

（1）红细胞：主要种类有悬浮红细胞、浓缩红细胞、少白细胞红细胞、洗涤红细胞、冰冻红细胞和幼红细胞。

（2）白细胞。

（3）血小板。

（4）血浆：主要种类有新鲜液体血浆、新鲜冰冻血浆、普通冰冻血浆、冷沉淀。

3. 血制品储存及使用方法

（1）红细胞应在 4 ℃ ±2 ℃专用储血冰箱中储存，在常温下 1 U 红细胞输注的时间不超过 4 h，洗涤红细胞不能长时间保存，应尽可能在洗涤后 6 ~ 8 h 内输注（不超过 24 h）。

（2）浓缩白细胞可在室温下储存，有效期仅 2 d，故取回后应立即输注。

（3）血小板制备后的保存温度为 22 ℃ ±2 ℃，故不能存放在 4 ℃的冰箱里，也不能加温。

（4）新鲜冰冻血浆和普通冰冻血浆的保存温度都在 –20 ℃以下，使用前垂直放置于 37 ℃恒温水浴中，血浆袋连接口的上部高于水面，融化时间控制在 10 min 内。融化后不能再重新冰冻保存。

（5）新鲜冰冻血浆和普通冰冻血浆在 10 ℃的环境中放置不超过 2 h，暂时不输注时可放入 4 ℃冰箱短时间保存，但时间不能超过 24 h，超过 24 h 者只能用作普通冰冻血浆。普通冰冻血浆融化后可保存在 4 ℃冰箱，但必须在 5 d 内使用。

（6）冷沉淀的保存、融化条件与新鲜冰冻血浆相同，融化后尽可能在 4 h 内输注，输注速度要快，以便取得最大的效果，但应充分考虑患者的耐受程度。

二、输血安全管理

血液质量直接关系到临床用血的安全性和有效性。冷链是确保血液质量的基本条件，加强规范取血，提高冷链管理是保证血液质量的重要措施。

1. 受血者血样的管理

（1）采血护士必须具备 N1 级以上护士职称，准确掌握各种血制品输注要求。

（2）护士在标本采集操作前，必须严格执行查对制度，需经两名医护人员共同核对，至少同时使用三种患者身份识别方法。

（3）每次为一名患者采集，禁止同时为两位患者采集血标本。

（4）血标本由输血患者所在科室采集，不得由其他科室人员代为采集。

（5）患者第一次输血，应同时采取两管血标本，一管用于输血前传染病检验，另一管送输血科做交叉配血。

（6）血标本及《临床输血申请单》由医护人员或专门人员送交输血科，并与输血科双方进行核对。申请单与血标本内容不符时，退回申请单，重新采集血标本。

2. 领血管理

（1）接到取血通知后，立即安排医护人员携带专用取血箱取血，根据血制品要求，调节取血箱的温度。

（2）取血人员与输血科人员共同做好核对，核对无误后双方签字方可取回。

3. 输血管理

（1）三查八对：

1）三查：血的有效期、血的质量、输血装置是否完好。

2）八对：姓名、床号、住院号、血型交配试验结果、血型、血液种类、血袋号、血液的量。

（2）如患者在输成分血的同时，还需要输全血，则应先输成分血再输全血，以保证成分血能发挥最好的效果。如同时输几种成分血，应先输血小板。

（3）血液从血库取出后应在 0.5 h 内输入，不宜久置，200 ~ 300 mL 血液要求在 3 ~ 4 h 内输完，避免溶血。

（4）输入两袋以上血液时，两袋血之间须输入少量生理盐水冲管。输血完毕后，应继续输入少量生理盐水冲管，血袋要低温保存 24 h。

（5）输血时，血液内不得随意加入其他药品，如钙剂、酸性或碱性药品、高渗或低渗液，以防血液凝集或溶解。

（6）冷藏血液不能加温，以免血浆蛋白凝固变性而引起反应。

（7）血浆瓶有破损、标签不清或溶解后有明显混浊和不溶物时，不可输用。

（8）掌握输血速度，开始宜慢，15 滴/min，观察 15 min 后若患者无不适，再根据病情调节滴速，一般成人 40 ~ 60 滴/min，儿童 15 ~ 20 滴/min，大量失血患者速度稍快，心脏病患者速度宜慢，并注意观察病情变化。

（9）输血过程中，应密切观察有无局部疼痛，有无输血反应，如有严重反应，应立即通知医生，停止输血，并保留余血以备检查分析原因。

三、输血不良反应的观察及处置流程

1. 输血不良反应的预防

（1）认真做好血型鉴定和交叉配血试验。

（2）加强工作责任心，严格核对患者和供血者姓名、血袋号和配血报告有无错误，采用同型输血。

（3）取血时要轻拿轻放，运送血液时避免剧烈震荡；严格观察储血箱温度，并详细记录，严格执行血液保存规则，不可采用变质血液。

2. 输血不良反应的处理

（1）一旦怀疑发生溶血，应立即停止输血，维持静脉通路，及时报告医生。

（2）溶血反应发生后，立即抽取受血者静脉血加肝素抗凝剂，分离血浆，观察血浆色泽，若呈粉红色，可协助诊断，同时测定血浆游离血红蛋白量。

（3）核对受血者与供血者姓名和 ABO 血型、Rh 血型。用保存于冰箱中的受血者与供血者血样、新采集的受血者血样、血袋中血样，重做 ABO 血型、Rh 血型、不规则抗体及交叉配血试验。

（4）抽取血袋中血液做细菌学检验，排除细菌污染反应。

（5）维持静脉通路，以备抢救时静脉给药。

（6）口服或静脉滴注碳酸氢钠以碱化尿液，防止或减少血红蛋白结晶阻塞肾小管。

（7）双侧腰部封闭，并用热水袋热敷双侧肾区或双肾超短波透热疗法，以解除肾血管痉挛，保护肾脏。

（8）严密观察生命体征和尿量、尿色的变化并记录。同时做尿血红蛋白测定。对少尿、无尿者，按急性肾衰竭护理。如出现休克症状，给予抗休克治疗。

3. 发生溶血反应处理流程

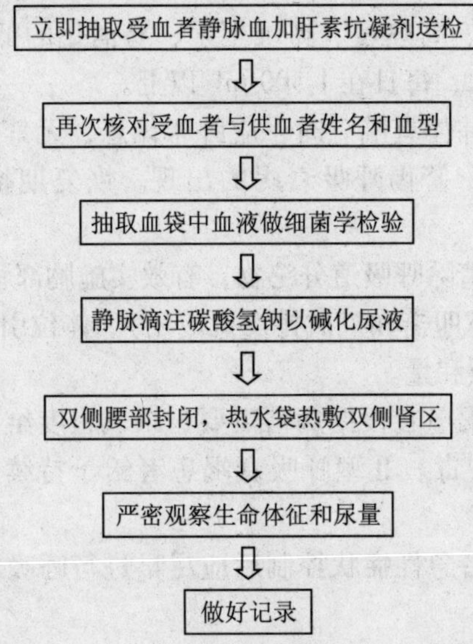

第四节　常见疾病的临床特点及护理要点

一、慢性阻塞性肺疾病

【定义】

慢性阻塞性肺疾病（简称慢阻肺，chronic obstructive pulmonary disease，COPD）是一种具有气流受限特征的可以预防和治疗的疾病，以慢性支气管炎和肺部疾病导致气流阻塞为特征，这是一种气流受限不完全可逆，呈进行性发展，与肺部对有害气体或有害颗粒物（主要是吸烟）的异常炎症反应有关。

【临床特点】

1. **慢性咳嗽** 常为首发症状。起初咳嗽呈间歇性，早晨较重，以后早晚或整日均有咳嗽，但夜间咳嗽不明显。

2. **咳痰** 咳嗽后通常咳少量黏液性痰，合并感染时痰量增多，常有脓性痰。

3. **气短或呼吸困难** 进行性加重的呼吸困难是COPD最重要的具有诊断价值的症状，早期仅劳力时出现，后逐渐加重，以致日常活动甚至休息时也感气短。

4. **喘息和胸闷** 部分患者有喘息，胸部紧闷感通常于劳力后发生，与呼吸费力、肋间肌等容性收缩有关。

5. **全身症状** 晚期常有体重下降、食欲减退、精神抑郁和（或）焦虑等，合并感染时可有血痰或咯血。后期出现低氧血症和（或）高碳酸血症的症状，并发慢性肺源性心脏病和右心衰竭。

【护理要点】

1. **环境** 室内阳光充足，通风良好，温度18～22 ℃，相对湿度55%～60%。

2. **饮食** 给予高蛋白、高热量、高维生素、易消化的低盐饮食，忌辛辣刺激性、产气食物。鼓励患者多饮水，每日在1 500 mL以上。

3. **休息** 急性发作期并伴有喘息时，应卧床休息，无禁忌证时取半卧位，注意呼吸功能及血氧饱和度监测，警惕呼吸衰竭的出现。恢复期指导并协助患者进行呼吸训练。

4. **咳嗽、咳痰** 及时清除呼吸道分泌物，有效实施胸部物理疗法，如有效深呼吸、有效咳嗽、胸部叩击（手掌叩击和机械排痰机应用）、体位引流、雾化吸入疗法等。观察并记录痰液的颜色、性质和量。

5. **氧疗** Ⅰ型呼吸衰竭患者根据病情需要、缺氧程度给予氧气吸入，但应避免长时间高浓度吸氧，以防氧中毒。Ⅱ型呼吸衰竭患者给予持续低流量吸氧（氧流量1～2 L/min），以免抑制呼吸。

6. **呼吸功能训练** 患者急性症状控制后应尽早进行呼吸功能锻炼（腹式呼吸、缩唇呼吸）。

7. **心理支持** 由于病程长，反复发作，患者易产生焦虑、烦躁不安情绪，护士应主动与患者及其家属沟通，了解患者心理变化。共同制订和实施护理计划，增强长期治疗耐心，提高患者的自我管理能力。

8. **健康宣教** 做好宣教工作，使患者及其家属了解疾病病因、治疗，主动配合。

二、急性呼吸窘迫综合征

【定义】

急性呼吸窘迫综合征（acute respiratory distress syndrome，ARDS）是指严重感染、创伤、休克等肺内、外严重疾病导致的以肺毛细血管弥漫性损伤，通透性增强为基础，以肺水肿、透明膜形成和肺不张为主要病理变化，以进行性呼吸窘迫和难治性低氧血症为临床特征的急性呼吸衰竭综合征。

【临床特点】

通常根据临床特点分为四期：

1. 第一期（损伤期） 在损伤后 4～6 h，常为原发病表现，如休克、外伤感染。此时有自发性过度换气，可出现轻微呼吸增快但无典型的呼吸窘迫，易于恢复。

2. 第二期（相对稳定期） 在损伤后 6～48 h，患者气短、呼吸浅速、吸气困难、发绀加重。血气分析可表现为呼吸性碱中毒、轻度低氧血症。胸部 X 片可见肺纹理增粗，提示肺间质水肿。

3. 第三期（呼吸衰竭期） 在损伤后 24～48 h，进行性呼吸困难和发绀。血气分析可表现为明显的呼吸性碱中毒，低氧血症，可合并代谢性酸中毒。其呼吸困难以常规氧疗无法改善。

4. 第四期（终末期） 发展至此，可于数小时内死亡。患者表现极度呼吸困难和严重发绀，二氧化碳潴留，可昏迷，血气分析可表现为明显的低氧血症和高碳酸血症，呼吸性酸中毒合并代谢性酸中毒。

【护理要点】

1. 饮食 充分营养支持，但应严格限制液体量，使机体液体呈轻度负平衡。

2. 氧疗 可采用鼻导管、面罩等进行高浓度（>5%）给氧，以尽可能低的氧浓度维持 PaO_2 >60 mmHg，SaO_2 >90%。氧疗过程中注意观察氧疗效果，若呼吸困难缓解，发绀减轻，心率减慢，则说明氧疗有效。若意识障碍加重或呼吸变浅、减慢，可能为 CO_2 潴留加重。结合患者临床表现及动脉血气分析结果调整氧气流量和浓度。

3. 机械通气治疗 多数患者需使用机械通气，机械通气是治疗 ARDS 的主要方法，可以维持基本的气体交换。常选用呼气末正压 PEEP 通气方式。机械通气过程中应监测、评估通气效果，如意识障碍、呼吸困难、发绀是否缓解。评估患者对呼吸机的反应、预防并发症（皮下气肿）、满足患者基本需求。

4. 病情观察 观察患者精神及意识状况，呼吸频率、节律和深度，腹部症状，尿量的变化，监测心率、血压、指脉氧情况。若有异常，及时通知医生。

5. 心理支持 多了解关心患者的心理状况，增强治疗的信心，特别是机械通气患者，应经常巡视，指导患者应用手势、写字等方法表达需求，以缓解紧张、焦虑情绪。

三、休克

（一）创伤性休克

【定义】

创伤性休克是由于机体遭受剧烈的暴力打击致重要脏器损伤、大出血等使有效循环血量锐减，微循环灌注不足；以及创伤后的剧烈疼痛、恐惧等多种因素综合形成的机体代偿失调的综合征。

【临床特点】

1. 休克早期（估计失血量小于总血容量的20%）

（1）神志紧张、烦躁、口渴、面色苍白、黏膜干燥、呼吸深而快、脉搏加快。

（2）血压则可正常或稍低，收缩压≥80 mmHg，脉压差缩小 <20 mmHg。

（3）外周静脉充盈度降低、尿量轻度减少。

2. 休克期

（1）意识清，神志淡漠、反应迟钝。

（2）呼吸浅快，脉搏细速（110 ~ 140 次/min）。

（3）血压下降至 60 ~ 80 mmHg，脉压差缩小更为明显，少尿或无尿，尿量 < 20 mL/h。

（4）表浅静脉塌陷、毛细血管充盈迟缓。

3. 休克晚期

（1）神志不清。

（2）全身皮肤、黏膜发绀，四肢厥冷，体温不升。

（3）呼吸困难，甚至出现潮式呼吸，脉搏细弱不清。

（4）血压下降明显，收缩后 <60 mmHg 或测不到。

（5）无尿。

（6）皮肤、黏膜出现淤斑或有消化道出血，提示有 DIC。

（7）出现进行性呼吸困难、吸氧不能改善呼吸状况，提示有 ARDS。

【护理要点】

（1）患者入院后，立即建立静脉通路，选择血管宜在上肢，立即开放两条大口径静脉通路，选用留置针 16 ~ 18 号针头，迅速补充血容量，同时抽血做交叉配血，在抗休克的同时迅速做好术前准备。

（2）留置尿管监测每小时尿量，如发现患者尿量减少，颜色呈浓茶色，说明有效循环血量不足或肾功能损害，给予加速输液，甚者急查肾功能，准确记录 24 h 出入水量，仔细观察患者皮肤色泽、弹性等，严密监测体温，及时使用降温措施。

（3）保持患者舒适体位，翻身，做好生活护理，使用床栏、约束带，保持肢体功能位，并进行肢体按摩，补充充足的水分。

（4）做好患者基础护理，预防并发症。

（5）注意创伤性休克患者心理护理，及早做好休克患者的早期心理护理和患者家属的心理安抚工作，保证抢救和治疗的顺利进行。

（二）感染性休克

【定义】

感染性休克是由微生物及其毒素等产物直接或间接引起急性微循环灌注不足，导致组织缺氧、细胞损害、代谢和功能障碍，甚至多器官功能衰竭的危重综合征。

【临床特点】

（1）多数感染性休克患者神志清，但烦躁、焦虑、神情紧张，面色和皮肤苍白，口唇和甲床轻度发绀，肢端湿冷，可有恶心、呕吐，尿量减少，心率增快，呼吸深而快，血压尚正常或偏低、脉压小。

（2）随着休克发展，患者烦躁或意识不清，呼吸浅快，心音低钝，脉搏细速，皮肤湿冷、发绀，尿量更少，甚至无尿。

（3）休克晚期可出现 DIC 和重要脏器功能衰竭等，常有顽固性低血压和广泛出血。

【护理要点】

（1）补充血容量，恢复有效循环血量。密切观察患者的体温、脉搏、呼吸、血压及意识等生命体征变化并做好护理记录。

（2）改善组织灌注，采取休克体位，将患者头和躯干抬高 20°～30°，下肢抬高 15°～20°。应用血管活性药物时，注意监测血压，调整输液速度。

（3）保持呼吸道通畅，观察呼吸形态，监测动脉血气，了解缺氧程度。避免误吸、窒息，保持呼吸道的通畅。

（4）调节体温，密切观察患者体温变化并及时通知医生，做好护理记录。休克时患者体温降低，应予以保暖，同时防止烫伤。室内温度以 20 ℃左右为宜。输血前应将库存血复温后再输入。感染性休克高热时，应予物理降温，必要时采用药物降温。

（5）预防意外损伤，对于烦躁或神志不清的患者，应加床旁护栏，以防坠床；必要时，四肢以约束带固定，严密观察患者约束肢体末端的血运情况。

（三）心源性休克

【定义】

心源性休克是心力衰竭的极期表现，由于心脏泵功能衰竭，不能维持其最低限度的心排血量，导致血压下降，重要脏器和组织供血严重不足，引起全身性微循环功能障碍，从而出现一系列以缺血、缺氧、代谢障碍及重要脏器损害为特征的病理生理过程。

【临床特点】

（1）严重的基础心脏病表现。

（2）体循环衰竭表现：持续性低血压、少尿、意识障碍、末梢发绀等；亦可同时合并急性肺水肿表现。

（3）血流动力学指标变化：动脉压 < 10.7 kPa（80 mmHg）；中心静脉压正常或偏高；心排血量极度低下。

【护理要点】

（1）给予高流量吸氧，氧流量为 6～8 L/min 并密切观察氧疗效果，若面罩或鼻导管吸氧效果不佳应及时做好配合气管插管或气管切开。

（2）根据中心静脉压的检测结果及时补充有效血容量，密切观察生命体征变化，观察治疗效果。

（3）遵医嘱使用血管活性及血管扩张药物，密切观察血压，随时调整血药浓度，将收缩压维持在 90～100 mmHg 或稍高，如果使用硝普钠应注意避光。

（4）根据病情使用激素治疗，同时应密切观察病情及注意不良反应，病情改善后应遵医嘱迅速停药。

【应急预案】

（1）当患者发生休克时应立即通知医生，同时迅速为患者建立静脉通路，氧气吸入，补充血容量。

（2）准备好各种抢救物品及药品。

（3）密切观察患者的意识、体温、脉搏、呼吸、血压、尿量及其他临床变化，及时准确做好护理记录，严格记录出入量。

（4）注意为患者保暖，适当增加盖被，但应避免用热水袋或热水瓶，防止烫伤。

（5）及时留取各种标本并送检。

（6）安慰患者及其家属，听取并解答患者及其家属的疑问，以减轻他们的恐惧和焦虑心理。

四、多发伤

【定义】

多发伤是指在同一伤因的打击下，人体同时或相继有两个或两个以上解剖部位的组织或器官受到严重创伤，其中之一即使单独存在创伤也可能危及生命。

【临床特点】

1. 伤情严重，病情变化快 严重多发性创伤多伴有一系列的复杂全身应激反应。其反应程度除与创伤严重度有关外，还受创伤的性质、部位和受伤时情况的影响。

2. 病死率高 由于严重多发性创伤伤情危重，因此病死率很高。

3. 伤势重，休克发生率高 严重多发伤损伤范围广，失血量大，故休克发生率高。

4. 严重的低氧血症 多发性创伤早期低氧血症发生率可高达90%，对早期严重多发性创伤患者，应注意连续监测血气分析变化情况，以动态观察血液氧合状况。

5. 容易漏诊和误诊 多发伤多数情况下是闭合伤和开放伤同时存在；多系统的创伤同时存在等，极易发生漏诊。

【护理要点】

（1）遵循重危患者“先救命后治疗”的原则。

（2）给予心电监测，密切观察病情变化，配合医生尽快实施一问、二看、三测、四摸、五穿刺的五步检诊程序。

（3）保持呼吸道通畅：迅速清除呼吸道异物，取出假牙、血块，给予鼻导管或面罩吸氧，氧流量4～6 L/min。若无呼吸、心搏者，则立即行气管插管术和心肺复苏术，必要时呼吸机辅助呼吸。

（4）建立静脉通道：迅速建立一条或一条以上静脉通道，以保证大量输液、输血通畅，纠正休克。

（5）有效止血：多发伤患者常合并腹腔内脏器及骨折的出血，应遵医嘱用药并及时做好手术准备；对开放性、活动性出血者，给予夹板固定和用无菌敷料加压包扎止血。

（6）协助医生做好各项辅助检查工作，及时查明病因。

（7）做好术前准备：及时做好配血、皮试、备皮、导尿、留置胃管等术前准备。

【应急预案】

（1）及时通知医生的同时迅速为患者建立静脉通路，补充血容量，抽取血标本，必要时遵医嘱输血，准确及时地应用药物。

（2）保持呼吸道通畅，充分给氧，改善患者通气功能，提高组织血氧含量，纠正低氧血症。

（3）伤肢妥善固定，充分暴露患者身体各部位，以发现危及生命的重要创伤。

（4）必要时留置导尿管，观察尿液颜色、性质和量，以了解有效循环血量情况及有无泌尿系统损伤及损伤程度。

（5）协助做好各种诊断性穿刺和治疗的准备，如胸穿、腹穿、胃肠减压及胸腔闭式引流术等。

（6）心理护理：做好患者心理护理，病情危重者，专人陪伴，使其有安全感，听取并解答患者及其家属的疑问，以减轻恐惧和焦虑心理。

五、糖尿病酮症酸中毒

【定义】

糖尿病酮症酸中毒（Diabetic Ketoacidosis，DKA）是指糖尿病患者在应激状态下由于体内胰岛素缺乏，胰岛素拮抗激素增加，引起的糖和脂肪代谢紊乱，以高血糖、高酮血症和代谢性酸中毒为主要改变的一系列临床综合征。

【临床表现】

1. 糖尿病症状加重 烦渴、尿量增多、疲倦乏力等，但无明显多食。

2. 消化系统症状 食欲减退、恶心、呕吐。

3. 呼吸系统症状 酸中毒时呼吸深而快，呈 Kussmaul 呼吸。动脉血 pH < 7.0 时，由于呼吸中枢麻痹和肌无力，呼吸渐浅而缓慢。呼出气体中可能有丙酮味（烂苹果味）。

4. 脱水 脱水量超过体质量 5% 时，尿量减少，皮肤黏膜干燥，眼球下陷等。如脱水量达到体质量 15% 以上，由于血容量减少，出现循环衰竭、心率快、血压下降、四肢厥冷，体温多无明显升高。

5. 神志状态 有明显个体差异，早期感头晕、头疼、精神萎靡；渐出现嗜睡、烦躁、迟钝、腱反射消失，至昏迷，经常出现病理反射。

6. 其他 广泛剧烈的腹痛、腹肌紧张，偶有反跳痛，常被误诊为急腹症。

【护理要点】

（1）严密观察病情变化。

（2）监测血糖水平：在输液和胰岛素治疗中应每 1 ~ 2 h 监测血糖；血糖下降速度不宜过快，以每小时降低 3.9 ~ 6.1 mmol/L 为宜。如开始治疗后 2 h 血糖无明显下降，提示患者对胰岛素敏感性较低，胰岛素剂量应加倍。

（3）监测高血糖的症状和体征：注意多尿、烦渴、多食、虚弱、乏力、视物不清或头痛等症状和体征的改善情况。儿童应注意观察遗尿现象。

（4）监测尿糖和尿酮体：每 1 ~ 2 h 监测尿糖和尿酮体的变化。

（5）观察生命体征：监测血压、脉搏、呼吸、体温、神志的改变。低血钾时应进行心电监护，及时发现病情变化。

（6）监测血气分析和电解质变化。

（7）记录 24 h 出入水量。

（8）监测补液情况：建立静脉通路，根据病情决定输液的量和速度。清醒患者鼓励口服补液。

（9）休息和体位：如出现体位性低血压，则应协助患者活动。病情严重者血糖水平超过 250 mmol/L 时，应卧床休息，严格限制活动。

（10）昏迷患者护理：对昏迷患者给予吸氧，并应注意保持呼吸道通畅。勤翻身叩背，防止压疮和坠积性肺炎的发生。注意保暖，胃扩张者留置胃管，尿潴留者留置导尿管。

【补液方法】

1. 液体总量 补液总量可按原体质量的 10% 估计；一般 24 h 内总输液量为 4 000 ~ 5 000 mL，对于严重失水患者补液量可达 6 000 ~ 8 000 mL。

2. 补液途径 以静脉滴注为主，辅以胃肠内补液。

3. 液体选择 ①一般选择生理盐水；②血糖降至 13.9 mmol/L 时，改为输入 5% 葡萄糖液；③若血糖低于 11.1 mmol/L 时，可给予 10% 葡萄糖液输入；④为避免脑水肿，不宜输入过多钠盐、低张液体，同时应避免血糖下降过快。

4. 补液速度 ①最初 1 ~ 2 h 内，患者若无心力衰竭，则快速输入 1 000 ~ 2 000 mL 液体；②在随后的 2 ~ 6 h 内输入 1 000 ~ 2 000 mL 的液体；③以后根据患者的血压、心率、尿量、末梢循环情况、中心静脉压，以及继发疾病等决定输液量和输液速度；④补液后保持尿量在每分钟 2 mL 以上为宜；⑤对合并心脏病者适当减少补液量，降低输液速度。

【健康教育】

（1）指导患者识别诱发血糖升高的因素，学习阻止血糖升高的方法，并熟悉管理血糖升高的措施。

（2）鼓励患者自我监控血糖，包括学习血糖检测的方法及血糖值变化的意义。

（3）指导患者掌握尿糖和尿酮体的检测方法及临床意义。

（4）指导患者学习在疾病、手术、创伤等应激状态下对糖尿病的管理，包括胰岛素和口服降糖药物的调整，饮食和运动的调节。

六、心力衰竭

【定义】

心力衰竭是由各种损害心室充盈或射血功能的结构或功能性心脏疾病引发的一组“复杂的临床症状”，此时心脏不能提供足够的氧供应新陈代谢的需要。

【临床表现】

1. 左心功能衰竭

（1）程度不同的呼吸困难：劳累性呼吸困难；夜间阵发性呼吸困难；端坐呼吸；急性肺水肿。

（2）咳嗽、咳痰、咯血。

（3）疲倦、乏力、头晕、心悸。

（4）少尿及肾功能损害症状。

2. 右心功能衰竭　以体循环淤血表现为主。

（1）水肿：下肢下垂性、对称性、压陷性浮肿，脚踝部最早出现。

（2）颈静脉征：肝颈静脉反流征阳性。

（3）肝大、腹水。

3. 心功能分级　NYHA 功能分级。

（1）Ⅰ级：无症状，活动量不受限制。

（2）Ⅱ级：中度体力活动受限，活动量轻度受限。

（3）Ⅲ级：轻体力活动受限，但休息时无症状。

（4）Ⅳ级：休息时仍有症状。

【护理要点】

1. 慢性心力衰竭

（1）一般护理：

1）充足的睡眠和休息：保持情绪稳定，避免激动、紧张、恼怒及过度兴奋等。

2）适当活动：轻度心衰患者可适当进行活动；中度心衰患者限制活动，每天卧床休息时间保持 12～14 h；严重心衰患者则需完全卧床休息，但仍应保持床上被动活动。

3）合理饮食：以高维生素、低热量、低盐低脂、富含电解质及适当纤维素及无机盐的食物为宜。

4）吸氧：急诊入院时可高浓度高流量给氧，病情稳定后鼻导管持续低流量给氧。

5）皮肤及口腔护理：重度水肿者应定时翻身，保持床单元整洁、干燥，防止压疮的发生。加强口腔护理，防止口腔内溃疡感染。

（2）用药护理：

1）利尿剂：排钾利尿剂（呋塞米等）使用时注意观察患者是否有低钾表现。保钾利尿剂（螺内酯等）利尿作用较弱，常与排钾利尿剂合用以防低血钾。应准确记录 24 h尿量，观察用药反应。

2）硝普钠：是同时扩张小动脉和静脉的药物，使用时监测血压，注意避光，每8 h更换 1 次，以防止氰化物中毒。

3）洋地黄：加强心肌收缩力，减慢心率，增强心排血量，正性传导。最初 24 h 内应密切观察洋地黄中毒或过敏等情况。

4）健康教育：积极治疗原发病，避免诱因；保持情绪稳定；适当安排休息和活动；服用洋地黄类药物前自测脉搏；定期门诊随访。

2. 急性心力衰竭

（1）主要表现：急性肺水肿。患者突发严重呼吸困难，端坐呼吸，有窒息感，口唇发绀，大汗淋漓，极度烦躁不安，咳嗽，咳粉红色泡沫样痰，听诊心率加快，心尖部可闻及奔马律，双肺对称性布满湿啰音和哮鸣音。

（2）护理要点：

1）体位：协助患者呈坐位，双腿下垂。

2）镇静：安慰患者，避免给患者造成不良刺激，必要时皮下注射吗啡 3～5 mg。

3）酒精湿化吸氧：高流量吸氧，4～6 L/min，湿化瓶内可用 30%～50% 的酒精湿化给氧。

4）利尿：遵医嘱给予患者呋塞米 20～40 mg 静脉推注。

5）强心：西地兰稀释后静脉缓慢推注，推注前后测心率，如心率低于 60 次/min 慎用。

6）扩血管：舌下或静脉应用硝酸甘油。

7）解除支气管痉挛：氨茶碱 0.25 g 以 50% 葡萄糖 40 mL 稀释后缓慢静脉推注，应在 15～20 min 内推完。

8）监测：注意尿量、心电图及血气分析的变化，观察患者生命体征。

七、脑出血

【定义】

脑出血是指脑实质内出血，好发于 50 岁以上的中老年人，最常见原因是高血压、动脉粥样硬化。常因精神紧张、情绪激动、用力排便、劳累使血压进一步升高而导致脑血管破裂。

【临床特点】

1. 运动和语言障碍 运动障碍以偏瘫较为多见；语言障碍主要表现为失语和言语含糊不清。

2. 呕吐 约一半的患者发生呕吐，可能与脑出血时颅内压增高、眩晕发作、脑膜受到血液刺激有关。

3. 意识障碍 表现为嗜睡或昏迷，严重程度与脑出血的部位、出血量和速度有关。在脑较深部位的短时间内大量出血，大多会出现意识障碍。

4. 眼部症状 瞳孔不等大，偏盲和眼球活动障碍。如脑出血患者在急性期常常双眼凝视大脑的出血侧。

5. 头痛头晕 头痛是脑出血的首发症状，常常位于出血一侧的头部；当颅内压增高时，疼痛可以发展到整个头部。头晕常与头痛伴发，特别是在小脑和脑干出血时。

【护理要点】

1. 加强生活护理，防止意外发生

（1）吞咽困难者，应防止进食时误入气管导致肺部感染或不慎咬伤舌头。

（2）肢体无力或偏瘫者需加强生活照料，肢体瘫痪者应防止跌倒或坠床。

（3）面瘫患者进食时食物易残留于麻痹侧口颊部，需特别注意该侧颊部黏膜的清洁。

（4）语言、视力、听力障碍的患者，应及时了解患者需求，并给予满足。

（5）早期进行肢体功能锻炼。

2. 呼吸道管理 保持呼吸道通畅，减少和预防呼吸道并发症防止误吸，舌后坠时用舌钳将舌拉出，使其侧卧位，头偏向一侧，适当吸氧，防止脑缺氧。必要时气管切开。

3. 有效缓解或解除疼痛 术后患者若诉头痛，应了解和分析头痛的原因、性质和程度，对症处理。

4. 及时发现和处理并发症

（1）脑脊液漏：注意观察切口敷料及引流情况，一旦发现有脑脊液漏，应及时通知医生处理。患者取半卧位、抬高头部以减少漏液；为防止颅内感染，使用无菌绷带包扎头部，枕上垫无菌治疗巾并经常更换，定时观察有无浸湿，并在敷料上标记浸湿范围，估计渗出程度。

（2）颅内压增高、脑疝：适当控制输液量。使用脱水剂时尿量增加，注意维持水、电解质的平衡。观察生命体征、意识状态、瞳孔、肢体活动状况等，注意有无颅内压增高症状，保持大便通畅，避免引起颅内压增高的活动。

（3）出血：颅内出血是脑部手术后最危险的并发症，多发生在术后 24～48 h。患者往往有意识改变，表现为意识清楚后又逐渐嗜睡、反应迟钝甚至昏迷。故术后应严密观察，避免增高颅内压的因素，一旦发现患者有颅内出血征象，应及时报告医生，并做好再次手术止血的准备。

（4）感染：术后常见的感染有切口感染、脑膜炎及肺部感染。预防脑手术后感染的主要方法有：常规使用抗菌药，严格无菌操作，加强营养及基础护理。

（5）中枢性高热：中枢性高热多出现于术后 12～48 h，体温达 40 ℃以上，同时伴有意识障碍、瞳孔缩小、脉搏快速、呼吸急促等自主神经功能紊乱症状，一般物理降温效果差，需及时采用冬眠低温治疗和护理。

（6）癫痫发作：多发生在术后 2～4 d 脑水肿高峰期。当脑水肿消退、脑循环改善后，癫痫常可自愈。癫痫发作时，应及时给予抗癫痫药物控制；患者卧床休息，保证睡眠，避免情绪激动；吸氧，避免意外受伤；观察发作时表现并详细记录。

5. 脑室引流管的护理

（1）引流管标识清楚，引流袋悬挂高度应高于脑平面 10～20 cm，以维持正常颅内压；保持引流通畅及引流系统的密闭性，防止引流管受压、扭曲、打折、牵拉或脱出。

（2）观察引流液的量、性质、颜色及引流速度，引流量不宜超过 500 mL/d。

（3）每日更换头部无菌治疗巾，在严格无菌操作下更换引流袋。

（4）搬动患者时先夹毕引流管，待患者安置稳定后再打开引流管。

（5）拔管前一日试行夹管，观察生命体征、瞳孔，出现头痛、呕吐、血压升高时，应报告医生，重新打开引流管。

6. 健康教育

（1）加强功能锻炼。

（2）脑出血患者有再出血的危险，应避免导致再出血的诱发因素。高血压患者应注意气候变化，规律服药，控制血压。

(3) 控制不良情绪，保持心态平稳，避免情绪波动。

八、肝性脑病

【定义】

肝性脑病是严重肝病引起的、以代谢紊乱为基础的中枢神经系统功能失调的综合病症。

【临床表现】

根据意识障碍程度，神经系统表现和脑电图改变，分为四期。

1. Ⅰ期（前驱期） 轻度的性格改变和行为失常，如欣快激动或淡漠少言，衣冠不整或随地便溺。应答尚准确，但吐词不清或缓慢。不能完成简单的计算和智力构图（如搭积木等），可有扑翼样震颤。脑电图多数正常。此期历时数日或数周，有时症状不明显，易被忽视。

2. Ⅱ期（昏迷前期） 以意识错乱、嗜睡、行为失常为主。前一期的症状加重。嗜睡或昼睡夜醒。定向力和理解力均减退，对时、地、人的概念混乱，言语不清、举止反常也常见。可有幻觉、恐惧、狂躁，而被视为一般精神病。此期患者有明显神经体征，如腱反射亢进、肌张力增高、踝阵挛及 Babinski 征阳性等。此期扑翼样震颤存在，可出现不随意运动及运动失调，脑电图有特征性异常。从此期开始患者可出现肝臭。

3. Ⅲ期（昏睡期） 以昏睡和精神错乱为主，大部分时间患者呈昏睡状态，但可唤醒。醒时尚可应答，常伴有神志不清和幻觉。扑翼样震颤仍可引出。肌张力增加，四肢被动运动常有抵抗力。锥体束征常呈阳性，脑电图有异常波形。

4. Ⅳ期（昏迷期） 神志完全丧失，不能唤醒。浅昏迷时，对疼痛刺激和不适体位尚有反应，腱反射和肌张力仍亢进；由于患者不能合作，扑翼样震颤无法引出。深昏迷时，各种反射消失，肌张力降低，瞳孔常散大，可出现阵发性惊厥、踝阵挛和过度换气。

【护理要点】

(1) 严密观察判断意识障碍的程度，观察并记录生命体征、瞳孔大小、对光反射、意识状态等。

(2) 迅速去除和避免诱因：

1) 禁止给患者应用安眠药和镇静药物。

2) 防止感染。

3) 防止大量输液。

4) 避免快速利尿和大量放腹水。

5) 保持大便通畅。

(3) 定期抽血复查肝、肾功能，电解质。

(4) 上消化道出血停止后也应灌肠和导泻，以清除肠道内积血，减少氨的吸收。

（5）减少饮食中蛋白质的供给量。

1）昏迷者应忌食蛋白质，鼻饲或静脉补充葡萄糖供给热量。

2）清醒后可逐步增加蛋白质饮食，最好给予植物性蛋白如豆制品。

3）显著腹水者补钠量应限制在 250 mg/kg/d。

（6）意识障碍患者的护理：

1）保持呼吸道通畅。

2）躁动不安者需床挡，必要时使用约束带，以防坠床。

3）定时翻身，保持床单元干燥、平整，预防压疮的发生。

4）做好口腔护理、眼周护理。对眼睑闭合不全者可用生理盐水纱布覆盖眼部。

5）给予患者肢体被动运动，防止静脉血栓形成及肌萎缩。

6）防止便秘，必要时给予患者灌肠，禁忌肥皂水灌肠。

7）对有脑水肿患者可使用冰帽，降低脑细胞代谢，以保护脑细胞功能。

（7）准确记录 24 h 液体出入量，观察患者尿量、腹水及水肿情况。

九、静脉血栓栓塞症

【定义】

静脉血栓栓塞症（VTE）是指血液在静脉内不正常的凝固，使管腔部分或完全阻塞；血栓也可能脱落、进入并栓塞肺动脉，从而导致循环和呼吸障碍，因此 VTE 可表现为深静脉血栓形成（DVT）或急性肺血栓栓塞症（PET），也可两者同时存在，VTE 是 DVT 和 PET 的总称。静脉血栓形成的三大因素是血液滞缓，静脉壁的损伤和高凝状态。

【临床特点】

1. 下肢 DVT

（1）疼痛和压痛：疼痛多为坠痛和胀痛，一般在下肢深静脉阻塞处远端明显，久站和行走时疼痛加重。

（2）肿胀。

（3）浅静脉曲张、皮下静脉突出。

（4）低热：一般不超过 38. 5 ℃，如果出现高热，提示合并感染，如蜂窝织炎或淋巴管炎。

（5）患肢轻度发绀，局部皮温高，可出现红斑。

（6）束状物：如股静脉血栓形成时，常可在局部扪及静脉内的条索状血栓。

2. 急性 PTE 症状和体征

（1）呼吸困难最为常见，呈劳力性呼吸困难。

（2）胸痛：呼吸或咳嗽时加剧。

（3）咳嗽：多为干咳，也可伴少许白痰或喘息。

（4）咳血。

（5）晕厥。

【护理要点】

1. 非手术疗法的护理

（1）下肢深静脉血栓形成急性期患者绝对卧床 4 周，患肢抬高 30°，非急性期可室内轻体力活动。

（2）药物治疗观察：非手术疗法应用溶栓、抗凝、抗血小板聚集药物，它们的共同副作用都是出血，因此要严密观察患者有无出血倾向，如注射点青紫、鼻衄、牙龈出血、血尿、黑便等，同时要定期复查血凝试验。

（3）病情观察：

1）观察并记录患者生命体征、神志及患肢皮温、色泽、动脉搏动的情况。如出现异常，及时通知医生。

2）每日测量并记录患肢不同平面周径的变化，并和健肢比较，列表判断疗效一目了然。

3）肺动脉栓塞的发现及处理：肺动脉栓塞是 DVT 最严重的并发症，发病急，死亡率高，一旦患者出现呼吸困难、胸痛、血压下降，应高度警惕肺动脉栓塞的发生。出现 PET 时，立即使患者平卧、避免活动，立即通知医生，吸氧 4 ~ 6 L/min，配合抢救。

4）止痛剂的使用：以免因疼痛引起动脉痉挛。

5）必要时行介入手术治疗。

2. 手术疗法的护理

（1）术前准备：常规术前准备：备皮，禁食水，术前用药。

（2）术后护理：

1）患肢抬高 30°（以利静脉回流），及早活动（预防 DVT 再次形成）。

2）药物治疗观察：术后继续应用抗凝药，观察内容同非手术疗法。

3）病情观察：同非手术疗法护理中的病情观察。

4）恢复期：逐渐增加活动量，以促进深静脉再通及侧支循环建立。

3. 预防

（1）尽早下床活动是预防下肢深静脉血栓形成的最有效措施。

（2）卧床期间要定时更换体位，每 1 ~ 2 h/次，避免膝下垫枕过度屈髋，鼓励患者进行深呼吸及咳嗽。定时进行下肢肢体的主动活动或被动活动，如膝、踝及趾关节的伸屈活动，举腿活动。

（3）需长期输液或经静脉给药者，避免在同一部位、同一静脉反复穿刺，尤其是使用刺激性药物更要谨慎。

（4）低脂饮食，宜清淡，忌辛辣刺激、油腻食物；肥胖者积极参加体育锻炼，减轻体重。

（5）高危患者（血液呈高凝状态）应适当服用活血化瘀中药或抗凝药物。

（6）各种术后患者应慎用止血药物。

（7）物理预防措施：包括梯度加压弹力袜、间歇充气压力泵和静脉足泵。

4. 健康教育

（1）戒烟。

（2）保持大便通畅，多食含纤维素丰富的食物，必要时用开塞露、麻仁软胶囊、灌肠等，避免因排便困难引起腹内压增高，影响静脉回流。

（3）勿使用过紧衣物，避免血液淤滞。

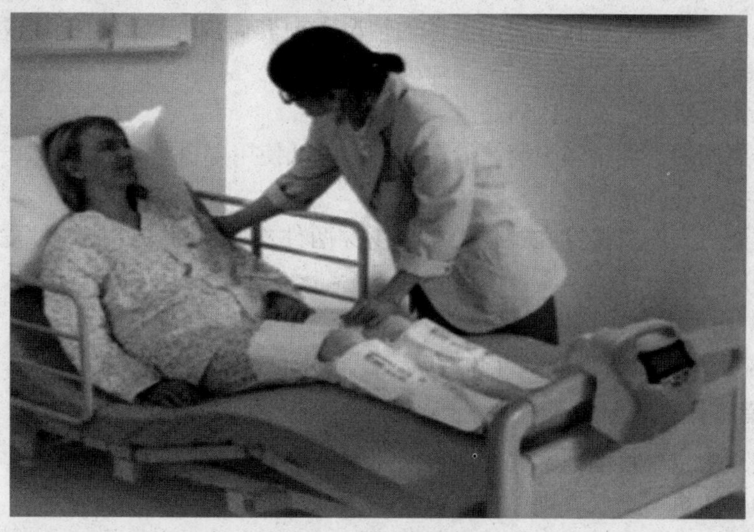

图 9－4－1　肢体压迫系统（DVT－2600）

【操作常规】

将设备放置在硬实平坦的桌面上，插上电源线
将套筒套到患者的腿或脚上（应为患者选择合适的套筒）
用连接气管将套筒与主机连接
从主机后面打开电源开关
按下“START/STOP”键，仪器自动或者手动设置压力值和间歇时间后运行深静脉血栓预防模式
套筒自检完成后，主机按照设定值自动运行
按下“START/STOP”键停止运行，在医生的指导下，视患者情况，检查所有程序是否正确
设定好治疗时间和压力值
开始运行

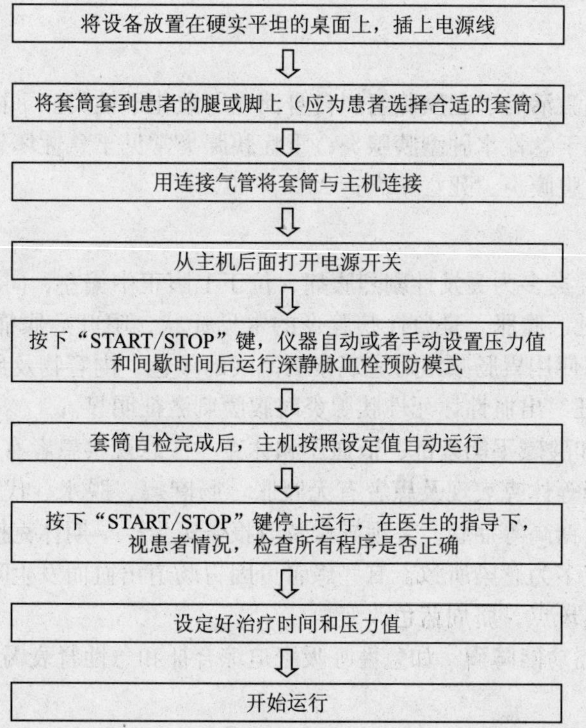

【保养常规】

（1）避免仪器靠近热源设备，避免阳光直射。

（2）禁止在高度潮湿的环境如浴室、桑拿房内使用。

（3）水平放置（倾斜可能造成故障或失常）。

（4）套筒内禁止佩戴手表等饰品（可能划伤患者皮肤或刺漏套筒）。

（5）除了试验，不要在未套上肢体的情况下向套筒内充气（可能造成套筒破坏或降低使用寿命）。

（6）套筒远离热源及尖锐物品。

（7）不要用油、酒精等为套筒消毒（可能降低使用寿命）。

（8）不要折叠或弯曲气管。

（9）不要将套筒直接穿在裸体上，至少穿两件衣服（汗液、脂粉、皮脂会降低套筒使用寿命）。

（10）禁止用配套主机以外的仪器为套筒充气。

（11）禁止用户自行维修、拆卸本仪器。

【应急措施】

（1）使用中出现疼痛或水肿，停止使用并告知主治医生。

（2）如果主机不充气，则停机并检查。

（3）如果发生触电，马上拔掉电源并通知经销商来检查主机。

（4）如果设备内气泵发出强烈噪声，通知经销商维修。

十、重症胰腺炎

【定义】

胰腺炎是胰酶激活后引起胰腺组织自身消化所致化学性炎症。根据病情可分为轻症和重症：轻症常见于急性水肿型胰腺炎；重症胰腺炎常见于急性坏死型胰腺炎，易并发休克、呼吸衰竭、腹膜炎，死亡率高达25%～40%。

【临床特点】

1. 腹痛 胰腺炎多为突发性剧烈腹痛，位于上腹正中偏左，向腰背部及肩部放射。

2. 恶心、呕吐、腹胀 是急性胰腺炎的常见症状，呕吐后腹痛不能缓解。腹胀可行胃肠减压治疗，使用胃肠减压时应观察引流液的颜色、内容物及量。

3. 腹膜炎体征 出血性坏死性胰腺炎时腹膜刺激征明显。

4. 水电解质和酸碱平衡紊乱、低血压和休克 注意观察患者有无出血倾向如脉速、出冷汗、血压下降等休克表现及患者有无腹胀、肠麻痹、脱水、代谢性酸中毒、血钾、血镁、血钙低，血糖高等症状，发现异常及时报告医生。早期休克提示可能有大面积胰腺坏死，晚期休克多为感染所致。有些患者可因胃肠道出血而发生呕血、便血，少数患者可出现皮肤出血斑点，脐周蓝色改变。

5. 合并多脏器功能障碍 如急性呼吸窘迫综合征和急性肾衰竭等。

【护理要点】

1. 非手术治疗及术前护理

（1）严密观察心率、血压、呼吸、心电图变化及血氧饱和度。持续吸氧，同时注意尿量，神志变化，有无恶心、呕吐、腹膜刺激征、休克等表现，发现异常及时报告医生。

（2）补液、纠正水电解质酸碱平衡紊乱、防治休克，必要时建立多条静脉通路，准确记录出入水量。

（3）胃肠减压：禁食和持续有效地胃肠减压是治疗胰腺炎的主要手段。密切观察并记录胃液的颜色、性质和量。

（4）疼痛：患者剧烈疼痛时可协助其采取舒适卧位，遵医嘱给予止痛药，禁止使用吗啡，因其可导致括约肌痉挛。

（5）心理护理：向患者及其家属进行疾病相关知识宣教，以减轻患者恐惧、焦虑等心理负担。

（6）饮食指导：禁食期间，患者口渴可湿润口唇，待症状好转逐渐给予清淡流质、半流质、软食，恢复期仍禁止高脂饮食。

2. 术后护理

（1）卧位：术后平卧 6 h，6 h 后改为半坐卧位。

（2）心电血压监护，持续吸氧，记录出入水量。严密观察心率、血压、呼吸、心电图变化及血氧饱和度。同时注意尿量，神志变化，有无恶心、呕吐、腹膜刺激征、休克等表现，发现异常及时报告医生。

（3）各种管道的护理：妥善固定并保持胃肠减压、T 型管、腹腔引流管、腹腔灌洗管通畅，并观察引流液的量和颜色。持续腹腔灌洗。注意无菌操作和保护管周皮肤。腹腔造瘘管的护理：如胃造瘘、空肠造瘘，保持其通畅，营养液缓慢多次注入，还应保温，观察有无腹痛、腹胀、腹泻等不良反应。

（4）并发症的护理：常并发急性呼吸窘迫综合征和急性肾衰竭。严密观察患者呼吸形态，定期监测血气分析，给予鼻导管或面罩吸氧，若患者出现严重呼吸困难或氧饱和度下降，应及早给予机械通气并做好气道护理；详细记录每小时尿量及 24 h 出入水量，定期监测肾功能。

（5）饮食护理：术后早期给予全肠外营养，要注意营养液的种类，输注的速度、浓度和温度及有无恶心、呕吐、腹胀、腹泻等反应，若无不适，可逐渐过渡到肠内营养。

（6）加强基础护理，预防术后并发症：早期协助患者取半卧位，叩背，鼓励做深呼吸及有效咳嗽，必要时做雾化吸入预防肺部感染；定时翻身，督促患者床上多更换卧位，可使用气垫床，预防压疮；鼓励患者多做下肢伸屈活动，预防下肢静脉血栓形成。

【健康教育】

（1）向患者讲清本病好发特点及治疗中的注意事项，给予鼓励、安慰以稳定情绪，使患者积极配合治疗。

（2）禁食高糖高脂饮食，避免暴饮暴食及饮酒，以防疾病复发。

（3）规律作息，勿劳累，积极治疗胆道疾病。

（4）有胆道疾病病史或暴饮暴食、饮酒后出现剧烈腹痛，应警惕胰腺炎的发生。

第五节 常见危急值的识别及处理

危急值是指当这种检验、检查结果出现时，表明患者可能正处于有生命危险的边缘状态，临床医生需要及时得到检查信息，迅速给予患者有效的干预措施或治疗，就可能挽救生命，否则就有可能出现严重后果，失去最佳抢救机会。

危急值的详细内容见附表 1 检验项目危急值一览表。

危急值上报流程

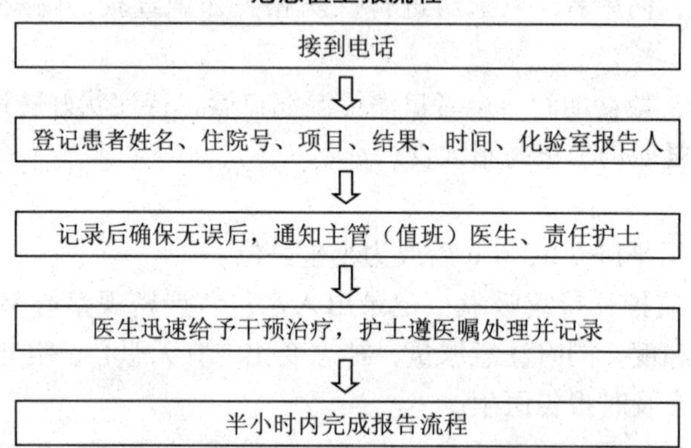

如果危急值与临床不符，重新留取样本复查。危急值处理后要追踪是否改善，并有书面记录。

第六节 常用护理操作技术

一、动脉采血技术

1. 穿刺部位的选择 可通过桡动脉、股动脉、肱动脉、足背动脉采集动脉血标本。首选桡动脉，因桡动脉与静脉分离，不易误抽静脉血，且易固定，便于操作，患者容易接受。同时，桡动脉也是唯一一条经过二次氧合的动脉血管通路。

2. 穿刺前准备

（1）医务人员准备：衣帽整洁，洗手，戴口罩。

（2）患者准备：了解患者吸氧状况或呼吸机参数设置，评估患者穿刺部位皮肤及动脉搏动情况；向患者说明穿刺目的、穿刺方法、穿刺中注意事项，以取得配合。

（3）物品准备：皮肤消毒液，棉签，无菌治疗盘，无菌治疗巾，动脉采血针，止血阀，无菌手套，检验单。

3. 穿刺方法

（1）核对：核对患者，协助患者取舒适体位，选择动脉血管，暴露穿刺部位。

（2）消毒：消毒面积以穿刺点为中心 8 ~ 10 cm，并戴手套。

（3）穿刺：持动脉采血针使其针头和动脉的血流方向相对，针头的三角斜面朝上，以合适角度（桡动脉血管细，进针角度一般选择与皮肤夹角 30°～45°为宜；股动脉穿刺取 90°）刺入皮肤，动作轻缓，不可用力过猛，以免刺穿动脉。

（4）按压止血：一只手在拔出针头的同时，另一只手拿棉签，做好加压止血的准备。加压止血至少 5 min，避免皮下血肿的产生。如果凝血障碍的患者，加压的时间应至少 10 min 或更长，并观察穿刺部位有无出血迹象；肱动脉和股动脉的加压时间要顺应延长。必要时可选用止血阀压迫止血。

（5）送检：立即送检，如标本不能立即送检，可放入 0 ℃冰盒内保存，最长不超过 2 h，避免细胞代谢耗氧，使 PaO_2 下降，$PaCO_2$ 升高。

表 9－6－1　动脉采血操作流程

项目	操作流程
准备	1. 衣帽整齐，规范洗手、戴口罩。 2. 用物准备：治疗车、清洁治疗盘、无菌治疗巾、棉签、皮肤消毒液、手消毒液、弯盘、无菌手套、动脉采血器、止血阀、锐器物收集盒。 3. 核对医嘱并打印 Lis 条码，检查动脉采血器是否完好。 4. 将用物按使用顺序置于治疗车上。 5. 评估要点：评估患者病情、意识、肢体活动能力及配合程度。
操作流程	1. 将用物携至患者床旁，核对患者信息及腕带，核对化验单，核对 Lis 条码信息，向患者说明目的及配合方法。 2. 协助患者取合适体位。 3. 暴露穿刺部位（首选桡动脉），评估穿刺部位皮肤与动脉搏动情况，铺垫巾，操作者进行手卫生。 4. 穿刺部位皮肤消毒两遍待干（消毒直径 >5 cm）。 5. 取出动脉采血器，旋紧针头。 6. 戴无菌手套，右手持动脉采血器，将针栓推到底部，拉到预设位置 1.6 mL，除去针头护套，在指尖感受动脉搏动最明显处，选择合适角度缓慢进针，采血针进入动脉后血液涌入动脉采血器。 7. 血液液面达到预设位置，孔石遇湿封闭。拔针后立即将针尖斜面刺入橡皮塞或启动针尖保护装置。按压穿刺部位 5～10 min，有凝血障碍者适当延长按压时间。必要时可选用止血阀压迫止血。 8. 丢弃针头，更换安全针座帽，将动脉采血针颠倒混匀 5 次，平放手搓 5 s，粘贴患者信息标签（如有需要及时排出气泡）。 9. 脱手套，快速手消。再次核对，协助患者取舒适卧位，整理用物，规范洗手。 10. 标本连同检验单及时送验。 11. 及时记录。
终末质量控制	1. 严格执行无菌操作及查对制度，预防感染及差错事故的发生。 2. 皮肤消毒范围 >5 cm，严格执行无菌操作技术，预防感染。 3. 穿刺部位压迫至不出血为止。 4. 患者运动后休息 30 min 后再取血，避免影响检查结果；如出现发热、烦躁、哭闹、吸氧等情况时应在化验单上标注。

续表

项目	操作流程
终末质量控制	5. 做血气分析时注射器内勿混有空气。 6. 标本应当立即送检，以免影响结果。 7. 有出血倾向的患者尽量集中采血。

二、人工气道管理技术

人工气道是将导管经口腔、鼻腔或气管切开处插入气道内建立的呼吸通道。可纠正患者的缺氧状态，改善通气功能，有效地清除气道内分泌物，进行有创机械通气治疗。妥善的人工气道管理是保证呼吸衰竭治疗成功的关键。临床常用的人工气道有气管插管（经口插管、经鼻插管）和气管切开套管。

（一）气管插管

1. 适应证

（1）严重低氧血症或高碳酸血症者；

（2）呼吸道分泌物过多或出血需要反复吸引者；

（3）上气道损伤、狭窄、阻塞、气管食管瘘影响正常通气者。

2. 并发症

（1）机械损伤：牙齿折损、脱落，口腔黏膜、鼻腔、声带、食管损伤。

（2）迷走神经反射引起缓脉、心搏停止。

（3）浅麻醉的插管刺激：喉头痉挛、支气管痉挛、血压上升。

（4）插管导管相关的并发症：鼻翼坏死、变形，副鼻窦炎，气道阻塞（扭曲，分泌物、异物阻塞）。气囊过度充气，使插管前端压向气管壁。

3. 护理要点

（1）听诊双肺呼吸音是否相同，观察胸廓运动是否对称。必要时拍胸片，插管位置应位于左右支气管分叉即气管隆嵴上1～2 cm处。

（2）严密观察插管外露长度，严格交接班。

（3）妥善固定气管导管，减少导管周围皮肤、黏膜的损伤。对神志清醒的患者应做好心理护理，防止患者自行拔管。躁动患者应适当应用镇静剂，妥善约束带固定，以防非计划性拔管。

（4）及时吸痰，保持呼吸道通畅。评估痰液颜色、性质及量。吸痰后听诊双肺呼吸音。

（二）气管切开

1. 适应证

（1）长期机械通气者。

（2）已插入气管插管，但仍不能顺利吸引气管内分泌物者。

（3）因上呼吸道阻塞、狭窄、头部外伤等，不能行气管插管者。

（4）对咽部做放射性治疗者，为避免喉以下呼吸道的放射性损伤而采取的预防措施。

2. 并发症

（1）出血：大出血一般为继发性的，其原因可能是气管切开时误伤动脉，或气管壁受损影响大血管，吸痰导致气管黏膜血管破裂等。可用肾上腺素加生理盐水滴入切口或气管以利止血：动脉破裂出血必须立即手术修补出血的血管。

（2）皮下、纵隔气肿：在暴露气管时，向下分离过多、过深，损伤胸膜后，可引起气胸。手术中过多分离气管前筋膜，气体沿气管前筋膜进入纵隔，形成纵隔气肿。

（3）气管狭窄：曾做过气管切开，可能造成气管狭窄。

3. 护理要点

（1）妥善固定气管套管，尤其在48 h内严防套管滑脱或移位。

（2）密切观察局部伤口有无渗血、渗液，及时更换气切纱布，出血量大时可局部应用止血药物。

（3）气切纱布更换应1~2次/d。

（4）观察伤口周围有无皮下气肿、感染等并发症。

（5）使用金属套管时，内套管应每日清洗、消毒。外套管在术后7~10 d伤口形成窦道后，每个月消毒。塑料套管每1~2个月更换。

（6）拔除套管前应先吸引套管内外的分泌物，拔管后吸引窦道中的分泌物。消毒伤口，并拢皮肤，用蝶形胶布固定伤口，纱布加压包扎，使伤口不漏气。指导患者在咳嗽时按压纱布堵住伤口，以免咳嗽时因局部高压而引起漏气。

（7）及时吸痰，保持呼吸道通畅。评估痰液颜色、性质及量，吸痰后听诊双肺呼吸音。

表9-6-2 气管插管与气管切开的比较

项目	气管插管		气管切开
	经口	经鼻	
操作	简单，适于急救	较复杂，不适于急救	复杂，不适于急救
管径	大，便于吸痰	较小，不便于吸痰	大，便于吸痰
固定	困难	容易	容易
口腔护理	困难	容易	容易
进食	完全受限	部分受限	不受限
耐受性	差	好	最好
留置时间	不宜长期留置	留置时间久	留置时间久
沟通	困难	容易	容易
并发症	出血、口腔黏膜损伤、牙齿损伤、咬闭导管	出血、鼻黏膜损伤、鼻窦炎、鼻骨折	出血、喉神经损伤、气胸、纵隔气肿

（三）套囊的管理

（1）每4 h监测套囊压力，使得套囊压维持在22~32 cmH_2O。

（2）清除套囊上滞留物的方法：需 2 人配合操作。

1）患者取平卧位或头低脚高位。

2）先充分吸引气管内、口鼻腔内分泌物。

3）将简易呼吸器与气管插管连接，在患者吸气末时，轻轻挤压简易呼吸器，以充分换气。

4）患者开始吸气时，用力挤压简易呼吸器，使充分膨胀，同时助手放套囊，并在患者呼气末时迅速充套囊。

5）再一次吸引口鼻腔内分泌物，如此反复操作 2～3 次，直到完全清除套囊上的分泌物为止。

（四）人工气管的湿化

建立人工气管后，使患者失去了鼻腔等上呼吸道对吸入气体的加温加湿作用，导致呼吸道黏膜干燥、纤毛运动减弱、分泌物黏稠，易引起细菌感染和肺不张等并发症。因此，气管加温、湿化是必要的，其主要目的是保持呼吸道通畅和预防肺部感染。临床常用的人工气管加温加湿方法如下：

1. 电热恒温蒸汽发生器加湿法　该装置的加温和湿化效果，受到室温、吸入气体的流量、水的温度、蒸发的面积、管路的长短等因素影响。一般调节温度显示 35～38℃为宜。观察要点如下：

（1）在吸气管路上连接好测温探头，保证温度监测准确。

（2）调节呼吸机管道使接水瓶处于垂直状态。

（3）随时排除管路内积水，以避免增加气道阻力和影响潮气量。

（4）注意随时添加、调节湿化罐内蒸馏水，使其处于适宜水位。

（5）湿化罐内蒸馏水应每日更换，以防止院内感染的发生。

2. 气道内直接滴注加湿法　通过一根细塑料管由气管切开导管连续向气管内滴注，也可用注射器从气管导管外口直接注入，每昼夜应达 200～300 mL 液体，常用药液为 0.4% 氯化钠注射液或蒸馏水。

3. 超声雾化器加湿法　超声雾化器是利用超声波的声能高频振荡将药液分散成微细雾粒后送入呼吸道和肺泡，与温度无关，每分钟雾化 1～6 mL 药液，正确治疗方法：经口吸入雾化剂，由功能残气位缓缓吸气，在吸气末屏气 10 s，以增加雾粒沉降的机会。

（五）呼吸机相关性肺炎（VAP）的预防

1. 原因

（1）内因：口咽内分泌物、胃食管反流后误吸。

（2）外因：医务人员污染的手、器具，不洁的气道内吸引操作等引起的接触性感染。

（3）呼吸机管路中冷凝水倒流入气管。

2. 预防

（1）患者的管理：

1）若无禁忌证，床头应抬高，以 30°～45°为宜，当发生胃内反流时，分泌物不会直接进入气道，从而有效地预防 VAP 的发生。

2）定时口腔护理，至少 12 h 一次；如患者出现分泌物多、溃疡等情况时应及时进行口腔护理。

3）实施肠内营养时，应避免胃过度膨胀，每 4 h 回抽鼻饲管，若胃内残留量 > 150 mL，提示胃潴留，应通知医生，并暂停或减缓营养液泵入。根据患者病情调整速度、用量和浓度。条件许可时尽早拔除胃管。

4）患者感染多重耐药菌时（如金黄色葡萄球菌、鲍曼不动杆菌、肺炎克雷伯菌）应采用接触隔离措施。

（2）医务人员的管理：

1）洗手是预防 VAP 发生的最基本、最有效的措施，因此，应严格执行手卫生。(每位医务人员在接触患者前后均应严格洗手，减少交叉医源性感染)。

2）医务人员应给予患者合理的体位引流、胸部叩拍及呼吸锻炼。

3）抽吸痰液时，严格遵守无菌操作原则，每次吸引应充分。

（3）气道的管理：

1）套囊管理：正常套囊压为 22 ~ 32 cmH_2O，彻底清除套囊上滞留物。

2）严格掌握气管插管指征。对于需要辅助通气患者，应尽量采用无创正压机械通气。经鼻气管插管，短期内（2 周）不能拔管的患者，宜尽早选择气管切开。带插管时间可能超过 72 h 者，宜选用带声门下分泌物吸引的气管插管。

3）不定时抽取分泌物。可采用开放式吸痰。对于部分多重耐药（MRSA）以及疑似有传染病的呼吸机的感染患者宜采用密闭式吸痰。

4）及时倾倒呼吸机管路积水杯内冷凝水。

5）定期更换呼吸机管道，若管道内有痰液、血渍污染时，应立即更换呼吸机管路。

三、吸痰技术

（一）经口鼻吸痰法

【目的】

清除患者呼吸道分泌物，保持呼吸道通畅。

【评估和观察要点】

（1）了解患者的意识状态、生命体征、吸氧流量。

（2）对清醒患者解释，取得配合。

【注意事项】

（1）严格执行无菌技术操作原则，插管动作轻柔、敏捷，自下而上慢慢上提并左右旋转，禁止上下提拉，以免损伤黏膜。吸痰时间不宜过长，负压不可过大。

（2）吸痰前后应给予高流量吸氧，吸痰前、中、后应观察生命体征。每次吸引时间不超过 15 s，如痰液较多，需要再次吸引，应间隔 3 ~ 5 min，患者耐受后再进行；一根吸痰管只能使用一次。

（3）如果痰液黏稠，可以配合翻身叩背、雾化吸入；患者发生缺氧症状如发绀、心率下降等症状，应立即停止吸痰，密切观察病情，必要时配合医生抢救。

（4）观察患者痰液性状、颜色及量，并做好记录。

（5）吸痰时注意观察患者的病情变化，发现痰液中有新鲜血液提示黏膜有破损，应暂停吸痰。

（6）吸痰管一用一更换。

（7）贮痰袋达 2/3 满时应及时更换。

表 9－6－3　经口/鼻吸痰技术操作流程

准备	1. 衣帽整齐、规范洗手、戴口罩。 2. 用物准备：电动吸引器或中心负压吸引装置一套、治疗车上备治疗盘、无菌换药缸（内盛无菌生理盐水）、弯盘、消毒纱布、无菌手套、一次性吸痰管、听诊器；必要时备压舌板、开口器、舌钳。 3. 用物齐全，摆放有序，符合无菌操作原则。
操作流程	1. 将用物推至患者床旁，核对床尾卡、腕带信息，了解患者意识、生命体征，吸氧流量及用氧浓度，向清醒患者解释，取得配合。 2. 接通电源开机，检查吸引器性能是否良好及连接是否正确，调节负压（成人 40.0～53.3 kPa；儿童 <40.0 kPa）。 3. 检查患者口、鼻腔（有活动义齿者取出）；使患者头偏向一侧，面向操作者，昏迷患者用压舌板或开口器帮助张口。 4. 手消毒，打开一次性延长管并与负压吸引器连接，打开吸痰管备用。 5. 右手戴无菌手套，将吸痰管抽出盘曲，将吸痰管与延长管连接，左手折叠导管末端（或打开吸痰管尾端侧孔）用无菌生理盐水试吸通畅后，经口/鼻轻轻插入口咽部，然后放开折叠的导管（或关闭吸痰管尾端侧孔），吸净口咽部分泌物（每次吸痰时间不超过 15 s，以免缺氧）。 6. 听诊双肺呼吸音，观察气道是否通畅，患者的反应（面色、呼吸、心率、血压），吸出痰液的性状、量、颜色等。 7. 吸痰完毕，分离吸痰管，脱去手套连同吸痰管弃之，洗手。 8. 用纱布擦净患者面部，整理床单位。 9. 整理用物，洗手、记录。

（二）经人工气道吸痰技术

【目的】

（1）清除呼吸道分泌物，保持呼吸道通畅。

（2）促进呼吸功能，改善肺通气。

（3）预防并发症发生。

【注意事项】

（1）严格遵循无菌操作原则，动作轻柔、敏捷，吸痰时由深至浅。

（2）吸痰时防止气管套管的内套脱出，吸痰管的外径不得超过人工气道内径的 1/2，以防止负压过大引起肺泡萎缩。

（3）呼吸衰竭患者吸痰前，可加大氧浓度 2 min，以防止吸痰后出现低氧血症。

（4）吸痰管一用一更换。

表 9-6-4　使用呼吸机气管插管患者吸痰技术操作流程

准备	1. 衣帽整齐，规范洗手，戴口罩。 2. 用物准备：治疗车、负压吸引器或中心负压吸引装置，清洁治疗盘、一次性吸痰管、无菌手套、无菌治疗巾、无菌纱布、无菌生理盐水、手消毒液，按医嘱备稀释痰液的药物，必要时备配电盘。 3. 用物摆放合理，符合无菌原则。
操作流程	1. 将用物推至患者床旁，核对床号、姓名，评估患者的病情及意识状态，向清醒患者说明目的、方法，取得配合。 2. 将呼吸机的氧浓度调至 100%，给予患者吸氧 2 min，以防吸痰造成低氧血症。 3. 接吸引器或中心负压吸引装置，检查吸引器性能是否良好，连接是否正确，管道有无漏气，调节压力。 4. 手卫生消毒。 5. 将无菌生理盐水倒入无菌容器内，撕开吸痰管外包装的前端，一手戴无菌手套，将吸痰管抽出并盘绕在手中，开口端与负压管连接。 6. 打开吸引器开关，将导管前端放入生理盐水中试吸检查导管是否通畅。 7. 用未戴手套的手断开呼吸机与气管导管，将呼吸机接头放于无菌治疗巾上。 8. 一手折叠吸痰管末端，用戴手套的手持吸痰管前段轻轻准确地沿气管导管送入气道，松开折叠部分左右旋转，边吸边退，吸尽痰液，切勿上下提拉或固定在一点不动，每次吸痰时间不超过 15 s。 9. 每次导管退出后应以生理盐水冲洗，如需再次吸痰应重新更换吸痰管。 10. 每次吸痰用过的吸痰管及手套放入医疗废物袋内。 11. 吸痰结束后立即接通呼吸机通气，给氧浓度为 100% 氧气吸入 2 min，待血氧饱和度上升至正常水平后，再将氧浓度调至原来水平。 12. 吸痰过程中应观察痰液的颜色、性质、量，血氧饱和度，生命体征变化以及呼吸机各参数设定值的变化状况。 13. 整理床单位，协助患者取舒适卧位并安慰患者，清洁患者插管周围的皮肤。 14. 整理用物，规范洗手，记录。

四、肠内营养支持技术

肠内营养是经胃肠道提供代谢需要的营养物质及其他各种营养素的营养支持方式。有助于改善患者的全身营养状况。

1. 优点　及时给予营养支持疗法可提高患者的细胞免疫功能，增强机体抵抗力。肠内营养具有营养素直接经肠吸收利用，有助于维持肠黏膜结构和屏障功能完整的优点。

2. 建议　营养液开瓶后 24 h 未用完应丢弃；进行操作前执行手卫生；胃管与输注管连接处接三通；使用一次性肠内营养输注系统；建议封闭式输注，减少污染的环节。

3. 输注方式　通过重力滴注或肠内营养输注泵形成密闭通路，匀速将肠内营养液通过胃管输注，给患者提供营养。

密闭输注的优点：①减少肠内营养液污染的环节；②容易提供大量营养液，并可以减轻护士的工作量；③有较低的胃潴留和误吸的风险，较少发生恶心、呕吐和腹泻。

4. 注意事项

（1）遵循由慢到快、由少到多的原则，开始时滴注速度较慢，可为 40～60 mL/h。

（2）6 h 后检查患者的耐受性，如是否腹胀、腹泻、胃潴留量大等情况。

（3）如患者无不适，可每 12～24 h 增加 250 mL，最大速度为 100～125 mL/h。

（4）床头抬高 30°～45°。

5. 护理要点

（1）妥善固定鼻肠管，防止滑脱移动，盘绕扭曲。

（2）严密观察置管刻度，严格交接班。

（3）保护鼻咽部黏膜和皮肤，对于长期留置鼻胃（肠）管者，给予油膏涂拭鼻腔黏膜。

（4）间隔 4～6 h，用温开水冲洗鼻胃（肠）管，防止营养液残留堵塞管腔。

（5）营养液温度以 37 ℃为宜。夏季室温下直接输入，冬季使用加温器，以防低温输注引起腹泻等症状。

（6）勤观察、巡视，有无腹胀、腹泻、恶心、呕吐等不良反应。

（7）如无禁忌，床头抬高 30°～45°以防误吸。严禁快速滴入，一旦有反流、腹胀或胃内潴留量 >150 mL 时暂停营养液应用并给予暂停、延迟输注或胃肠减压。

（8）加强口腔护理，每 24 h 更换输注管路。

（9）根据患者的病情需要选择合适的肠内营养制剂，并定期监测肝、肾功能及白蛋白的变化。

五、亚低温治疗

亚低温治疗又称冬眠疗法或人工冬眠，是用药物与物理的方法使患者体温降低，以达到治疗的目的。国际上按照体温降低的程度分为：轻度体温 33～35 ℃，中度体温 28～32 ℃，深度体温 17～27 ℃，轻中度体温被统称为亚低温。

1. 原理 亚低温治疗可防治脑缺血时反应性大脑高温，降低脑组织耗氧量，减少脑组织乳酸堆积；保护血脑屏障，减少脑水肿，抑制乙酰胆碱、儿茶酚胺等内源性毒性物质对脑细胞的损害；减少钙离子内流，阻断钙离子对神经元的毒性作用；减少脑细胞结构蛋白的破坏，促进脑细胞结构和功能的恢复，明显起到脑部保护的作用。

2. 适应证 广泛性脑挫裂伤、脑水肿、脑肿胀的患者；GCS <8 分的患者；难以控制的中枢性高热的患者；要求患者年龄在 18～70 岁。

3. 禁忌证 失血性休克的患者，患有严重心肺疾患的患者，<16 岁的儿童或 >70 岁的老人。

4. 使用方法

（1）评估：室温尽量控制于 25 ℃以下，检查设备性能是否良好。

（2）观察：观察患者意识、瞳孔、生命体征。依据患者体温降低情况，血压、脉搏、肌肉松弛程度决定给药速度，当体温降至亚低温水平，肌肉松弛时，可适当减少用药、减慢速度。临床常用药物为：①阿曲库铵 200 mg + 氯丙嗪 100 mg + 0.9% 氯化钠注射液 250 mL。②冬眠Ⅰ号（氯丙嗪、异丙嗪、哌替啶）。③冬眠Ⅱ号（海得琴、异丙嗪、哌替啶）。

（3）物理降温：患者进入冬眠镇静状态时，开始给予物理降温。将体温传感器、冰毯、冰帽与亚低温治疗仪连接完好，开机备用。冰毯平铺于床上，冰毯上铺薄垫，切勿直接接触患者皮肤，以防冻伤。将体温传感器纳入肛门，主机上即可显示患者肛温；根据病情要求调节水温和患者需要达到理想温度。亚低温常使用体表降温法，降温速度控制在每 2～4 h 降低 1 ℃，通常在 4～12 h 内，将肛温或脑温降至 32～35 ℃。

（4）复温：先停冰毯，后停用肌松冬眠合剂。采用自然复温至正常，过程应缓慢平稳，在 25～26 ℃室温中以每 4 h 升高 1 ℃的速度复温，持续 12 h，不可加热复温。期间应严密观察病情变化，防止复苏休克。

5. 注意事项

（1）严密监测体温的变化。进行亚低温治疗过程中，一般患者体温应保持在体表 28～34 ℃，肛温 32～34 ℃，鼻温 33～34 ℃。若体温高于 36 ℃，亚低温治疗效果差；低于 33 ℃，易出现呼吸、循环功能异常；低于 28 ℃，易出现室颤。体温过低，应适当减少冬眠合剂的量，必要时停用并给其加盖被子等保暖措施。

（2）进行物理降温前应先使用冬眠合剂，否则患者易出现寒战而引起机体代谢增加。

（3）由于氯丙嗪及哌替啶有扩张血管的作用，因此患者最好取平卧位，不能剧烈翻动或突然坐起，以免引起体位性低血压。

（4）复温时严密监测患者生命体征变化，防止急性脑水肿。

（5）异丙嗪有明显的抗组胺作用，可使呼吸道分泌物变黏稠。应重视气道温化、湿化，及时清除呼吸道分泌物。

（6）亚低温治疗的患者对外界刺激反应差，易出现各种并发症，因此需做好各项基础护理，并加强巡视，严密观察。

（7）治疗过程中加强基础护理，注意保护耳郭，以免发生冻伤；注意观察枕部皮肤，以免发生压疮。

6. 并发症的预防及护理

（1）复温休克：复温过程中由于血管扩张，致有效循环血量减少，而发生低血容量性休克，因此复温不宜过快，可适当给予儿茶酚胺类药物以增加外周阻力。

（2）复温时可出现颅内压突然升高，与复温过快有关，应加强颅内压的监测与管理。

（3）感染：在低温时期，垂体功能不全导致全身免疫力下降，细菌在亚低温的环境下最适宜生长，各脏器的血流降低及血管阻力增大等原因而易发生全身严重感染，尤其是肺部感染。

（4）呼吸、循环衰竭：冬眠状态不宜过深，以患者进入睡眠状态为宜。过深容易引起呼吸循环衰竭，需严密监测生命体征。

（5）其他：定时检测血气分析、血糖、血电解质，患者血清内如存在冷凝集素，说明低温已引起溶血反应，应立即停止低温疗法。

第七节　引流管护理

一、腹腔引流管的护理

【概念】

腹腔引流是在腹腔内放置一引流物将液体等从腹腔内引流到体外的一种外科引流术，以达到预防血液、消化液、渗出液等在腹腔内或手术野内积聚，避免组织损伤，继发感染；排出腹腔脓液和坏死组织，防止感染扩散；促使手术野无效腔缩小或闭合，达到伤口良好愈合的目的。

【护理要点】

（1）妥善固定引流管和引流袋。

（2）保持引流通畅，若发现引流量突然减少，患者感到腹胀伴发热，应检查引流管腔有无阻塞或引流管是否脱落。

（3）注意观察引流袋内的引流液的颜色、量、气味及有无残渣等，准确记录24 h引流量，注意观察引流液的量及性状的变化，如有异常，及时报告医生，使患者得到及时的救治。

（4）注意观察引流管周围皮肤有无红肿、皮肤损伤等情况，每日用 0.5% 碘伏消毒，引流管周围垫以无菌纱布，局部涂以氧化锌软膏或皮肤保护膜，防止引流液浸渍皮肤引起破溃或感染，保持敷料清洁、干燥，如有渗液，及时告知医生更换敷料。

（5）疼痛观察：剧烈腹痛突然减轻，应高度怀疑脓腔或脏器破裂，注意观察患者腹部体征的变化并及时报告医生。

（6）每日更换引流袋，更换时注意无菌操作。

二、T 管的护理

【概念】

T 管是用于引流胆汁，一端通向肝管，一端通向十二指肠，由腹壁穿出体外，接引流袋应用。其目的为引流残余结石；引流胆汁和减压；支撑胆道，防止胆总管切口瘢痕狭窄、管腔变小、粘连狭窄及用于经 T 管溶石或造影等。

【护理要点】

（1）妥善固定，防止滑脱，避免引起胆汁性腹膜炎。

（2）保持无菌，防止逆行感染：每天更换引流袋，并检查有无破损，注意无菌操作，平卧时引流袋应低于腋中线，防止胆汁逆流造成逆行性感染。

（3）观察与记录：观察并记录胆汁引流液颜色、性质、量、有无鲜血或碎石等沉淀物，同时注意观察体温及腹痛情况、大小便颜色及黄疸消退情况。一般术后 24 h 内 T 管引流量 300 ~ 500 mL，呈黄色或黄绿色，清亮，一般于术后第 6 天引流量开始逐渐减少。

(4) 拔管的护理：术后 15 ~ 30 d 拔除 T 管，拔管指征为：黄疸消退、无腹痛、无发热、大小便正常、胆汁引流量逐渐减少，颜色呈透明黄色或黄绿色，无脓液、无结石、无沉渣及絮状物，可考虑拔管。拔管前在 X 线下经 T 管行胆道造影，了解胆道下端是否通畅，若胆道通畅，可夹闭 3 d；若无发热、腹痛、黄疸，即可拔除 T 管。拔管后 1 周内，应警惕胆汁外漏，甚至发生腹膜炎，观察体温变化，有无黄疸和腹痛发作，以及时处理。

三、VSD 负压引流管的护理

【概念】

VSD 负压流是一种治疗急、慢性创伤创面和（或）创腔的方法，它是由高分子聚合材料聚乙烯醇制成的医用泡沫敷料与内置的 2 根有多个孔的硬性硅胶引流管组成，泡沫材料成为引流管和被引流区之间的中介，再利用透性粘贴薄膜封闭被引流区，使之与外界隔绝，接通负压源形成一个高效负压引流系统。

【护理要点】

1. 保持有效的负压　负压的大小以能吸引出积血积液，且不使引流管阻塞为准，成人负压维持在 40 ~ 60 kPa；对小儿负压值的要求将负压设置为 0.02 ~ 0.04 kPa。负压过小起不到引流的作用，而负压过大又易造成局部出血，从而影响血供。调整负压有效的标志是引流通畅，吸引出非鲜红色血性或脓性液体，VSD 敷料明显塌陷，紧贴创面，创面干燥无液体积聚，内部管型明显可见。

2. 保持引流管的通畅、管道的密闭和无菌　连接负压引流后应观察 VSD 敷料塌陷，有明显的管型，如果敷料是膨胀的看不到管型或者是内部有明显的积液、积血，要积极查找负压装置是否阻塞、负压大小是否合适以及 VSD 敷料是否密闭良好，若 VSD 敷料管路阻塞或漏气应及时告知值班或者主管医生给予处理，同时防止管道漏气感染。

3. 引流液观察　严密观察引流液的颜色、性质、气味、量，如有大量新鲜血液被吸引出时，应立即停止吸引并通知医生，仔细检查创面内是否有活动性出血并做好配合工作。

4. 负压引流瓶的处理　若为一次性收集的负压引流袋，在引流袋积满引流液时更换一次性负压引流袋即可，操作过程应注意无菌操作，避免逆行性感染；若为可重复利用的引流瓶，应每天常规更换，更换前应阻断压力，夹闭近端引流管。严格执行无菌操作。使用过的负压瓶可用 1 000 mg/L 的含氯消毒液浸泡 30 min，再用清水冲洗后使用。

5. 术后创面观察和护理　定期观察患者创面情况，包括局部微循环皮温及患肢的瘙痒、肿胀情况。VSD 敷料内有少许坏死组织和渗液残留，有时会透过半透膜散发出臭味，甚至敷料上出现各种污秽的颜色，这并非创面的坏死组织所致，不会影响 VSD 负压引流的治疗效果，一般无须处理，皮肤粘贴薄膜时应避免过度牵拉及反复粘贴，以免张力性水疱的发生。

6. 创面疼痛的观察与护理 帮助患者正确认识疼痛，指导患者采取预防或减轻疼痛的方法。如疼痛未减轻反而加重，考虑负压值过大，及时给予处理。

7. 营养及液体支持 注意在治疗期间的营养及液体支持，防止出现负氮平衡和酸碱、水、电解质紊乱。给予患者高热量、高维生素、高蛋白饮食。

四、胸腔闭式引流管的护理

【概念】

胸腔闭式引流管是胸腔术后常规安置的引流管，它的引流是利用半卧位达到顺位引流及虹吸原理。当肺组织本身扩张及患者有效咳嗽时，利用呼吸时的压力差，使胸部引流通过水封瓶将术侧胸腔内积气、积液、积血引流排出体外，调节胸腔内负压，维持纵隔的正常位置，有助于肺的早期复张及残腔的消灭，防止感染，推测胸腔内有无出血、肺漏气等情况。

【护理要点】

（1）血胸在术侧腋中线第7、8肋间放置一根闭式引流管，气胸在术侧第2肋间放置一根闭式引流管排气，接无菌水封瓶，以了解胸腔内压力，防止纵隔移位。

（2）引流管要正确衔接、妥善固定：移动患者时需要用两把血管钳钳夹引流管。引流管的长度要适宜，以患者能够翻身或在床边活动为宜，太短会影响引流，过长则易扭曲，增大无效腔，影响通气。引流管及引流瓶应放置低于胸腔水平面60～100 cm。下床活动时，引流瓶位置应低于膝关节。

（3）保持引流管通畅：应每隔30～60 min挤压引流管一次，观察水封瓶长玻璃管水柱是否随着呼吸上下波动，正常的水柱上下波动4～6 cm。如插管局部疼痛，不敢吸气，多由于插管位置不当所致。可轻轻转动插管，改变位置，即可改善。如水封瓶长管中的水柱突然停止波动，引流量突然减少，应立即检查引流管有无脱落、滑出、扭曲及血凝块堵塞。如有扭曲应予解除；疑有堵塞者，一手捏紧引流管的远端，另一手反复挤压近端引流管，再缓慢松开捏紧的引流管，挤压时注意避免牵拉导致患者疼痛。处理无效时，需告知医生，医生在无菌操作下用生理盐水冲洗，或在无菌操作下调整引流管的位置。

（4）维持引流系统密闭：使用前注意引流装置是否在有效期内，引流瓶有无裂缝、漏气，是否密封等。为避免空气进入胸膜腔，水封瓶的长管应置于液面下3～4 cm，并保持直立位，胸壁胸腔引流管切口周围要用油纱布严密包盖。如水封瓶不慎打破，应立即夹闭引流管，另换一水封瓶，然后开放钳夹，鼓励患者咳嗽和深呼吸，以排出进入胸膜腔内的空气。

（5）严密观察引流液的性质、颜色、量：密切观察并准确记录单位时间内引流液的量、颜色、性质、引流速度、有无血块。引流量多时应每15 min或30 min记录一次。术后第一个6 h内，每小时不应超过100 mL，第一个24 h内不应超过500 mL，如果术后每小时引流量持续在200 mL以上，连续3次，且颜色鲜红，性质较黏稠，并出现血压下降、心率增快、呼吸急促等症状，疑为胸腔内有活动性出血，应立即告知医生并做好标记，在瓶上贴上胶布条，标上时间，除遵医嘱采取输血、应用止血药物外且需保持引流管通畅，以防血块堵塞引流，并做好开胸的准备。

（6）气体排出的观察：引流瓶中如有气体逸出，需观察引流瓶内气泡逸出的程度。咳嗽时有少量气体逸出为Ⅰ度，说话时有气泡逸出为Ⅱ度，平静呼吸时有气泡逸出为Ⅲ度。如有中小气泡逸出，提示肺脏层胸膜有破裂，破裂口不大，通常 24 ~ 48 h 可修复。如有大气泡逸出，提示肺脏层胸膜破裂口较大，或肺有较严重裂伤，需密切观察，发现异常及时报告医生。如排气停止，引流管无阻塞，提示肺漏气已修复。

（7）保持适当的胸腔引流瓶吸引负压：引流瓶吸引负压一般为 - 10 ~ 15 cmH_2O，如有引流液量过多或肺泡漏气严重，应告知医生，医生根据程度适当减小引流瓶吸引负压，以防出血或影响肺泡裂隙的愈合。

（8）严格无菌预防感染：每 24h 更换引流瓶内液体一次。更换前要洗手，更换液体时，先用两把血管钳双重夹闭引流管，防止气体进入。更换时要严格无菌操作，防止发生感染。水封瓶内一般要装无菌生理盐水 500 mL。更换后要进行检查，确定衔接无误、封闭良好，方可放开血管钳。

（9）拔管：拔管时间应根据病情、引流液的多少及肺膨胀情况而定。经 X 线检查，证实胸腔已无积液、肺膨胀良好，24 h 引流量小于 50 mL，无气体排出，即可拔管。拔管时，嘱患者深吸气后屏气，迅速拔出引流管，立即用无菌纱布覆盖引流伤口，并用胶布固定，或收紧结扎已放置在引流管切口的缝线。拔管后要观察患者有无呼吸困难、有无气胸或皮下气肿及引流口密闭情况，如继续渗液，敷料渗湿应立即更换。

第八节　院内感染

一、医院感染、医院感染暴发、疑似医院感染暴发定义

1. 医院感染　指住院患者在医院内获得的感染，包括在住院期间发生的感染和在医院内获得出院后发生的感染，但不包括入院前已开始或者入院时已处于潜伏期的感染。医院工作人员在医院内获得的感染也属医院感染。

2. 医院感染暴发　指在医疗机构或其科室的患者中，短时间内发生 3 例以上同种同源感染病例的现象。

3. 疑似医院感染暴发　指在医疗机构或其科室的患者中，短时间内出现 3 例以上临床症候群相似、怀疑有共同感染源的感染病例；或者 3 例以上怀疑有共同感染源或感染途径的感染病例现象。

二、手卫生

手卫生是指医务人员洗手、卫生手消毒和外科消毒的总称。

(一) 洗手与卫生手消毒

1. 洗手与卫生手消毒应遵循以下原则

(1) 当手部有血液或其他体液等肉眼可见的污染时，应用流动水洗手。

(2) 手部没有肉眼可见污染时，宜使用速干手消毒剂消毒双手代替洗手。

2. 在下列情况下，医务人员应根据上述原则选择洗手或使用速干手消毒剂

(1) 直接接触患者前后，从同一患者身体的污染部位移动到清洁部位时。

(2) 接触患者黏膜、破损皮肤或伤口前后，接触患者的血液、体液、分泌物、排泄物、伤口敷料等之后。

(3) 穿脱隔离衣前后，摘手套后。

(4) 进行无菌操作、接触清洁、无菌物品之前。

(5) 接触患者周围环境及物品后。

(6) 处理药物或配餐前。

3. 医务人员在下列情况时应先洗手，然后进行手卫生消毒

(1) 接触患者的血液、体液和分泌物以及被传染性致病微生物污染的物品后。

(2) 直接为传染病患者进行检查、治疗、护理或处理传染性疾病患者的污物之后。

(二) 医护人员洗手的方法：七步洗手法

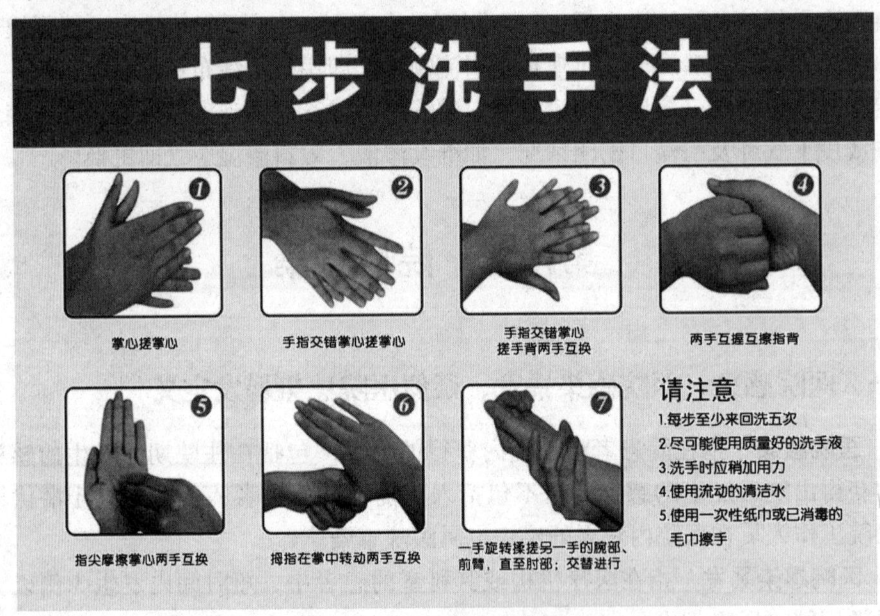

图 9－8－1　七步洗手法示意

三、医院环境卫生学及消毒灭菌效果监测制度

(一) 环境卫生学监测

1. 每季度要对重点部门进行空气消毒效果的监测　洁净手术部及其他洁净场所的空气中的细菌菌落总数要求应遵循《医院洁净手术部建筑技术规范 GB 50333—2013》。

洁净手术部及其他洁净场所应保证每个洁净房间能每年至少监测一次。产房、介入室、器官移植病房、烧伤病房、血液病病区空气中的细菌菌落总数≤4 cfu/（15 min·直径 9 cm 平皿）。儿科病房、妇产科检查室、治疗室、注射室、换药室、输血科、消毒供应中心、血液透析中心、急诊室、化验室、各类普通病室、感染疾病科门诊及其病房空气中的细菌菌落总数≤4 cfu/（5 min·直径 9 cm 平皿）。

2. 每季度要对重点部门进行物体表面消毒效果监测 洁净手术部、其他洁净场所，产房、导管室、器官移植病房、烧伤病房、血液病病区等物体表面细菌菌落总数≤5 cfu/cm^2。儿科病房、妇产科检查室、治疗室、注射室、换药室、输血科、消毒供应中心、血液透析中心、急诊室，化验室、各类普通病室、感染疾病科门诊及其病房等物体表面细菌菌落总数≤10 cfu/cm^2。

3. 每季度对重点科室手的消毒效果进行监测 卫生手消毒应≤10 cfu/cm^2，外科手消毒应≤5 cfu/cm^2。

4. 每次使用前应进行使用中的消毒液有效成分含量的监测 每季度应进行使用中的消毒液染菌量的监测。使用中灭菌用消毒液应不得检出任何微生物；使用中皮肤黏膜消毒液染菌量≤10 cfu/mL，其他使用中消毒液染菌量≤100 cfu/mL。

（二）消毒灭菌效果监测

（1）紫外线消毒应进行日常监测和辐照强度监测：日常监测包括灯管应用时间、累计照射时间、使用人签名；新灯管的辐照强度不低于 90 μW/cm^2，使用中灯管不得低于 70 μW/cm^2，使用中灯管辐照强度一般应每半年监测 1 次，不合格的及时更换。

（2）消毒内镜监测：各种消毒后的内镜（如胃镜、肠镜、纤维支气管镜、喉镜等）及其他消毒物品应每季度进行监测，内镜数量≤5 条的，每次全部监测；>5 条的，每次监测数量不低于 5 条；当内镜室负责清洗、消毒的工作人员变动时应增加内镜监测的比例和次数；内镜大修后需进行监测。细菌总数 <20 cfu/件，不得检出致病菌。

（3）高度危险性医疗器疗器材（进入正常无菌组织、脉管系统或有无菌体液如血液流过，一旦被微生物污染将导致极高感染危险的器材）应无菌。中度危险性医疗器材（直接或间接接触黏膜的器材）的菌落总数应≤20 cfu/件（cfu/g 或 cfu/100 cm^2），不得检出致病性微生物。低度危险性医疗器材（仅与完整皮肤接触而不与黏膜接触的器材）的菌落总数应≤200 cfu/件（cfu/g 或 cfu/100 cm^2），不得检出致病性微生物。

（4）每个月对血液净化系统透析液、透析用水进行细菌监测。血液透析器与复用系统连接处水质、透析器入口液的细菌菌落总数必须≤200 cfu/mL，不得检出致病微生物；透析器出口液的细菌菌落总数必须≤2 000 cfu/mL，不得检出致病微生物；每季度进行内毒素监测，含量 <2 EU/mL；每半年进行 1 次透析用水化学污染物监测，发生菌落超标或有致病菌时要追溯、分析。

（5）消毒灭菌器的监测：

1）高压蒸汽灭菌监测：有压力蒸汽灭菌器的科室都必须进行物理监测、化学监测和生物监测。物理监测应每锅进行，并详细记录；化学监测应每包进行；预真空压力蒸汽灭菌器每天灭菌前进行 B－D 试验。每周进行生物学监测。

2）低温灭菌的监测：低温灭菌方法包括环氧乙烷灭菌法、过氧化氢等离子灭菌法有环氧乙烷灭菌器和过氧化氢等离子灭菌器的科室应进行物理监测、化学监测和生物监测。物理监测应每锅进行，并详细记录；化学监测应每包进行；使用环氧乙烷灭菌的应每灭菌批次进行生物监测，采用过氧化氢等离子灭菌的应每天至少进行一次灭菌循环的生物监测。

（三）结果反馈与质量改进

（1）监控护士负责将医院感染卫生学及消毒学监测资料及时收集，妥善保存备查。

（2）当监测项目超标，科室监控护士要立即查找原因，及时整改复查，专职监控人员追踪整改情况，有持续改进记录。

（3）医院感染管理科将医院消毒灭菌及环境卫生学监测结果纳入医疗质量检查，定期通过医院感染管理质量检查反馈到临床，使各科室吸取经验教训，以持续改进工作。

（4）凡临床科室采样的相关项目操作必须规范，院感科负责不定期进行抽查，以逐步提高采样质量，确保检验结果准确。

四、呼吸机相关肺炎监测流程

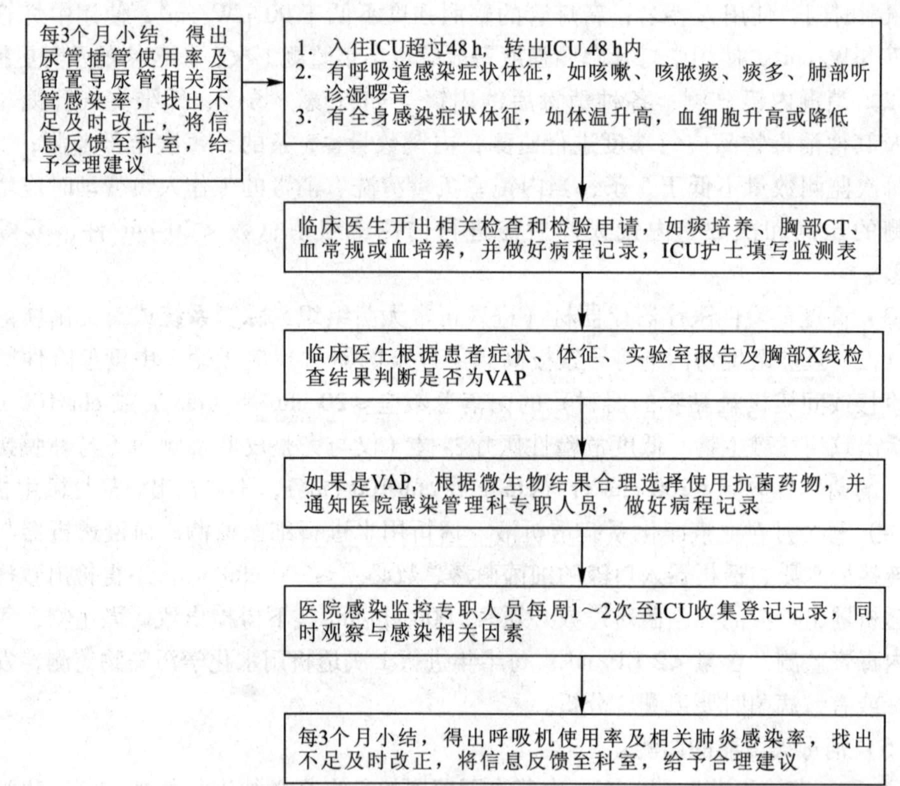

五、导尿管相关泌尿系统感染监测流程

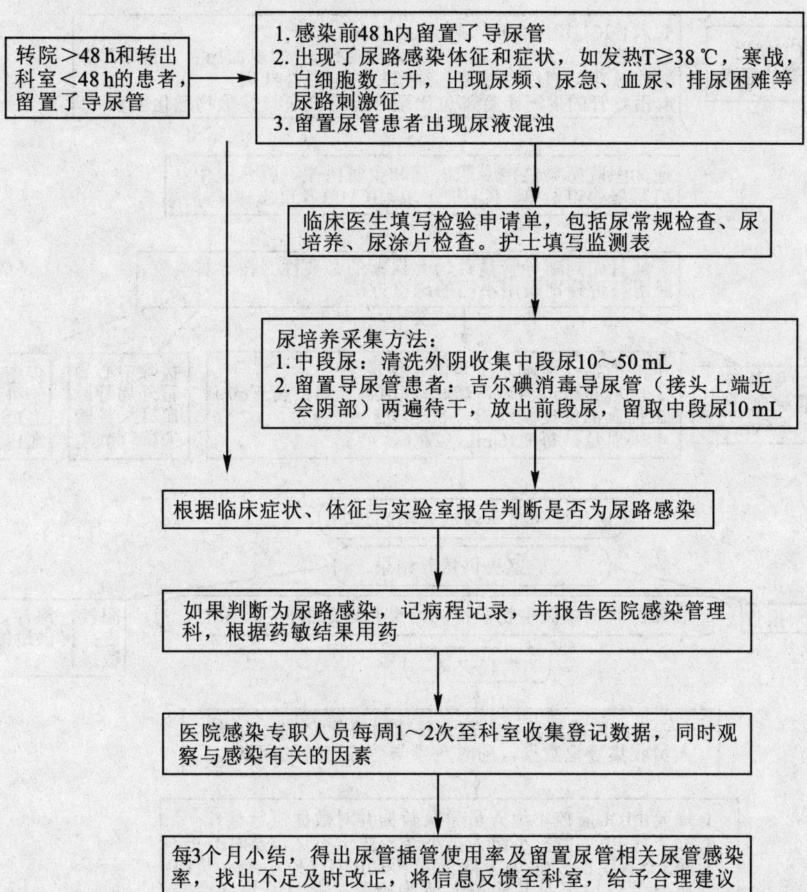

六、导管相关血流感染（CR－BSI）监测流程

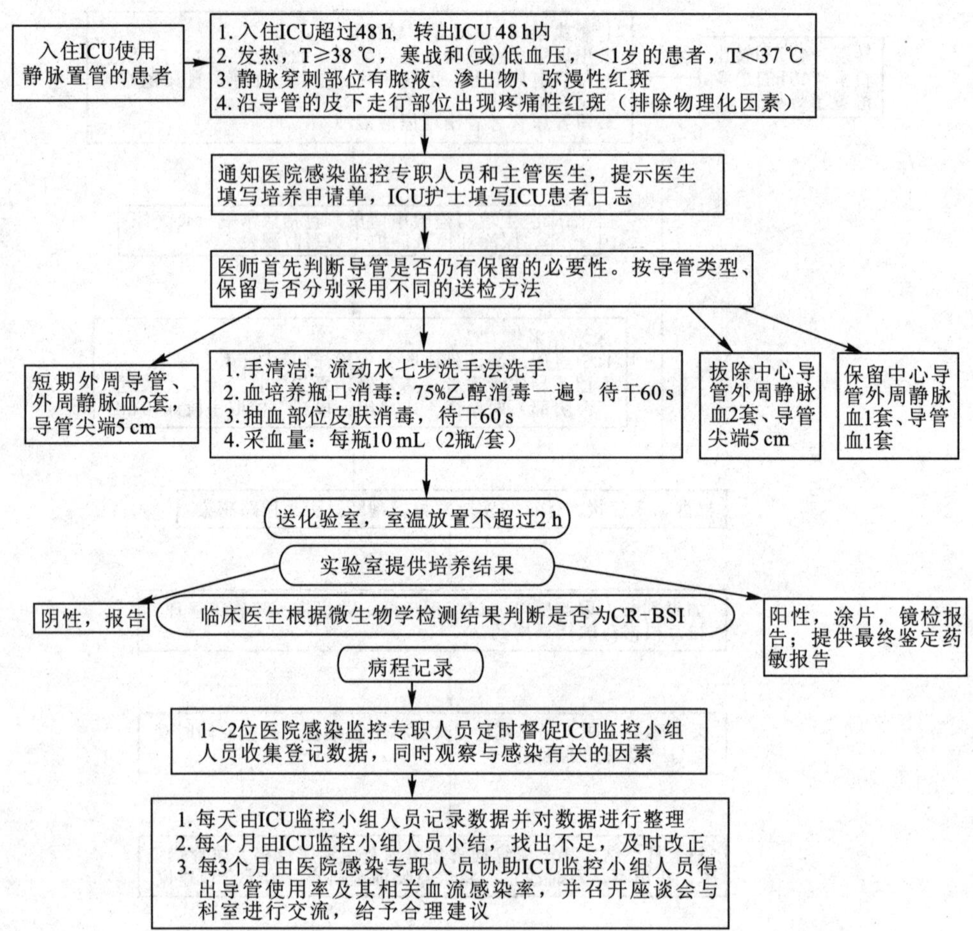

（王秀玲　王月芹）

第十章　EICU 工作及管理制度与人员职责

第一节　EICU 的日常规章制度

一、EICU 日常运行制度

【早会制度】

早会地点：医生办公室。

早会时间：每天早 8：00～8：30。

参加人员：白班工作人员（包括医生、护士、护理员），夜班医生、护士（可留 1～2 人看患者），不能参加者需向主任、护士长请假。

早会由主任和护士长主持。

【早会内容】

（1）夜班护士、医生向白班工作人员交代患者的病情变化及工作情况、仪器设备运转情况；患者家属意见，以及患者风险评估。

（2）由主任、护士长总结前 24 小时病房工作，布置当天的病房工作。

（3）传达院周会、行政例会的内容。

（4）学习上级有关文件，也可组织业务学习。

【查房制度】

（1）科主任、主任医师、主治医师每天早晚各查房一次，查房应有住院医师、护士长和有关人员参加。

（2）主治医师、住院医师、值班医生应不断在病房巡视，随时查房，密切观察患者的临床表现和监护仪的监测指标，随时调整治疗仪器的有关参数，当患者病情突然发生变化时，立即给予抢救，必要时可请上级医生一同查房。

（3）查房前，经治医生要报告简单的病史、当前病情，并提出需要解决的问题，上级医生可根据情况做必要的检查和病情分析，并做出肯定性的意见。

（4）护士长组织护理人员每天进行一次护理查房，主要检查护理质量，研究解决疑难问题，结合实际进行教学。

【查房内容】

（1）上级医生查房主要解决疑难病例，对新入院、重危患者的诊断、治疗计划进行审查，制订下一步治疗方案，并对医嘱、病例、护理质量进行抽查，听取下级医生、护士对患者的诊疗护理意见，结合患者的病情讲解病理生理变化、诊治要点、处理原则和分析判断的思路，以提高医护人员的业务水平。

（2）主管医生和值班医生要经常巡视患者，查看化验报告，分析检查结果，检查当天医嘱执行情况，给予必要的临时医嘱及进行必要的化验检查。

【交接班制度】

（1）医生、护士交接班必须在患者床边进行。

（2）医生交班包括患者的病情变化、各项化验检查阳性结果、治疗的效果、特殊处理和用药反应、患者维持最佳生理状态的治疗参数（机械的、生理的），下一步治疗的建议与要求，并认真填写交班报告。

（3）主管医生每天下班前要向当日值班医生交代所管患者的病情变化及注意事项。

（4）护士交班包括患者的病情变化与护理特点，病房的医疗物品与患者的物品，目前患者的用药情况、各种监护与治疗管路的注意事项、患者护理特点与要求，前 24 小时的液体出入量，二便情况，各引流管的引流液（性质、量），患者的体温，饮食与睡眠情况，下一步护理的建议与要求，并认真填写交班报告。

（5）交班时要严肃认真，禁止谈论与交班无关的任何内容，尤其医疗保护性内容和患者的隐私。

【医嘱制度】

（1）住院患者医嘱，要求层次分明，内容清楚。转抄和整理必须清晰、规范，已经开出的医嘱不准涂改。如需更改或撤销，应用红笔填“取消”字样并签名及注明时间。临时医嘱应向护士交代清楚，护士应按要求及时执行。开写、执行和取消医嘱必须签名并注明时间。

（2）医生写出医嘱后，要审查一遍。护士对医嘱有疑问时，应当询问查清后执行。除抢救或手术进行之中外不得下达口头医嘱。

（3）执行医嘱时应执行三查七对制度，护士长查对当日医嘱，并填写时间及盖章，每周组织全科总查对一次。

（4）医嘱签字工整、易辨认。输液医嘱应按用药先后、药物配伍分组开写，必要时可在备注详细说明。

【病房医疗文件管理制度】

（1）由病房护士长负责管理，主管护士协助管理，医护人员均须按照管理要求执行。

（2）住院期间患者的医疗文件，病历中各种表格均应排列整齐，不得撕毁、拆散、涂改和丢失，用后必须归还原处。

（3）患者及其家属不能自行拿病历出科室。

（4）患者出院或死亡后，病历须按规定排列整齐，组长负责放在指定位置并上锁，病案室工作人员取走时须登记。

（5）病室报告本及医嘱本须按要求书写，全部用完后须妥善保存两年，以备查阅。

【病例讨论制度】

（1）出院病例讨论：ICU 根据自身情况，选择一些治疗有缺陷、误诊、漏诊，可以总结经验教训，改进治疗措施的出院病例进行讨论。

（2）疑难病例讨论：凡遇疑难病例（入院一周以上仍诊断不明或疗效不好的），ICU 治疗困难的，要求进行讨论，尽量明确诊断，改进治疗措施。

（3）术前术后讨论：对重大疑难或新开展的手术，必须进行术前讨论。科主任或主管医生主持，邀请手术医生及麻醉医生，以及相关人员参加。并在术后，针对手术疗效、术后进一步的相应治疗进行讨论，总结经验。

（4）死亡病例讨论：凡死亡病例均应进行讨论，总结经验教训，要求一周内完成。

【请示报告制度】

（1）ICU 所有的患者转入和转出，必须向主管医生汇报。

（2）ICU 患者病情发生变化，当班医生不能准确判断病情和（或）制定合适的治疗措施时，应及时向上级医生汇报。

（3）ICU 患者出现专科问题或怀疑有专科问题时，应及时向专科医生汇报。

（4）凡遇下列情况，必须及时向有关部门请示汇报：

1）严重工业外伤、重大交通事故、大批中毒、甲类传染病及必须动员全院力量抢救的患者时；

2）凡有重大手术，重要脏器切除，截肢，首次开展的新技术、新疗法、新手术和自制药品首次临床应用时；

3）紧急手术而患者的家属和单位领导都不在时；

4）发生医疗事故或严重差错，损坏或丢失贵重器材和贵重药品，发现成批药品变质时；

5）收治涉及法律和政治问题以及有自杀迹象的患者时；

6）重大经济开支报批时，必备抢救器材出现严重故障或报废时；

7）增补、修改医院的规章制度、技术操作常规时；

8）工作人员因公出差、院外会诊、接受院外任务时；

9）本院职工、外国人等住院和（或）病情发生变化时。

【抢救工作制度】

（1）科内危重患者抢救由现场职称最高的医生主持抢救工作，及时通知上级医生、护士长和科主任。特殊患者或需跨科协同抢救的患者应及时报请医务处、护理部和业务副院长，以便组织有关科室共同进行抢救工作。

（2）参加抢救的医护人员必须明确分工，紧密合作，各司其职，服从主持抢救工作者的医嘱。

（3）全科医护人员必须熟练掌握各种器械、仪器的使用方法，熟记抢救药品的定位、用途、剂量、用法等。指定专人对上述器械、药品定期检查、补充，保证抢救工作时能正常使用。

（4）护理人员应在护士长或护理组长领导下，执行主持抢救工作者的医嘱，并严密观察病情变化，随时将医嘱执行情况和病情变化报告给主持抢救者。执行口头医嘱时应复诵一遍，并与医生核对药品后执行，抢救结束后医生应即刻据实补记医嘱。

（5）病情变化、抢救经过、各种用药等应准确、及时、完整记录，因抢救患者未能及时书写病历的，应当在抢救结束后 6 小时内据实补记，并加以注明。

（6）各种抢救物品、器械用后应及时清理、消毒、补充、物归原处，以备使用。房间进行终末消毒。抢救药品、器械、用物做到定点、定位放置，标签醒目，清点取用方便，用后补充，每班交接清楚。认真做好抢救登记工作。

【管理工作制度】

（1）主任和护士长对 EICU 的行政管理和医疗护理工作全面负责，病房在科主任领导下，由护士长负责管理，主管医生给予必要的协助。保证各项工作程序和制度的正常进行，提高工作效率，保证医护质量。

（2）EICU 病房是一个相对无菌环境，不经病房管理者允许，任何人不得进入；上午 10 点之前是查房和处置时间，谢绝参观、会客；病区必须保持安静、整洁，不得高声交谈，非本科人员不得乱动 ICU 的设备及物品，不许在病区内走动。

（3）EICU 一切抢救药品、物品及设备应放置在固定位置，并有明显标记，妥善保护和保留，不得随意挪用或外借，所有抢救设备应完好无损，保证随时正常运转。药品、器械用后及时整理、清洁、保养，使用后或损耗及时补充维修。

（4）护士长全面负责保管病房财产及设备，并指派专人管理，建立账目，定期清点。如有遗失，及时查明原因，按规定处理。

（5）严格执行 EICU 的消毒隔离制度，每个月进行一次空气培养，认真执行床单位及病区的终末消毒处理。医疗废物、垃圾处理按要求进行，绝不允许有违规处理。

（6）EICU 医务人员着装整洁、严肃，不得在病房内吸烟、玩手机，不得在病房内大声喧哗。工作人员必须坚守工作岗位，严格执行科室和医院的各项规章制度，不许收受红包、请吃饭、药品器械回扣，不允许药商等进入病区。

二、EICU 培训与考核制度

1. 基本知识

（1）社会－生物医学模式。

（2）循证医学与临床流行病学知识。

（3）处方、院内申请和医疗证明文件等的作用和要求。

（4）基本计算机知识。

（5）ARDS、DIC、MODS、细菌移位。

（6）阻塞性通气障碍、限制性通气障碍。

（7）氧输送、氧耗。

（8）常用药作用原理及临床应用（适应证及禁忌证）。

（9）传染病法及传染病申报手续。

（10）消毒隔离。

（11）涉及临床医学的法律常识等。

2. 基本理论

（1）CPR 理论。

（2）呼吸衰竭机制（含呼吸中枢、肺力学、气体交换、肺循环、肺代谢功能）。

（3）循环衰竭机制（循环生理、血流动力学、休克原理及分类、心衰原理及分类）。

（4）MODS 理论。

（5）心律紊乱原理。

（6）出凝血机制理论。

（7）肾功能原理及肾衰竭机制。

（8）肝功能原理及肝衰竭机制。

（9）内环境、电解质平衡与酸碱平衡机制。

（10）感染、宿主与致病菌相互作用的理论。

（11）抗生素作用原理、分类。

（12）意识和意识障碍原理。

3. 基本技能

（1）正确采集病史和病历记录。

（2）正确、熟练应用计算机，熟练应用医院内急诊相关临床软件和利用网络资源的能力。

（3）熟练阅读英文专业书籍。

（4）规范的 CPR（BLS、ALS、ACLS、ATLS）。

（5）APACH Ⅱ（含 GCS 评分）。

（6）应用床边及中心监护仪。

（7）经口气管插管。

（8）用呼吸机。

（9）用麻醉机及呼吸气囊做 IPPB。

（10）应用导气管和咽喉部、气管内吸痰。

（11）各种常规吸氧技术。

（12）各种雾化吸入技术。

（13）环甲膜穿刺。

（14）电除颤、电转复、经皮起搏。

（15）中心静脉置管。

（16）测 CVP，掌握 LOADING 试验。

（17）用输液泵和注射器泵。

（18）了解各种急诊抢救常用药的应用方法及常用剂量。

（19）血气、血糖。

（20）导尿。

（21）解读各种常见化验结果和 CT、CXR、MRI。

（22）胸痛、呼吸困难、意识障碍、酸碱失衡、电解质紊乱、腹痛、发热等的鉴别诊断。

（23）动静脉溶栓。

4. 必须掌握 以上各项为所有 ICU 专业、轮转、进修医生必须掌握，每 3 个月抽查考试一次，所有项目要求 6 个月内掌握。以下各项为 ICU 专业医生必须掌握。

（1）会解读各种呼吸机监测波形和数据。

（2）PEEP 技术与 CPAP 技术。

（3）经鼻气管内插管和穿刺法气管切开与置管。

（4）会用纤维气管镜吸痰。

（5）胸穿、腹穿、腰穿、骨穿。

（6）动脉穿刺、置管与测压。

（7）会血流动力学监测、计算、记录、作图、解读。

（8）血液过滤，血浆置换，血液灌流。

（9）人工降温和冬眠。

以上项目要求 1 年内掌握，同样 3 个月抽查考试一次。

三、EICU 沟通与协调制度

（1）医生介绍患者病情及治疗方案，提出护理上需要注意的治疗措施，并对目前护理现状提出整改意见。

（2）护士汇报每日监测指标及管道情况变化，提出护理上存在的困难及治疗上还需注意的问题。

（3）医护进行讨论，积极配合、协调、对存在的问题及时加以解决。

（4）医生耐心、细致、客观地向患者及其家属交代患者的病情、治疗方案、病情变化、转归及预后、治疗用药费用等情况以及医疗上还需注意的问题，听取患者及其家属的意见，了解患者的痛苦并积极予以解决。

（5）护士向患者及其家属交代护理方案、护理上需要配合的问题，了解患者一般的心理状况，加以心理辅导，并对患者及其家属进行宣教，交代住院注意事项、安全、卫生、饮食等。

（6）医护人员必须履行告知义务，尊重患者与其家属的知情权和人身权等合法权益，争取患者及其家属主动与医护人员积极配合，从而促使患者早日康复。

（7）对昏迷患者，开展与清醒患者同等条件的人性化医疗护理服务，医护人员与家属积极配合，进行“唤醒疗法”，促使患者早日康复。

四、EICU 中突发应急处置制度

【患者发生化疗药物外渗时的应急程序】

（1）立即停止化疗药液的注入。

（2）发生化疗药物外渗后要及时通知主管医生及病房护士长。

（3）用0.4%普鲁卡因（2%普鲁卡因1 mL + 生理盐水4 mL配制）局部封闭，既可以稀释外漏的药液和阻止药液的扩散，又可以起到止疼的作用。封闭液的量可根据需要配制。

（4）外渗24小时内可用冰袋局部冷敷，冷敷期间应加强观察，防止冻伤。冷敷可使血管收缩、减少药液向周围组织扩散。

（5）避免患处局部受压，外涂喜疗妥，外渗局部肿胀严重的可用50%硫酸镁湿敷并与喜疗妥交替使用。

【患者发生误吸时的应急程序】

（1）当发现患者发生误吸，病情允许时立即使患者采取俯卧位，头低脚高位，叩拍背部，尽可能使吸入物排出，并同时通知医生。

（2）及时清理口腔内痰液、呕吐物等。

（3）监测生命体征和血氧饱和度，如出现严重发绀、意识障碍及呼吸频率、深度异常，在采用简易呼吸器维持呼吸的同时，需通知值班医生插管吸引或气管镜吸引。

（4）做好记录，必要时遵医嘱开放静脉通路，备好抢救仪器和物品。

（5）通知家属，向家属交代病情。

【患者发生躁动时的应急程序】

（1）当发现患者突然发生躁动，立即说服并制动约束患者，防止发生意外，同时通知医生。

（2）监测生命体征，遵医嘱给予镇静药物，约束制动。

（3）遵医嘱开放静脉通路，备好抢救仪器和物品。

（4）通知家属，向家属交代病情。

（5）遵照医嘱使用制动约束器具，并注意观察防止并发症，待病情好转及时中止使用制动约束器具。

（6）做好护理记录。

【停电和突然停电的应急程序】

（1）通知停电后，立即做好停电准备，备好应急灯、手电等，如有抢救患者使用电动力机器时，需找替代的方法。

（2）突然停电后，立即寻找抢救患者机器运转的动力方法，维持抢救工作，并开启应急灯照明等。

（3）使用呼吸机的患者，应在呼吸机旁备有简易呼吸器及应急电源，以备突然停电；如发生突然停电时，立即将呼吸机脱开，使用简易呼吸器维持呼吸。

（4）通过电话与电工组联系，查询停电的原因。

（5）加强巡视病房，安抚患者，同时注意防火、防盗。

【呼吸机突然断电应急预案】

（1）迅速判断确认，立即断开呼吸机管路与患者气管插管的连接，并使用简易呼吸器对患者进行人工呼吸。

（2）通知医生，护士与医生合作进行必要处置。

（3）观察患者病情变化。

（4）重新检查呼吸机电源是否连接好，必要时通知相关科室维修。

（5）重新启动或更换呼吸机。

（6）做好护理记录。

第二节 EICU 各类人员职责

【科主任职责】

（1）在医院党政领导下，负责本科的医疗、教学、科研及行政管理工作。

（2）制订本科工作计划，组织实施，经常督促检查，按期总结汇报。

（3）领导本科人员进行医疗护理工作，完成医疗任务。

（4）定时查房，共同研究解决重危疑难病例诊断治疗上的问题。

（5）组织全科人员学习、运用国内外医学先进经验，开展新技术、新疗法，进行科研工作，及时总结经验。

（6）督促本科人员，认真执行各项规章制度和技术操作常规，严防并及时处理差错事故。

（7）确定医生轮换、值班、会诊、出诊。组织领导有关本科对医联体医疗机构的技术指导工作、帮助基层医务人员提高医疗技术水平。

（8）参加会诊、出诊，决定科内病员的转科转院和组织临床病例讨论。

（9）领导本科人员的业务训练和技术考核，提出升、调、奖、惩意见。妥善安排进修、实习人员的培训工作。组织并担任临床教学。副主任协助主任负责相应的工作。

【主任（副主任）医师职责】

（1）在科主任领导下，指导全科医疗、教学、科研、技术培养与理论提高工作。

（2）定期查房并亲自参加指导急、重、疑、难病例的抢救处理与特殊疑难和死亡病例的讨论会诊。

（3）指导本科主治医师和住院医师做好各项医疗工作，有计划地开展基本功训练。

（4）担任教学和进修、实习人员的培训工作。

（5）参加院内外会诊工作。

（6）运用国内外先进经验指导临床实践，不断开展新技术，提高医疗质量。

（7）督促下级医师认真贯彻执行各项规章制度和医疗操作规程。

（8）指导全科结合临床开展科学研究工作。

（9）副主任医师参照主任医师职责执行。

【主治医师职责】

（1）在科主任领导和主任医师指导下，负责本科一定范围的医疗、教学、科研、预防工作。

（2）按时查房，具体参加和指导住院医师进行诊断、治疗及特殊诊疗操作。

（3）掌握病员的病情变化，病员发生病危、死亡、医疗事故或其他重要问题时，应及时处理，并向科主任汇报。

（4）参加值班、会诊、出诊工作。

（5）主持病房的临床病例讨论及会诊，检查、修改下级医师书写的医疗文件，决定病员出院，审签出（转）院病历。

（6）认真执行各项规章制度和技术操作常规，经常检查本病房的医疗护理质量，严防差错事故。协助护士长搞好病房管理。

（7）组织本组医师学习与运用国内外先进医学科学技术，开展新技术、新疗法，进行科研工作，做好资料积累，及时总结经验。

（8）担任临床教学，指导进修、实习医师工作。

【住院医师职责】

（1）在科主任领导和主治医师指导下，根据工作能力、年限，负责一定数量病员的医疗工作。新毕业的医师实行 3 年 24 小时住院医师负责制。担任住院、急诊的值班工作。

（2）对病员进行检查、诊断、治疗，开写医嘱并检查其执行情况，同时还要做一些必要的检验和放射线检查工作。

（3）书写病历。新入院病员的病历，一般应在病员入院后 24 小时内完成。检查和改正实习医生的病历记录。并负责病员住院期间的病程记录，及时完成出院病员病案小结。

（4）向主治医师及时报告诊断、治疗上的困难以及病员病情的变化，提出需要转科或出院的意见。

（5）住院医师对所管病员应全面负责，在下班以前，做好交班工作。对需要特殊观察的重症病员，用口头方式向值班医生交班。

（6）参加科内查房。对所管病员每天至少上、下午各巡诊一次。科主任、主治医师查房（巡诊）时，应详细汇报病员的病情和诊疗意见。请其他科会诊时，应陪同诊视。

（7）认真执行各项规章制度和技术操作常规，亲自操作或指导护士进行各种重要的检查和治疗，严防差错事故。

（8）认真学习、运用国内外的先进医学科学技术，积极开展新技术、新疗法，参加科研工作，及时总结经验。

（9）随时了解病员的思想、生活情况，征求病员对医疗护理工作的意见，做好病员的思想工作。

【护士长职责】

(1) 负责ICU病房各项工作及各类人员的协调与管理，保证病房工作顺利、有序地进行。

(2) 参与制定和监督执行ICU的各项规章制度、技术操作规程；检查各班工作质量，严防差错事故的发生。

(3) 积极探索科学的护理资源优化方案，根据病室动态及护士的情况合理排班，保证护理质量，充分调动护理人员的积极性。

(4) 按不同层次制订护理人员培养计划，指定专人带教，定期考核。

(5) 组织和指导科内的业务学习、疑难问题讨论以及新业务新技术的学习，参与并指导重点患者的护理和急救。

(6) 每个月按时填报物资请领本，做好物资的计划和成本核算；定期清理物资基数，做到定位、定点、定数；定期检查各种抢救仪器设备，做好消毒、保养工作，建立仪器的使用和管理制度，保证ICU的医疗、护理工作的正常运行。

(7) 推行以患者为中心的整体护理理念，教育各级护理人员主动与患者及其家属进行有效的交流沟通，进行健康教育指导，为患者提供优质的服务，让患者及其家属放心。

(8) 建立健全严格的病室消毒管理制度、感染监测制度，指定专人负责执行，保证ICU院内感染的控制达到医院的要求。

(9) 特殊感染患者按同一病源隔离放置，做好床边隔离，预防交叉感染。

(10) 做好医、护、患间的协调工作。

【护士职责】

(1) 参加交接班，了解病员的病情、治疗及用药情况。

(2) 转抄长期用药、临时用药于输液观察卡上，并注明床号、姓名。

(3) 认真执行三查七对，核对姓名、日期、时间、皮试结果、用药途径、用药剂量。

(4) 戴好口罩、帽子，按输液观察卡将药物有序排放在治疗台上，并在治疗室内稀释好第一组药品，同时准备好输液用品。

(5) 配置药品时严格执行无菌原则，仔细核对药品有效期，对可疑药品严禁使用，注意药物的配伍禁忌。

(6) 配置液体前检查、清洁液体瓶表面，检查液体质量、失效期，摆放液体时要在标签上注明患者床号、所加药物名称，配置完毕后交与管床护士再次核对。

(7) 合理分组，注意有无停药、改药，及时处理。

(8) 保持治疗室、治疗车、净化台、药柜清洁整齐，及时向总务护士汇报患者药物情况，以便及时补药、退药等。

(9) 负责治疗室冰箱的清洁、整理及消毒工作。

(10) 负责配置肝素稀释液，检查应用时间，注意胰岛素的应用期限。

【护士组长（每个班次中主要负责护士）职责】

（1）护士长领导下，负责本组工作的全面安排，根据患者情况和每位护士的工作资质，合理调配本组护士的工作。

（2）协助本组护士进行正确的护理诊断，检查护理计划的制订及实施情况，督促、检查、指导护士按护理计划完成治疗护理。

（3）熟悉患者的病情、治疗、护理、心理动态，做好心理护理及健康教育。

（4）了解患者家属的心理动态，做好家属的健康教育，使之了解 ICU 的护理目标和病房的规章制度。

（5）了解本组护士的思想动态，做好思想工作，必要时反馈给护士长。

（6）参与病室环境、物资和工人的管理，在上级老师指导下组织病房的抢救工作。

（7）带领本组护士保持病区的“三化、十字”，即操作规范化、管理制度化、工作程序化，清洁、整齐、舒适、安全、美观。

（8）检查备用床位准备情况，以便接受新患者。

（9）随时检查本组病房抢救物品，使之处于完好状态，发现异常及时修正和报告。

（10）随时检查本组护理质量、评估护理效果。

（11）积极参加护理教学和科研，协助做好进修生及护生的带教工作。

（12）积极参加晨会病案讨论，并结合护理工作提出意见与建议。

【勤杂保洁员职责】

（1）在保洁公司的管理及护士长指导下，担任病区的清洁工作。

（2）负责病区所有门窗、地面、墙壁、灯、床旁桌椅、仪器物品表面及卫生间、走廊、污物间等场区的清洁卫生工作，并经常保持整洁。

（3）进病区应做到四轻：说话轻、动作轻、取放物品轻、开关门窗轻。

（4）病室床头柜擦洗应做到一桌一巾，用后浸泡于 250 mg/L 的含氯消毒液浸泡 30 分钟，而后清洗悬挂晾干备用。

（5）地面采取湿式拖洗，保持清洁。

（6）污物间垃圾桶整齐、生活垃圾与医用垃圾分开，地面无污迹、无积水。

（7）每位患者出院后，床位进行终末消毒处理，彻底擦洗干净，病床、床头、床靠背、床腿脚无尘无污迹，床头柜内无杂物、清洁、干燥。

（8）每周清洗回风口过滤网一次，保证新风量。

（9）随时外借所用消毒包以供临床需要。

（10）随时送检各类急诊标本如痰标本、血标本、脑脊液标本、骨髓标本、尿标本、粪标本等。

（11）及时取回各类检查结果如放射结果、化验结果等。

（12）预约各类检查，并将预约时间反馈给床边护士，协助准备的患者。

（13）送会诊单和各类文字资料。

（兰　超）

附　表

附表 1　EICU 常用实验室检验正常值、危急值及临床意义

序号	检验项目	单位	正常值	危急值界限	危险性症状	处理措施
1	血清钾	mmol/L	3. 5 ~ 5. 3	<2. 8	低钾血症，呼吸肌麻痹	1. 尽量口服补钾； 2. 禁止静脉推注钾； 3. 见尿补钾； 4. 限制补钾总量，补钾量为 60 ~ 80 mmol/d； 5. 补钾浓度不宜超过 40 mmol/L； 6. 补钾速度不宜过快，不超过 20 ~ 40 mmol/h
				>6. 5	严重高钾血症，可有心律失常、呼吸麻痹	1. 葡萄糖酸钙：治疗 1 ~ 3 min 即可见效，持续时间仅 30 ~ 60 min； 2. 碳酸氢钠：用后 5 ~ 10 min 起作用，持续到静脉滴注结束后 2 h，还可纠正酸中毒； 3. 葡萄糖和胰岛素：50 g 葡萄糖加 10 U 胰岛素，1 h 滴完。开始后 30 min 起效，持续4 ~ 6 h； 4. 呋塞米：可促使钾从肾排出，肾功能障碍时效果差； 5. 透析：为最快和最有效的方法
2	血清钠	mmol/L	135 ~ 150	<115	低钠血症，主要症状为恶心、呕吐、乏力、头痛、嗜睡、神经精神症状。严重时可出现昏迷、颅内压升高、脑疝，在 48 h 内可导致永久性神经系统受损	补钠补水，定时复查电解质

续表

序号	检验项目	单位	正常值	危急值界限	危险性症状	处理措施
				>160	高钠血症，主要症状为神经精神症状。早期主要症状为口渴、尿量减少、软弱无力、恶心呕吐和体温升高；体征有失水。晚期则出现脑细胞失水的临床表现，如烦躁、易激惹或精神淡漠、嗜睡、抽搐或癫痫样发作和昏迷	去除病因治疗，补液，对于钠排泄障碍所致的高钠血症可输5%葡萄糖溶液同时用排钠利尿药
3	血清氯	mmol/L	96～108	<75	严重代谢性碱中毒	补充生理盐水
				>125	严重代谢性酸中毒	限制氯的摄入，使用碱性药物
4	血清钙	mmol/L	2～2.7	≤1.75	肌肉痉挛、心律失常	1. 10%氯化钙或10%葡萄糖酸钙10～20 mL，静脉缓慢推注。必要时可在1～2 h内重复一次； 2. 若抽搐不止，可10%氯化钙或10%葡萄糖酸钙20～30 mL，加入5%～10%的葡萄糖溶液1 000 mL中，持续静脉点滴。速度小于4 mg元素钙/（h·kg）； 3. 补钙效果不佳，应注意有无低血镁，必要时可补充镁
				≥3.5	恶性肿瘤、甲状旁腺功能亢进，常见症状为厌食、恶心、呕吐、肌张力减低、烦渴多尿，严重者出现昏迷	1. 扩充血容量； 2. 增加尿钙排泄； 3. 减少骨的重吸收； 4. 治疗原发性疾病

续表

序号	检验项目	单位	正常值	危急值界限	危险性症状	处理措施
5	血丙氨酸氨基转移酶			>1 000	严重肝细胞损害，可能有急性肝坏死	
6	总胆红素	μmol/L	3.4~17.1	>340	新生儿溶血病（新生儿）	蓝光治疗
7	血肌酐	μmol/L	男：62~115 女：53~97	>650	急性肾衰竭	透析治疗
8	血尿素	mmol/L	2.9~8.2	>36	急性肾衰竭	透析治疗
9	血氨	μmol/L	9~30	≥176	血氨在100~200 μmol/L时，可能表现为兴奋、行为性格异常、呕吐、喂养困难、厌食蛋白倾向；血氨在200 μmol/L以上，则出现意识障碍、惊厥；血氨在400 μmol/L以上，将出现昏迷、呼吸困难，甚至猝死	1. 避免加重或诱发肝病的因素； 2. 减少肠内毒物的生产和吸收，可服用杜密克，使用白醋灌肠； 3 使用降氨药物
10	血糖	mmol/L	3.9~6.2	<2.1	缺糖性神经症状，低血糖性昏迷	静脉注射50%葡萄糖
				>28	高血糖性昏迷、渗透性多尿伴严重脱水和酮中毒	糖尿病酮中毒小剂量胰岛素滴注法纠正糖代谢紊乱，按每千克体重每小时0.1 U/kg的剂量，经静脉、肌内或皮下给予胰岛素，成人通常用4~6 U/h，一般不超过10 U/h。当血糖低于13.6 mmol/L时，即500 mL 5%葡萄糖液中加入胰岛素4~6 U静脉滴注
11	肌酸激酶	U/L	男：24~195 女：24~170	>1 000	急性心肌梗死症状	溶栓治疗或PCI术

续表

序号	检验项目	单位	正常值	危急值界限	危险性症状	处理措施
12	肌酸激酶同工酶	U/L	< 24	>100	急性心肌梗死，较严重的心肌细胞坏死或受损	
13	血淀粉酶	U/L	28 ~ 100	>1 000	可能有较严重的急性或坏死性胰腺炎的情况	
14	肌钙蛋白	ng/mL	0 ~ 0.1	≥0.6	急性心肌梗死症状	溶栓治疗或 PCI 术
15	N 端脑钠肽	pg/mL	0 ~ 900	≥2 000	心功能衰竭	强心、利尿、主动脉球囊反搏
16	APTT	s	26 ~ 36	>100	严重的出血倾向	输注凝血因子
17	PT	s	11 ~ 15	<5	高凝状态	抗凝治疗
				>40	严重的出血倾向	输注凝血因子，使用止血药、口服抗凝剂者除外
18	血红蛋白	g/L	男：120 ~ 170 女：110 ~ 150 婴儿：110 ~ 120 儿童：120 ~ 140 新生儿：170 ~ 200	<50	急性大量失血或严重贫血	输血治疗
		g/L		>200	RBC 增多，红白血病？肺心病？	
19	白细胞计数	$10^9/L$	成人：4.00 ~ 10.0 $\times 10^9/L$ 新生儿：15.0 ~ 20.0 $\times 10^9/L$ 儿童：5.0 ~ 12.0 $\times 10^9/L$	<1.5	有引发致命性感染的可能	应用升高白细胞药物，采取保护性隔离
		$10^9/L$		>50	急性白血病可能	骨髓穿刺明确诊断
20	血小板计数	$10^9/L$	100 ~ 300	<20	可能有严重的出血倾向	输注血小板

续表

序号	检验项目	单位	正常值	危急值界限	危险性症状	处理措施
21	胆碱酯酶	U/L	儿童、男人、40 岁以上妇女 CHE：5 320 ~ 12 920 U/L；16 ~ 39 岁无孕妇女、无口服避孕药妇女 CHE：4 260 ~ 11 250 U/L；18 ~ 41 岁孕妇、口服避孕药妇女 CHE：3 650 ~ 9 120 U/L	<1 200	重度有机磷农药中毒症状、昏迷、肺水肿、呼吸麻痹、脑水肿	胆碱酯酶复活剂及抗胆碱药的应用原则：早期、足量、联合、重复用药
22	乳酸	mmol/L	0.75 ~ 1.25	>5.0	提示潜在疾病的严重程度，常见于严重缺氧、休克、肝功能衰竭、肌肉痉挛	补液、纠酸、CRRT 治疗
23	D－二聚体	mg/L	0 ~ 0.4	>7.0	肺栓塞	溶栓、抗凝、介入和手术治疗

注：* 为新增危急值项目。

附表2 EICU常用药物微量泵的泵入配比及剂量

药品名称	原液浓度	配制方法	配制浓度	常用剂量	输注速度
多巴胺（Dopamine，DA）	20 mg/2 mL/支	抽取原液（无须稀释）	10 mg/mL	1～20 μg/kg/min	10 μg/kg/min = 3.6 mL/h（BWt=60 kg）
多巴酚丁胺（Dobutamine，DB）	20 mg/2 mL/支	抽取原液（无须稀释）	10 mg/mL	1～20 μg/kg/min	10 μg/kg/min = 3.6 mL/h（BWt=60 kg）
肾上腺素（Epinephrine，Epi）	1 mg/1 mL/支	抽取原液（无须稀释）	1 mg/mL	0.1～2 μg/kg/min	0.1 μg/kg/min = 0.36 mL/h（BWt=60 kg）
去甲肾上腺素（Norepinephrine，NE）根据实际泵速调整配药浓度，尽量维持泵速在2～6 mL/h	2 mg/1 mL/支	抽取NE 2支（2 mL），再抽取NS 38 mL	0.1 mg/mL	0.1～2 μg/kg/min	0.1 μg/kg/min = 3.6 mL/h（BWt=60 kg）
	2 mg/1 mL/支	抽取NE 6支（6 mL），再抽取NS 34 mL	0.3 mg/mL		0.1 μg/kg/min = 1.2 mL/h（BWt=60 kg）
	2 mg/1 mL/支	抽取NE 20支（20 mL），再抽取NS 20 mL	1 mg/mL		0.1 μg/kg/min = 0.36 mL/h（BWt=60 kg）
去氧肾上腺素（苯肾）（Phenylephrine，PE）	10 mg/1 mL/支	抽取PE 1支，配入100 mL NS，再抽取50 mL泵入	0.1 mg/mL	0.1～0.5 mg负荷，40～180 μg/min	40 μg/min = 2.4 mL/h
垂体后叶素（Vasopressin）	6 U/1 mL/支	抽取原液（无须稀释）	6 U/mL	咯血0.1～0.2 U/min GIB 0.2～0.4 U/min	
硝酸甘油（NG）	5 mg/1 mL/支	抽取10支（10 mL），再抽取NS 40 mL	1 mg/mL		10 μg/min = 0.6 mL/h
硝普钠（Nitroprusside，NP）	50 mg/支	抽取1支，再抽取5% GS 50 mL	1 mg/mL	1～200 μg/min	10 μg/min = 0.6 mL/h
亚宁定（Urapidil）	25 mg/5 mL/支	抽取原液（无须稀释）	5 mg/mL	初始可达2 mg/min，后酌情调整	100 μg/min = 1.2 mL/h

续表

药品名称	原液浓度	配制方法	配制浓度	常用剂量	输注速度
尼莫地平（尼莫同）（Nimodipine）	10 mg/50 mL/支	抽取原液（无须稀释）	0.2 mg/mL	15 μg/kg/h × 2 h 30 μg/kg/h	15 μg/kg/h = 4.5 mL/h（BWt = 60 kg）
合贝爽（Diltiazem）	10 mg/支干粉	200 mg 加 NS 20 mL	10 mg/mL	5 ~ 15 μg/kg/min	5 μg/kg/min = 1.8 mL/h（BWt = 60 kg）
吗啡（Morphine）	10 mg/1 mL/支	抽取 5 支（5 mL），再抽取 NS 45 mL	1 mg/mL	1 ~ 6 mg/h 0.07 ~ 0.5 mg/kg/h	
咪达唑仑（力月西）（Midazolam）	5 mg/5 mL/支	抽取原液（无须稀释）	1 mg/mL	镇静 0.04 ~ 0.2 mg/kg/h 抗癫痫 0.05 ~ 0.6 mg/kg/h	
MM（Morphine& Midazolam）	吗啡 10 mg/1 mL/支 力月西 5 mg/5 mL/支	抽取吗啡 2 支（2 mL），力月西 4 支（20 mL），再抽取 NS 18 mL	1 mg/mL	1 ~ 10 mg/h	
芬太尼（Fentanyl）	100 μg/2 mL/支	抽取芬太尼 2 支（4 mL），再抽取 NS 6 mL	20 μg/mL	20 ~ 100 μg/h	
安定（Diazepam）	10 mg/2 mL/支	抽取原液（无须稀释）	5 mg/mL	1 ~ 6 mg/h	
异丙酚（Propofol）	200 mg/20 mL/支	抽取原液（无须稀释）	10 mg/mL	镇静 0.3 ~ 4.8 mg/kg/h 抗癫痫 1.5 ~ 10 mg/kg/h	10 μg/kg/min = 3.6 mL/h（BWt = 60 kg）
维库溴铵（Vecuronium）	4 mg/支［粉剂］ 1 mL/支［溶剂］	抽取 10 支（10 mL），再抽取 NS 10 mL	2 mg/mL	0.8 ~ 1.2 μg/kg/min	1 μg/kg/min = 1.8 mL/h（BWt = 60 kg）
胺碘酮（可达龙）（Amiodarone）	150 mg/3 mL/支	抽取 3 支，再抽取 5% GS 36 mL	10 mg/mL	1 mg/min × 6 h 后改为 0.5 mg/min	1 mg/min = 6 mL/h
利多卡因（Lidocaine）	200 mg/10 mL/支	抽取原液（无须稀释）	20 mg/mL	1 ~ 4 mg/min	

续表

药品名称	原液浓度	配制方法	配制浓度	常用剂量	输注速度
艾司洛尔（Esmolol）	200 mg/2 mL/支	抽取原液	100 mg/mL	Bolus 0.5 mg/kg，维持 50 ~ 300 μg/kg/min	100 μg/kg/min = 3.6 mL/h（BWt = 60 kg）
普通肝素（UFH）	12 500 U/2 mL/支	抽取 1 支（2 mL），再抽取 NS 48 mL	250 U/mL		
生长抑素（思他宁）（Somatostatin，Stilamin）	3 mg/支［粉剂］	抽取 1 支，再抽取 NS 12 mL	250 μg/mL	Bolus 250 μg，维持 250 μg/h（For GVB）	
生长抑素（善宁）（Octreotide）	100 μg/1 mL/支	抽取 2 支，再抽取 NS 6 mL	25 μg/mL	25 μg/h（For GVB，Max 5 days）	

附 2－1：多巴胺与多巴酚丁胺输注速度（mL/h）与剂量关系（配制浓度 10 mg/mL）

体重	药物剂量（μg/kg/min）				
	1	5	10	15	20
30 kg	0.18	0.9	1.8	2.7	3.6
40 kg	0.24	1.2	2.4	3.6	4.8
50 kg	0.30	1.5	3.0	4.5	6.0
60 kg	0.36	1.8	3.6	5.4	7.2
70 kg	0.42	2.1	4.2	6.3	8.4
80 kg	0.48	2.4	4.8	7.2	9.6
90 kg	0.54	2.7	5.4	8.1	10.8
100 kg	0.60	3.0	6.0	9.0	12.0

附 2－2：肾上腺素与去甲肾上腺素输注速度（mL/h）与剂量关系（配制浓度 1 mg/mL）

体重	药物剂量（μg/kg/min）				
	0.1	0.5	1.0	1.5	2.0
30 kg	0.18	0.9	1.8	2.7	3.6
40 kg	0.24	1.2	2.4	3.6	4.8
50 kg	0.30	1.5	3.0	4.5	6.0
60 kg	0.36	1.8	3.6	5.4	7.2
70 kg	0.42	2.1	4.2	6.3	8.4
80 kg	0.48	2.4	4.8	7.2	9.6
90 kg	0.54	2.7	5.4	8.1	10.8
100 kg	0.60	3.0	6.0	9.0	12.0